医万个为什么——全民大健康医学科普丛书

四季三餐护健康

——顺时而生，应季而养

胡三元 总主编
季　红 主　编

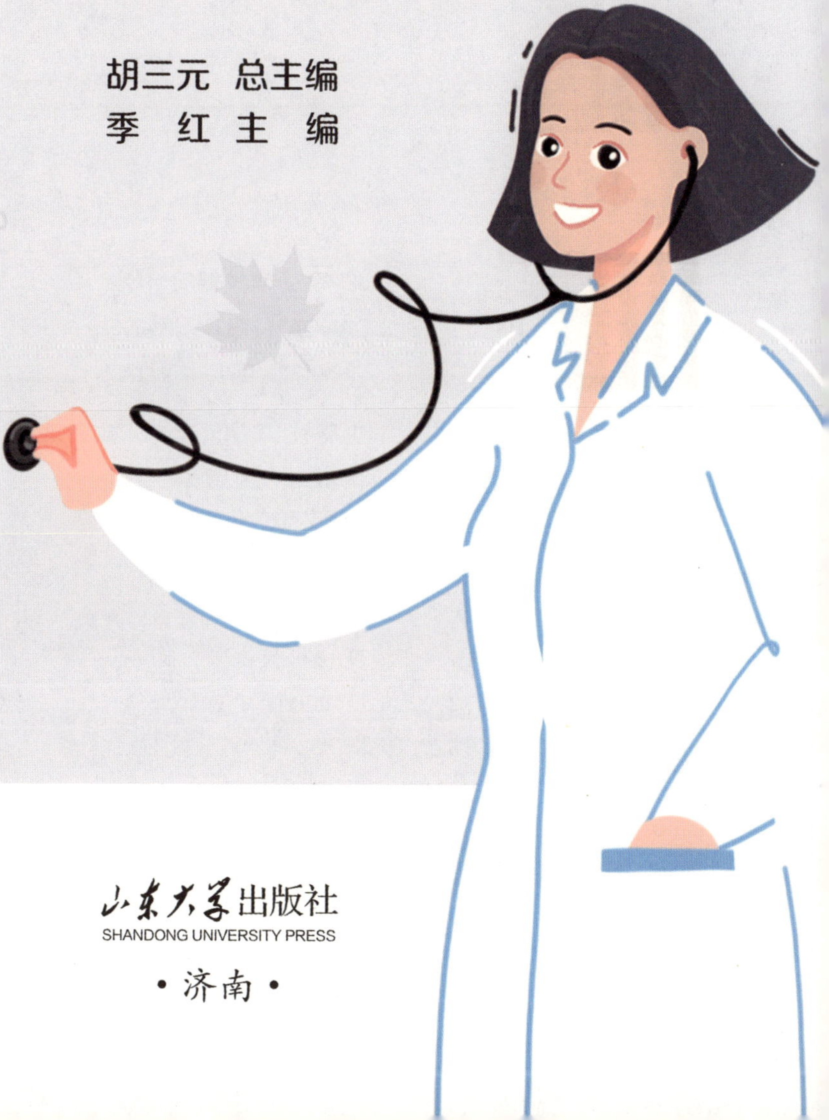

山东大学出版社
SHANDONG UNIVERSITY PRESS
·济南·

图书在版编目(CIP)数据

四季三餐护健康 ：顺时而生，应季而养 / 季红主编. 济南 ：山东大学出版社，2025. 5. --（医万个为什么 ：全民大健康医学科普丛书 / 胡三元主编）. -- ISBN 978-7-5607-8790-9

Ⅰ. R161

中国国家版本馆 CIP 数据核字第 2025KG3393 号

策划编辑 徐 翔 蔡梦阳

责任编辑 蔡梦阳

封面设计 王秋忆

四季三餐护健康

SIJI SANCAN HUJIANKANG

——顺时而生，应季而养

出版发行 山东大学出版社

社 址 山东省济南市山大南路 20 号

邮政编码 250100

发行热线 (0531)88363008

经 销 新华书店

印 刷 山东蓝海文化科技有限公司

规 格 720 毫米×1000 毫米 1/16

18.75 印张 325 千字

版 次 2025 年 5 月第 1 版

印 次 2025 年 5 月第 1 次印刷

定 价 88.00 元

编者感言

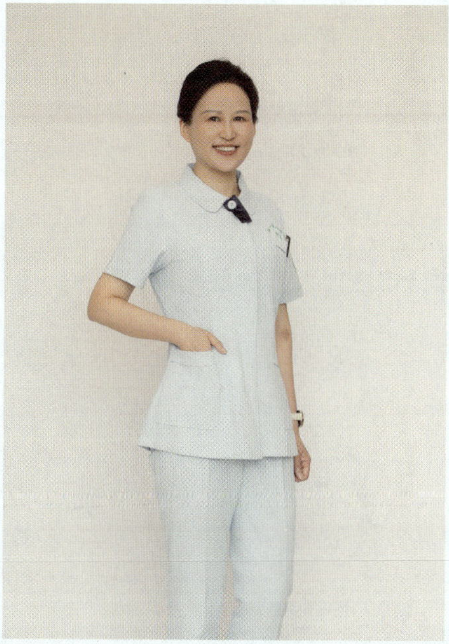

季红　山东第一医科大学第一附属医院护理部主任

愿你在四季中感悟生活的温柔，在三餐里体会人间暖意，在平凡烟火中找到人生的从容，好好生活，慢慢遇见。期待这本充满烟火气的护理科普图书，让健康真正回归生活！

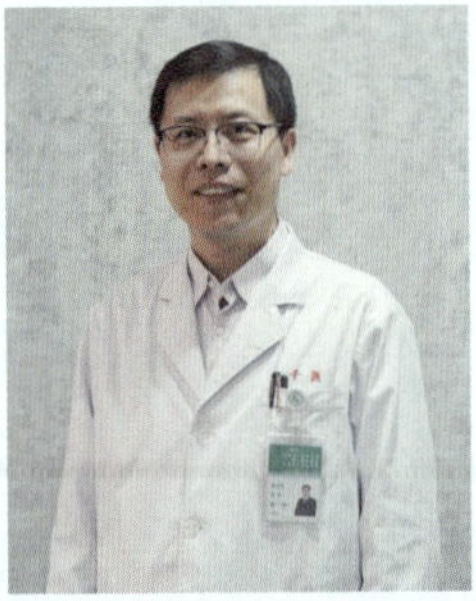

山东第一医科大学第一附属医院副院长　李坤

衷心希望这本书能够帮助大家重新学会在惊蛰日啜饮新茶，处暑时慢煨老鸭，冬至夜围炉包饺，在机械计时器统治的世界里，重新校准生命的原生时钟。

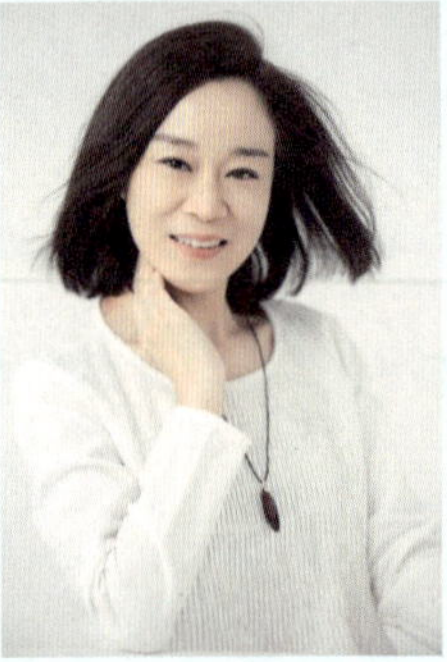

春深瑜伽普拉提健身馆主理人　宁夏

山式里藏着立夏的蝉鸣蛙声，冥想中听见冬至的极光落雪。

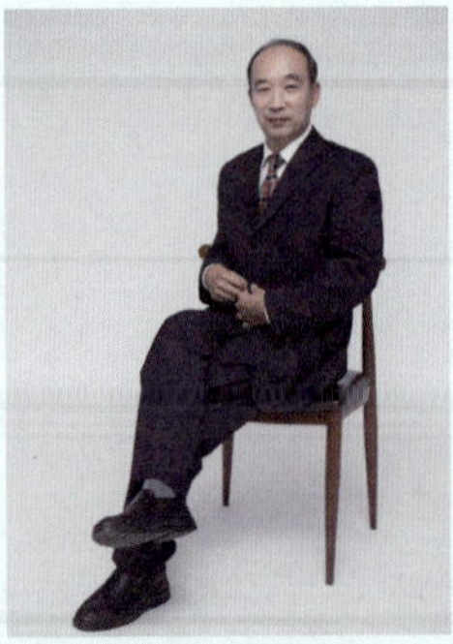

山东大学公共卫生学院教授　赵长峰

四季三餐驱动生命之船，顺应保健扬起生命之帆。

中国中医科学院广安门医院脾胃科主任　王少丽

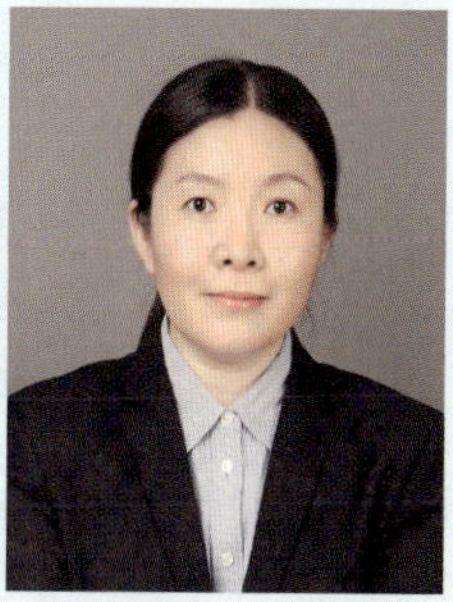

《黄帝内经》言“五谷为养”，三餐烟火中藏着天人相应的密钥。春食荠菜疏肝气，夏啖苦瓜降心火，秋煨山药润肺燥，冬炖羊肉温肾阳。四时食材循阴阳消长，五味调和如君臣佐使。愿这本小书助您以箸为引，让养生归于晨昏灶火，护佑生命的四时轮转。

《健康报》山东记者站站长、《山东卫生健康》杂志执行主编　郝金刚

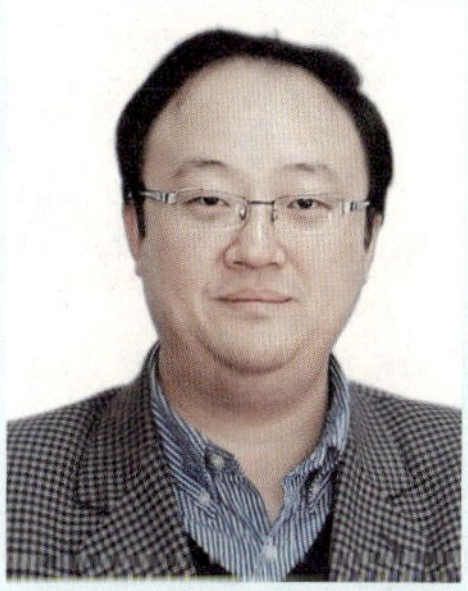

这是一本饱含满满诚意、足足烟火气的健康指导手册。我从中收获了三个健康“宝藏”。一是把运动做成生活的“甜点”，找到可以让人嘴角上扬的办法。二是把三餐做成“舌尖上的艺术”，科学的搭配带来健康的盛宴。三是把自然当成养生的“大宗师”，顺应四季，应时而动，心情舒畅。今天的健康科普就是明天的疾病预防。

山东第一医科大学第一附属医院减重代谢外科主任　仲明惟

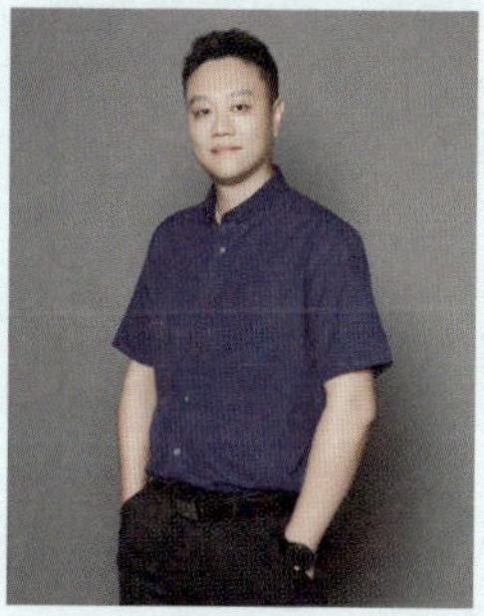

在当今社会，肥胖、糖尿病等慢性疾病逐渐成为影响我国人民生命健康的关键问题。这本书将四季养生的智慧融入日常三餐之中，将大自然与人体健康紧密联系起来，让我们通过科学合理的饮食守护自己和家人的健康，远离疾病困扰，开启遵循自然规律的健康生活方式。

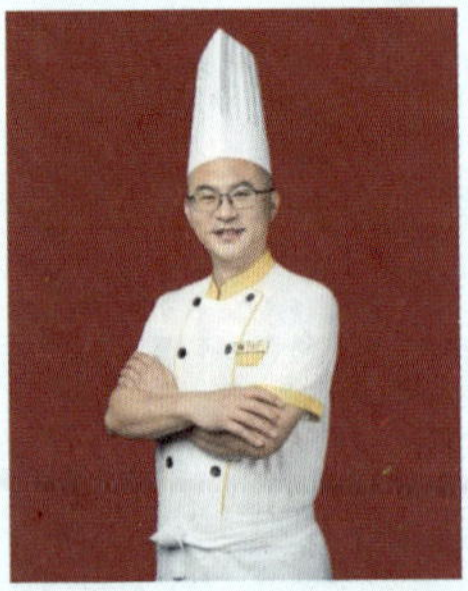

济南南郊宾馆行政总厨　姜进庆

蒸煮煎炒间养脏腑春秋，一箸一羹守得岁岁安康。

山东第一医科大学第一附属医院中医科护士长　董静

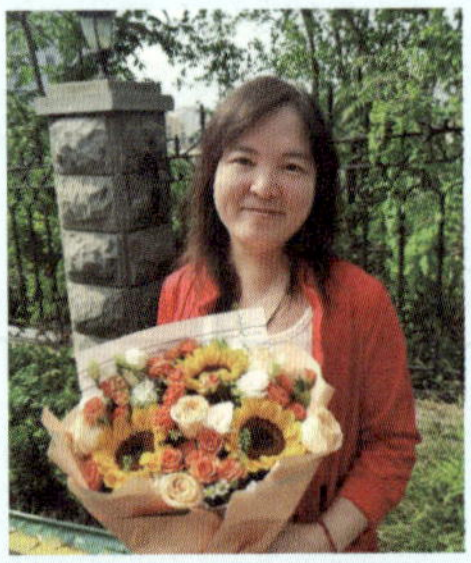

让我们携手努力，让中医食疗健康知识走进千家万户，让我们每个人的生活都因健康充实而愈加快乐美好。

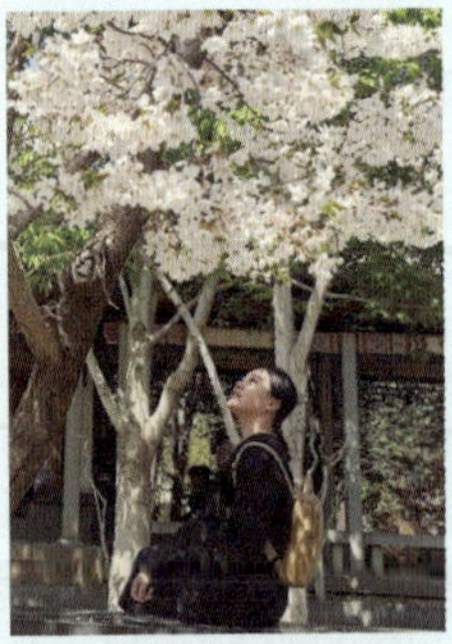

山东第一医科大学第一附属医院护士　陈毓卓

在三餐烟火中感受温暖，在四季养生中拥抱生活。

《四季三餐护健康——顺时而生，应季而养》编委会

主　　编　季　红　山东第一医科大学第一附属医院

副 主 编　（按姓氏笔画排序）

王少丽　中国中医科学院广安门医院

宁　夏　春深瑜伽普拉提健身馆

仲明惟　山东第一医科大学第一附属医院

李　坤　山东第一医科大学第一附属医院

陈毓卓　山东第一医科大学第一附属医院

赵长峰　山东大学公共卫生学院

郝金刚　《健康报》山东记者站、《山东卫生健康》杂志社

姜进庆　济南南郊宾馆

董　静　山东第一医科大学第一附属医院

编　　委（按姓氏笔画排序）

丁文秀　西安交通大学城市学院

王　青　山东第一医科大学第一附属医院

王　其　山东第一医科大学第一附属医院

王　杰　山东中医药大学

王春蕾　山东中医药大学

尤思梦　嘉兴市第一医院

厉丹阳　山东中医药大学

田雪晴　山东第一医科大学（山东省医学科学院）

白赛薇　山东第一医科大学（山东省医学科学院）

边令梓　山东第二医科大学

刘雨欣　山东第一医科大学（山东省医学科学院）

刘跃宁　山东第二医科大学
孙庆祥　山东中医药大学
孙康明　山东第一医科大学第一附属医院
李　红　山东第二医科大学
李　娜　山东第一医科大学第一附属医院
李　雪　山东中医药大学
李芳华　山东省精神卫生中心(山东大学附属精神卫生中心)
李建新　山东第一医科大学第一附属医院
李翠花　山东第一医科大学第一附属医院
杨俊杰　山东中医药大学
吴　燕　山东第一医科大学第一附属医院
张文忠　山东第一医科大学第一附属医院
张苗苗　山东中医药大学
张彦奇　山东第一医科大学附属省立医院(山东省立医院)
赵凤仪　山东中医药大学
相裕华　山东第一医科大学(山东省医学科学院)
姚晨丝雨　山东第一医科大学第一附属医院
贾国安　山东第一医科大学(山东省医学科学院)
徐小涵　山东第一医科大学第一附属医院
徐真真　青岛大学附属医院
凌　晖　山东中医药大学
崔丹丹　山东第一医科大学第一附属医院
潘　婷　山东中医药大学
魏　荣　山东第一医科大学第一附属医院

插图绘画　(按姓氏笔画排序)
张佳怡　青岛科技大学
高秀乐　山东协和学院

摄　　影　李怀帅　山东长梦影视传媒有限公司

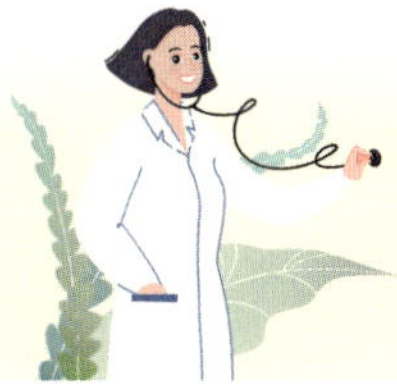

序一

新时代医者的使命担当

——为百姓打造有温度的医学科普

党的二十大报告指出，人民健康是民族昌盛和国家富强的重要标志，要把保障人民健康放在优先发展的战略位置，完善人民健康促进政策。

“科技创新、科学普及是实现创新发展的两翼，要把科学普及放在与科技创新同等重要的位置。”习近平总书记这一重要论述，为新时代医者做好医学知识普及工作指明了前进方向、提供了根本遵循，那就是传播健康理念，力求让主动健康意识深入人心。

“科普，从病人中来，到百姓中去。”山东省研究型医院协会响应国家“全民大健康”“科普创新”等一系列战略规划，借助实力雄厚的专家团队，在山东大学出版社的牵头下编纂的“医万个为什么——全民大健康医学科普丛书”问世了。丛书以向人民群众普及医学科学知识，提高全民科学素养和健康水平为根本宗旨，不仅可以在人们心中种下健康素养的种子，还能将健康管理落到实际行动上，让科普成为个人的“定心丸”，成为医生的“长效处方”，进而成为全民大健康的“防护网”。

传递医学科普，是一种社会责任。医道是“至精至微之事”，习医之人必须“博极医源，精勤不倦”，此为专业之“精”；有高尚的品德修养，以“见彼苦恼，若已有之”感同身受的心，策发“大慈恻隐之心”，进而发愿立誓“普救含灵之苦”，这是从医情怀。有情怀，才有品位；有情怀，才有坚持。国际上，很多医学大家也是科普作家。例如哈佛医学院教授、外科医生阿图·葛文德所写的《最好的告别》，传递出姑息治疗的新思路。世界著名的顶级学术期刊《自然》(*Nature*)、《科学》(*Science*)创立之初，就秉持科普色彩，直至今日，很多非专业读者仍醉心其趣味性和准确性。在我国，越来越多的医学专家和同仁也开始重视科普宣教，经常撰写科普作品，参加科普访谈，助力科普公益活动，引领大家的健康生活理念，加强疾病预防。

杏林春暖，有百姓健康相托，"医万个为什么——全民大健康医学科普丛书"创作团队带着一份责任和义务，集结100多个医学专业委员会，由百余位医学名家牵头把关，近千名医学一线人员编写，秉持公益科普的初心和使命，以心血成此科普丛书。每一本书里看似信手拈来的从容，都是医者从医多年厚积薄发的沉淀。参与创作的医者们带着情怀和担当参与到这项科普工程中，他们躬身实践、博采众长、匠心独运，力求以精要医论增辉杏林。

创作医学科普，是一种专业素养。生命健康，是民生大事。医学科普，推崇通俗，但绝不能低俗。相比于自媒体时代各种信息、谣言漫天飞的现象，这套丛书从一开始的定位就是准确性和科学性，绝不可有似是而非的内容。在内容准确性和科学性的基础上，还力求语言通俗易懂。为此，本系列丛书借鉴"十万个为什么"科普丛书，采取问答形式，就百姓关心的健康问题答惑释疑，指导人们如何科学防治疾病。上到耄耋老者，下至认字孩童，皆能读得懂、听得进，还能用得上，力倡"每个人是自己健康第一责任人"。

推广医学科普，是一种创新传播。科普，不是孤芳自赏，一定要能够打动人心、广泛传播。这就要求有创新、有温度的内容表达方式和新颖的传播形式。内容上，本套丛书从群众普遍关心的问题出发，突出疾病预防，讲述一些常见疾病的致病因素，让读者了解和掌握疾病的预防知识，尽量做到不得病、少得病，防患于未然。一旦得了病，也能做到早发现、早确诊，不贻误病情和错失救治良机。在传播方式上，为了方便读者高效利用碎片化时间，也为了让读者有更多获取健康知识的途径，本套丛书在制作时把每部分内容都录制成音频，扫码即可听书。为保证科普的系统性，丛书以病种划分为册，比如《心血管疾病科普问答》《内分泌与代谢疾病科普问答》《小儿外科疾病科普问答》等，从而能最大限度地方便读者直截了当地获取自己关心的科普内容。最终形成的这套医学科普丛书既方便读者查阅，又有收藏价值，还具有工具书的作用。

坚守医学科普，还需要有执着的精神。医学科普的推广、普及并非一日之功，必将是一项长期性、系统性的工程，我们将保持团队的活力和活跃性，顺应时代发展，不断更新知识，更好地护佑百姓健康。

这样一群有责任、有情怀、有坚守、有创新的杰出医者为天下苍生之安康所做的这件事，看似平凡，实则伟大。笔者坚信，他们在繁忙的临床、科研、教学工作以外耗费大量心血创作的这套大型医学科普丛书，必将成为医学史上明珠般的存在。不求光耀医史长河，但求为百姓答疑解惑，给每一位读者带来实实在在的健康收益。

中国工程院院士　张运

2023 年 4 月

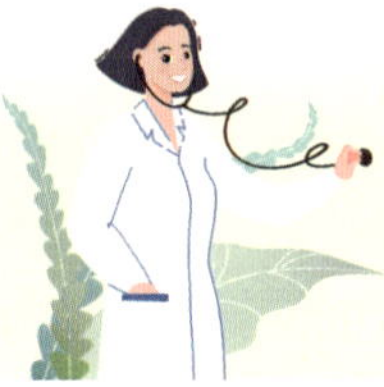

序二

让医学回归大众

欣闻“医万个为什么——全民大健康医学科普丛书”，这套由近千名医学领域专家和临床一线中青年医务人员撰写完成的丛书即将付梓，邀我作序，幸何如之。作为丛书总策划、总主编胡三元教授的同窗挚友，能先一睹著作，了解丛书撰述缘由，详读精心编写的医学科普内容，不禁感叹齐鲁医者之“善爱之心”及医学科普见解之独到。

庞大的丛书作者背后是民生温度。从医三十多年，我始终认为大众健康素质和健康意识的提高，是健康中国建设的重要内容。作为医生，应该多写科普类文章，给老百姓普及健康和医学知识，拉近与人民群众的距离，让科普成果切切实实为百姓带去健康福祉。

执好一支笔，写好小科普

医疗是一个专门的领域，由于人体的复杂性，注定了疾病本身往往是非常复杂的。虽然自 19 世纪以来，医学随着科学技术的现代化而飞速发展，人类攻克了很多疾病，但仍有许多疾病严重威胁着人类健康及生活质量。

医防融合是一个老话题，但不应只定格在诊室，还要延伸到诊室外，让医学科普知识融入百姓的日常生活，成为百姓的家居“口袋书”，对防病更能起到重要作用。

普通民众的医学知识毕竟有限，在生活水平日益提高的当下，健康无疑是最热门的话题之一，可很多民众的防病及治病方式存在诸多误区，有些方法甚至还有害无益。

得益于互联网传播和智慧医疗的日益发达，许多执业医师走上了科普道路，为民众普及健康常识，提高全民的健康素养。创作医学科普对大众健康有利，而对医者而言，也能丰富自己的知识，精细化自己的思维，在医学求知路上不断前进。“医万个为什么——全民大健康医学科普丛书”作为科普知识的大集锦，依托山东省研究型医院协会雄厚的专家团队，凝聚起了近千名专家和中青年医学骨干力量，掀起“执好一支笔，写好小科普”热潮，在新世纪的今天，可谓功不可没，意义深远。

编好一套书，护佑数代人

科普不仅能够预防疾病的发生，很多已经发生的疾病也能够通过科普获得更好的预后。从这个意义上说，医生做科普的意义绝不亚于治病。从落实健康中国战略，到向世界发出大健康领域的“中国之声”，在疾病防治上，我国医者贡献了不少中国智慧和中国方案。

“医万个为什么”脱胎于我们小时候耳熟能详的“十万个为什么”科普丛书，初读就觉得接地气、有人气。丛书聚焦的问题，也全部是与百姓息息相关的疾病疑难解答，全面、权威、可信、可靠。

尤让我耳目一新的是这套丛书创新性地采取了漫画插图以及音频植入的方式，相比单纯的文字阅读，用画图和语音的方式向读者介绍，会更直观。很多文字不易表达清楚的地方，看图、听音频会一目了然、一听而知，能切实助推健康科普知识较快为读者所掌握，不断提升大众对健康科普的认同感，相信丛书出版后，也会快速传播，成为百姓口口相传的“健康锦囊”。

凝聚一信念，擘画大健康

一头连着科普，一头连着百姓；一头连着健康，一头连着民生。

毫无疑问，“医万个为什么——全民大健康医学科普丛书”的编者们举山东之力，聚大医之智，以“善爱之心”成此巨著，已经走在了医学科普传播的最前沿，该丛书在当代医学科普领域堪称独树一帜之作。

我也殷切希望，医者同仁能怀赤子之心，笔耕不怠，医防融合，不断践行“让医学回归大众”的使命，向广大人民群众普及医学知识。期待本丛书成为护佑百姓健康的“金字招牌”，为助力健康中国建设做出应有贡献。

最后，向山东省研究型医院协会及各位同仁取得的成绩表示钦佩，并致以热烈的祝贺。

中国工程院院士

2023 年 5 月

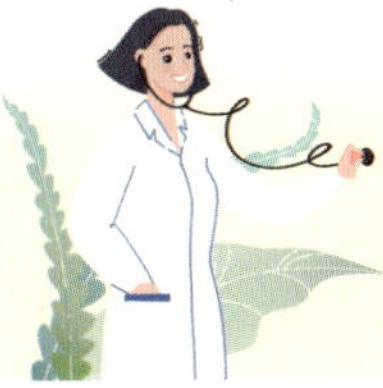

与时光共舞，在四时烟火里守护健康

一、健康，藏在生活的褶皱里

从事护理工作几十年，我一直在探寻护理的本质以及保持健康的奥秘。在医院工作中，我们见过太多遗憾：糖尿病患者因盛夏贪凉加重病情，高血压患者因冬日进补不当诱发卒中，年轻人因熬夜透支早早贴上“慢性疲劳”的标签……这些本可避免的危机，恰恰印证了中医那句古训——“上工治未病”。

我们相信：真正的健康，不是在重症监护室里的惊心动魄，不是在病房的苦苦挣扎，而是在厨房的烟火气里、在晨起的八段锦中、在早睡早起的自律间。护理也不只局限在医院内、病房里，而是体现在生活中的点点滴滴。于是，我们决定回归本源：将专业的护理智慧，化作四季三餐里的寻常烟火。

这不是一本晦涩的医学指南，而是一份“生活化的健康贴士”。我们试图回答那些患者最常问、家属最困惑的问题：春困秋乏，如何通过一碗粥调理肝脾？夏日炎炎，空调房里怎样预防“寒包火”？秋冬进补，养生汤与家常菜如何相得益彰？心情不佳如何通过科学的饮食来缓解？这些问题答案的背后，是护理团队以及中医、营养等各领域的专家们对中西医理论的深耕，是对千余例慢病管理案例的提炼，更是对百姓生活场景的细微体察。

二、自然的节律，健康的密码

春生、夏长、秋收、冬藏——这是刻在华夏文明基因里的生存智慧。然而，当现代生活的快节奏模糊了四季的界限，当“亚健康”成为常态，我们是否忘记了健康本应是一场与自然同频的修行？

二十四节气，如同大自然的脉搏，将一年时光编织成细腻的画卷。顺应节气养生，便是与天地共舞，与四时同频。“春雨惊春清谷天，夏满芒夏暑相连，秋处露秋寒霜降，冬雪雪冬小大寒。”每个节气都蕴藏着独特的能量与智慧，每个节气都是一个养生的节点。

因此，我们以春夏秋冬四季作为主线，融合我国独创的传统历法——二十四节气来建议大家如何预防和抵抗疾病，如何更好地调养身心。“顺时而食”，随着节气来调整日常生活和饮食，以达到事半功倍的养生效果。节气养生，不仅是对身体的呵护，更是对生命的敬畏，让我们在时光流转中，感受自然的馈赠，收获健康与安宁。

三、通俗易懂，兼容并包

本书疾病部分以娓娓道来的小故事开篇，将症状融入情节，配以栩栩如生的插图，引人入胜。书中细致地介绍了每个季节常见疾病的相关知识，从病因、易感人群到治疗护理方法，再到预防措施，娓娓道来，如同一幅徐徐展开的健康画卷，让读者在阅读中收获知识，在故事中感悟健康。

本书还巧妙融合中医理论，深入浅出地讲解了穴位、艾灸等传统疗法，并推出了中医食疗食谱，将药食同源的智慧融入日常饮食。通过内外兼修、标本兼治的方式，帮助读者更好地配合治疗、调养身心，在传统医学的滋养下，收获健康与活力。

我们从日常生活的点滴入手，讲述了衣食住行中的养生之道，更特别推出了顺应节气变化的特色饮食。在饮食部分，我们精心推荐了节气养生美食、二十四节气养生汤等，介绍了每道菜肴的功效与食材，让读者在品味美食的同时，也能感受到传统养生文化的魅力。此外，我们还贴心列出了当下备受关注的减重食谱，提供了早、中、晚餐的推荐菜单，并标注了相应热量，为追求健康体态的人们提供实用参考，让养生融入生活，让健康触手可及。

为了让养生更加生动有趣，我们还特别推出了节气特色瑜伽和季节养生操，将动静结合的理念融入其中，并辅以穴位按摩，简单易学，老少皆宜。每套动作都配有精美的图文，并附上视频二维码，扫码即可观看专业讲解，让练习更加直观、轻松，仿佛拥有了一位贴身的瑜伽教练，带领您在动静之间感受身心的平衡与和谐。

本书从中医“子午流注”中提炼出十二时辰养生法，让作息顺应天时，与自然同频共振；巧妙融合现代营养学与中医药膳的精髓，将美食与健康完美结合，打破“健康＝清规戒律”的刻板印象，让养生变得美味又轻松；更将瑜伽与节气相结合，文字与图片相呼应，以通俗易懂、兼容并包的方式，为您呈现一部融汇古今、雅俗共赏的健康养生指南。

四、致亲爱的你

致在健康的征途上精益求精、孜孜不倦的你们——让专业在平凡中闪光

当一位护士为糖尿病患者设计出“春节家宴替换食谱”，当团队将压疮预防知识改编成“翻身拍背顺口溜”，当中医护理小组用艾灸缓解患者的失眠……我们越发坚信护理的专业价值，不仅在于拯救生命的瞬间，更在于让健康管理浸润到每一寸生活肌理。

撰写此书的过程，让我们不仅重新审视护理的边界，更深刻体会到健康并非单一领域的孤军奋战，而是汇聚了各行各业智慧的璀璨星河。本书除了我们团队临床护理工作者以及护理研究生们的辛勤付出，更有中医专家、营养专家、瑜伽导师以及美食大厨的奉献与指导，你们的专业与热情如同五彩斑斓的调色板，为本书增添了丰富的色彩。

四季轮回，三餐有序，无论是护理的细致关怀，中医的深邃智慧，营养学的精准调配，还是瑜伽的和谐引导，都在默默守护百姓健康。在追求健康的征途上，你们是温暖的守护者，是知识的传播者。

在此，我怀着无尽的感激之情，向为本书倾注心血与智慧的每一位贡献者致以最深的敬意。愿这份凝聚了无数心血的成果，成为每一位读者健康之路上的明灯，照亮前行的方向，滋养身心的绿洲。

谨以此书，致敬所有在平凡岗位上为健康默默耕耘的你们——你们是医学的翻译者，将专业的术语化作百姓的语言；你们是健康的摆渡人，在日复一日的琐碎中守护生命的韧性。

致读者——健康，是一场温柔的持久战

烟火里见人情，四季中寻安然，用平凡的日子书写不平凡的温暖。四季三餐，尽是生活的温情修复力。健康中国，不在宏大的叙事里，而在一餐一饭、一动一静之间。愿这本书成为您家庭的“健康日历”，春防风、夏避暑、秋润燥、冬藏精；愿每一次翻页，都能让您感受到护理不是冰冷的规程，而是对生命的深刻理解与共情。

献给每一位努力生活的读者，愿您在四季中感悟生活的温柔，在三餐里体会人间暖意，在平凡烟火中找到人生的从容，好好生活，慢慢遇见。让我们一起，在四季轮回中播种健康，在人间烟火里收获安康。

东风初度处，雨水润稿成。期待这本充满烟火气的护理科普，能让健康真正回归生活！

季红

2025 年 4 月 18 日

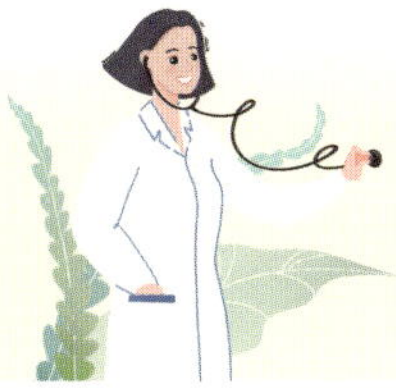

目录

春

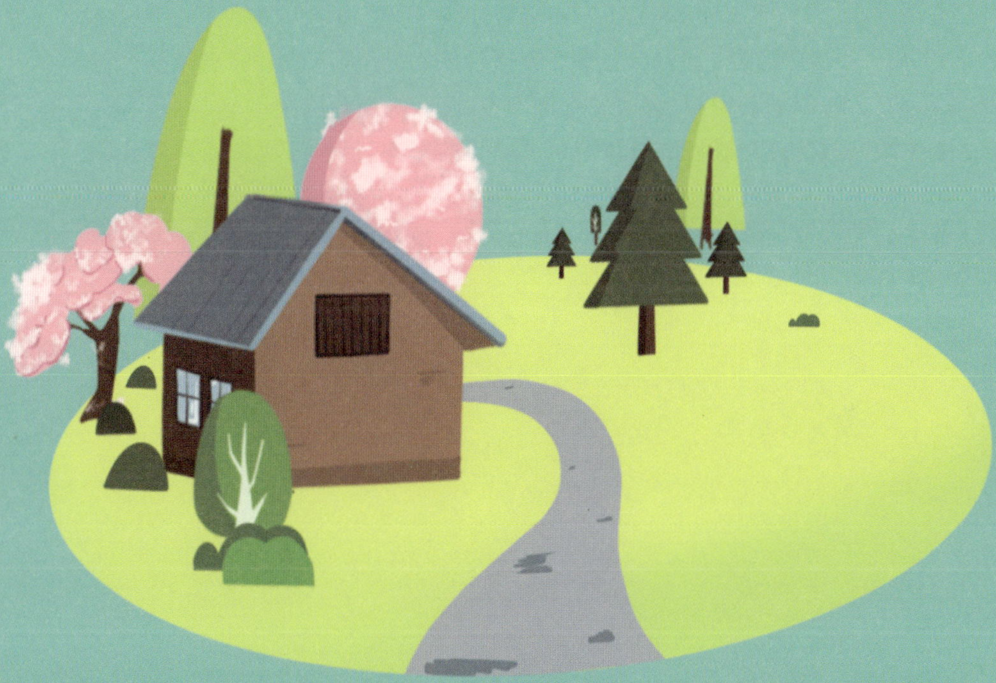

春

春日初至，你是否感到身体活力满满？沐浴在阳光下，你是否感到心情舒畅、动力十足？这正是春季带来的美好。

◆ 气温回升：生机勃勃，新陈代谢加速跑

春季气温回升，阳气初生，新陈代谢加快，利于排毒，能增强身体活力与抵抗力。不过，春季多风，气温起伏大，易使人体受外邪致感冒，所以需留意气温变化，做好保暖，预防疾病。

◆ 日照更加充足：拥抱阳光，心情好

春日阳光充足，可促进血清素分泌，让心情更愉悦，还能增加体内维生素 D 合成，对增强骨骼健康和提升免疫力意义重大。然而，此时花粉、虫螨、柳絮等过敏原也在增多，易引发鼻炎、哮喘等过敏性疾病。

◆ 降水量增加：春雨贵如油，湿度回归，呼吸更舒畅

春雨滋润大地，带来湿润空气。春季降水增多，能滋养植物，还可缓解咳嗽、咽喉痛等呼吸道症状。可是，春季病原体活跃，是呼吸道传染病高发期。而且，春季湿气重，湿邪易困脾，会引发食欲不振、腹胀等消化问题。

春季的气候特点对我们的身体产生了明显的影响，悄然改变着我们的状态和心情。在享受春季时，更要注意适应气候变化，预防常见疾病。接下来让我们一起看看如何根据春季的气候特点，调养身体，保持健康，迎接这个充满生机的季节吧！

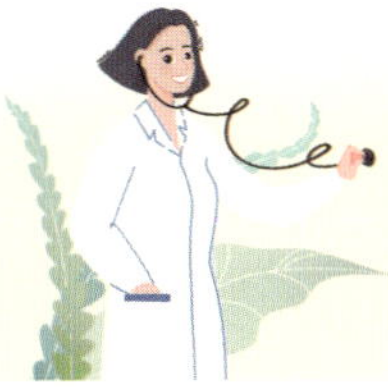

春季感冒与流感

春暖花开，草长莺飞，是户外活动的好时节，小明早已迫不及待地换上球鞋，约小伙伴去公园踢足球了。一场激烈的比赛后，小明跑得满头大汗，却笑得合不拢嘴，高高兴兴回家去了。

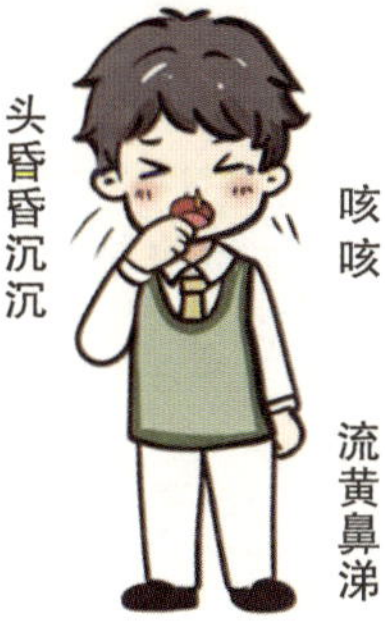

然而，第二天一早，小明就感觉不舒服了。他一醒来就发现嗓子又干又疼，开始咳嗽，鼻子也不透气，有些流稠稠的黄鼻涕，头也昏昏沉沉的，无精打采。妈妈见状赶紧带他去看了医生。

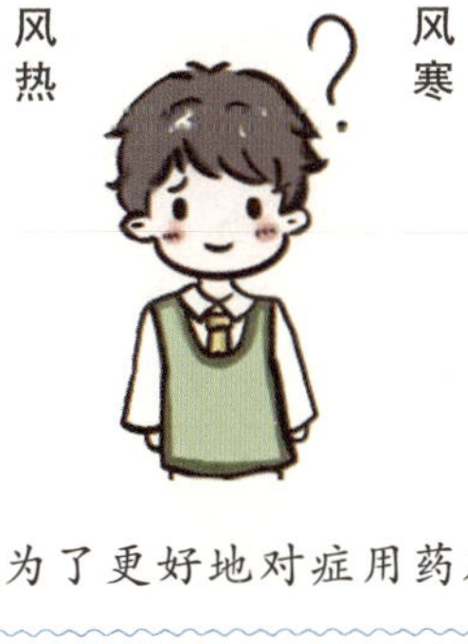

医生仔细询问了小明的情况后说：“这是典型的春季常发的风热感冒。”小明听了充满疑问，因为他只听说过“风寒感冒”。于是，小明问医生：“感冒为什么还分风寒与风热？它们有什么不一样吗？”

春季干燥风大，冷暖不定，容易引发各种感冒，为了更好地对症用药及护理，让我们一起来区分一下春季常见的感冒吧！

藏在春风里的“小火苗”——风热感冒

1.什么是风热感冒？

生活中常说的感冒是指风邪侵袭人体，引起肺胃失调，导致出现以头痛、鼻塞、流涕、发热、全身不适等为主要表现的一种外感疾病。其常挟四时不正之气

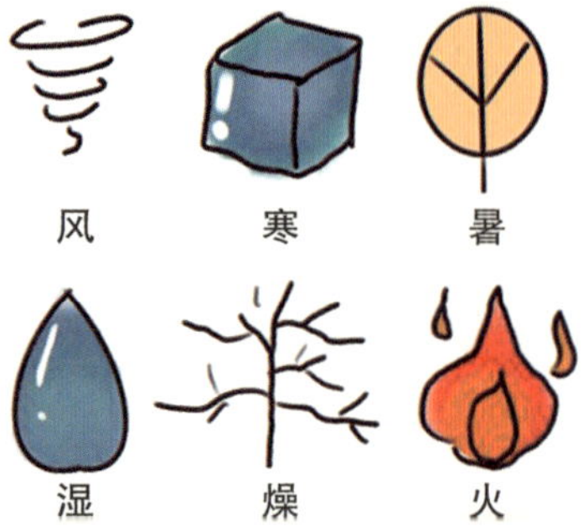

（如寒、湿、燥、暑邪）为病，有风寒、风热、暑湿、风燥等不同的临床表现。

风热感冒是指感受风热邪气引起的疾病，就是“外风（外界的风邪）”和“内热（体内的热气）”共同作用的结果，尤其容易发生在春天这个阳气旺盛的季节。如果你在户外吹风时间过久，或者过度劳累，导致体内的免疫力下降，就给了风热感冒可乘之机。

2.得了风热感冒会有哪些症状？

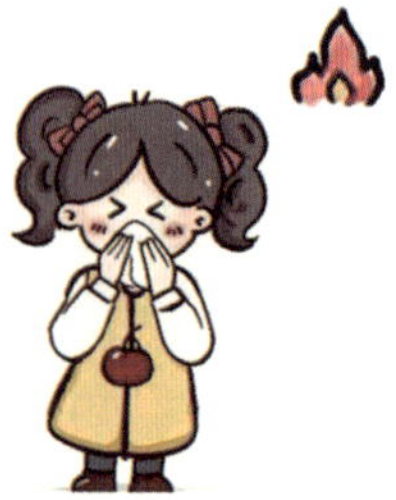

就像故事中的小明，患有风热感冒时，会感觉头脑昏昏沉沉、胀痛，喉咙又干又痛，甚至像着了火一样灼热。此外，患者还可能出现鼻塞、流黄鼻涕、咽喉肿痛、轻微发热、咳嗽带痰等症状。与普通感冒不同，风热感冒的“火气”更明显，症状也更容易让人感到“上火”。

3.如何区分风寒感冒与风热感冒？

不同感冒的临床表现

类型	临床表现			
	全身症状	舌苔	鼻涕	痰液
风热	恶寒轻、发热重、体温上升快	黄色	较黏稠、较黄	较黏稠、较黄
风寒	恶寒重、发热轻、体温上升慢	白色	较稀、清水样	较稀白

4.如何及时治疗风热感冒？

◆ 中医治疗：辛凉透表，清热解毒

（1）当患者表现以鼻部症状为主，如鼻塞、流脓涕，伴有轻微咳嗽且有黄痰时，可选用含有桑叶、菊花、薄荷、杏仁成分的中成药，如夏桑菊感冒冲剂、复方夏桑菊感冒片等。

（2）当患者表现以咽喉局部肿痛为主，伴有发热，或有喷嚏、流涕的轻微症状时，可选用含有金银花、连翘、薄荷、荆芥、淡豆豉等成分的中成药，如银翘解毒颗粒、双黄连口服液等。

(3)穴位按摩:①迎香穴(鼻翼两侧):有缓解鼻塞的作用。②合谷穴(手背虎口):通经活络,可缓解头痛。

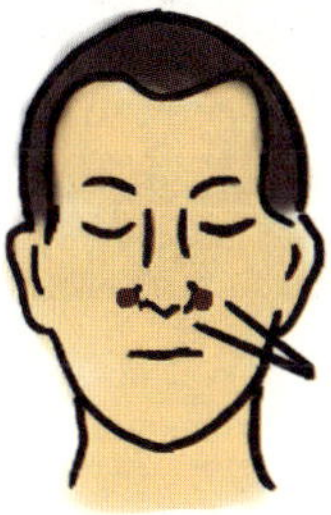

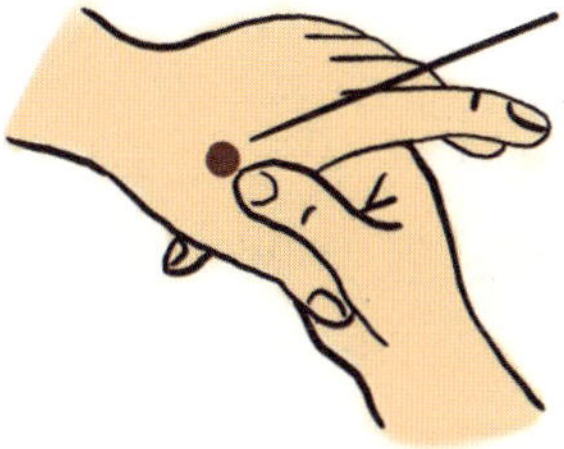

◆ 西医治疗:症状较重,对症治疗

(1)解热镇痛:若患者出现发热或头痛,可在医生指导下短期服用对乙酰氨基酚(扑热息痛)或布洛芬进行缓解。需注意对乙酰氨基酚长期或超剂量使用可能导致肝损伤,布洛芬可能引起胃肠不适或胃溃疡,不宜长期服用。

(2)缓解咳嗽:可在医生建议下使用止咳糖浆(如川贝枇杷膏)、右美沙芬口服液或含片以缓解咽喉痛和咳嗽症状。需要注意,右美沙芬可能引起嗜睡或头晕;糖浆类药物含糖量较高,糖尿病患者需谨慎使用。

(3)抗病毒治疗:若明确为病毒感染,应在医生指导下使用奥司他韦(针对流感病毒)、利巴韦林或其他抗病毒药物。需注意,奥司他韦可能引起恶心、呕吐等胃肠道不适;利巴韦林可能对肝功能造成影响,孕妇应禁用。

患者在使用以上药物时,务必遵循医生建议,避免自行过量或长期服用,以减少不良反应风险。

5.风热感冒后应该吃什么?

适合风热感冒患者的中医食疗小食谱

风热感冒时可多吃以下具有"辛凉解表"功效的食物,如薄荷、淡豆豉、葛根、蔓荆子、粳米、银花、茶叶、冰糖等,推荐食疗方如下:

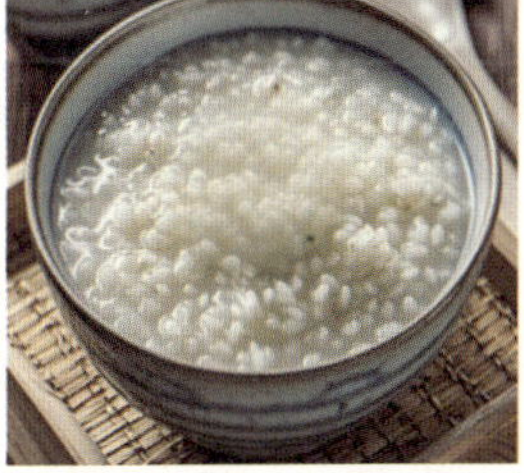

★ 荆芥粥

食材:荆芥9克,薄荷6克,淡豆豉6克,粳米60克。

做法:先将荆芥、薄荷、淡豆豉另煎,煮开后继续煎煮10分钟即可,去渣取汁,备用。粳米煮粥,米烂时兑入药汁同煮为粥。每日1剂,每日2次,热服,3天为一个疗程。

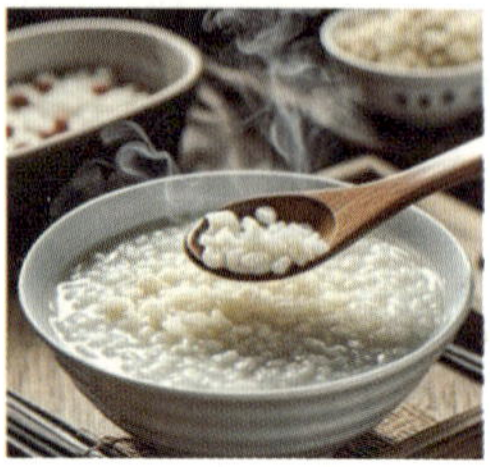

★ **葛根粥**

食材：葛根30克，粳米60克。

做法：先煮葛根30克，去渣，以药汁下米煮粥乘热顿服，可适量加入生姜、蜂蜜。

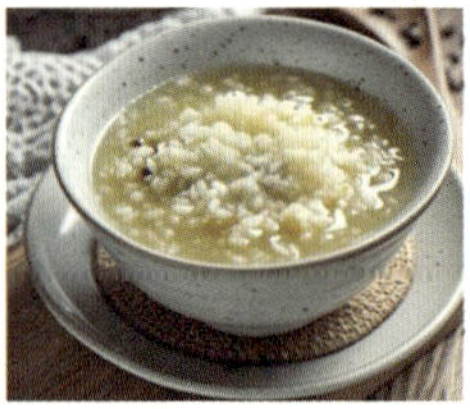

★ **蔓荆子粥**

食材：蔓荆子10克，粳米100克。

做法：先将蔓荆子捣碎，加水研磨，滤取汁，再加入粳米，煮至米熟。每日1次，空腹食用。

★ **胡萝卜马蹄粥**

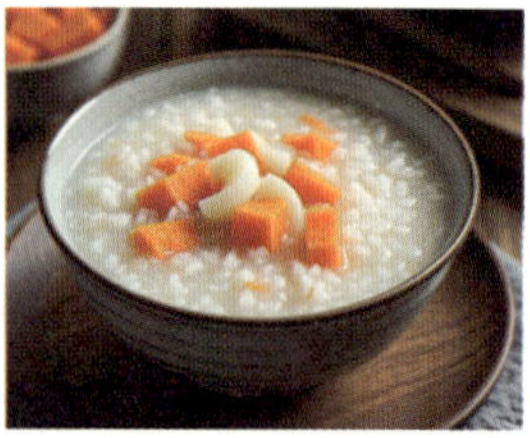

食材：准备胡萝卜150克，马蹄（荸荠）250克，大米50克。

做法：胡萝卜切片，马蹄削皮后拍裂，与大米一同煲粥，可以加入少许糖或盐调味。

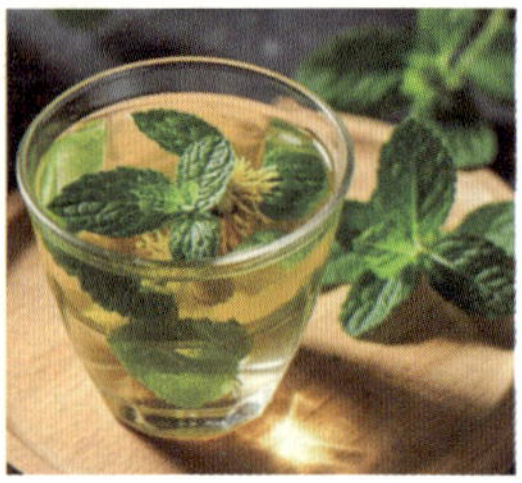

★ **桑菊薄荷饮**

食材：桑叶5克，菊花5克，薄荷3克，甘草2克（可选，用于调味和增强药效），冰糖适量，清水500毫升。

做法：将桑叶、菊花、薄荷和甘草分别清洗干净，放入茶包袋或直接备用。将清水倒入锅中，用中火加热至沸腾。水沸后，放入桑叶、菊花和甘草，继续用小火煮5～10分钟，薄荷的香气和药效易挥发，需在最后1～2分钟加入，以免高温破坏其有效成分，根据个人口味加入冰糖，搅拌至完全溶化。每天可饮用1～2次。

★ **贝母沙参蒸雪梨**

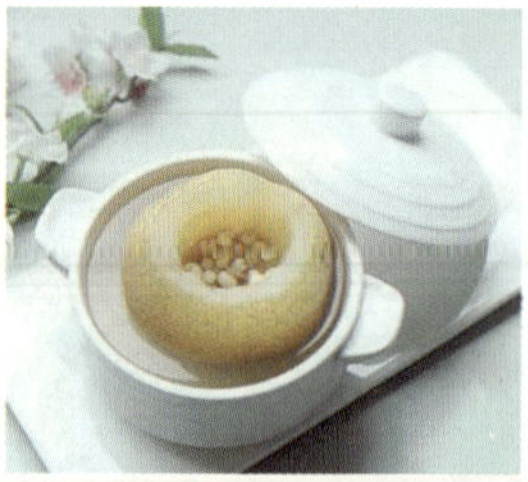

食材：雪梨1个，川贝母粉2克（或川贝母3～4颗研磨成粉），沙参5克，冰糖适量。

做法：沙参放入雪梨的空腔中，将川贝母研磨成细粉，均匀地撒入雪梨空腔中。根据个人口味加入少量冰糖，在雪梨底部的容器中加入1～2汤匙清水，放入蒸锅，水开后转中小火蒸30～40分钟，直到雪梨变软，药材的味道融入雪梨中。食用时可以连同雪梨和汤汁一起吃，效果更佳。

小提示：最后两方偏凉性，不适合脾胃虚寒、手脚冰冷的人群，寒性咳嗽（如痰清稀、怕冷）者慎用。

需要注意的是，食疗不能替代药物治疗。在进行中医食疗时，应结合病情和医生建议，合理安排食疗和药物治疗方案。如果已知对某些食材过敏，应避免食用。如果不确定是否过敏，可以先进行少量尝试，注意观察身体反应。若出现过敏反应，应立即停止食用并就医治疗。

来势汹汹的流感

1.什么是流感？

流感病毒

“流感”是流行性感冒的简称，是由流感病毒引起的一种传染性强、传播速度快的急性呼吸道传染病。流感病毒可分为甲、乙、丙、丁(或 A、B、C、D)四型。其中，甲型流感病毒抗原变异频繁、传染性强，是引起流感流行的“元凶”。流感冬春季高发，易在学校、养老院等人群密集场所出现聚集性疫情。

2.流感患者都有哪些表现？

典型症状包括发热、头痛、肌肉痛和全身不适，体温可达 39 ℃以上，同时伴有畏寒、咳嗽、咽痛、鼻塞、流涕、胸骨后不适和眼结膜充血等。

其中，儿童的发热程度通常高于成人，患乙型流感时出现恶心、呕吐、腹泻等消化道症状的情况也较成人多见。新生儿可仅表现为嗜睡、拒奶、呼吸暂停等。极少的儿童感染流感后可能会进展为重症流感，引起喉炎、肺炎、脑病、心肌炎等。

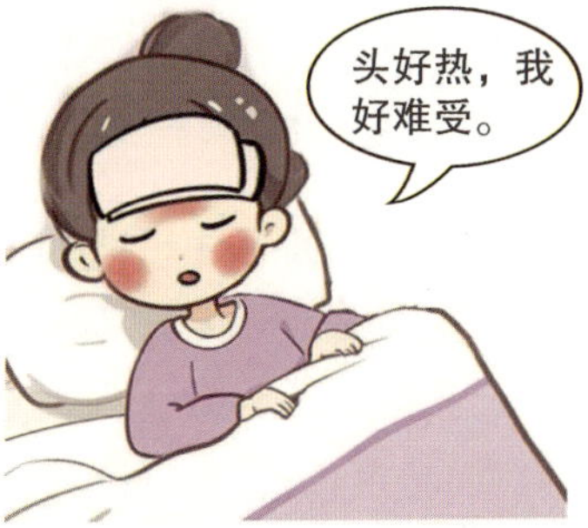

轻症或无症状感染者呈自限性，多于发病 3～5 天后退热，全身症状逐渐好转，但可能会持续咳嗽，体力恢复也需较长时间。

尤其需要注意，重型流感的早期征象可能并不明显，但若出现以下症状，尤其是高风险人群，应高度警惕并及时就医：

(1)持续高热：体温超过 38.5 ℃，持续 3 天以上，退烧药效果不佳。

(2)严重乏力：极度疲劳，影响日常活动，甚至无法下床。

(3)呼吸困难：尤其在轻微活动或休息时，出现呼吸急促、胸闷或气短。

(4)胸痛：持续性胸痛，可能与肺炎、心肌炎等并发症有关。

(5)意识改变：出现嗜睡、意识模糊、定向力障碍，可能是脑炎或脑膜炎的早期表现。

(6)持续呕吐或腹泻：出现严重呕吐或腹泻，可能导致脱水或电解质紊乱。

(7)皮肤、嘴唇或指(趾)甲发绀：提示缺氧。

(8)肌肉疼痛或无力：严重肌肉疼痛或无力，可能与肌炎或横纹肌溶解有关。

(9)尿量减少：提示肾功能受损。

(10)低血压：血压下降，伴随头晕或晕厥，可能是感染性休克的早期表现。

3.如何区分流感和普通感冒?

普通感冒与流感的区别

类型	普通感冒	流感
病原体	可由多种病原引起，其中病毒最为常见，细菌和支原体也可以引起普通感冒	主要由甲型和乙型流感病毒感染引起
临床表现	普通感冒症状较轻，通常为低中度发热，持续1～2天，可伴有打喷嚏、流鼻涕、鼻塞、轻微咳嗽等症状，全身症状较轻	以高热多见，有畏寒、头痛、肌肉疼痛等，全身症状较重
并发症	一般没有严重并发症	少数可引发横纹肌溶解、肺炎、脑炎、脑病等
传染性	较弱	较强

4.流感是如何传播的?

流感患者和隐性感染者是季节性流感的主要传染源。流感的潜伏期一般为1～7天，多数为2～4天，多以下列方式进行传播：

(1)飞沫传播：通过感染者说话、咳嗽、打喷嚏时产生的飞沫进行传播。

(2)接触传播：通过接触被污染的饮食、餐具、毛巾等间接传播。

(3)气溶胶传播：在人群密集且通风不良的环境中也可能通过气溶胶传播。

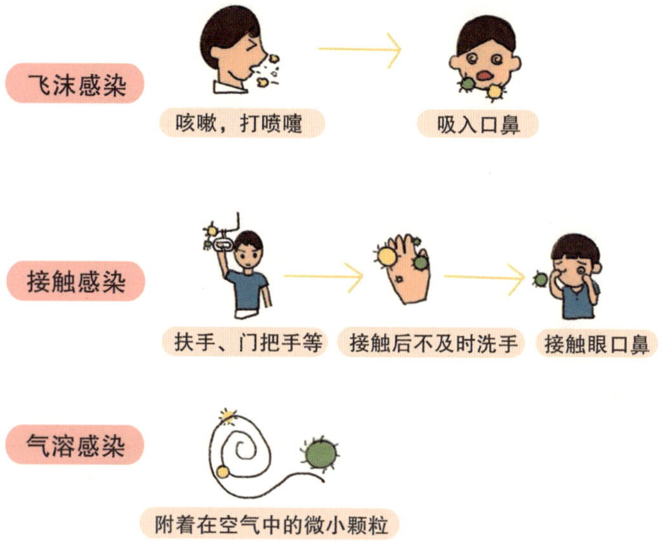

5.哪些人容易得流感?

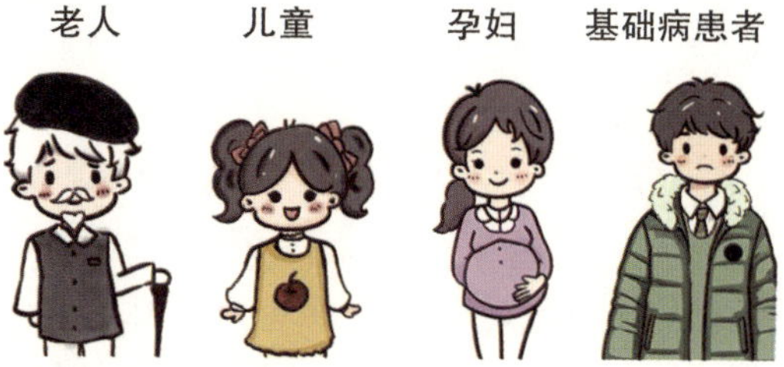

人群对流感病毒普遍易感，感染流感后大多数为自限性。但部分人群感染后出现严重并发症的风险较高，包括60岁及以上老人、5岁以下儿童、孕妇以及基础病患者等。

6.如何治疗流感?

流感多为自限性疾病，一般采取对症治疗，以减轻症状为主，但少数患者可发展为肺炎，甚至快速进展成重症。

在患者发病48小时内进行抗病毒治疗可减少并发症、降低病死率、缩短住院时间。奥司他韦仍然是治疗流感的首选抗病毒药物，但需注意，奥司他韦属于处方药，最好在医生或药师指导下使用。

出现以下情况时可考虑经验性抗菌治疗：①出现重症流感的早期征象；②早期抗病毒治疗临床好转后病情再次恶化；③应用抗病毒治疗仍无好转。

7.得了流感后，日常应如何调养?

◆ 运动调养

适当的运动可以帮助身体恢复和增强免疫力（如散步、轻度瑜伽或拉伸）。

然而，运动的强度和方式需要根据个人的具体病情来调整。

患者应避免剧烈运动。剧烈运动可能加重症状，延长恢复时间，甚至引发并发症（如心肌炎等），在患者完全康复前，应避免跑步、举重等高强度运动。

◆ 饮食调养

(1)避免甜腻食物：甜食（如糖果、蛋糕、巧克力等）会增加体内湿气，导致痰液增多，加重咳嗽及喉咙不适。

(2)忌辛辣食物：辛辣食物（如辣椒、花椒、芥末等）会刺激呼吸道，使痰变黏稠，不易咳出，同时可能加重头痛和鼻塞。

(3)减少奶制品摄入：奶制品可能会使鼻涕和肺部的黏液变得更浓稠，难以排出。

(4)少吃咸味食物：咸味食物会使致病部位黏膜收缩，加重鼻塞和咽喉不适，同时容易生痰。

(5)限制高糖饮料和含咖啡因的饮品：高糖饮料和含咖啡因的饮品（如茶、咖啡等）会增加炎症反应，导致脱水，不利于身体恢复。

◆ 情志调养

得了流感后，情志调养非常重要。中医认为，情绪波动过大可导致气机紊乱，影响正气的运行，从而降低机体的抗病能力。因此，在流感期间，保持心情舒畅、避免情绪波动过大是关键，具体方法如下：

(1)适当放松心情：可以通过听音乐、阅读、下棋等方式来放松心情。此外，还可以通过冥想、深呼吸、肌肉放松等方式来缓解焦虑和压力。

(2)积极联想法：主动联想一些积极的、放松的场景，有利于改善心态。

(3)积极沟通：多与家人、朋友交流，保持乐观情绪，增强抗病能力。

(4)避免恐惧心理：因为恐惧会导致气机逆乱，或致气郁化热，产生毒热之邪。

(5)保持环境舒适：保持室内空气清新、光线充足、环境整洁等都有助于提高心情愉悦度。

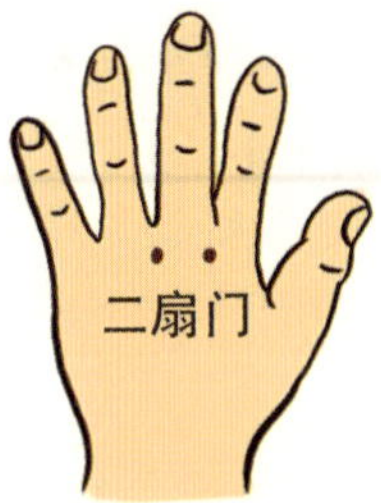

◆ 穴位按摩

(1)二扇门穴：位于食指、中指对应位置，具有解表发汗的作用。揉捏此穴可以促进发汗和退热。

(2)足三里穴：位于小腿前外侧，当犊鼻下 3 寸（1 寸≈3.33 厘米），距胫骨前缘一横指（中指）。按揉此穴可以增强免疫力，预防流感。

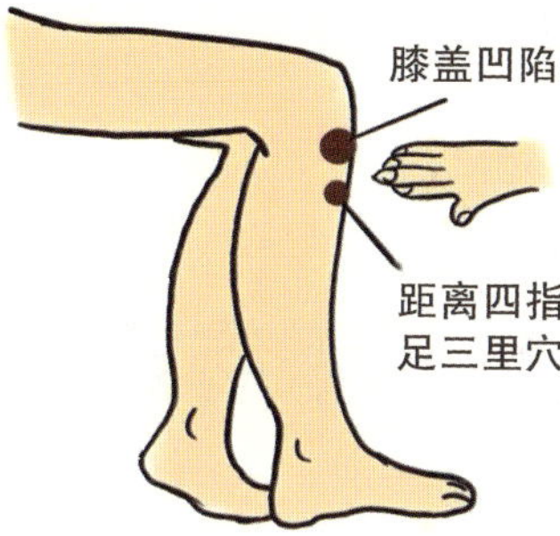

8.如何科学预防流感?

（1）疫苗接种：这是最有效的预防流感的手段，建议所有超过6月龄无接种禁忌的人都应接种流感疫苗。优先推荐60岁及以上老年人、6月龄至5岁儿童、孕妇、6月龄以下儿童家庭成员，以及人群聚集场所工作人员接种流感疫苗。

（2）保持健康生活习惯：要做到规律作息，充足睡眠，健康饮食，适量运动。

（3）保持良好卫生习惯：要做到戴口罩，勤洗手，咳嗽或打喷嚏时用纸巾、毛巾等遮住口鼻，咳嗽或打喷嚏后洗手等；经常开窗通风，加强空气流通；流感流行季节尽量减少去人群密集、通风不良的场所。

（季红　赵长峰　李雪晴　刘雨欣　白赛薇　凌晖）

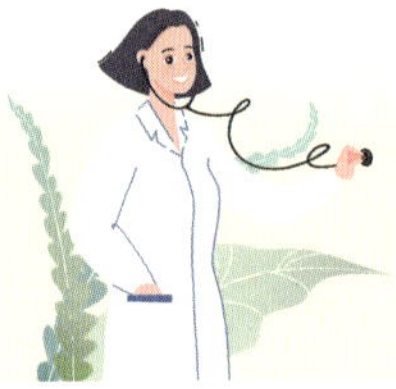

阿嚏！春季简直是过敏季

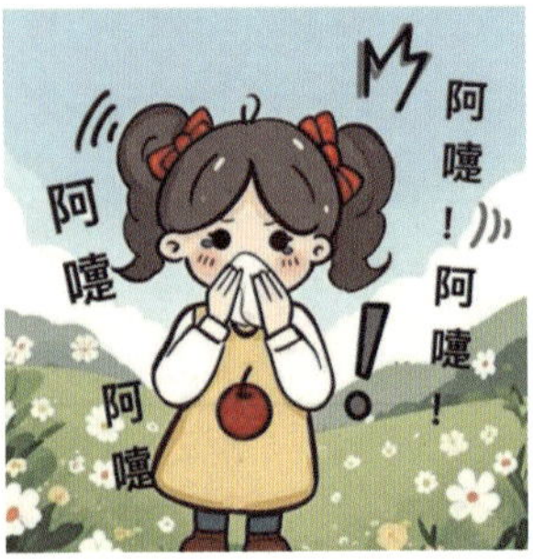

“阿嚏！阿嚏！”春季，原本是个万物复苏的好季节，但对于小敏来说却充满了挑战。每当春风拂过，花粉在空中翩翩起舞，小敏的喷嚏声便此起彼伏，清水样的鼻涕也不断流淌，鼻塞让她几乎无法呼吸，学习成绩和生活质量因此大幅下降，憋闷和尴尬成了她的日常。妈妈带着小敏去医院检查后得知，原来小敏得了过敏性鼻炎。

春季由于细菌、病毒等微生物繁殖活跃，花粉、柳絮等过敏原逐渐增多，大风使空气中粉尘、颗粒增多等因素，成为过敏性疾病的高发期。下面让我们一起了解一下春季常见的过敏性疾病吧！

纠缠不清的过敏性鼻炎

1.什么是过敏性鼻炎？

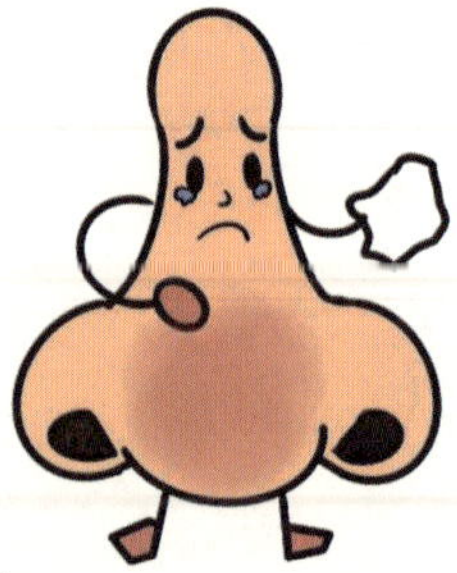

过敏性鼻炎又称“变态性鼻炎”，是指因接触了过敏原而引起的鼻腔黏膜过敏性炎症反应。如果鼻子对某些物质（如花粉、尘螨等）异常敏感，当鼻子遇到它们时就会“生气”，拼命地想把这些“坏东西”赶出去。于是，患者就会流鼻涕、鼻塞，有时候眼睛也会痒痒的，这就是过敏性鼻炎。

儿童、过敏体质人群、身体免疫力差的人、不注意卫生者、与宠物接触频繁者、从事化工原料生产或装修工作的人都是过敏性鼻炎的高发人群。

2.感冒和过敏性鼻炎有什么不同?

过敏性鼻炎和感冒的临床表现非常相似，主要表现为鼻塞、流鼻涕、打喷嚏，严重时会出现头痛、全身乏力。

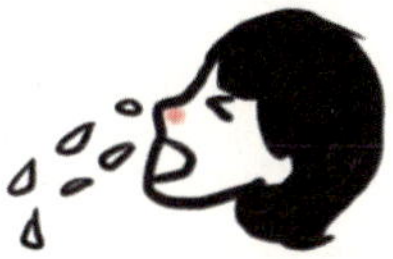

①连续打喷嚏，
每天数次，每次多个

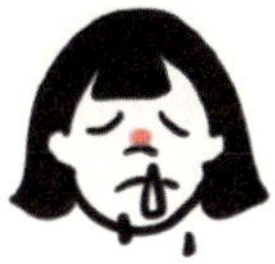

②大量清水样鼻涕
不自觉滴出

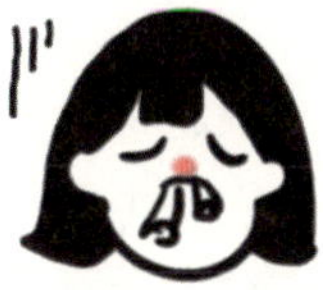

③鼻痒、鼻塞，嗅觉减退，
眼痒、耳痒、喉咙痒

下面的小表格可以帮助我们快速区分感冒和过敏性鼻炎。

区分感冒与过敏性鼻炎

类型	感冒	过敏性鼻炎
发热	通常伴有发热、头痛、全身不适等症状	通常无
鼻痒、眼痒	通常无	通常有鼻腔瘙痒，很多时候还会合并过敏性结膜炎，表现为眼睛痒、揉眼睛、眼球或下眼睑充血发红
鼻涕	感冒初期可能会出现清涕，但两三天之后基本就变成比较黏稠的白色鼻涕或黄鼻涕	一般是清涕，并且量较大
病程	一般持续一周左右	持续数周、数月，甚至常年反复发作

3.哪些过敏原会引起过敏性鼻炎?

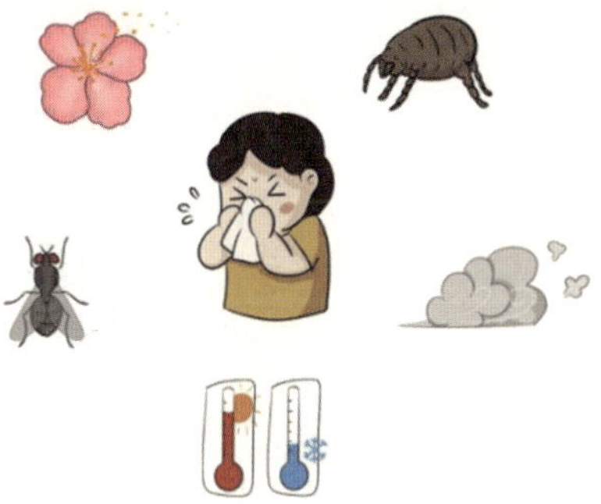

（1）吸入性过敏原：春季常见的过敏原主要为花粉、蒿草、榆树、梧桐树等，秋季则以草粉、树粉为主。霉菌、尘螨常见于床垫、床底、枕头、地毯等。此外还有动物皮屑、真菌、昆虫（如蟑螂）的排泄物、羽毛等。

（2）食物性过敏原：海鱼、虾、鸡蛋、花生、坚果、牛奶等。

(3)其他过敏原：常见的有冷热空气、特定药物。此外，自身免疫抗原的改变也可引起过敏，如精神紧张、工作压力等因素会导致机体免疫发生改变，从而造成过敏。

4.如何确定自己的过敏原？

(1)皮肤刺激试验：在前臂滴若干滴抗原制剂，然后用特殊的针轻刺液体浸润的皮肤，不能刺出血。吸入性过敏、皮肤过敏等都能用这种方法检测。

(2)抽血化验检查：不受任何年龄、皮肤条件限制；可以客观反映机体的致敏情况，其阳性结果可明确主要过敏原。

(3)鼻激发试验：针对过敏性鼻炎，是将某种过敏原直接作用于鼻黏膜，模拟自然发病的情况，观察是否诱发相关症状，是诊断过敏性鼻炎的“金标准”。

5.过敏性鼻炎应该怎样治疗？

过敏性鼻炎的治疗原则为“防治结合，四位一体”，包括环境控制、药物治疗、免疫治疗和健康教育。

★ 环境控制

避免或减少接触过敏原和各种刺激物，如花粉、尘螨、动物毛屑等。保持室内空气湿润，可使用加湿器保持适宜的湿度。保持室内空气清新，定期清洁房间，每周更换床单、枕套，清理地毯、窗帘等可能积尘的地方，使用防过敏床品等。

★ 药物治疗

(1)糖皮质激素：如糠酸地塞米松片等，适用于病情较重的患者，可以控制病情并减轻症状。然而，糖皮质激素的局部不良反应可能会引起鼻腔干燥、鼻出血、糖皮质激素依赖性鼻炎；全身不良反应有糖尿病、免疫抑制，以及对胃肠道功能的影响。

(2)抗组胺药：如氯雷他定片等，可以抑制过敏反应，缓解打喷嚏、流鼻涕等症状。然而氯雷他定片常见的不良反应有嗜睡、乏力、口干、胃肠道不适等。

(3)抗白三烯药：如孟鲁司特钠咀嚼片等，可以抑制平滑肌收缩，减少黏液分泌。

(4)肥大细胞膜稳定剂：如盐酸氮䓬斯汀片等，能够松弛平滑肌，减轻鼻内症状。

(5)减充血剂：如复方茶碱麻黄碱片等，可以减轻鼻腔黏膜充血，缓解鼻塞。

(6)抗胆碱能药：可通过阻断 M 型胆碱受体，减轻鼻塞症状。

(7)中药：补气养阴、固表止汗，能增强机体免疫力，调节过敏反应的易感性，改善鼻塞、流涕等症状。此外，中药成分具有抑制免疫系统过度激活、减轻过敏反应的作用。部分中成药在应用过程中可能会出现恶心、呕吐、腹泻等症状，一旦出现这些症状，应及时停药并咨询医生。

(8)鼻腔盐水冲洗：盐水可以将鼻腔中的过敏原、细菌、尘螨等有害物质冲刷掉，从而减少过敏反应的触发。此外，鼻腔分泌的黏液和其他炎症介质通过盐水冲洗排出，可帮助减轻鼻腔的炎症和肿胀。盐水冲洗还有助于保持鼻腔的湿润，减少因干燥引起的鼻腔不适，帮助修复鼻腔黏膜。

小贴士：鼻腔冲洗小步骤：①准备用物：鼻腔冲洗器或滴鼻器、脸盆、生理盐水。若自行调配，可将 2.25 克食盐溶解在 240 毫升温水中，搅拌均匀即可，注意食盐要选用食用高级非碘盐。②清除鼻腔内的分泌物和痂皮，可以使用盐水滴鼻剂或鼻腔喷雾剂来软化痂皮，再轻轻擤鼻涕或用吸鼻器清除分泌物。③冲洗鼻腔：在使用鼻腔冲洗器时，可以站立或坐，头部稍前倾，鼻孔朝下；使用滴鼻器时，可以躺卧，头部偏向一边。将配好的盐水倒入鼻腔冲洗器或滴鼻器。将喷头插入鼻腔，缓慢挤压盐水，保持头部稍倾斜，使盐水从另一侧鼻腔流出。

鼻腔盐水冲洗操作不当可能引发鼻中隔黏膜损伤、中耳炎、鼻腔黏膜损伤与出血、呛咳等。

(9)抗 IgE 治疗：抗 IgE 抗体主要是奥马珠单抗，通常应用于对于其他传统治疗反应不佳的患者，常见不良反应包括嗜睡、头晕、口干、身体乏力、肝肾功能损伤等。

具体使用药品应依据医生根据患者病情开具的处方使用，激素类药物不能擅自滥用！

★ 免疫治疗

(1)皮下免疫治疗：其又叫“过敏原注射疗法”，是通过定期注射过敏原提取液来逐步建立耐受性，适用于对多种过敏原过敏，或者对舌下免疫治疗效果不佳的患者。

(2)舌下免疫治疗：通过将过敏原的液体或片剂放置在舌下，让其直接通过口腔黏膜进入免疫系统，从而实现免疫耐受的效果，适用于对特定过敏原过敏且症状较轻的患者。

★ 健康教育

(1)在过敏性鼻炎高发季节，要保持良好的作息，避免过度劳累和压力。

(2)如需外出，尽量选择花粉浓度较低的时间段出行，如早晨或傍晚。外出时需要佩戴口罩，必要时使用护目镜，以降低发生过敏性结膜炎的风险，同时也有助于减少鼻-眼交叉过敏。

(3)随身携带抗过敏药物，一旦出现鼻炎症状，及时使用药物进行缓解。

(4)外出回来后及时洗手、洗脸、漱口和清洗鼻腔，可以有效祛除附着在皮肤和鼻腔上的过敏原。

但是，大多数过敏性鼻炎不能被根治，应与其“和平共处”，积极治疗，以防加重或引起其他疾病。

6.使用激素是否会影响儿童的身体健康?

一些鼻喷激素可以给3岁以上的儿童使用，不会对人体的生长发育造成影响，也不会产生药物依赖。常用鼻喷雾剂如糠酸莫米松鼻喷雾剂可用于3岁以上儿童，而布地奈德鼻喷雾剂、曲安奈德鼻喷雾剂和丙酸氟替卡松鼻喷雾剂可用于4岁以上儿童。

7.在春季如何对各类过敏性鼻炎的发作进行预防?

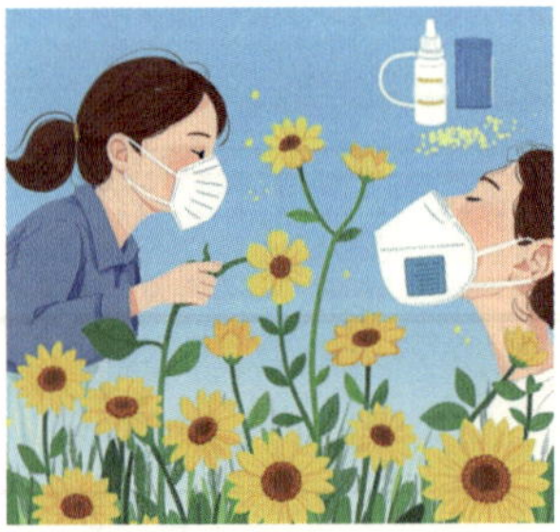

花粉过敏患者预防的措施主要有：①佩戴防花粉口罩或N95口罩，症状重者还应佩戴防护眼罩。②居家时，关闭门窗，有条件的可以开启空气净化器。③回家进入室内前要清理掉衣服和头发上的花粉，并进行鼻腔盐水冲洗、洗脸和漱口。④每年春季规律发作者可以提前2周使用鼻喷糖皮质激素，以起到预防的效果。

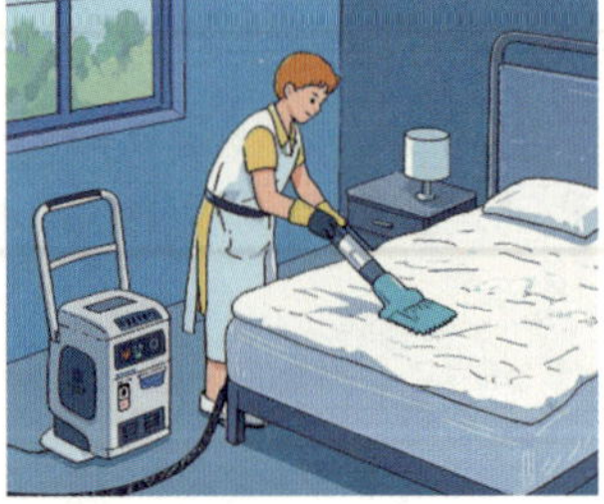

尘螨过敏患者预防的措施主要有：①建议室内温度保持在20～25 ℃，相对湿度为50%。②尽量避免使用沙发、地毯，定期使用除螨设备清理床垫、床单、被褥和枕头等。

对宠物毛发过敏者预防的措施主要有：①尽量停止饲养宠物或将宠物饲养于户外。②使宠物远离卧室。③及时、规律地对宠物和其生活环境进行清洁。

过敏性鼻炎的“好兄弟”——过敏性哮喘

1.什么是过敏性哮喘？

过敏性鼻炎和过敏性哮喘都是呼吸道常见的过敏性疾病，分别影响上气道和下气道。它们之间的关系好比一上一下同胞的俩兄弟，在临床上又被称为“同一气道，同一疾病”。

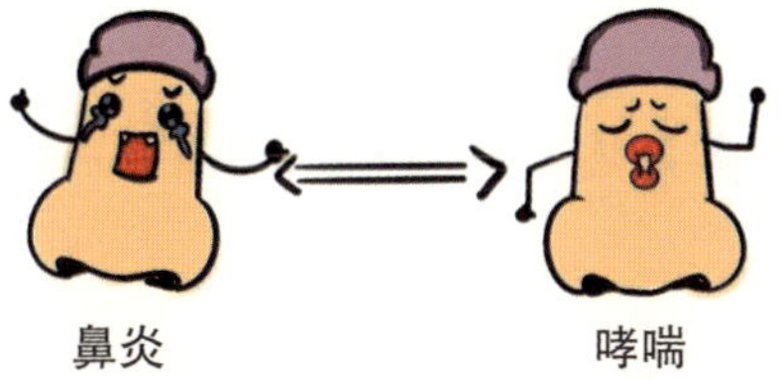

过敏性鼻炎和过敏性哮喘都是呼吸道慢性炎性疾病，除了发病的部位和临床表现不同外，在病因学、发病机制和病理学改变等方面都极为相似。过敏性哮喘患者同时伴有过敏性鼻炎的比例大约有80%，过敏性鼻炎患者中伴有过敏性哮喘的比例有38%。可见，过敏性鼻炎和过敏性哮喘之间的联系很密切。

过敏性哮喘是支气管哮喘的重要类型，是由过敏原引起的一类哮喘，占支气管哮喘的60%～80%。随着春天气温的上升，各种过敏原出现，过敏体质的人极容易诱发哮喘。

常见的过敏原有吸入性过敏原（如花粉、尘螨、动物的毛屑和真菌等）、食入性过敏原（如鱼虾、鸡蛋、牛奶、花生和豆类等）、接触性过敏原（如油漆、乳胶、清洁剂等）。

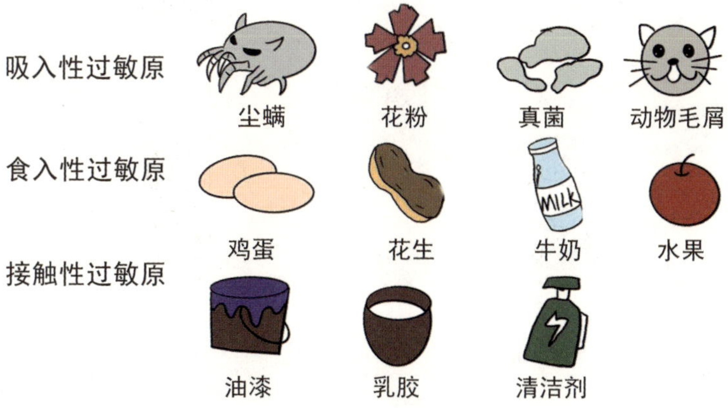

2.为什么会得过敏性哮喘?

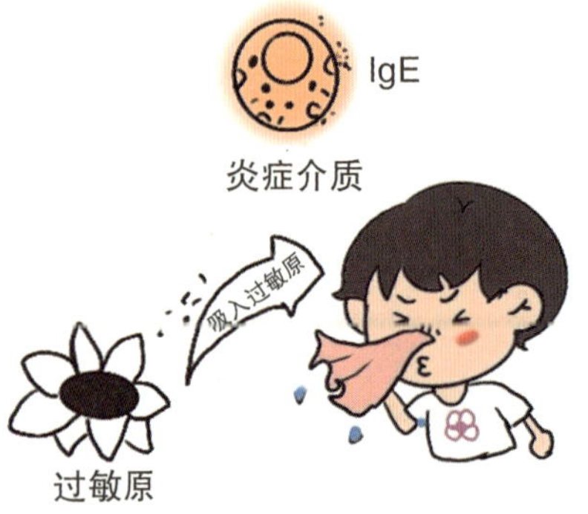

容易引起过敏的物质再次造访人体后,人体的鼻腔、气管黏膜会产生一些蛋白质,医学上称为 IgE。这种蛋白质会参与过敏的发生过程,导致气管上的肌肉收缩,发生痉挛,使黏液分泌增多,气管发生炎症,导致出现发作性喘息的症状。另外,父母或兄弟姐妹若曾经有过敏性疾病(如湿疹、过敏性皮炎或过敏性鼻炎等),患本病的风险会增加。

3.得了过敏性哮喘会有哪些表现?

过敏性哮喘发作前会有先兆症状如打喷嚏、流涕、咳嗽、胸闷等,若不及时处理,可因支气管阻塞加重而出现哮喘。严重者可被迫采取坐位或呈端坐呼吸,干咳或咳大量白色泡沫样痰,甚至出现皮肤和黏膜变为青紫色的发绀表现等。但一般可自行或在使用平喘药物等治疗后缓解。某些患者在缓解数小时后可再次发作,甚至导致哮喘处于持续状态。

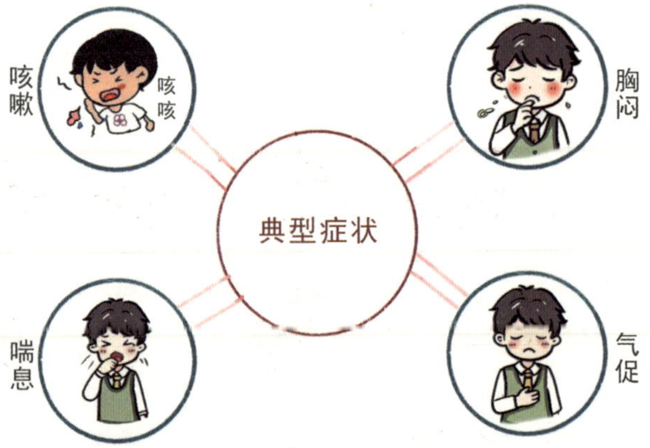

4.过敏性哮喘能预防吗?

本病具有一定的遗传性,预防方法包括患有过敏性哮喘的父亲或(和)母亲,在生育之前接受针对过敏物质的免疫治疗,以降低子女患本病的可能性。

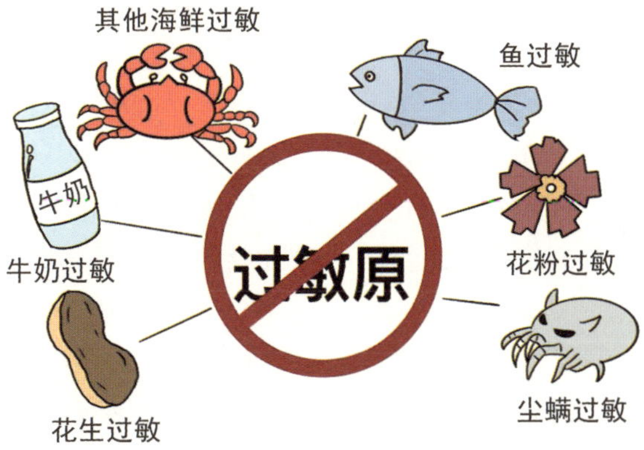

日常生活预防包括：①避免接触过敏原，如减少花粉、尘螨和刺激性气体的吸入。②进行适量的运动，增强体质，锻炼心肺功能，从而增强免疫力。③积极治疗呼吸道感染性疾病。④当单纯避免过敏原的方法效果不佳时，应及时去医院就诊。

5.如何用中医的方法治疗过敏性哮喘?

本病不能治愈，往往伴随患者一生，但若早期发现并尽早治疗，可以控制哮喘症状，避免急性发作，提高生活质量。日常生活中，我们可以通过艾灸或者按摩以下三个穴位，来缓解哮喘、久咳不愈带来的痛苦。

◆ 肺俞穴

(1)定位：在后背部，平第3胸椎棘突下，脊柱旁开1.5寸。

(2)快速取穴：体后正中线上，低头摸到最高点，即第7颈椎棘突，然后从该棘突再向下数到第3个棘突。

(3)艾灸方法：以皮肤感觉温和但无灼痛感为度，一般每次艾灸10～15分钟。

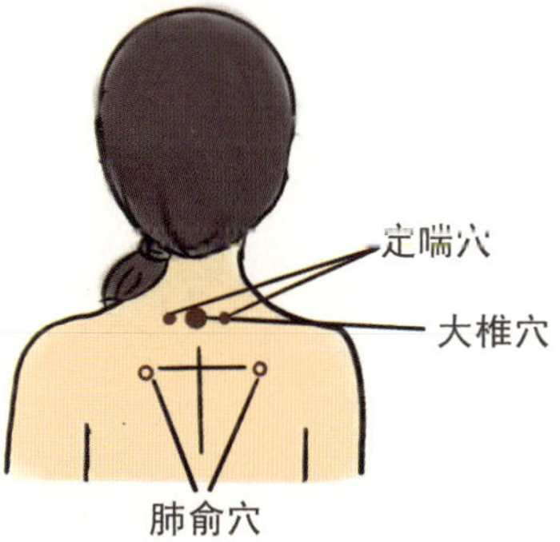

◆ 定喘穴

(1)定位：手在脊柱区，横平第7颈椎棘突下后正中线旁开0.5寸。

(2)快速取穴：低头，颈背交界椎骨高突处椎体下(即大椎)旁开半横指处即是该穴。

(3)艾灸方法：温和灸，每次10～20分钟，以皮肤微微潮红为度，每日1～2次。

◆ 膻中穴

(1)定位：膻中穴在胸部，横平第4肋间，前正中线上。

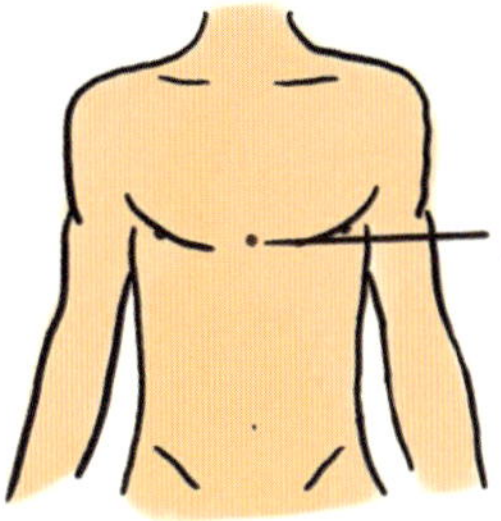

(2)快速取穴：取仰卧位，正中线上，两乳头之间，平第4肋间隙即是膻中穴。

(3)艾灸方法：温和艾灸10～15分钟，每天1次，以感到施灸处温热、舒适为度。

注意：过敏性哮喘的治疗方案需根据个体情况制定，不能仅凭症状进行自行诊断和治疗。

6.有哪些适合过敏性哮喘患者的运动？

急性哮喘发作时不建议进行体育锻炼，但稳定期哮喘患者可以进行运动，甚至鼓励稳定期患者进行适当锻炼，增强体质。

过敏性哮喘患者适合的运动有游泳（尽量选择室外通风良好的泳池、非氯气消毒的泳池）、瑜伽、步行、骑自行车、慢跑等，但不适合进行剧烈运动，如登山、冲刺短跑等。

每周运动3～5天，每天运动30～40分钟，从较低强度逐步进阶。每次运动时应将缓解药物带在身边，若出现哮喘急性发作，应立即停止运动并及时联系医疗服务人员。

7.过敏性哮喘患者应该吃什么？

适合哮喘患者的中医食疗小食谱

哮喘食疗应以“发时治标，平时治本”为基本原则，饮食宜清淡，忌肥甘厚腻、辛辣甘甜、海鲜发物等。

发作期推荐食用具有“宣肺散寒、化痰平喘”功能的食材，如紫苏子、杏仁、白胡椒、生姜、芥菜等，推荐食疗方如下：

★ 砂锅杏仁豆腐

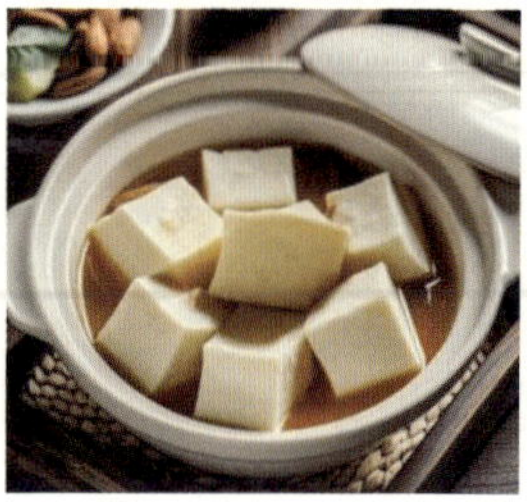

食材：豆腐120克，杏仁15克，麻黄3克，精盐、味精、香油各适量。

做法：先将杏仁、麻黄洗净，装入纱布袋，将口扎紧。然后将豆腐切成2厘米大小的方块和药袋一起放入砂锅，加适量水，先用旺火烧开，后改文火，共煮半小时，最后捞出药袋，加入精盐、味精、香油调味。

★ 干姜甘草饮

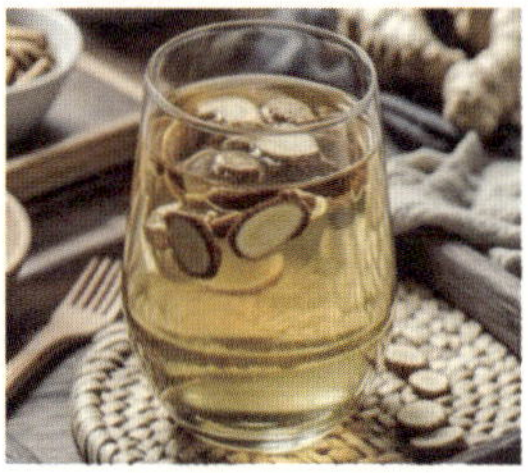

食材：干姜5克，甘草10克。

做法：将干姜和甘草放于水中，水煎去渣，代茶饮，温服。

缓解期推荐食用具有“健脾益气，补土生金”功能的食材，如党参、白术、茯苓、山药、杏仁、大枣、黄芪、乳鸽等，推荐食疗方如下：

★ 甲鱼贝母汤

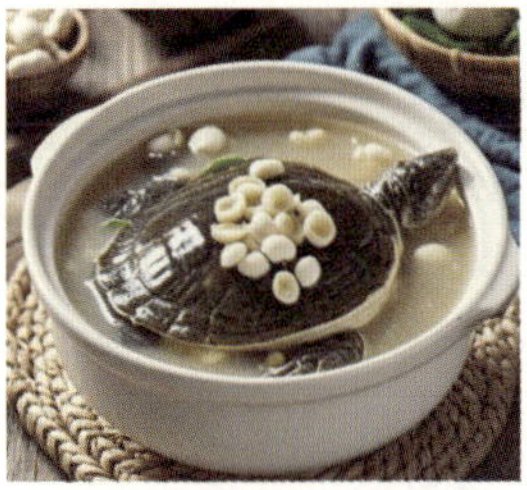

食材：甲鱼1只，贝母10克，精盐、料酒、葱、姜、味精各少许。

做法：贝母放入甲鱼腹内，随后用精盐、料酒、葱、姜、味精调味后将甲鱼放入炖盅并加水，置锅中隔水炖2小时左右，直至甲鱼肉熟软即成。食甲鱼肉，饮汤。每日分2次食用，每隔5日服1剂。

★ 茯苓大枣粥

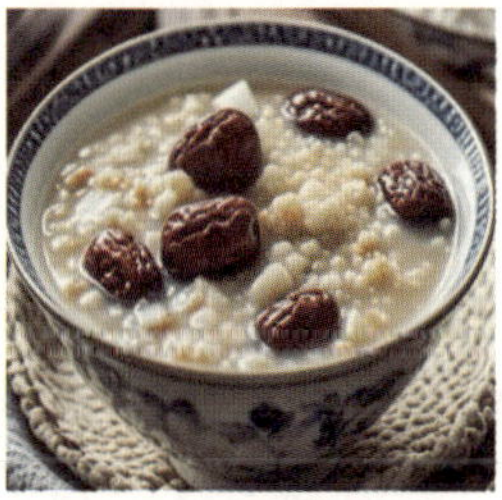

食材：茯苓粉30克，粳米60克，大枣10克，白糖适量。

做法：将大枣去核，浸泡后连水同粳米煮粥，粥成时加入茯苓粉拌匀，稍煮即可。服时加白糖适量，每日2～3次。

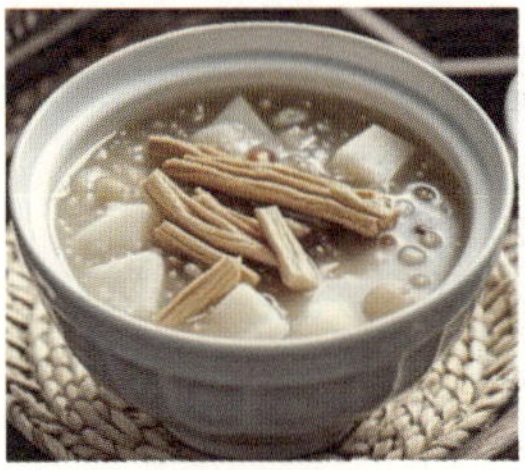

★ 党参黄芪粥

食材：党参15克，黄芪15克，山药30克，粳米60克。

做法：将党参、黄芪（用纱布包好）、粳米、山药洗净，全部用料一起下锅，加清水适量，文火煮成粥即可（弃黄芪包）。

（杨俊杰　王杰　李红　刘跃宁　徐小涵）

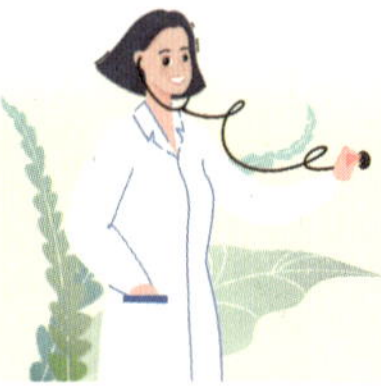

春季常见传染性疾病

温暖的春天里，小学三年级的乐乐突然感到头晕、乏力、发热。没过多久，乐乐的背上和脸上开始出现小小的红疹子，接着这些红疹子慢慢变成了小水疱，红红的，还很痒。

于是，妈妈赶紧带乐乐去医院。医生仔细检查后，对乐乐说："不用担心，你得的是水痘，这是一种由水痘-带状疱疹病毒引起的常见疾病。只要好好护理，它会自然痊愈的。"

乐乐点点头，问医生："我还能不能去上学？"

医生解释道："水痘很容易传染，特别是在疹子还没有完全结痂的时候。病毒可以通过空气传播，也可以通过和别人接触传播，所以在水疱还没好之前，你要待在家里，避免和小伙伴们接触。记住，不要去抓水疱，不然可能会感染，留下疤痕。"

乐乐妈妈也问了一些困扰她的问题："孩子需要吃什么药？可以洗澡吗？疹子该如何护理？"医生都耐心地进行了解答。

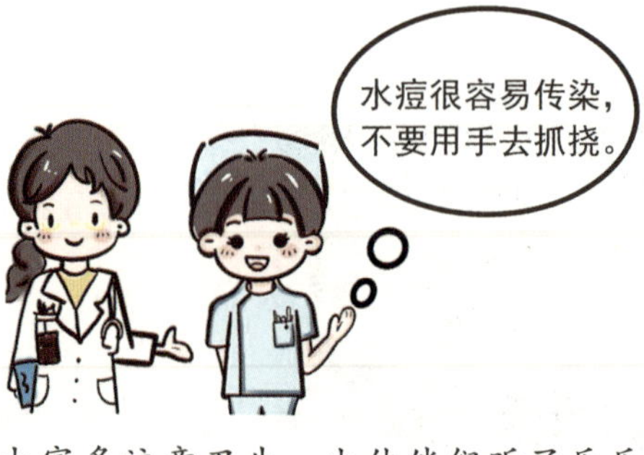

一周后，乐乐的水疱开始结痂，慢慢痊愈了。康复后，她和小伙伴们分享了自己的"水痘经历"，还告诉他们水痘的症状和传染性，让大家多注意卫生。小伙伴们听了乐乐的故事，都非常惊讶，决定要更加小心防护，以免感染。

从那以后，乐乐不仅懂得了水痘的知识，还学会了如何保护自己和他人，成了班里的"小小健康科普员"，那我们就一起来看一下乐乐是如何向大家科普的吧！

准备“战痘”！

1.什么是水痘？

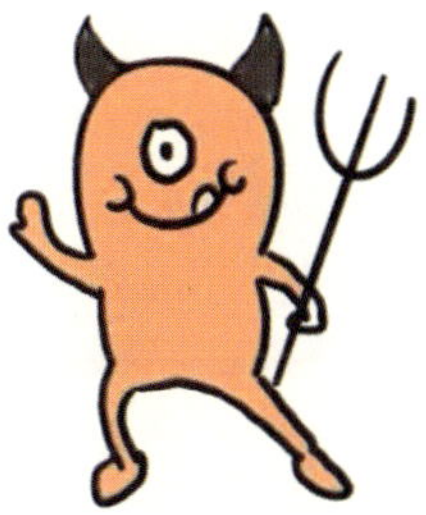
水痘-带状疱疹病毒

水痘是一种由水痘-带状疱疹病毒引发的急性传染病，其号称“见面传”，传染性强，易感者接触患者后约90%会感染发病，常发生在婴幼儿和学龄前儿童，但成年人也会“中招”哦！多数患者恢复后可在体内形成抗体，防止再患，但体内潜伏的病毒在不同条件下可能引发带状疱疹。

2.什么是带状疱疹？它与水痘有什么关系？

两者均由水痘-带状疱疹病毒感染引起，初次感染表现为水痘，水痘痊愈后，可获得持久免疫力，一般不复发，但病毒会继续潜伏在体内(脊神经后根和颅神经的感觉神经节细胞内)。当人体免疫力降低时，病毒就会被激活，引起带状疱疹(易发生于腰腹部、胸背部和头面部，常见于老年人)。因此，水痘和带状疱疹是同一种病毒引起的两种表现不同的临床病症。

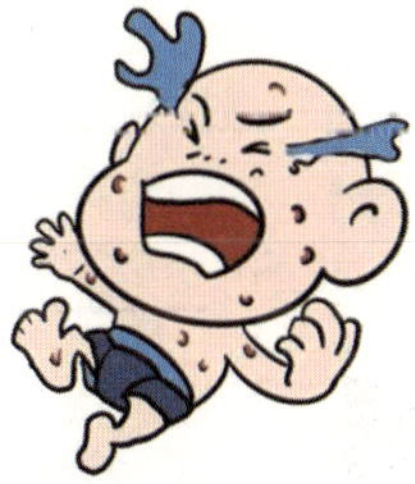
水痘

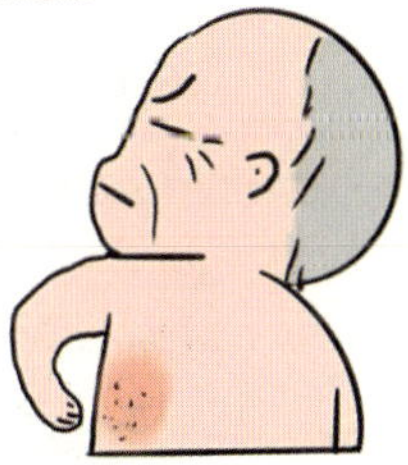
带状疱疹

3.得了水痘会有什么症状？

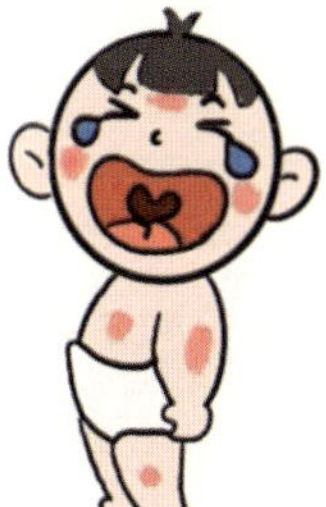

感染水痘-带状疱疹病毒后，患者并不会立刻产生症状，一般会经过10～21天的潜伏期。

潜伏期结束后，患者会进入1～2周的发病期，此期也是水痘的传染期。儿童多直接进入出疹阶段；成人患者可出现低热、乏力、食欲减退、畏寒等全身不适症状，持续1～2天后出疹。出疹期皮疹首先出现在头、面、躯干，然后扩展到四肢，通常躯干皮疹较多，四肢及面部较少，呈向心性分布。

皮疹刚开始为粉红色斑疹，数小时后变成丘疹，再经数小时发展为疱疹（透明饱满的水痘），周围一圈红晕，约 24 小时后水疱浑浊且向中间凹陷，疱薄易破。皮疹会分批出现，同时有明显痒感。整体病程 1～2 周，病程中可同时见到斑疹、丘疹、疱疹和结痂疹，所谓"四世同堂"。口腔、咽部或外阴等处黏膜也可有皮疹。该病痊愈后一般不会留下痕迹。

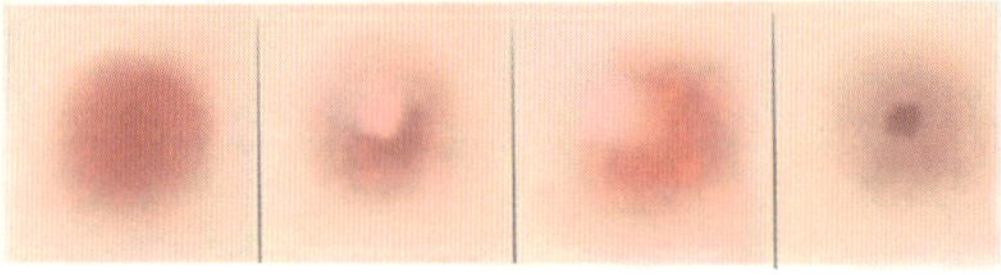

4.水痘的传播途径是什么？

水痘患者是本病唯一的传染源。水痘的传染期一般为出疹前 1～2 天至疱疹完全结痂为止。但它也是自限性疾病，10 天左右痊愈。水痘属于呼吸道传染病，早期很容易被误认为感冒，患者喷出的飞沫都有可能把病毒传播出去。另外，直接接触患者的皮疹或呼吸道分泌物，或间接接触被污染的用具，也可能感染。

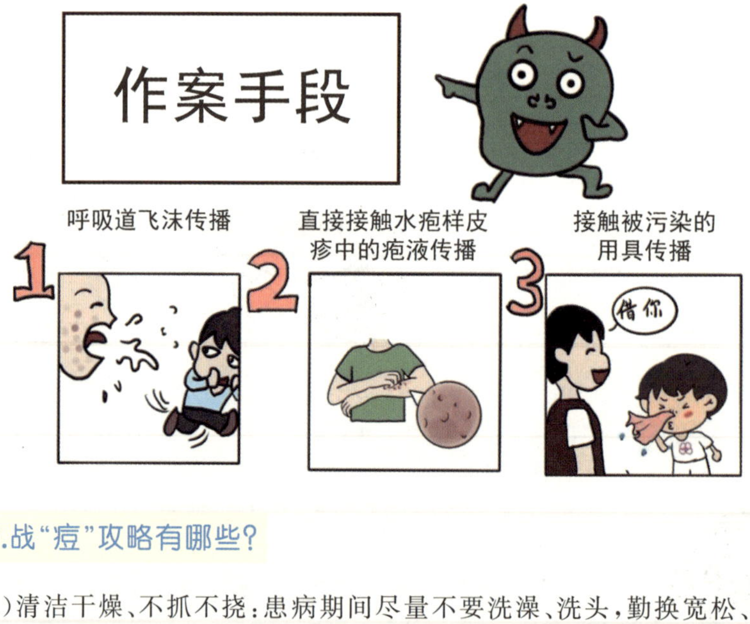

5.战"痘"攻略有哪些？

（1）清洁干燥、不抓不挠：患病期间尽量不要洗澡、洗头，勤换宽松、柔软的衣物，保持皮肤的清洁干燥；避免抓挠，特别是注意不要抓破面部的疱疹，以免引起化脓感染，若病变损伤较深，可能会留下瘢痕。未破损时可外搽炉甘石洗剂或 5%碳酸氢钠溶液，可有效止痒，疱疹破溃或继发感染者可外用抗生素软膏。

(2)用药禁忌要牢记:忌用皮质类固醇激素(如泼尼松、地塞米松和外用糖皮质激素药膏),以防止水痘泛发和加重;忌用阿司匹林,以免诱发雷诺综合征(一种严重损伤肝和脑的疾病)。

(3)密切观察、及时送医:注意病情变化,如发现出疹后持续高热不退、咳喘,或呕吐、头痛、烦躁不安,或嗜睡、惊厥,应及时送医。

(4)抗病毒治疗:对免疫能力低下的播散性水痘患者、新生儿或水痘性肺炎患者、脑炎患者等,应及早采用抗病毒药物治疗。阿昔洛韦是目前治疗水痘-带状疱疹的首选抗病毒药物,在发病后 24 小时内应用效果最佳,或加用 α-干扰素,以抑制病毒复制,防止病毒扩散,促进皮损愈合,加速病情康复,降低病死率。

6.如何预防水痘?

(1)管理传染源:应当给予水痘患者足够的时间进行隔离,要求直至全部水痘干燥结痂为止,易感儿接触后应隔离观察 3 周。

(2)切断传播途径:注意开窗通风、避免接触患者、做好日常的清洁和消毒。

(3)保护易感患者:积极注射疫苗预防。注射疫苗后,人体能够产生保护性抗体,就可以避免水痘的感染和发病。

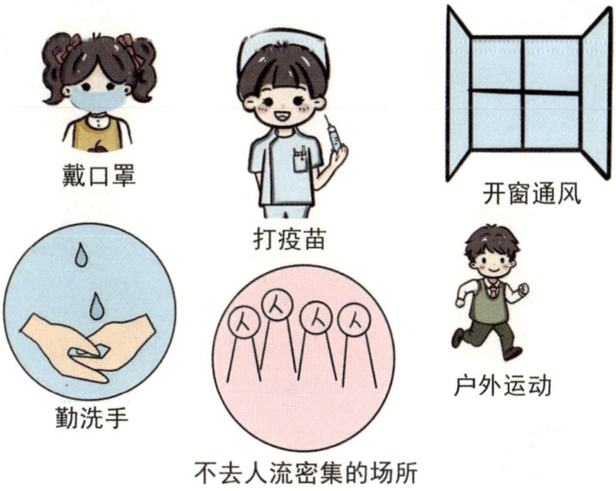

7.水痘患者应该吃什么？

适合水痘患者的中医食疗小食谱

水痘患者的基本食疗原则为清热解毒化湿，轻症以疏风清热解毒，重症以清气凉营，化湿解毒。患者应避免食用热性食物，如龙眼、荔枝、大枣等，饮食宜清淡、易消化、营养丰富。

推荐轻症患者食用具有“疏风清热，利湿解毒”功效的食材，如胡荽、绿豆芽、金银花、薄荷、薏苡仁、淡豆豉，推荐食疗方如下：

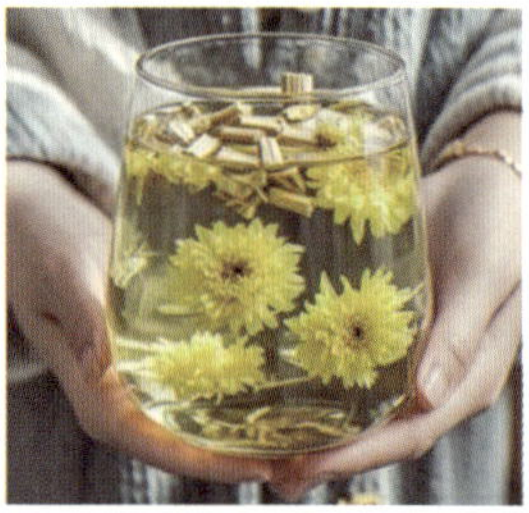

★ **芦菊茶**

食材：芦根 10 克，菊花 5 克。

做法：将芦根切碎，与菊花共加水煎汤，取汁，代茶饮。温热频服，每日 1 剂。

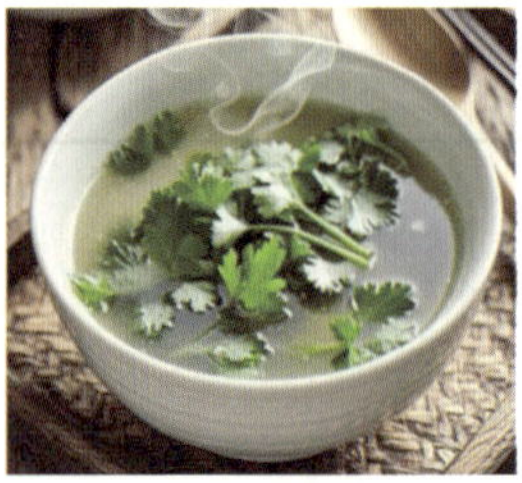

★ **芫荽汤**

食材：胡荽（芫荽）50 克。

做法：将胡荽加水适量煎煮，水沸后再煮 10 分钟即可，每日 1 剂。

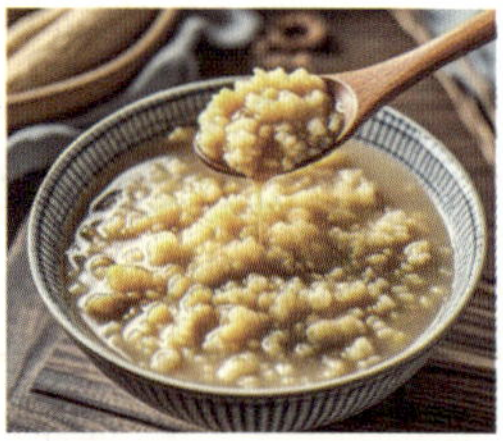

★ **牛蒡粥**

食材：牛蒡根，粳米 50 克。

做法：取牛蒡根榨汁约 50 毫升，粳米 50 克煮粥，将熟时投入牛蒡汁搅匀即可。空腹温热服，每日 1～2 剂。

推荐重症患者食用具有“清气凉营，解毒化湿”功效的食材，如绿豆、竹笋、西瓜、苋菜、淡竹叶、葛根，推荐食疗方如下：

★ 二豆饮

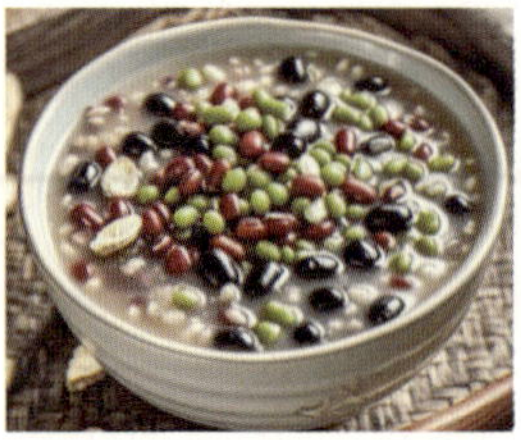

食材：赤小豆 15 克，黑豆 15 克，绿豆 15 克，生甘草 5 克。

做法：将赤小豆、黑豆、绿豆和生甘草加水适量，煮至豆熟烂，食豆饮汤。每日 2 次，温服，直至痊愈。

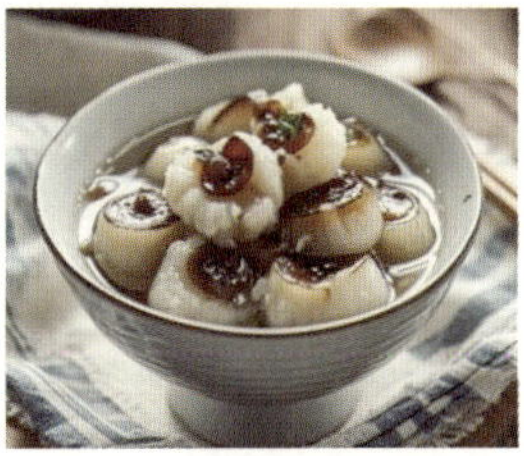

★ 荸荠酒酿

食材：荸荠 5 枚，酒酿 20 克。

做法：将荸荠去皮洗净，切片备用。酒酿中加入少许水，放入荸荠片，煮熟食用，每日 1 剂。

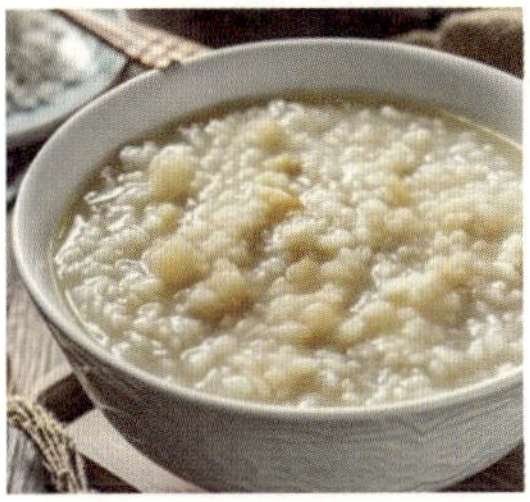

★ 薏苡仁粥

食材：薏苡仁 30 克，陈大米 50 克。

做法：将薏苡仁磨粉，与陈大米一起煮粥。早晚温服，每日 1～2 剂。

麻疹不“麻”烦

1.什么是麻疹?

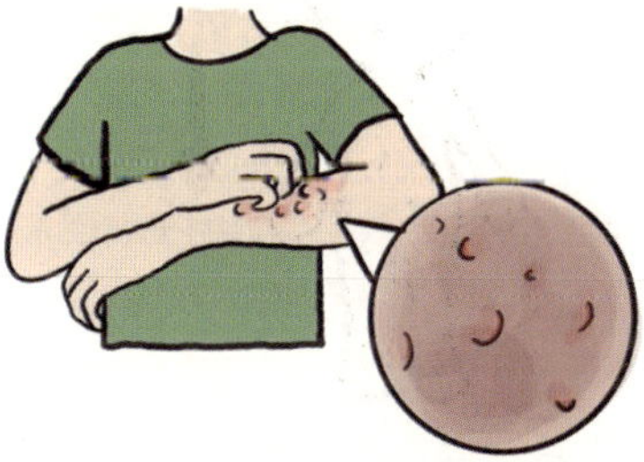

麻疹是由麻疹病毒感染引起的急性呼吸道疾病，是一种自限性疾病，也是儿童最常见的急性呼吸道传染病之一。其传染性也很强，与水痘的传播途径相似，也是通过呼吸道与接触传播的。麻疹在人口密集而未接种疫苗的地区易发生流行，2～3 年发生一次大流行。

2.得了麻疹会有什么症状?

麻疹的潜伏期一般为 6～18 天。在潜伏期初期，身体可能没有特别明显的感觉，接近出疹前 1～2 天，可能会出现轻度或中度发热，还伴有流鼻涕、咳嗽、流泪等类似感冒的症状。

麻疹的前驱期一般持续 3～4 天。除潜伏期的症状外，患者还会出现打喷嚏、高热(39～40 ℃)。在患者口腔两侧的颊黏膜上，会出现一些针尖大小的灰白色小点，周围一圈泛红，看起来就像白色的小芝麻撒在皮肤上。另外，小孩子可能会变得比较烦躁、爱哭闹。

麻疹的出疹期通常在发热 3～4 天后开始。首先会在患者的耳朵后面出现一些小小的红色疹子，然后这些疹子会快速地向面部、颈部蔓延，很快脸上就会布满疹子。接着，疹子会从上向下发展，到胸部、腹部、背部，最后到四肢，一般2～3天内就会遍布全身。随着病情发展，这些疹子的颜色会逐渐加深，变成暗红色，而且会融合在一起，变成一片一片的。

进入恢复期后，患者的症状会逐渐好转，疹子的颜色会慢慢变浅，开始“撤退”。疹子“撤退”后皮肤可能会出现脱屑，身体也会慢慢恢复到正常状态。

3.怎样才能正确区别麻疹与水痘呢?

(1)出疹时间：水痘通常是发病后1～2天就开始出疹；麻疹一般是发病后3～4天出疹。

(2)出疹顺序及分布：水痘的疹子首先出现在头、面、躯干，然后扩展到四肢，通常躯干皮疹较多，四肢及面部较少，呈向心性分布；麻疹的疹子首先出现在耳朵后面、发际线根部，然后是面部、颈部，从上向下发展，到胸部、腹部、背部，最后到四肢，遍布全身。

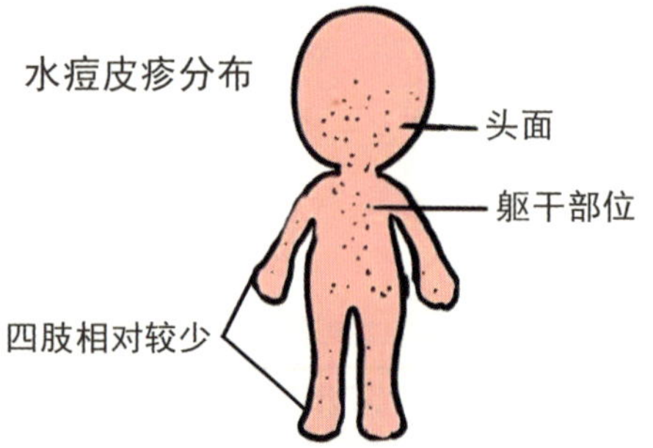

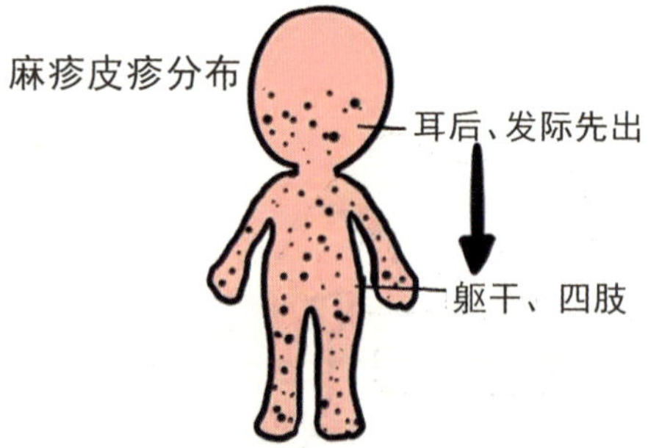

(3)皮疹形态：水痘的皮疹开始为红色斑疹或丘疹，数小时后变为水疱，疱液清亮，周围有红晕；麻疹的皮疹是红色或暗红色的斑丘疹，疹子之间有正常皮肤。

水痘的皮疹

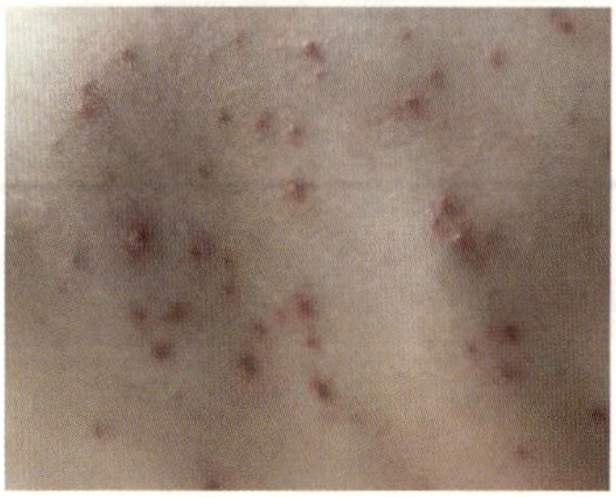

麻疹的皮疹

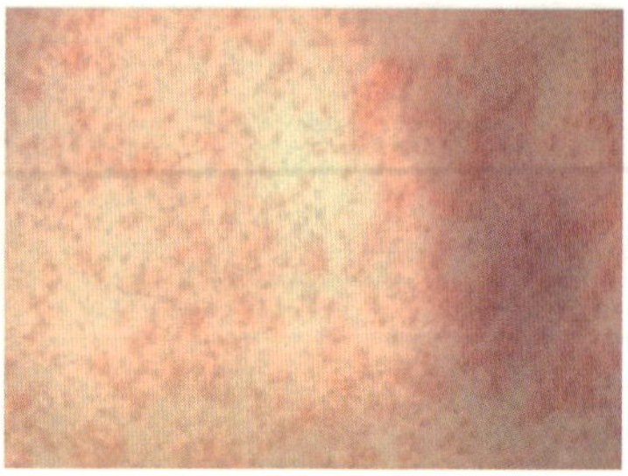

4.得了麻疹该怎么办?

(1)免疫支持治疗:通过提高机体免疫力来对抗麻疹病毒感染,包括使用静脉注射免疫球蛋白、糖皮质激素等。此措施有助于控制病情进展,减少并发症的发生风险。

(2)抗病毒治疗:其旨在抑制麻疹病毒复制,常用药物有阿昔洛韦、伐昔洛韦等,口服或静脉滴注,可针对性地阻断病毒生命周期并有效控制感染状态;但须监测患者是否有过敏反应及其他不良反应。

(3)对症治疗:对症治疗涉及缓解发热、咳嗽等症状,如物理降温、使用止咳化痰药等。针对具体症状采取相应措施有助于减轻患者的不适感并促进其身体恢复平衡状态。

(4)皮肤护理:每天用温水(37 ℃)轻轻擦拭身体,把皮肤上的汗液、皮屑等脏东西擦掉,让皮肤干净舒服。擦拭时动作要轻,因为麻疹患者皮肤可能很敏感,用力揉搓容易弄破皮肤。不能用肥皂、沐浴露等刺激性用品。此外,要穿宽松、柔软的衣服。

(5)避免抓挠:出麻疹时可能会痒,患者会不自觉抓挠,容易把皮肤抓破,引发感染。所以要经常剪指甲,把指甲剪短磨平。但是也要尽量控制自己别去抓挠皮肤,可以通过轻拍或者用凉毛巾湿敷来缓解。若不小心把皮肤抓破了,要及时用碘伏消毒,再用纱布包扎,防止感染。

手上长疱疹?警惕手足口病在“敲门”

1.什么是手足口病?

手足口病是由肠道病毒引起的儿童常见传染病,主要经粪-口途径传播,其次是经呼吸道飞沫传播和密切接触传播(口鼻分泌物、疱疹液及被污染的手及物品)。手足口病已经被认定为我国丙类传染病,具有传播速度快、传染性强等特征,极易在较短时间内形成大流行趋势。

2.得了手足口病有哪些症状?

手足口病的主要特征是在手、足、口、臀部出现皮疹或黏膜疱疹,有时会伴有高热或低热。

在发病早期，患儿常表现为低热、疲倦、食欲下降、身体不适、腹痛等前驱症状。患儿发热1～2天后可在口腔黏膜出现散在疼痛性粟粒般大小的水疱，手、足、臀部等处出现红色小斑丘疹或疱疹。部分患儿仅表现为皮疹或疱疹性咽峡炎，个别患儿或无皮疹。

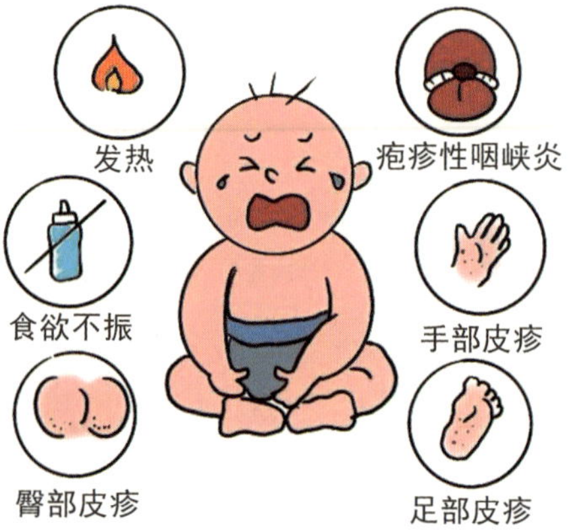

少数患儿可出现中枢神经系统损害，一般发生在病程1～5天之内。其具体表现为头痛、呕吐、烦躁、肢体抖动、肌无力、颈项强直等症状，类似脑膜炎、脑炎、脊髓灰质炎样综合征、脑脊髓炎的症状体征。

心肺功能衰竭前期症状多发生在病程5天内，患儿表现为心率和呼吸加快、出冷汗、四肢末梢发凉、血压升高等症状。此期属于手足口病重症病例的危重型，及时发现并正确治疗是降低病死率的关键。

心肺衰竭期的患儿表现为心动过速、呼吸急促、口唇发绀、咳粉红色泡沫样痰或血性液体。严重者血压降低，或有休克，会快速出现生命体征不稳定，危及生命。

3.得了手足口病该怎么办?

目前，尚无特异、高效的抗病毒药物，主要是对症治疗。

(1)消毒隔离：立即隔离至患儿体温正常、皮疹消退，一般需2周。所用物品应彻底消毒，如煮沸消毒或置于日光下暴晒。

(2)疱疹治疗：饭后用温水漱口，口腔糜烂时可涂鱼肝油；保持衣服、被褥清洁干燥；修剪指甲，防止抓破疱疹；若破裂，可局部涂擦抗生素软膏。

(3)对症治疗：低、中度发热者，注意多饮水，如体温超过38.5 ℃，可使用解热镇痛药，高热者通过头部冷敷和温水擦浴等方式进行物理降温；咳嗽、咳痰者给予相应药物。

(4)休息及饮食：注意休息，多饮温开水；饮食宜清淡、易消化、富含维生素。口腔有糜烂时进流质食物，禁食刺激性食物。

若为重症病例，应及时就医，遵医嘱进行治疗。

4.生活中如何预防手足口病?

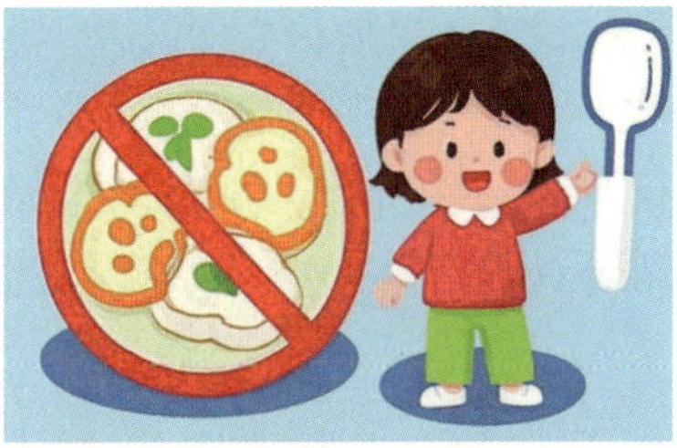

(1)向家长普及手足口病的卫生防护知识以及食品安全知识,禁止给学龄前儿童食用生冷食物。

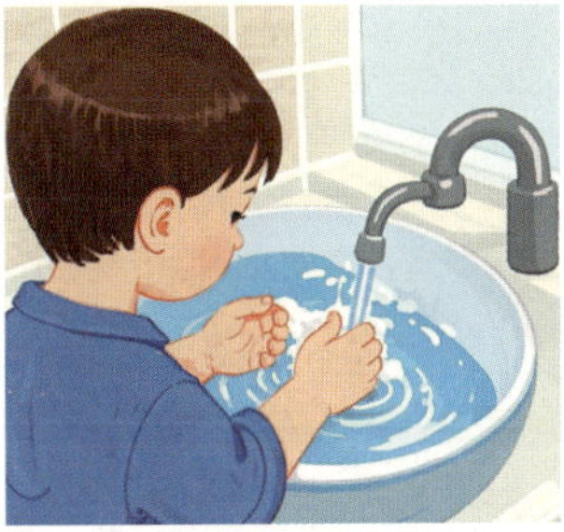

(2)儿童的手经常会触碰到多种病原微生物,饭前便后不洗手或者习惯性吮手会让其直接接触到肠道病原菌,继而诱发手足口病。家长应做好孩子手部的清洁工作,切断病毒传播途径,尤其是对学龄前儿童,饭前便后必须使用流水洗手,并禁止其吮吸手指。

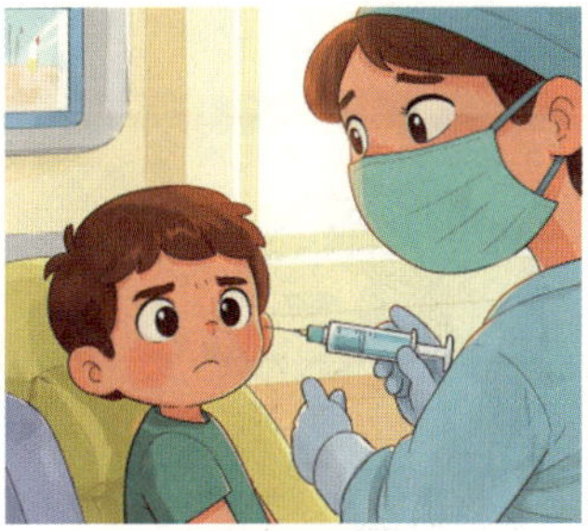

(3)疫苗接种:学龄前儿童应及时接种肠道病毒 71 型疫苗,可有效降低因肠道病毒引发的手足口病患病率,降低重症、死亡概率。

别让流行性腮腺炎击“肿”你的脸蛋

1.什么是流行性腮腺炎?

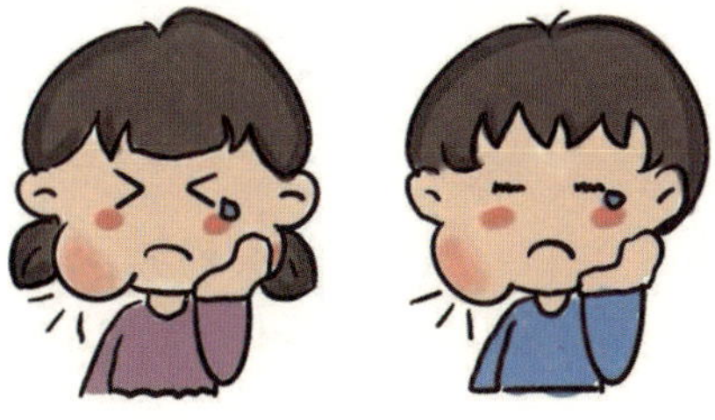

流行性腮腺炎,简称“流腮”,也就是人们俗称的“痄腮”,是由腮腺炎病毒引起的急性呼吸道传染病,以腮腺肿大、疼痛为特征,多伴发热和咀嚼受限,可累及其他腺体和器官。该病多发于儿童及青少年,在春冬季节高发。

2.腮腺炎病毒是如何侵入人体的?

该病的传染源是早期生病的人和那些被感染了但没表现出来的人。从患者腮腺开始肿大前 7 天,一直到肿大后 2 周的这段时间里,在他们的唾液里都能找到病毒。这个时期的患者传染性超强,像个“超级传染源”。

病毒传播的最主要方式是飞沫经呼吸道传播,也能通过接触被病毒污染的物品传播。更要小心的是，妊娠早期可经胎盘传至胚胎导致胎儿发育畸形。

大家基本上都容易被这个病缠上，不过1岁以内的婴幼儿有妈妈给的“保护盾牌”，也就是从胎盘获得的对抗腮腺炎病毒的抗体。而80%的成人大概之前都被感染过，身体里也有了抗体。所以该病患者有90%都是1～15岁的儿童，经常在幼儿园和小学中流行起来。

3.得了流行性腮腺炎会有哪些症状？

流行性腮腺炎的潜伏期通常为8～30天，平均18天。部分患者有发热、头痛、无力、食欲缺乏等前驱症状，但大部分患者无前驱症状，以下是该病具体临床表现：

◆ 典型症状

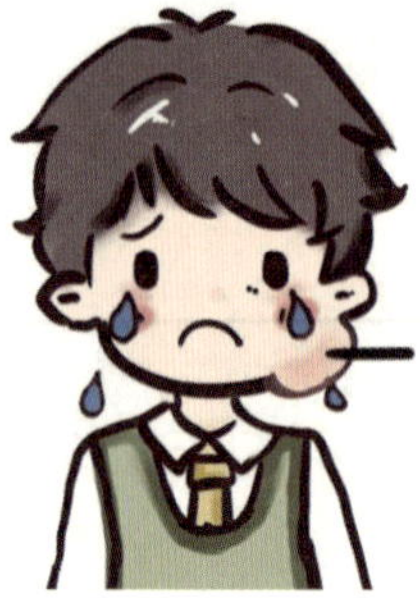

腮腺肿大常是疾病的首发体征。通常先起于一侧，1～4天内波及对侧，也有双侧同时肿大或始终限于一侧者。肿大以耳垂为中心，向前、后、下发展，边缘不清，表面发热但不红，有疼痛及触痛。张口、咀嚼特别是食酸性食物时胀痛加剧，腮腺管口红肿，但无分泌物。

腮腺肿大在2～3天达高峰，持续4～5天后逐渐消退。严重者颌下腺、舌下腺、颈淋巴结可同时受累。

◆ 侵入神经系统、其他腺体或器官

(1)脑膜脑炎：常在腮腺肿大前、后或同时发生，表现为发热、头痛、呕吐、颈项强直等症状。

(2)睾丸炎：常见于腮腺肿大开始消退时患者又出现发热，睾丸明显肿胀和疼痛，多为单侧受累，可并发附睾炎、鞘膜积液和阴囊水肿。

(3)急性胰腺炎：较少见，常发生于腮腺肿胀数日后，表现为上腹疼痛，有压痛，伴发热、寒战、呕吐等。

(4)其他可伴有心肌炎、肾炎等。

4.如何治疗流行性腮腺炎？

本病是自限性疾病，无特殊疗法，主要是对症和支持治疗。

(1)疼痛者可局部冷敷，红肿消退后可以用热敷来缓解腮腺疼痛，或用中药如如意金黄散外敷患处，药物应保持湿润，以发挥药效并防止干裂引起疼痛。

(2)高热者给予物理或药物降温。

(3)提供营养丰富且易于消化的食物,如粥、面条和蒸蛋,避免辛辣和酸性食物,以减少对腮腺的刺激。

(4)密切观察患儿有无脑膜脑炎、睾丸炎、急性胰腺炎等临床征象,若出现紧急情况,应及时就医。

(5)若出现睾丸炎,可用丁字带托起阴囊消肿或局部间歇冷敷以减轻疼痛。

(6)预防感染传播,可将家中其他儿童进行隔离防护。

5.如何预防流行性腮腺炎?

(1)家长们应确保儿童按时接种麻疹、腮腺炎和风疹三联疫苗,这是建立免疫屏障的关键一步。

(2)养成良好的卫生习惯,如勤洗手、戴口罩、保持室内空气流通。

(3)尽量减少到人员拥挤的公共场所,出门时应戴口罩,尤其在乘坐公共交通工具时,避免与流行性腮腺炎患者接触。

6.得了流行性腮腺炎应该吃什么?

适合流行性腮腺炎患者的中医食疗小食谱

食疗原则是清热解毒,软坚散结。轻症者以疏风清热,散结消肿为主;重症者以清热解毒,软坚散结为主。饮食上既要注重营养,又不能过于温补,应以清补为主。

轻症患者应食用具有"疏风清热,散结消肿"功效的食物,如葛根、牛蒡、桔梗、金银花、夏枯草、油菜,推荐食疗方如下:

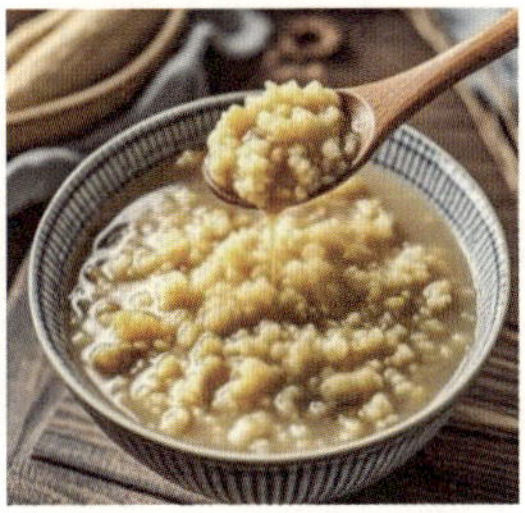

★ 牛蒡粥

食材:牛蒡根,粳米 50 克。

做法:取牛蒡根榨汁约 50 毫升,粳米 50 克煮粥,将熟时投入牛蒡汁搅匀即可。空腹温热服,每日 1～2 剂。

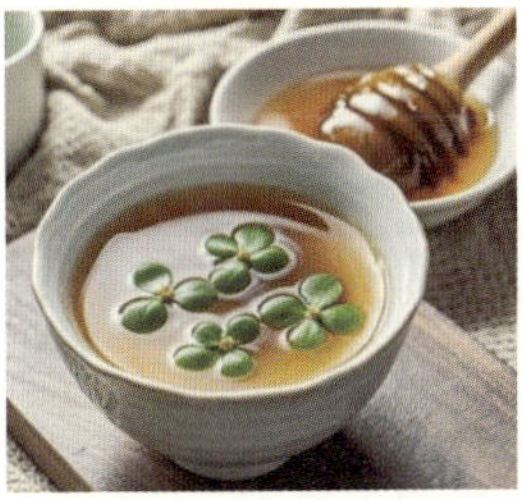

★ 马齿苋蜜汤

食材:鲜马齿苋 100 克,蜂蜜 10 克。

做法:将鲜马齿苋洗净,捣烂,绞汁,和蜂蜜调匀,可加入少量水调服,空腹顿服。从痄腮初期即可服用,连续数日。

★ 油菜粥

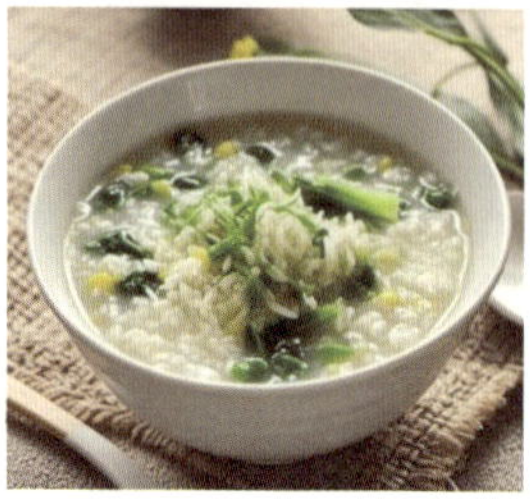

食材：鲜油菜100克，粳米100克。

做法：先煮粳米粥，后入油菜，慢火煮熟，即可食用。

重症患者应食用具有"清热解毒，软坚散结"功效的食物，如薄荷、荸荠、蒲公英、昆布、桑叶、绿豆，推荐食疗方如下：

★ 五汁饮

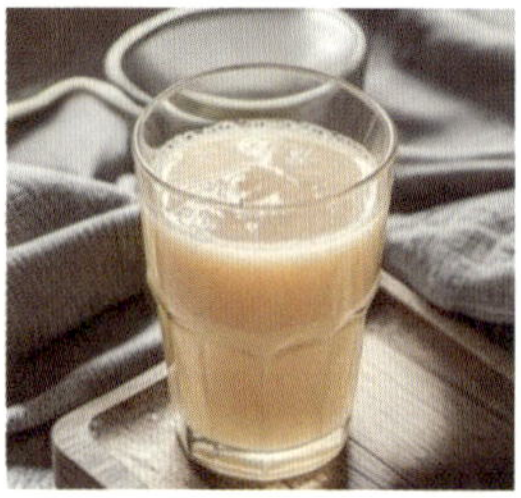

食材：鲜芦根，麦门冬，荸荠，梨，藕。

做法：将鲜芦根和麦门冬洗净后，压汁去渣，取麦门冬汁10克，鲜芦根汁25克；荸荠、梨、藕去皮后榨汁，取梨汁30克，荸荠汁、藕汁各20克。将上述汁液混合均匀，温服、冷饮均可，不限量频饮。脾虚便溏者忌服。

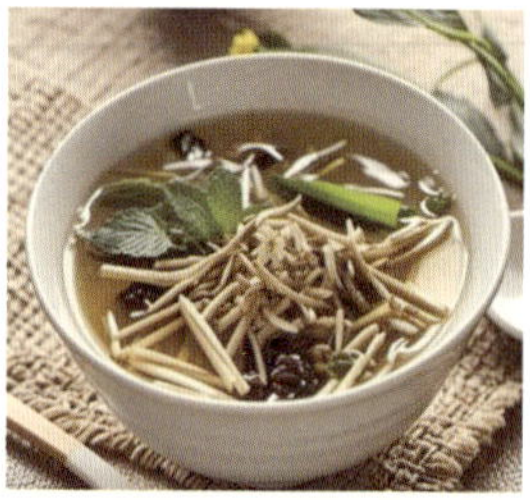

★ 桑菊薄竹饮

食材：桑叶10克，菊花10克，苦竹叶30克，白茅根30克，薄荷6克。

做法：将以上食材洗净，放入茶壶内，用沸水冲泡温浸30分钟即成，每日代茶频饮。

★ 金银花露

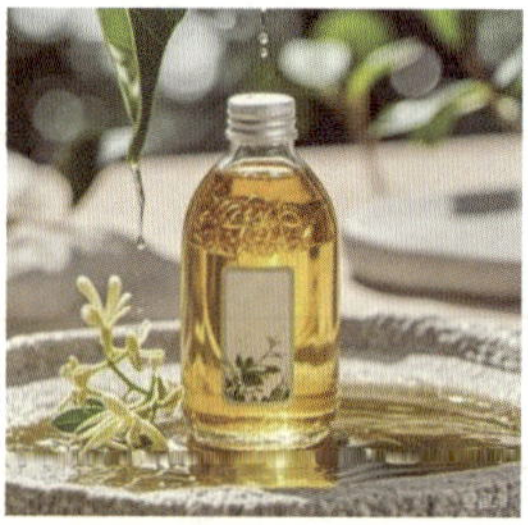

可购买市售金银花露，每次10毫升，早晚各饮1次。

（季红　厉丹阳　张苗苗　李雪　潘婷）

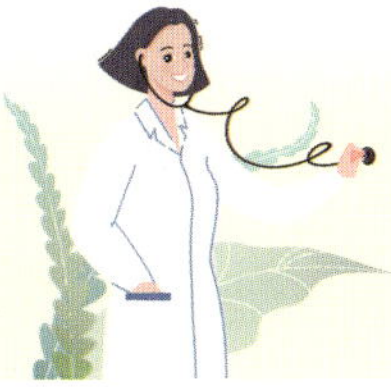

春季养护

养阳防风　重在养肝

中医注重整体观念，认为人与自然息息相关，人体的生理活动也会受到气候变化的影响。春季是阳气上升的季节，万物生长，人体也应顺应这一趋势，养护阳气，增强体质。同时，春季多风，风邪是外感疾病的主要因素，容易引发头痛、感冒等疾病。通过适当的保暖、避风寒等措施，可有效预防春季的常见疾病。春季与肝相对应，是养肝的最佳时机。中医认为，肝主疏泄，喜条达而恶抑郁。春季养肝可以促进肝气的生发疏达，对周身气机的调畅有重要的促进作用。下面我们就从衣、食、住、行、情等方面来看看春季该如何养护吧！

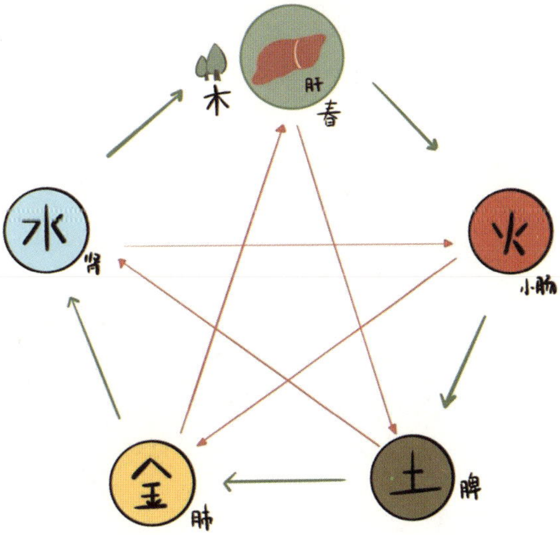

1.“春捂秋冻”的穿衣方式

春季气温逐渐回暖，但乍暖还寒，早晚温差较大，民间还有“二八月乱穿衣”的俗语。虽然如何穿衣打扮是个人的选择，但是在春季，人体腠理开始变得疏松，对寒邪的抵抗能力便会减弱，此时需要合理地穿脱衣物，防寒保暖，以助人体阳气生发，抵御外邪侵袭。

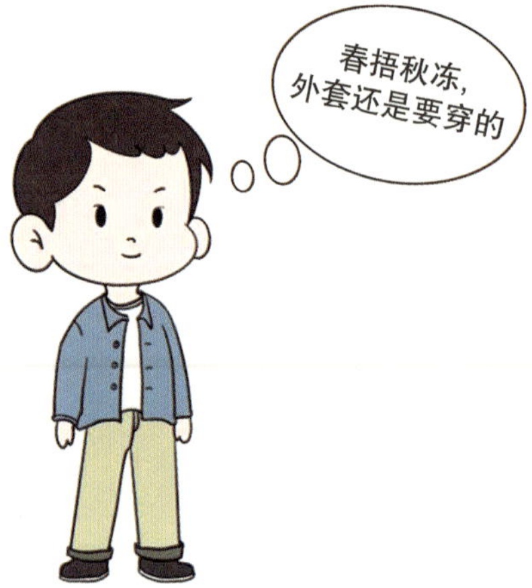

“春捂秋冻”是一种源于中国传统文化的养生方法，那么春季到底该怎么“捂”？

◆ “捂”的部位

（1）捂肚子：主要是注意肚脐部位的保暖。肚脐又叫“神阙穴”，温暖此处可以鼓舞脾胃阳气，特别是一些胃部怕冷、容易腹泻的人群，要特别注意肚脐处的保暖。爱穿露脐装的女士们要注意了，不要过早地露出你的“肚脐眼儿”哦！

（2）捂膝足：四季的养生保健其实都应该注重腿部和足部的保暖，毕竟“寒从脚下起”。《千金要方》中主张：春时衣着应“下厚上薄”，既养阳又收阴。因此，秋裤还是别着急脱了。

（3）捂脖颈：颈项部有风池穴和风府穴，是容易受风邪侵袭的地方。保护好颈项部可以避免风邪侵袭，建议根据温度戴好围巾、帽子。

◆ “捂”的程度

虽然春天要“捂”，但程度一定要适宜。如果感觉身体出汗，则要逐渐减衣，不然出汗后反而更容易受风着凉。

◆ “捂”到什么时候

“春捂”可以遵循“815”原则，也就是当昼夜温差大于 8 ℃时，需要“捂”；当气温连续几天都保持在 15 ℃以上时，就不需要“捂”了。另外，“春捂”也因人而异，平时体质虚弱的年轻人、抵抗力较弱的老年人、久病之人以及儿童需要“捂”，但对于青壮年，“春捂”就不一定适合了。

2.“洋葱式”穿衣法

“洋葱式”穿衣法，顾名思义，就是像洋葱一样，分层穿衣，由内向外，由厚到薄。内层可穿排汗功能良好的衣物，中层可穿保暖性能较好的衣物，最外层应防水防风，以保护内层的保暖效果不被破坏。

第一层为吸汗速干层，可穿纯棉贴身的衣物。这一层的主要功能是将皮肤表面的水分带走，防止热汗变冷汗，受凉感冒。

第二层为保温层，可以穿针织衫、羊毛制品，或者一些小的羽绒和夹棉马甲。这一部分主要是制造蓬松的空气隔热层，阻止热量流失。

第三层为防风防水层，可以选择便于穿脱的夹克外套、冲锋衣等。目的为在保温隔热的衣物和外界之间制造一道屏障，以保证内层保暖效果。

3."上薄下厚"穿衣法

中医认为，人体的头部及上半身位置属阳，对风寒之邪有较强的抵御能力；而下半身位置属阴，对风寒的抵御能力较差。古人在长期的生活与劳动实践中认识到，寒自脚下生，因此提出了春令衣着宜"下厚上薄"的主张。春季应做好双脚和腿部的保暖，不可早早脱去厚裤和厚袜，睡觉时下半身可盖厚一点的被子，避免着凉。

4.春季饮食六大原则

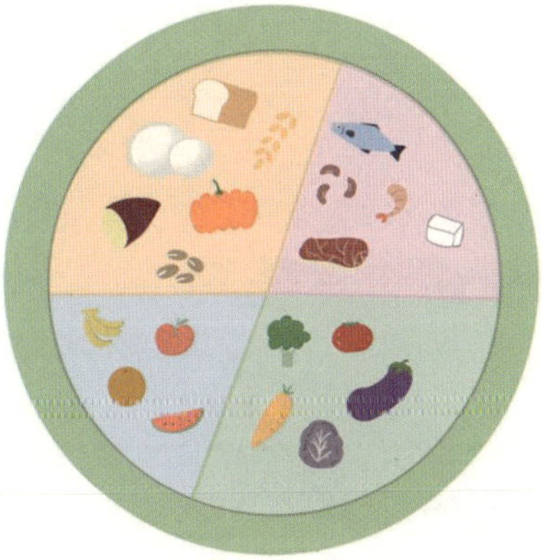

春季，人体新陈代谢也会随着阳气升发而增强，因此饮食宜清淡、忌油腻。春季肝气旺盛，肝旺则乘脾。因此，在春天还需要调畅气机的升降出入，促进脾胃的运化，避免出现脾胃虚弱之症。

(1)营养均衡：春季是人体能量消耗较快的季节，对于碳水化合物、蛋白质、维生素等的需求均较高，因此饮食方面要注意食物的多样性，合理搭配，以均衡营养为主，适当增加蛋白质、维生素等营养素的摄入。当然，饮食的种类多了，量可不宜过多，俗话说"吃饭七分饱，健康活到老"，因此应切忌暴饮暴食，否则反而会损伤脾胃。

(2)多甘少酸：《备急千金要方》记载："春，七十二日，省酸增甘，以养脾气。"春天，人体肝气旺盛而脾胃虚弱，多食酸味食品会使肝气过盛，脾胃受损，导致消化不良，所以应该少吃酸味、甘味食物，以养护脾胃。例如，可以多吃红枣、蜂蜜、山药等。水果中含有较多的果酸，并且属生冷食物，吃多了容易伤害脾胃，因此春季饮食应多吃蔬菜，水果不要过量食用。

(3)应季"咬春"："咬春"是指在春天吃符合时令的食物。这也是"不时不食"的体现，吃应季的食物更健康。春天万物生长，植物都发出嫩芽，芽类蔬菜是春天的特色食物，品种丰富，常见的有香椿、豆芽、春笋、蒜苗、豆苗等。常食此类食物可以促进阳气升发，有利于肝气疏通，还可缓解春季气温回升和气候干燥所导致的燥热。

(4)清淡为主：俗语有云："鱼生火肉生痰，青菜豆腐保平安。"清淡饮食也一直是营养学家倡导的健康饮食方式。春季人们常常会感到口舌干燥、容易上火，此时饮食更需以清淡为主，忌食油腻、辛辣等刺激性食物，否则容易使得身体阴阳失衡，内火旺盛，从而导致牙龈肿痛、口舌生疮、大便干硬等症状。

(5)适当食辛：春季忌食辛辣刺激性食物，但是味辛性温的食物可以适当食用，如葱、姜、蒜等。此类食物不仅是调味的佳品，还可增进食欲、助阳升发，并且具有杀菌防病的功效，在"百草萌芽，百病发作"的春季食用，有助于预防春季常见的呼吸道感染。

(6)忌食生冷：春季虽然气温渐渐回升，但由于冬季寒气未完全退去，仍有凉意，生冷食物容易损伤脾胃，引起肠胃不适，影响消化吸收能力，因此，春季饮食应以温热为主，饮茶也宜选择性质温和的茶类，以免损伤脾胃之阳气。

5.春季养生多吃五种"春菜"

◆ 春韭(韭菜)

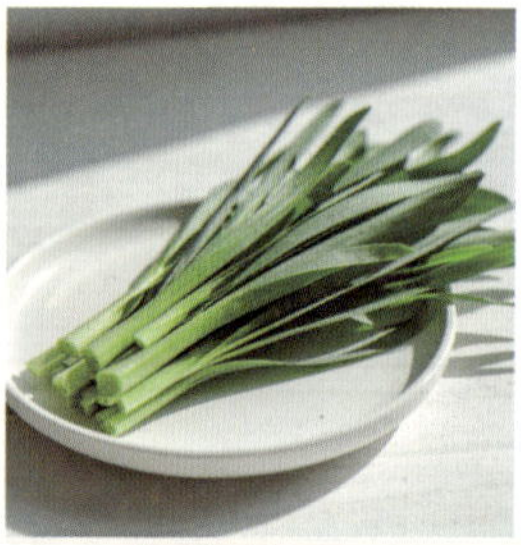

韭菜含有丰富的粗纤维、钙、磷、胡萝卜素、维生素 B_1、维生素 B_2、维生素 C 等营养成分。韭菜的含水量高，热量较低，含有较多的纤维素，能增进胃肠蠕动，有效缓解便秘，预防肠癌。而且韭菜有降低血脂的作用，对高血压、冠心病、高血脂患者也有一定的益处。

◆ 春笋

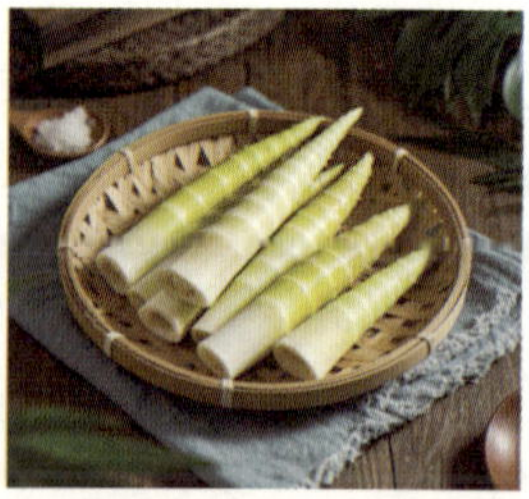

春笋具有"利九窍、通血脉、化痰涎、消食胀"的功效。医学研究证实，吃笋有滋阴、益血、化痰、消食、利便、明目等作用。春笋营养丰富，水分充足，含有丰富的植物蛋白，以及含有钙、磷、铁等人体必需的营养成分和微量元素，特别是纤维素含量很高，可帮助消化，防止便秘。但患有尿道结石、肾结石、严重的胃及十二指肠溃疡、胃出血、肝硬化、食管静脉曲张、慢性肠炎、脾胃虚弱等疾病者不宜多吃笋。

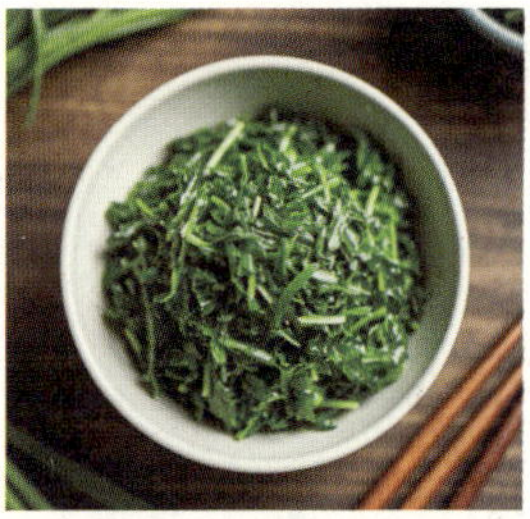

◆ 春荠(荠菜)

荠菜历来是药食同源的佳蔬,性味甘平,具有和脾、利水、止血、明目的功效。荠菜能唤起人的食欲,消化积食瘀滞。荠菜含丰富的维生素C和胡萝卜素。春吃荠菜有助于增强机体免疫功能,降低血压、健胃消食。

◆ 香椿

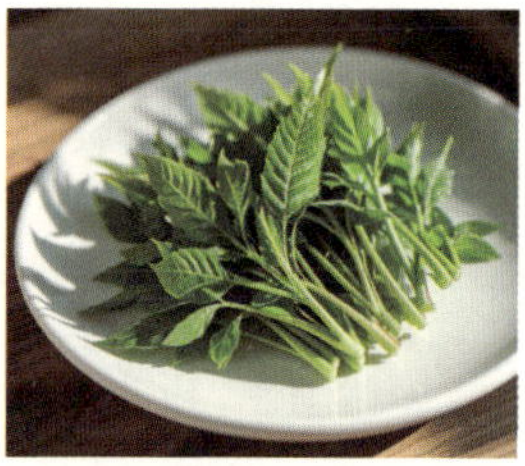

春季香椿发的嫩芽可做成各种菜肴,而且口感最好。香椿不仅香味浓郁、营养丰富,而且有较高的药用价值。中医认为,香椿味苦、性寒,有清热解毒、利湿、利尿、健胃理气的功效。另外,香椿独特的味道还有醒脾开胃、增加食欲的作用。

◆ 春鲫(鲫鱼)

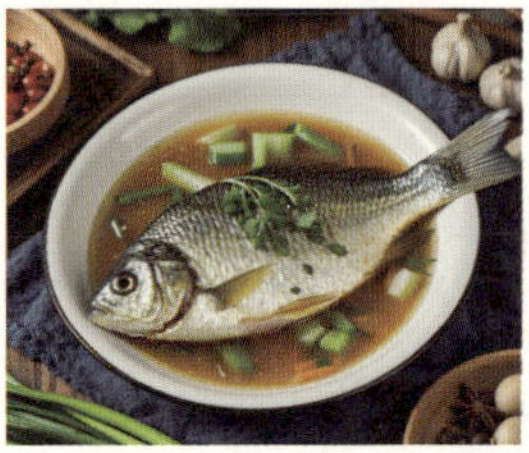

鲫鱼有健脾利湿、和中开胃、活血通络、温中下气之功效。鲫鱼对脾胃虚弱、水肿、溃疡、气管炎、哮喘、糖尿病患者有很好的滋补食疗作用。民间常给产后妇女炖食鲫鱼汤,既可以补虚,又有通乳催奶的作用。春季多吃鲫鱼,既可补充营养,又可增强抗病能力。

6.春季应如何调整作息?

春天是万象更新的季节,人们的作息也应随之调整。按照中医"四季侧重"的养生原则,春季补五脏以养肝为先,而良好的起居作息是养肝的重要方式。

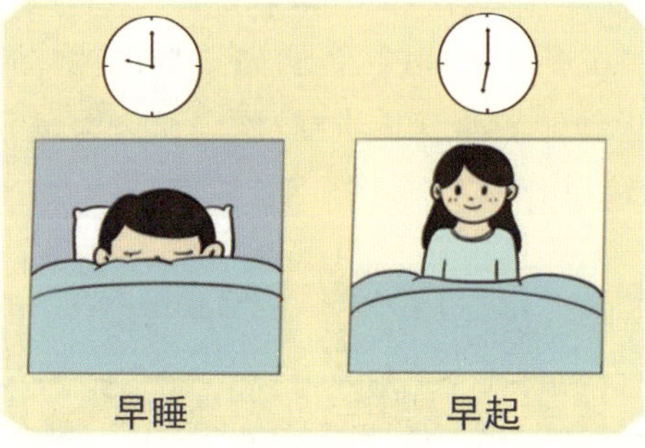

《黄帝内经》说:"春三月,此谓发陈,天地俱生,万物以荣;夜卧早起,广步于庭;被发缓行,以使志生;生而勿杀,予而勿夺,赏而勿罚,此春气之应,养生之道

也。逆之则伤肝……”意思是说，立春开始后，自然界生机勃勃，万物欣欣向荣，这时人们应该顺应自然界生机勃发之景，早睡早起。

建议在春季时，要保证夜 23 点到次日 3 点是熟睡的阶段。这是因为 23 点到 3 点之间是胆经和肝经的运行时间，睡好了肝经畅通，气色也会变好。春天睡眠过多，易使阳气郁滞于体内，不利于“春夏养阳”，所以要适当控制睡眠时间。但起床时间不要早于鸡鸣时段，一般早晨 6 点到 7 点起床比较适宜。

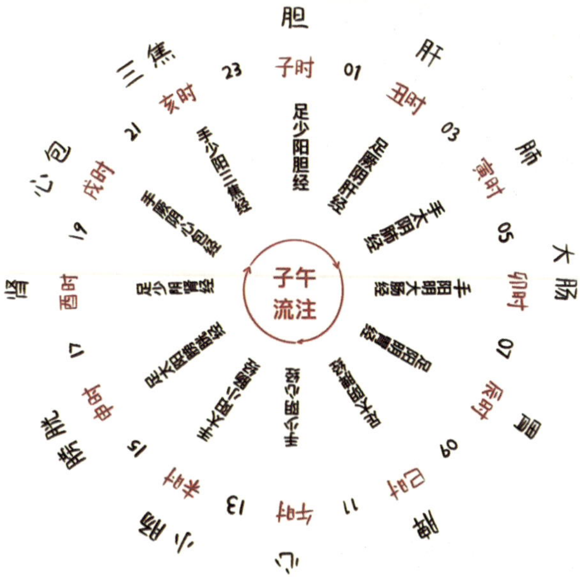

7.春季运动原则

春季气候温暖，容易使人困倦，适当的运动可以加速血液循环和呼吸代谢，提高大脑供氧量，唤醒“冬眠”的身体，从而消除春困，提高精力。

春练不宜过早：春季气温乍暖还寒，清晨温度较低，所以春季晨练最好在太阳出来以后进行较为适宜。其中，上午 10 点到 11 点进行“春光浴”最为合适，这时的空气比较好，紫外线偏低，阳光温柔。此外，下午 2 点以后，人体机能开始上升，下午 5 点至 7 点达到最佳，适合锻炼。

运动不宜过激：建议多做缓和的运动，如散步、慢跑、放风筝、羽毛球、八段锦、太极拳等。适度运动能减少身体炎症，增强肌肉力量，增进睡眠，促进胃肠道的蠕动，增加食欲，愉悦身心。运动强度要适宜，避免大汗淋漓，以防着凉。

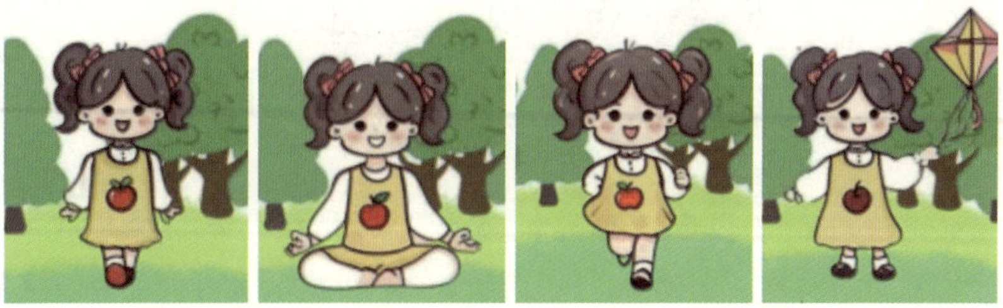

8.春季应如何调节情志?

根据中医“五脏应时”理论,肝对应春。肝属木,在志为怒,恶抑郁而喜条达,其气易逆易亢,其性刚强。古人常把肝比喻为“将军”,用将军的刚强躁急、好动不静的性格来形容肝的生理特性。因此,春季的情志以易变、易郁、易怒为特点。

抑郁或暴怒的精神状态最易影响肝的疏泄,导致肝气郁滞不畅,神经、内分泌系统功能紊乱,免疫功能下降,容易引发精神、心脑血管疾病等。因此,在春天应让情志生发,切不可扼杀;应助其畅达,而不能剥夺;应赏心怡情,不可抑制摧残,由此才能使情志与“春生”之气相适应。春季的情志调养,当以豁达、舒畅、恬静、和缓为度;不可大喜大怒,喜怒无常则生变,不可固执拘泥,执着不变而生郁。

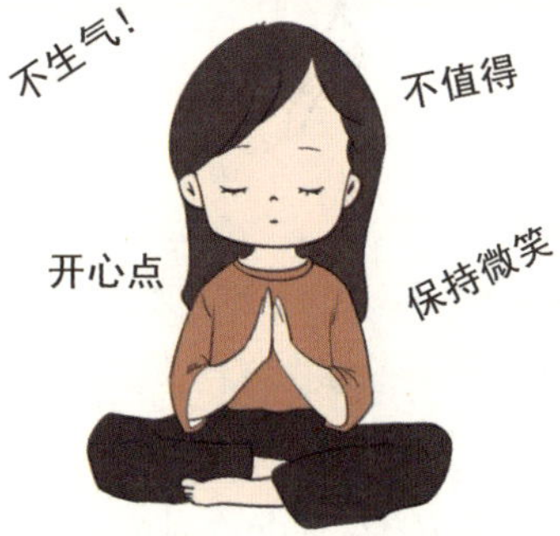

因此,要尽量做到心胸开阔,身心和谐,心情舒畅,心平气和,乐观开朗,即便生气了,也要尽快调节、平复自己的心情,学会息怒。当感到烦闷、愤怒时,可以转移注意力,多读有益身心的书籍来放松;也可以找自己的好朋友倾诉,把烦心事吐露出来。

9.春季应如何进行艾灸?

《针经》云:“今言下陷者,阳气陷入阴气之中,是阴反居其上而复其阳,脉证俱见在外者,则灸之。”艾叶性属阳,火本属阳,两阳相合可益气温阳,升阳举陷。研究表明,艾灸通过光、热及化学刺激等综合作用,引起局部腧穴的反应,并沿经络向远方传导,可调控神经、免疫、内分泌与循环等系统,从而发挥其抗炎镇痛、调节代谢、增强免疫、改善循环及预防保健等作用。

◆ 神阙穴

神阙当元神之门户,有回阳救逆之功效。艾灸神阙穴具有调理脾胃、调和阴阳、扶阳固脱、养生延年的功效,自古即是保健要穴。

定位:位于肚脐中央。

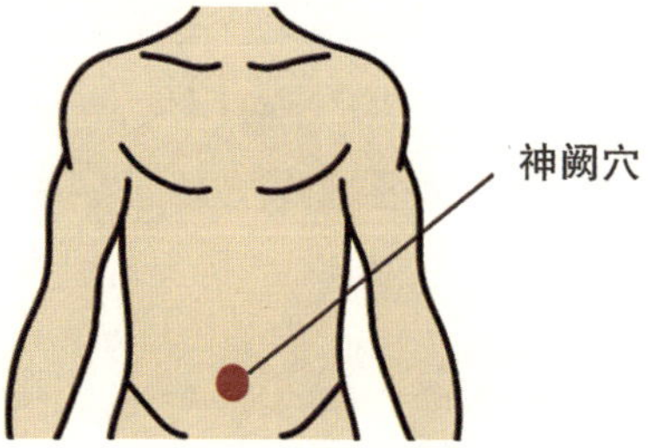

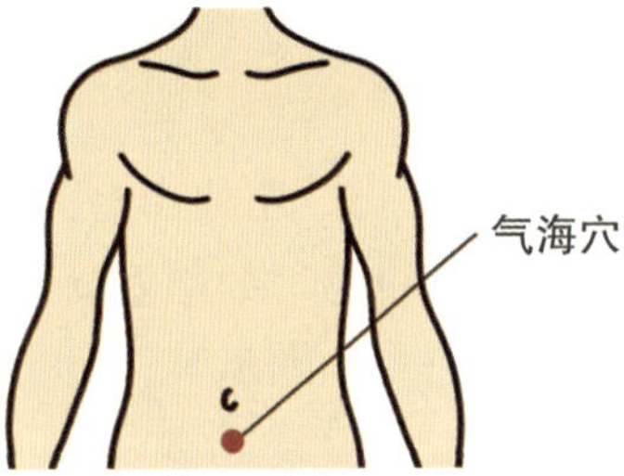

◆ 气海穴

《针灸资生经》云："气海者，元气之海也。人以元气为本，元气不伤，虽疾不害；一伤元气，无疾而死矣。宜频灸此穴，以壮元阳。"

定位：肚脐下 1.5 寸，位于肚脐和关元穴中点。

◆ 足三里穴

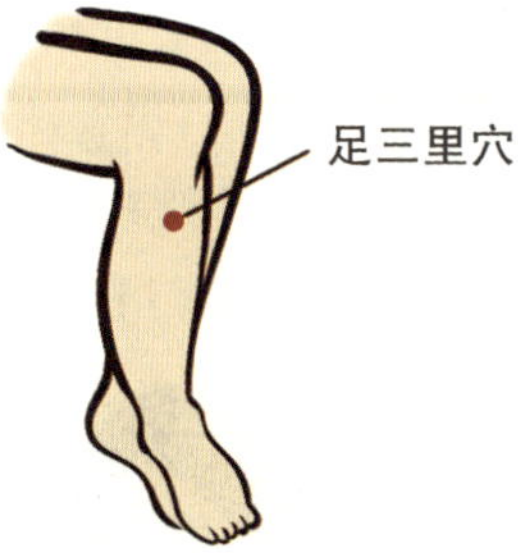

唐代《外台秘要》中提到："三里养先后天之气，灸三里可使元气不衰，故称为长寿之灸。"足三里穴属足阳明胃经穴，阳明经多气多血，足三里穴又为补虚要穴，借艾灸温通之效，可补益气血，调理脾胃，增强人体正气，从而起到强壮补虚保健的作用。

定位：位于小腿外侧，犊鼻（膝眼）下 3 寸。

◆ 大椎穴

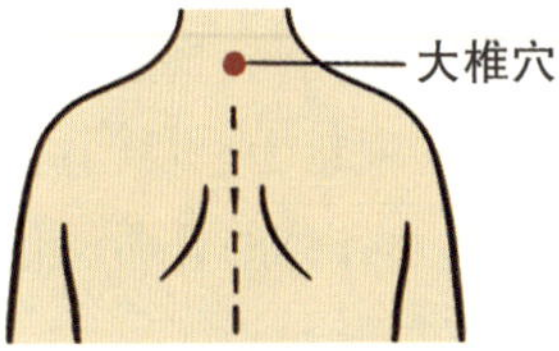

大椎属督脉，为诸阳之会穴，十二经脉所有的阳经都循行经过大椎穴，与督脉相交会，故大椎又被称为"阳中之阳"，可统率全身之阳气。艾灸大椎穴可助阳以散里寒，起到温通气血、扶正祛邪的目的。

定位：位于第 7 颈椎棘突下凹陷处。

◆ 艾灸的方法及时间

艾灸一般分为直接灸与间接灸（隔物灸），根据其操作方式的不同，又可以细分为艾柱灸、艾条灸、温针灸等，日常生活中最常用的是艾条灸。艾条灸分为手持灸和艾灸器灸两种方法。手持灸就是将点燃的艾条悬于施灸部位上，距离皮肤 3～5 厘米，使皮肤有温热感而不至于灼痛。艾灸器灸是把温艾灸盒安放于平坦的应灸部位，将点燃的艾卷对准穴位置于铁纱上，盖上盒盖即可。

尽量选择白天进行艾灸，最好是临近中午，这段时间是人体阳气最旺盛的时候，更有利于补益阳气、扶正祛邪。这个时间段早餐基本消化，脾胃负担轻，艾灸调理脾胃效果更佳。尽量不要在晚上艾灸，避免热扰心神，影响睡眠。艾灸时间不宜过长，不是灸得越久越好，每次灸 20～30 分钟即可，每天灸 1 次。

10.春季应如何进行按摩？

我们也可以通过按摩特定的穴位来疏通经络，从而调节肝脏气血，以发挥肝的生理功能，预防和缓解一些常见的春季症状。下文介绍了一些常用的护肝穴位和推拿方法：

◆ 太溪穴

(1)功效：肝属木，肾属水，太溪穴是肾的原穴，是储存肾脏元气的源泉，能大补肾之经气，进而“滋水涵木”。

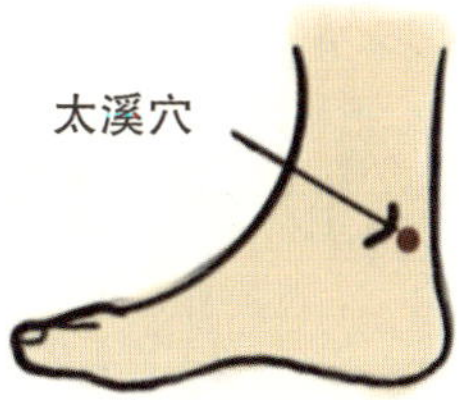

(2)位置：位于足内侧，内踝与跟腱之间的凹陷处，左右各一。

(3)操作：以拇指螺纹面吸定按揉此穴，以手腕的力量带动拇指，一般按摩 3～5 分钟。

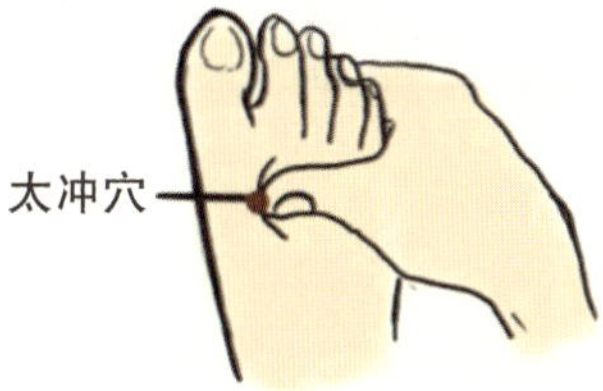

◆ 太冲穴

(1)功效：太冲穴是肝经的原穴，是储存肝经元气的仓库。按摩刺激太冲穴，能很好地调动肝经元气，使肝脏功能正常。太冲穴偏于治疗肝经实证，在操作上多用泻法，以清泻肝火、平息肝风。

(2)位置：位于足背侧，第一、第二跖骨间凹陷处。

(3)操作：朝趾尖方向施以单向推法，每次 3～5 分钟，每日 1～2 次。

◆ 行间穴

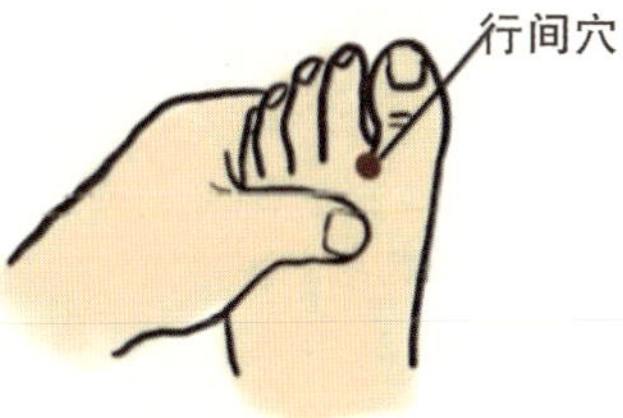

(1)功效：肝属木，木生火，当肝火太旺时，应泄其心火。行间穴有泻心火的功效。

(2)位置：在第一、第二趾间，趾蹼缘的后方赤白肉际处。

(3)操作：用拇指或食指指腹点揉行间穴，时间为 2～3 分钟，以局部出现酸胀感为宜。

◆ 阴陵泉穴

(1)功效：阴陵泉穴为脾经合穴，有消除脾湿、健脾理气、安神定志的功效，适用于因肝旺而失眠、多梦、腹胀、腹泻的人群。

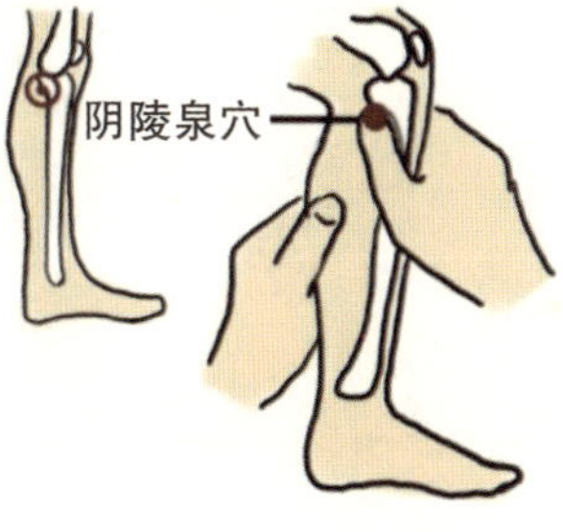

(2)位置：位于小腿内侧，胫骨内侧髁下缘凹陷中。

(3)操作：用拇指或食指揉按，力度以局部酸胀为度，每次 3～5 分钟。

◆ 风池穴

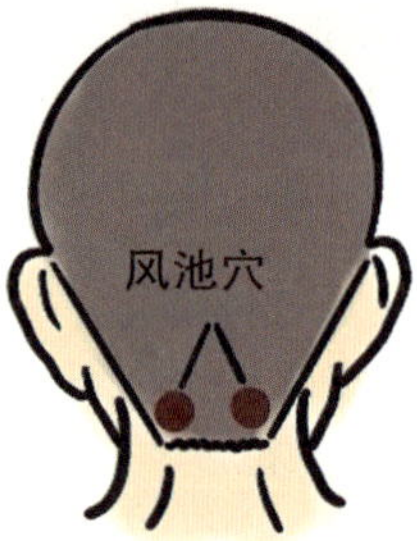

(1)功效:风池穴为祛风要穴,能助阳气、和肝气、清风散热、舒筋活络,尤善治疗肝阳动风引起的眩晕、头痛、高血压等。

(2)位置:位于项部后枕骨之下,胸锁乳突肌上端与斜方肌上端之间的凹陷处。

(3)操作:用双手拇指左右各一,按压此穴至酸胀,每日轻轻按压 3～5 分钟为宜。

(王少丽　陈毓卓　姚晨丝雨)

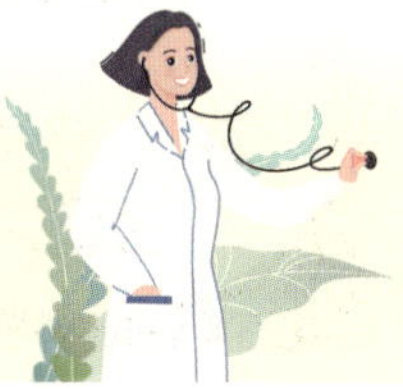

春季节气的特色养护

二十四节气是中国古代的一种时间划分方式，根据太阳在黄道上运行的位置，将一年分为二十四个节气，它不仅反映了季节、气温和物候等自然变化，更是人与自然和谐统一的体现。每个节气都具有独特的气候特征和养生方法。《内经》强调应该顺应四时以养生，方能健康、长寿。

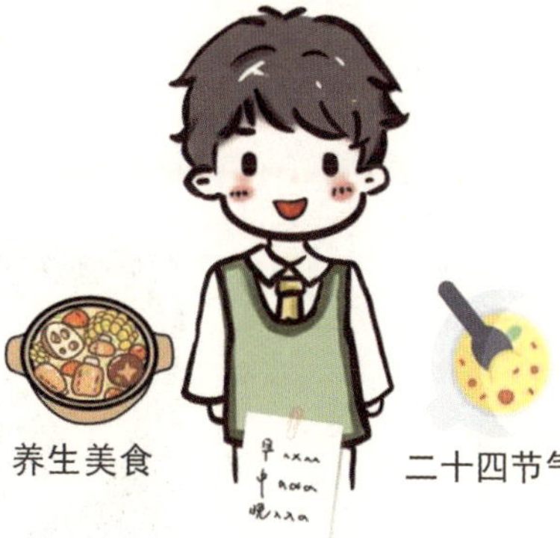

春季节气的特色食谱

1.立春——春意盎然，万象更新

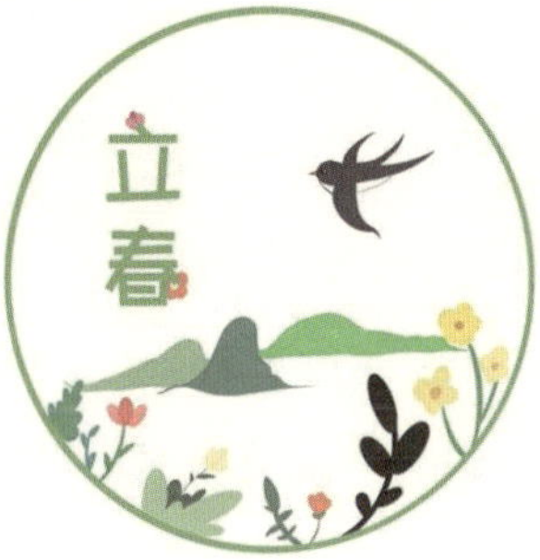

立春每年出现在公历 2 月 4 日左右，是二十四节气的第一个节气，也是春天的第一个节气，标志着告别寒冷的冬季，气温开始回暖。立春是自然界开始复苏的标志，树木开始抽芽，冰雪开始融化，动物也开始活跃。这时，农民会开始为春耕做准备，一切都充满了生机和希望。

? 立春吃什么?

◆ 春饼

春饼是立春时节的传统美食，象征着迎接春天的到来，在立春时节吃春饼有迎接春天、祈求健康的寓意。

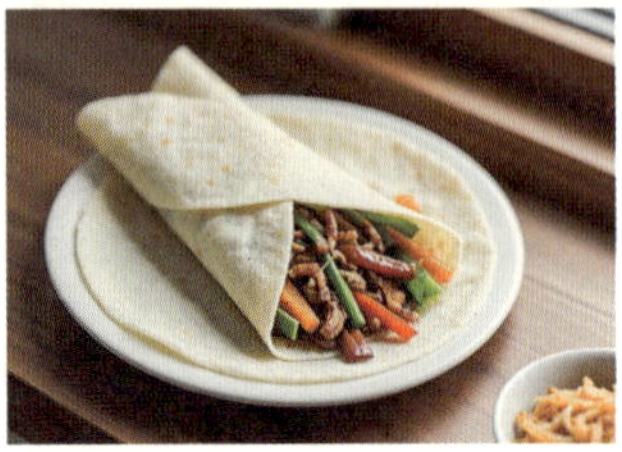

春饼的馅料一般包括猪肉、胡萝卜、黄瓜、豆芽、韭菜。猪肉富含蛋白质和铁元素，有助于增强体力和补血，适量食用猪肉还能提供丰富的B族维生素。胡萝卜富含维生素A和胡萝卜素，还含有丰富的纤维素，有助于促进消化。黄瓜含有丰富的维生素C和水分，有助于清热解毒，润肤美容。豆芽富含维生素C和纤维素，有助于增强免疫力和促进肠胃蠕动。韭菜含有丰富的维生素C和胡萝卜素，还有一定的杀菌作用，适量食用韭菜有助于增进食欲和促进消化。另外，春饼可以根据个人口味选择不同的馅料，比如鸡蛋、木耳、豆腐等，也可以加入适量的酱料增添风味。

◆ 韭菜炒蛋

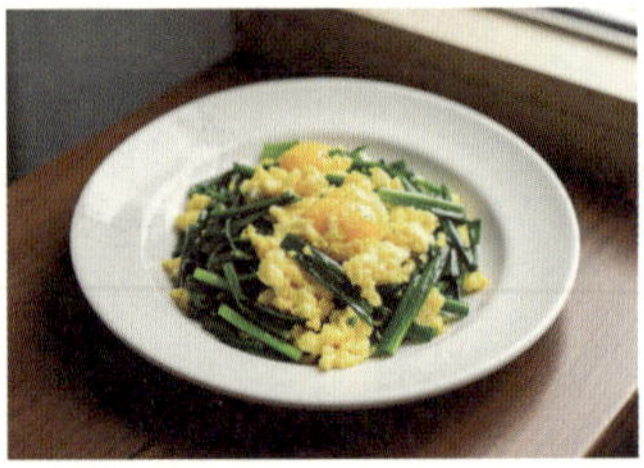

立春时，春韭是代表性蔬菜，韭菜在春季生长旺盛，味道鲜嫩。这道菜可助阳行气、滋阴活血。

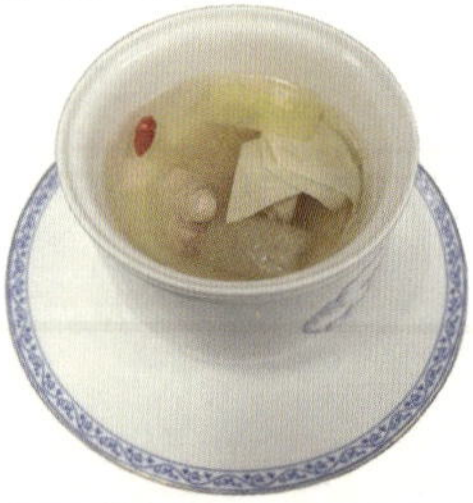

◆ 竹笙豆皮鸡煲

竹笙益气健脾、养阴润肺，是真菌界的人参，故又名“竹参”“菌中皇后”。竹笙风味鲜美，口感极佳，再配合鸡、豆皮，是一道制作简单又不失风味的美食。

◆ 减重食谱

在立春之后，气温逐渐回暖，导致人体体温升高，人体的新陈代谢也开始加快。体温上升和新陈代谢活跃、脂肪消耗周期变短有直接关系，体温每上升1 ℃，新陈代谢就会加快12%～13%。因此，春季是一个很好的减肥季节。

早餐：韭菜鸡蛋煎饼（韭菜50克，鸡蛋1个，面粉30克），无糖豆浆200毫升，提供能量约250千卡（1千卡≈4.19千焦）。

午餐：豆芽炒韭菜（豆芽100克，韭菜50克），香煎鸡胸肉100克，红薯100克，提供能量约450千卡。

晚餐：白菜豆腐汤（白菜 100 克，豆腐 50 克），玉米半根，提供能量约 280 卡。

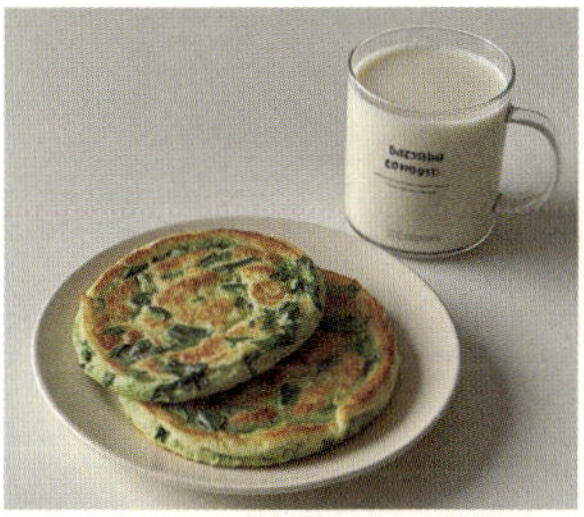

早餐

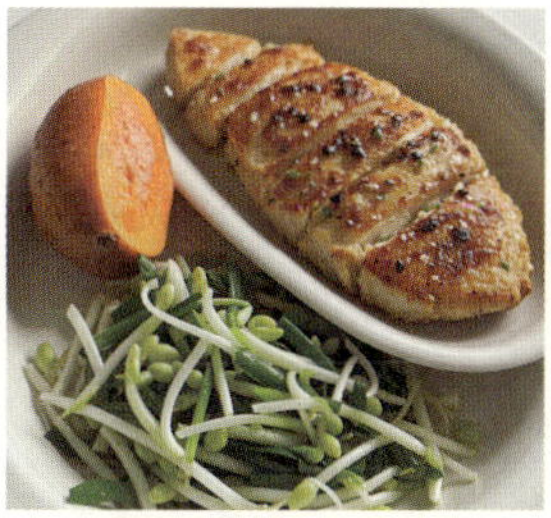

午餐

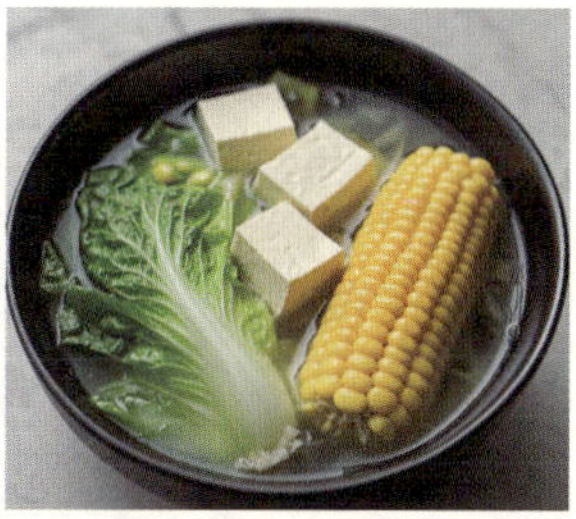

晚餐

2.雨水——雨润万物，春意渐浓

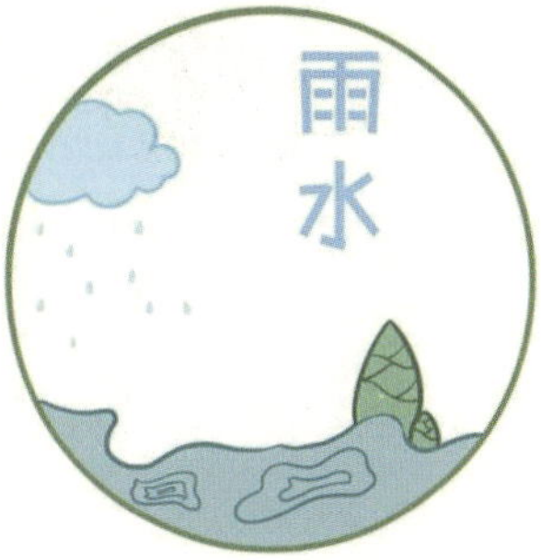

雨水，顾名思义，就是“雨水多多”的节气，每年大约在公历 2 月 18 日到来，标志着春天的气息愈加浓厚，温暖的阳光和充沛的降水开始联手推动大自然的苏醒。它是二十四节气中的第二个节气，是春天的“发力”阶段，更是农田滋润的开始，是春天的一场“大洗礼”。

雨水吃什么？

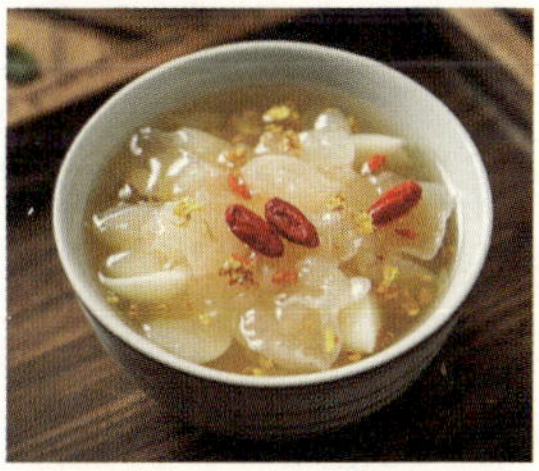

◆ 百合银耳羹

雨水节气，气温回暖，降水增多，适合滋润养生。百合银耳羹有润肺止咳、滋阴养颜的功效。干银耳也称“白木耳”，富含胶质和膳食纤维，具有滋阴润肺、美容养颜的功效。百合有清心安神、润肺止咳的作用，可以帮助缓解压力和改善睡眠。枸杞富含维生素和矿物质，有助于提高免疫力和保护眼睛。冰糖能增加甜味，改善口感，同时具有润肺止咳的作用。

◆ 杞菊炖鲍鱼

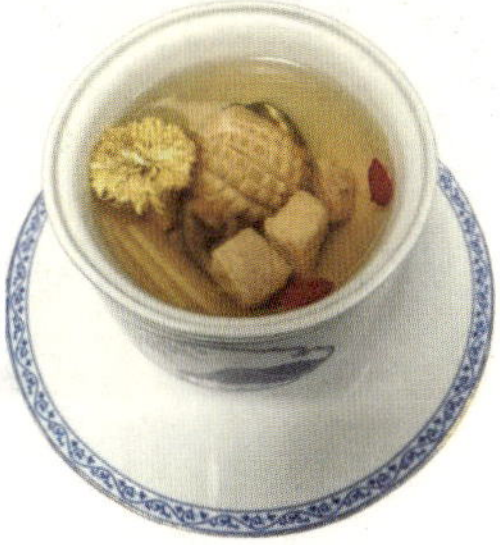

鲍鱼是中国传统的名贵食材，《医学纂要》中记载其能“补心暖肝，滋阴明目”。鲍鱼壳即中药石决明，味咸性微寒，能平肝潜阳、清肝明目。鲍鱼肉和壳同用，搭配补益肝肾的枸杞子以及清肝明目的菊花，清补相兼，非常适合长期熬夜、压力大、肝火旺而见失眠、眼睛干涩、咽干口苦的人群。

◆ 减重食谱

早餐：春笋蔬菜粥（春笋 50 克，青菜 30 克，大米 50 克），半个苹果，提供能量约 230 千卡。

午餐：清蒸鱼 100 克，清炒芦笋 100 克，糙米饭 100 克，提供能量约 480 千卡。

晚餐：菠菜蛋花汤（菠菜 100 克，鸡蛋 1 个），紫薯 100 克，提供能量约 260 千卡。

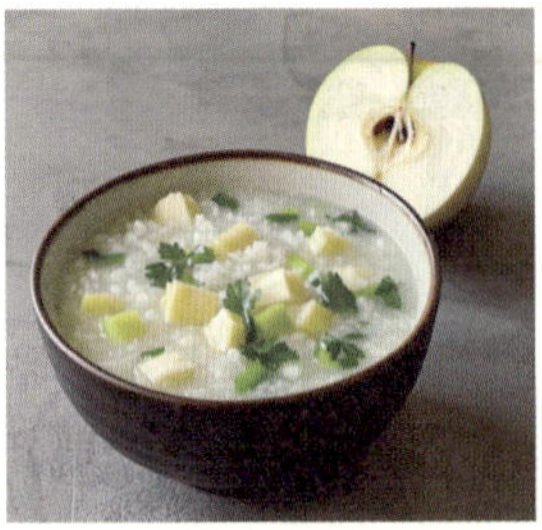

早餐

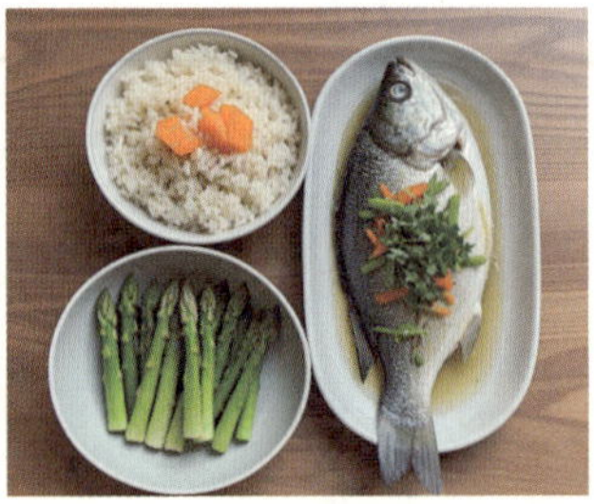

午餐

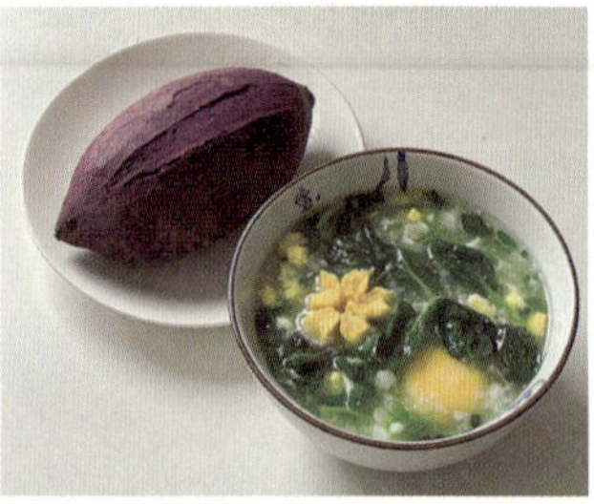

晚餐

3.惊蛰——蛰伏觉醒，春雷惊动

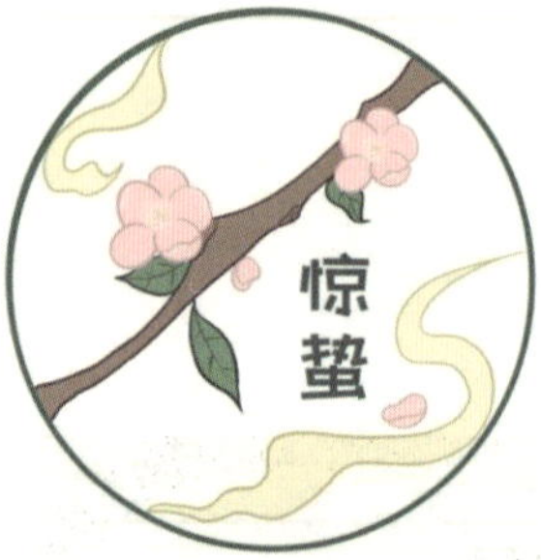

惊蛰是春天的“警报器”，每年大约在公历 3 月 5 日“响起”。它是二十四节气中的第三个节气，意味着春雷开始响起，冬眠的动物纷纷醒来，万物复苏，大地进入真正的春天。

? 惊蛰吃什么？

◆ 蜂蜜柠檬水

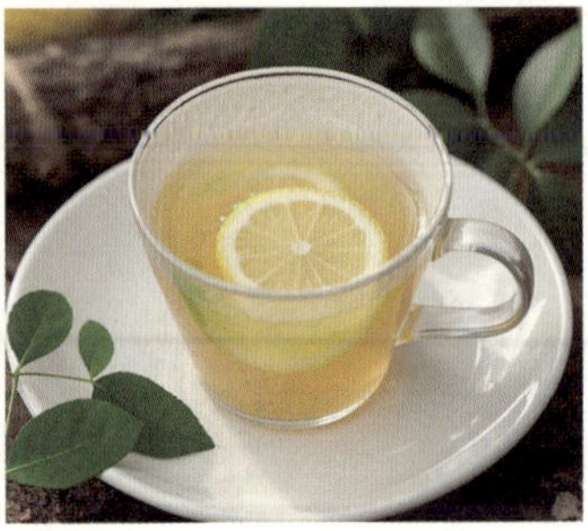

惊蛰时节，春雷乍动，万物生机勃勃，适合清热解毒。蜂蜜富含维生素和矿物质，具有润肠通便、增强免疫力和美容养颜的功效。柠檬富含维生素 C，有助于提高免疫力、促进消化和美白肌肤。柠檬汁还能帮助排毒，清新口气。早晨空腹饮用一杯蜂蜜柠檬水，有助于清肠排毒，开启美好一天。蜂蜜柠檬水适合长期饮用，可以帮助改善肤质和增强免疫力。

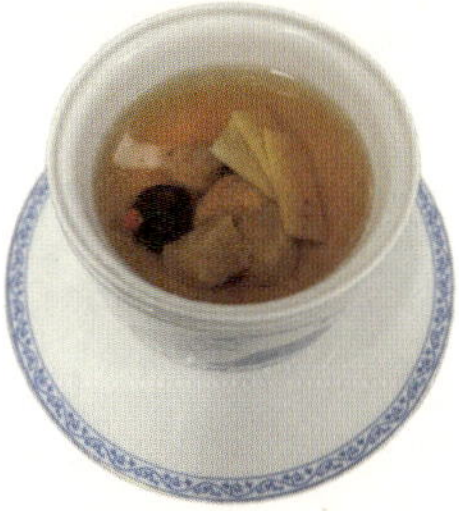

◆ 黑蒜炖瘦肉

黑蒜又名“发酵黑蒜”，是新鲜生蒜发酵后的产品，味道微甜之余蒜味比普通大蒜弱很多。搭配性味平和、补肾滋阴的猪瘦肉，整个膳食清润而不上火，老少皆宜，适合虚不受补的人群。

◆ 减重食谱

早餐：玉米胡萝卜糊（玉米 30 克，胡萝卜 30 克），水煮蛋 1 个，凉拌菠菜 50 克，提供能量约 240 千卡。

午餐：番茄牛肉（牛肉 50 克，番茄 150 克），凉拌生菜 150 克，黑米饭 100 克，提供能量约 470 千卡。

晚餐：清炒西葫芦 150 克，南瓜粥（南瓜 50 克，大米 25 克），提供能量约 230 千卡。

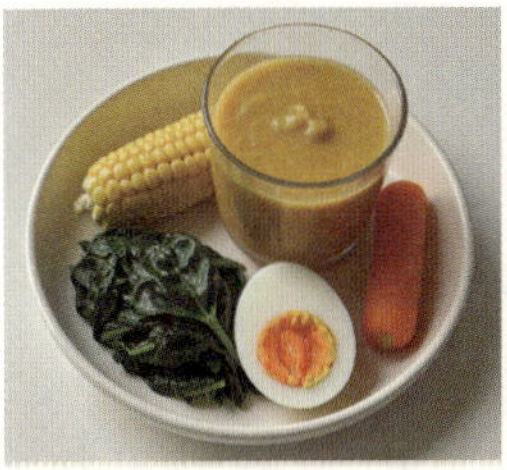

早餐

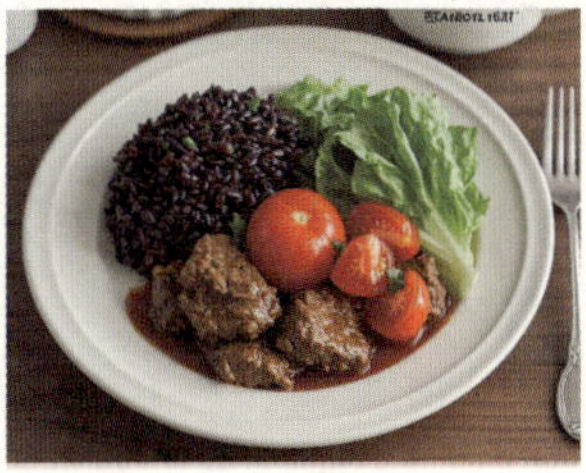

午餐

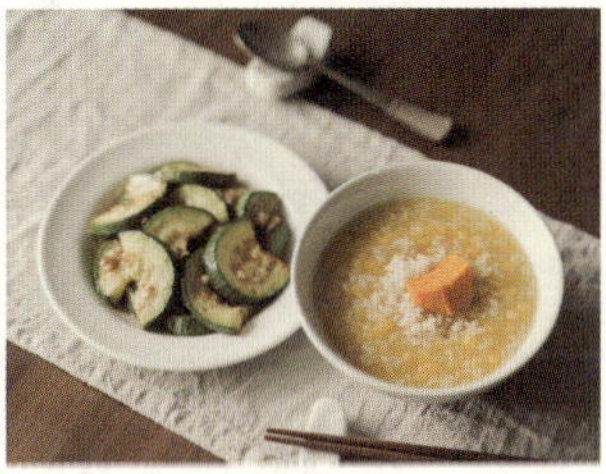

晚餐

4.春分——平分四季，春光明媚

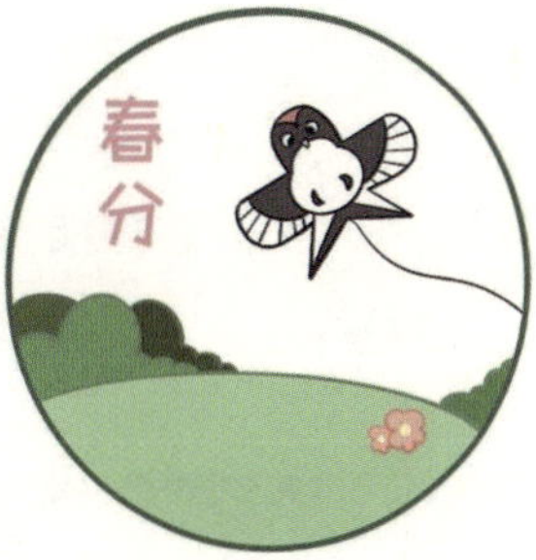

春分是春天的“平衡日”，每年大约在公历 3 月 20 日到来，它是二十四节气中的第四个节气。春分的最大特点，就是白天黑夜平分秋色——白天和黑夜几乎等长，日照时间和夜晚时间各占一半。春分不仅意味着春天进入了正轨，也标志着自然界和人类活动的“平衡期”，是大自然恢复活力、农民准备春耕的关键时刻。

? 春分吃什么?

◆ 菠菜炒蛋

春分时节，昼夜平分，阳气渐盛，适合补充营养。菠菜炒蛋有补铁、补钙、增强

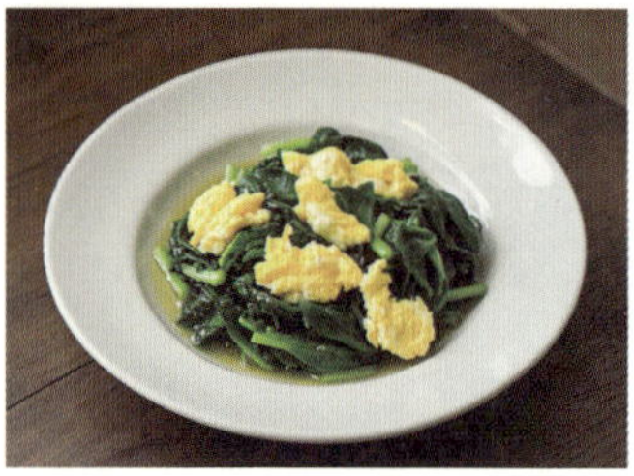

免疫力的功效。菠菜富含铁和维生素 K,有助于预防贫血和促进血液循环。鸡蛋是优质蛋白质的来源,有助于促进肌肉和骨骼的健康。鸡蛋还含有胆碱,有助于提高记忆力和大脑功能。大蒜具有抗菌和抗炎的作用,有助于增强免疫力和保护心血管健康。

◆ 香椿芽拌豆腐

食材为香椿芽、豆腐,具有祛风解毒、健胃理气的功效。

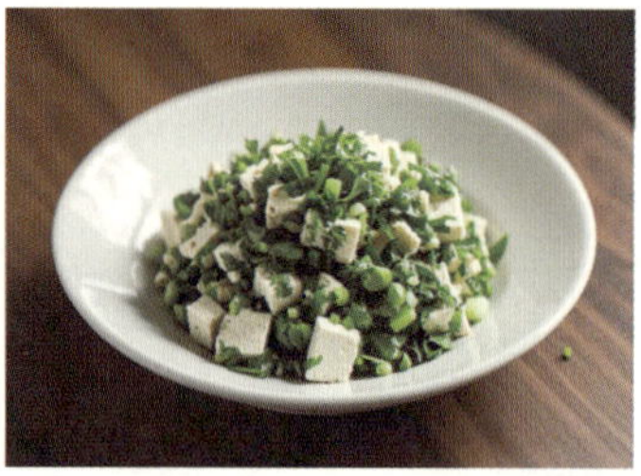

◆ 艾叶老鸡汤

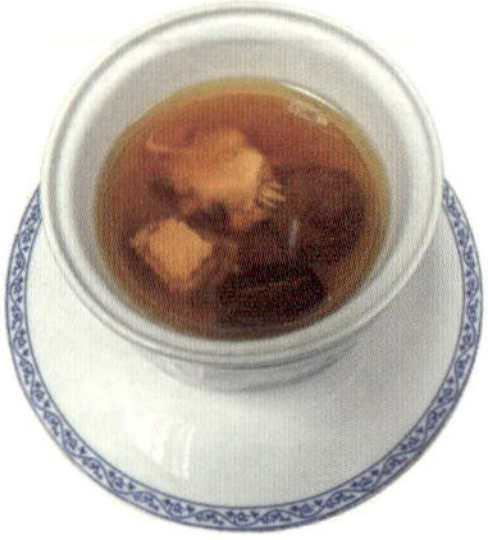

气血虚寒的人士,尤其是产后或经期女性往往容易被寒邪乘虚而入,从而出现经期下腹痛、头痛、手脚不温、容易感冒等问题。艾叶有温经散寒的功效,搭配能补益气血的老鸡,攻补兼施,对于气虚、血虚体质而见上述症状的人群尤其合适。

◆ 减重食谱

早餐:香椿芽拌豆腐(香椿芽 50 克,豆腐 50 克),全麦面包 3 片,低脂酸奶 100 毫升,提供能量约 300 千卡。

午餐:虾仁炒荷兰豆(虾仁 50 克,荷兰豆 100 克),藜麦饭 100 克,白菜汤(白菜 100 克),提供能量约 430 千卡。

晚餐:胡萝卜炒鸡蛋(胡萝卜 100 克,鸡蛋 1 个),玉米 1 根,提供能量约 220 千卡。

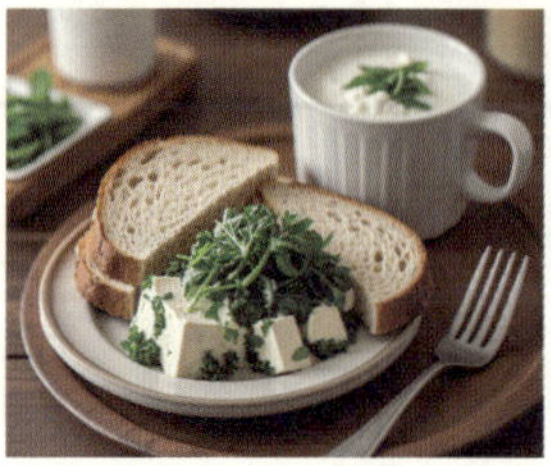

早餐

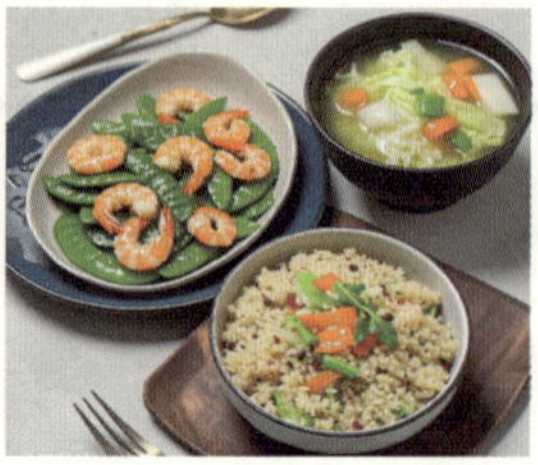

午餐

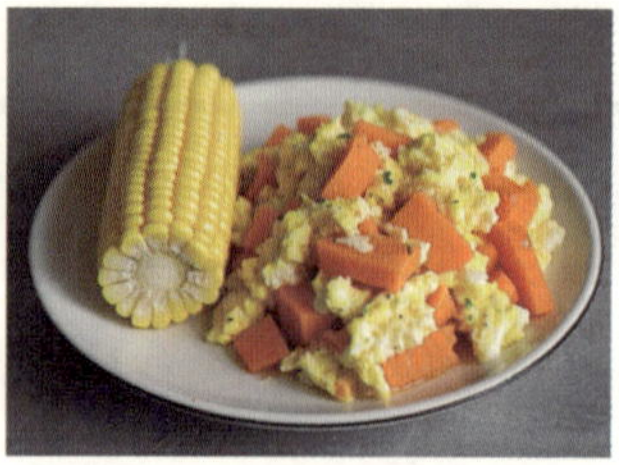

晚餐

5.清明——哀思祭扫，新生希望

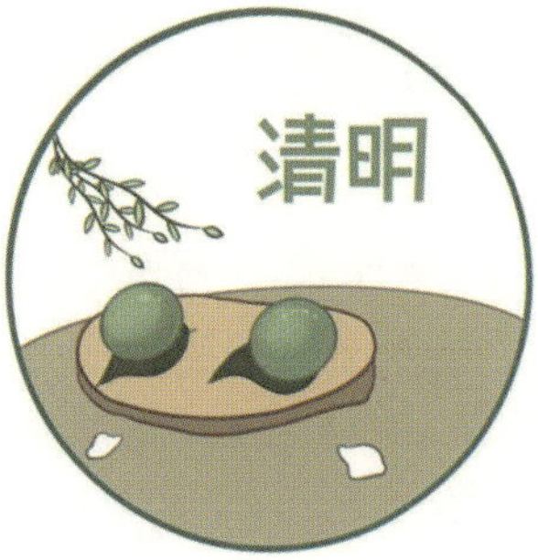

清明，是春天的"深呼吸"，每年大约在公历4月4日到来。作为二十四节气中的第五个节气，清明既是自然界的一次"清理与净化"，也是传统文化中深具意义的时节。它既是春光明媚、万物复苏的时期，也是人们祭祀先祖、寄托思念的特殊日子。

清明吃什么？

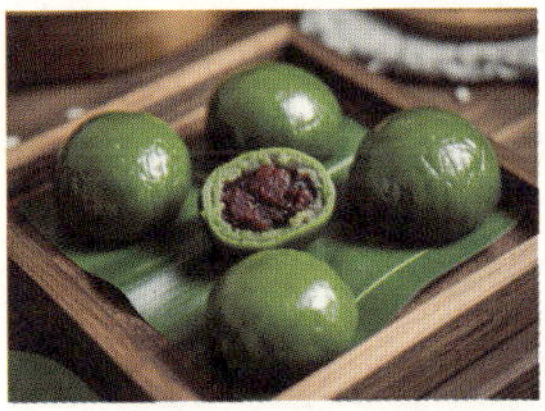

◆ 青团

青团是清明时节的传统美食，有清肝明目、润肺止咳的功效。糯米粉富含糖类，可以提供能量。艾草有清热解毒、驱寒止痛的作用。红豆沙富含纤维素和蛋白质，有助于促进消化和提供营养。

◆ 川贝陈皮炖鹧鸪

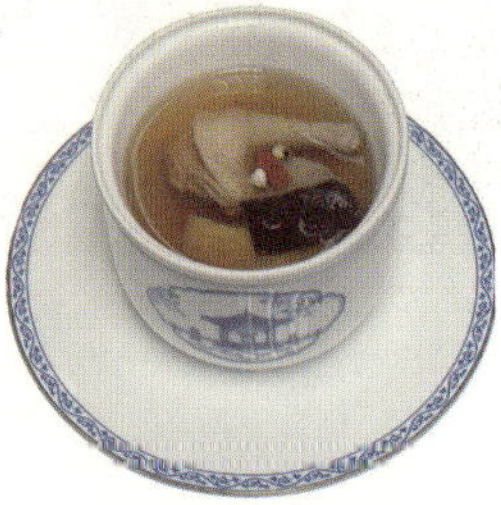

川贝性凉甘平，能润肺止咳、化痰平喘。鹧鸪味甘、性温，能补中消痰，健脾消积。配合理气化痰的陈皮、温中和胃的生姜，温凉调和，相互制约，适合咽干咳嗽之人。《随息居饮食谱》提到鹧鸪性属火，所以与性凉之川贝搭配。

◆ 减重食谱

早餐：马兰头青团（马兰头50克，糯米粉30克，少许豆沙馅），燕麦粥50克，提供能量约280千卡。

午餐：春笋烧鸭（春笋50克，鸭肉50克），清炒油麦菜200克，红薯100克，提供能量约460千卡。

晚餐：凉拌黄瓜150克，蔬菜豆腐煲（豆腐50克，青菜50克），提供能量约200千卡。

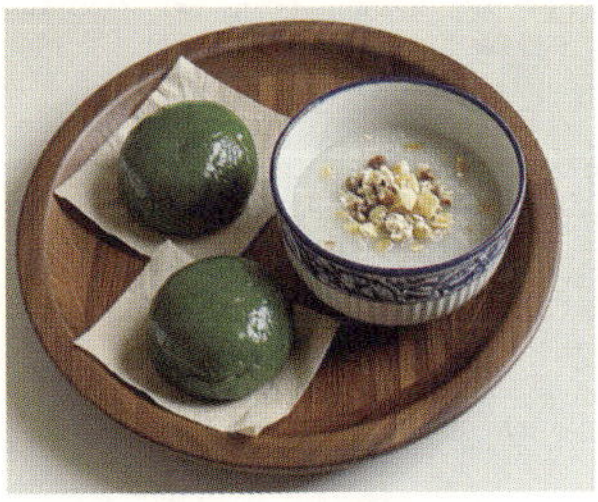

早餐

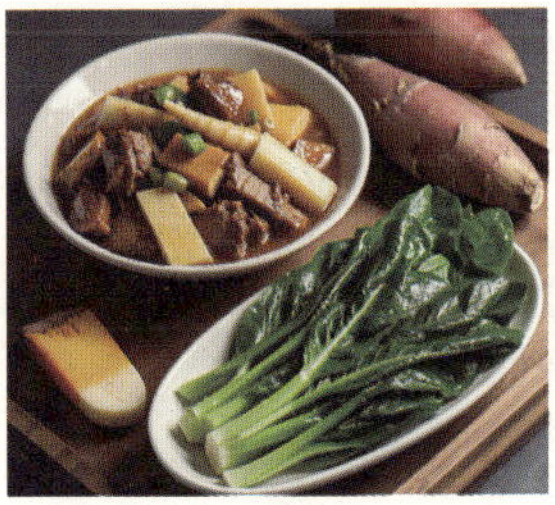

午餐

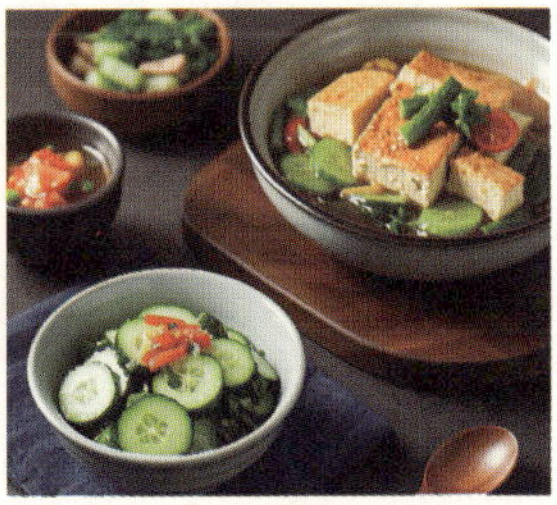

晚餐

6.谷雨——春雨滋润，秧苗吐芽

谷雨，是春天的“最后一滴春雨”，每年大约在公历 4 月 20 日到来，作为二十四节气中的第六个节气，意味着春季的正式告别。谷雨的名字虽然看似简单，但却充满了丰富的自然含义和人文背景，它是“春雨贵如油”的时刻，也意味着农田的播种准备和大自然的蓬勃生机。

谷雨吃什么？

◆ 荠菜豆腐汤

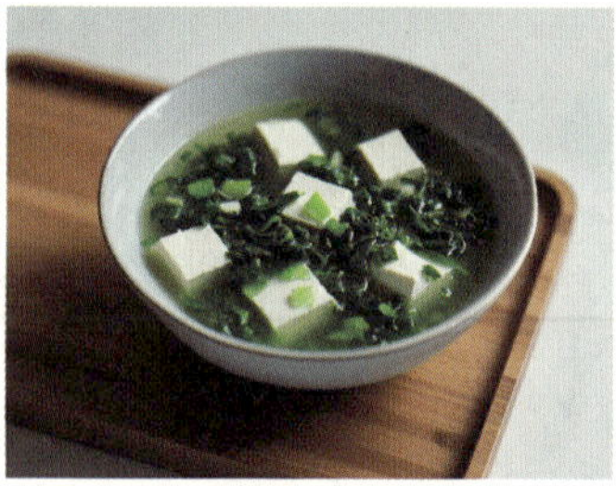

谷雨节气，降雨增多，有利于谷物生长，适合滋养脾胃。荠菜豆腐汤有清热解毒、健脾养胃的功效。荠菜中富含维生素 C、胡萝卜素和矿物质，有助于增强免疫力、促进血液循环和清热解毒。豆腐是优质植物蛋白的来源，有助于骨骼健康和预防贫血。姜具有温中散寒、健胃消食的功效。加入姜末有助于暖胃。

◆ 荠菜粥

食材为荠菜、粳米，有益肝明目、健脾和胃的功效。

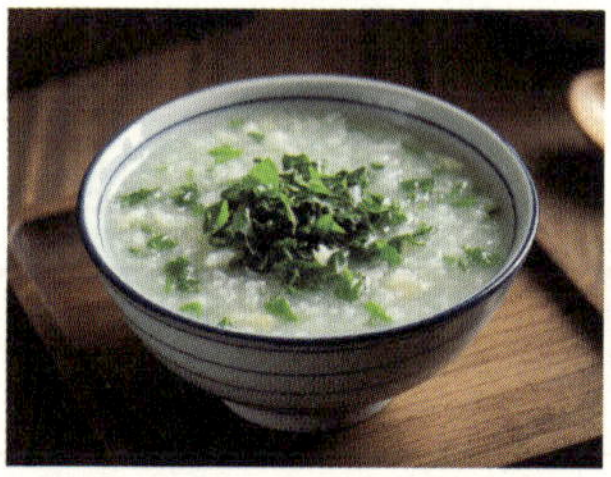

◆ 陈皮石斛炖老鸽

此汤清而不淡，补而不燥，具有滋阴清热，调理身体机能，增强身体免疫力的功效。

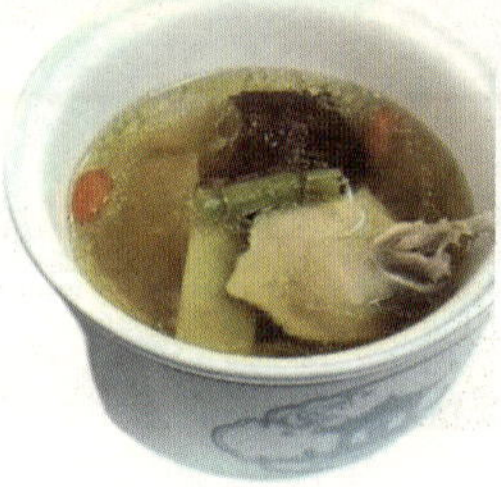

◆ 减重食谱

早餐：莴笋鸡蛋三明治（莴笋 100 克，鸡蛋 1 个，全麦面包 2 片），黑咖啡 150 毫升，提供能量约 300 千卡。

午餐：豌豆炒虾仁（豌豆 100 克，虾仁 50 克），糙米饭 100 克，番茄汤（番茄 100 克），提供能量约 450 千卡。

晚餐：清炒香菇 100 克，冬瓜粥（冬瓜 50 克，大米 50 克），提供能量约 210 千卡。

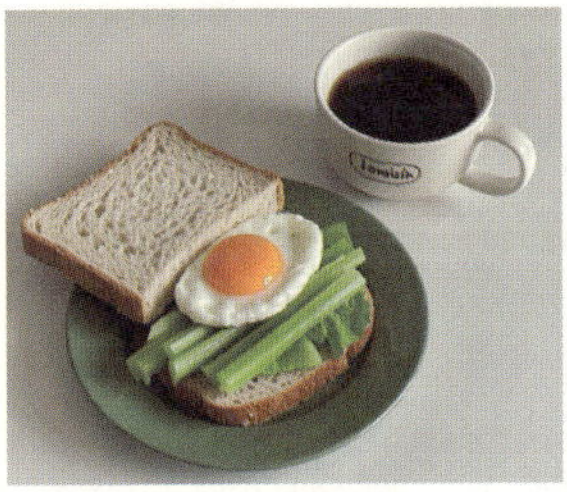

早餐

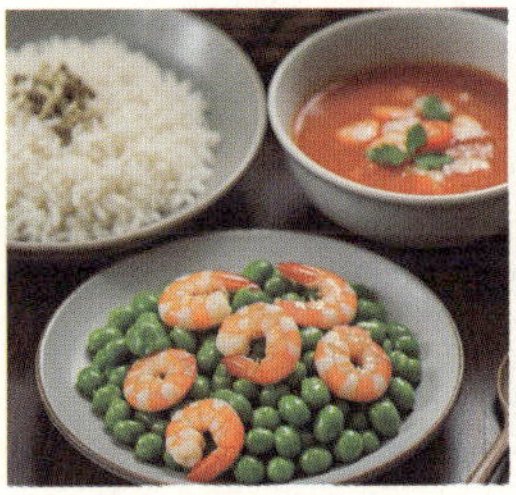

午餐

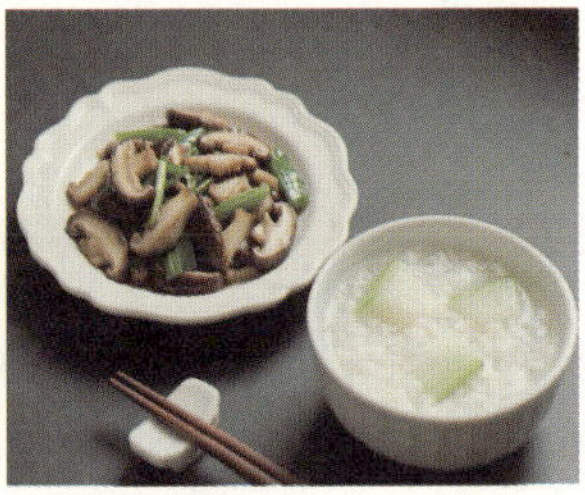

晚餐

（姜进庆　仲明惟　崔丹丹　李娜　孙康明）

适合春季节气的特色瑜伽

瑜伽是可以增加身体柔韧性、疏通经络的运动。那么，让我们首先来了解一下二十四节气与人体经络的关系吧！

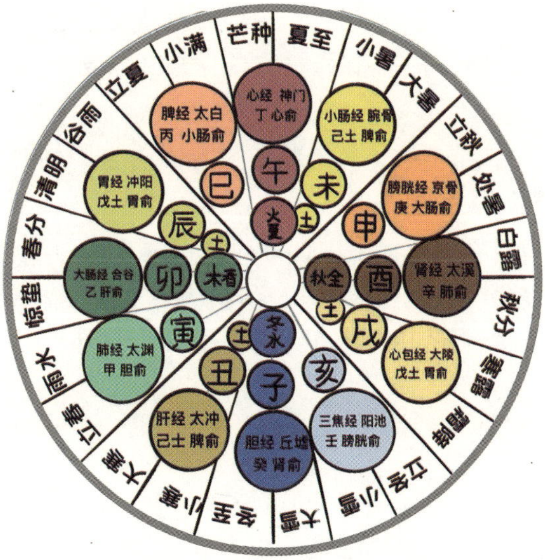

1.节气与人体经络有何关系?

传统医学认为人体与自然界的变化相互联系,而二十四节气则是描述自然界变化的重要指标。同样,二十四节气也与人体的经络系统密切相关。

春季节气与人体经络的关系:春季是万物复苏的季节,而在传统医学中,春季节气与人体肝脏和胆经相联系。肝脏被视为调节气血的关键器官,而胆经则与情绪稳定和决策力相关联。因此,春季节气往往是人们情绪波动和决策力增强的时期。针对春季节气,传统医学建议保护肝脏功能并调整情绪,以及合理安排工作与休息。

夏季节气与人体经络的关系:夏季是炎热的季节,而在传统医学中,夏季节气与人体心脏和小肠经相关联。心脏被认为是主管血液循环的重要器官,而小肠经则与消化吸收息息相关。因此,在夏季节气中,人们需要特别关注心脏健康和消化系统功能。传统医学建议在夏季保持适度的锻炼与饮食习惯,避免过度消耗体力和过度进食。

秋季节气与人体经络的关系:秋季是丰收的季节,而在传统医学中,秋季节气与人体肺脏和大肠经相关。肺脏被视为呼吸系统的重要组成部分,而大肠经则与排出废物相关,因此,在秋季节气中,人们需要特别关注呼吸健康和排便习惯。传统医学建议适当锻炼呼吸系统和保持良好的饮食习惯,以维护肺脏和大肠的健康。

冬季节气与人体经络的关系:冬季是寒冷的季节,而在传统医学中,冬季节气与人体肾脏和膀胱经相关。肾脏被视为人体生命力和免疫力的根源,而膀胱经则与排尿功能相关。在冬季节气中,人们需要特别注意保暖和养生,传统医学建议在冬季节气中加强锻炼,保持良好的作息和饮食习惯,以促进肾脏和膀胱的健康。

综上所述,二十四节气与人体经络之间存在着密切的联系。传统医学认为,根据季节的变化,人们应该调整生活方式和养生方法,以更好地适应自然界的变化。这一观点在现代医学中也得到了一定程度的认可。因此,了解二十四节气与人体经络之间的关系,对于维护人体健康具有一定的指导意义。我们针对不同的节气推出了相对应的瑜伽练习,来帮助大家科学、有效地锻炼身体。

2.瑜伽练习知多少?

俗话说“筋长一寸,命长十年”,就是强调了柔韧的重要性,90%的瑜伽动作都可以帮助人体拉伸肌肉,但是我们在练习的时候还是要尊重自己身体的感受,不可以过度拉伸。

“通则不痛”,身体出现的淤堵情况都可以通过瑜伽来改善。瑜伽中的静坐、呼吸、平衡等锻炼可以明显恢复身体功能,提升自我觉知能力。练习过程中不要注重练习的难度而应该关注在体式中的专注和停留的时间,注意力放到呼吸和身体感觉等微妙的变化上,这样才能进入瑜伽的状态之中。

关于体式保持的时间,书中给出的时间只是一个参考,更重要的是根据自己当下的情况做出正确的判断。如果感觉舒服,可以适当延长一会;如果感觉难忍,要及时收回,调整好再进行后面的练习。

如果身体正处于手术后,或者有严重的颈椎、腰椎突出等问题,应先咨询过医生,然后在专业的瑜伽老师的指导下开始练习。

关于瑜伽垫的选择,尽量选择抓地性好、回弹性好、没有味道的瑜伽垫,如橡胶垫、防滑垫都是不错的选择。初学者可以选择厚度为 6 毫米的瑜伽垫,有一定经验者可以选 5 毫米的瑜伽垫。

瑜伽练习时一定要保持空腹。在饭后 4 小时才可以练习瑜伽,如果练习之前感到饥饿,可以吃半根香蕉或者喝 100 毫升牛奶,切记不要饱腹练习。

3.瑜伽中常见的呼吸方法

瑜伽所强调的呼吸不仅贯穿于动作的练习中,也是静坐、冥想时不可或缺的。除非有特别的说明,否则都是用鼻子吸气和呼气。

瑜伽中最常用的是腹式呼吸,也叫“横膈膜呼吸”。其可以通过站着、坐着或者躺着来练。把右手放在肚脐上,吸气时小腹隆起,呼气时小腹回落,这个过程尽量缓慢均匀。有些人可能会出现呼气和吸气的时间不一样,或者吸不动的情况,不要着急,可以先进行一次长长的呼气,呼干净以后停留一会儿,下一次就可以吸入更多的气体。反复多练习几次,呼吸就会越来越长了。我们也可以想象自己的肚子是一个气球,进气的时候肚子鼓起来,出气的时候肚子变小。

在这个过程中,不要讲话,专注感受自己的呼吸,感受气体从鼻孔进入胸腔,再到腹部,感受气体从体内排出体外,不断地专注于这个过程,每次练习不少于 5 分钟,你会发现自己开始变得专注和平静。

4.有哪些练习瑜伽的常见坐姿?

◆ 简易交叉坐

屈右膝,将右脚放到左膝膝盖的下侧。屈左膝,将左脚放到右膝膝盖的下侧。双手放在膝盖上,有困难者可以坐在瑜伽毯或者瑜伽砖上。双手合十于胸前,大拇指抵在心轮的位置。心轮位于两乳头连线的中间。脊柱保持挺拔,闭上眼睛,面部肌肉放松,上下牙齿轻轻分开,舌尖抵住上颚,嘴角微微上扬。

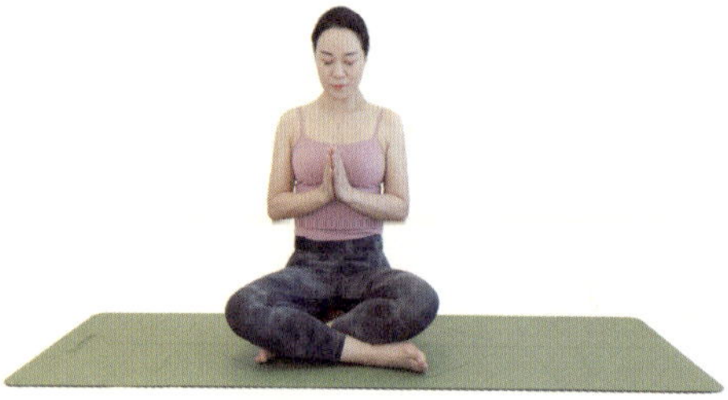

◆ 散盘坐

屈右膝,将右脚脚跟抵会阴。屈左膝,将左脚放到右脚前面,双脚脚跟与会阴呈一条直线。双手搭在双膝上,大拇指和食指指尖轻轻触在一起,其他手指自然放松,呈瑜伽的智慧手印。脊柱保持挺拔,双肩背部完全放松下沉,闭上眼睛,上下牙齿轻轻地分开,舌尖抵住上颚,嘴角微微上扬,面部肌肉放松,注意力集中在呼吸上。

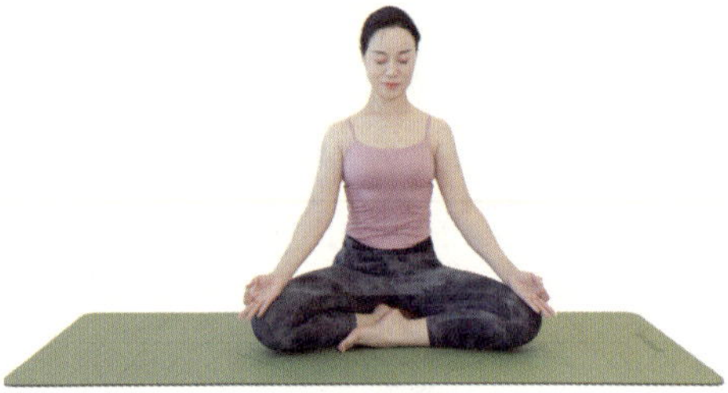

◆ 跪坐

双脚双膝并拢,大脚趾并拢,重心后移,臀部坐在脚跟上,挺直腰背部,双肩下沉。双手可以叠放到双腿中间,也可以把双手搭放在大腿上。保持头、背、臀在一条直线上,脊柱保持挺拔,闭上眼睛,面部肌肉放松,上下牙齿轻轻分开,舌尖抵住上颚,嘴角微微上扬。每一次吸气时脊柱挺拔向上,每一次呼气时感受肩膀下沉,觉察内在的平静和喜悦,并把这种喜悦投射在脸上。

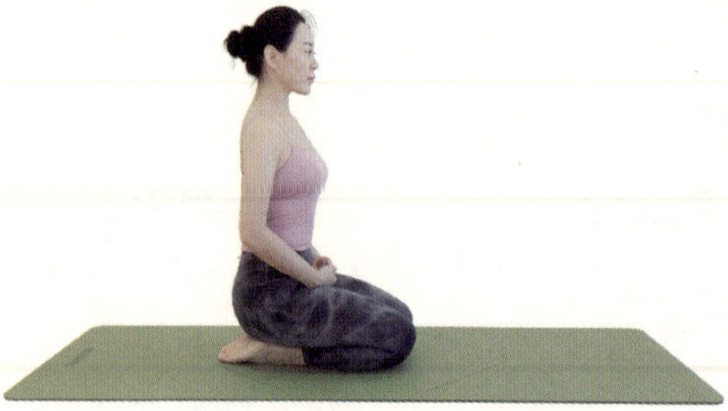

5.立春、雨水时该如何练习瑜伽?

在立春、雨水期间,降雨会增多,我们要重点注意保养肺,密切关注呼吸系统的问题。因此,祛燥养肺的练习是必不可少的。

与肺有关的经络是手太阴肺经。肺在五脏中所处的位置最高,所以有“肺为五脏之华盖”之称。如果肺的功能出现了异常,人就会口渴、咳嗽、喘息,有时也会出现胸痛、心悸等症状。随后,人的皮肤就会变得暗淡,没有光泽。

肺经的走向示意图:

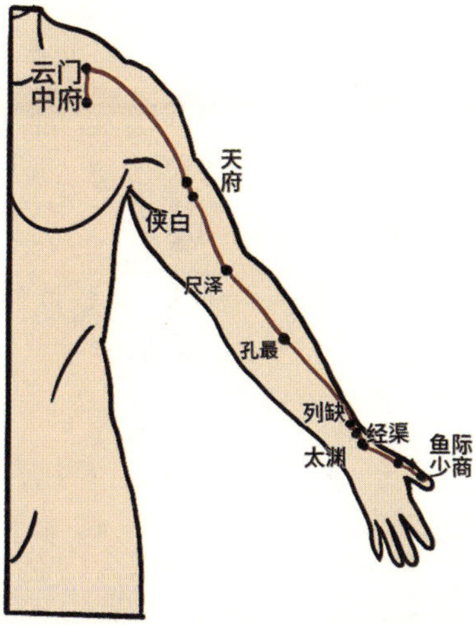

在立春与雨水这两个节气中,我们重点要进行激发肺经的瑜伽练习,可以根据以下图文进行练习,**或扫描本书最后附录中的二维码观看视频。**

◆ 山式

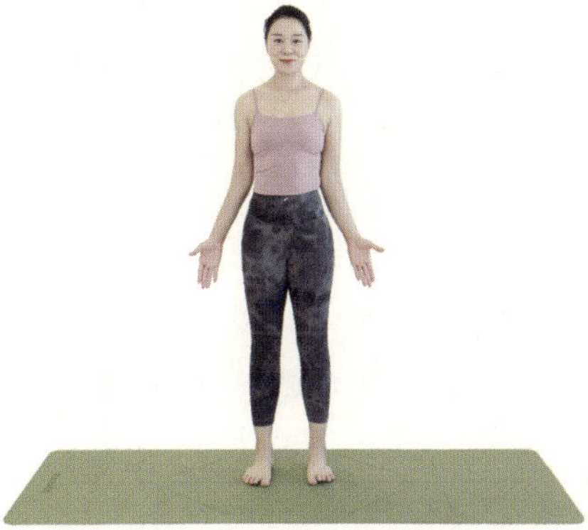

体式介绍:山式是所有瑜伽体式的基础,也是一个参考标准。山式顾名思义要像山一样稳定,长期练习可以改善不良体态,提升气质。

动作进入:双脚并拢或者分开与髋同宽。脚掌均匀受力,膝关节朝向脚趾的方向,骨盆摆正,腹部内收,胸腔上提,肩部下沉,手臂自然垂放到身体两侧。颈部伸展,下颌微收,眼睛看向前方,保持自然深长的呼吸。

注意事项：膝关节稍微弯曲，肚子要收紧，不要含胸驼背。

◆ 展臂式

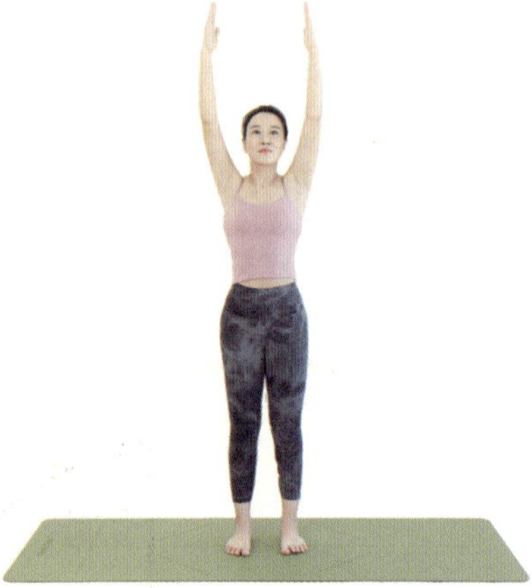

体式介绍：其是一个强调伸展的动作，可以活动肩关节，非常适合热身使用。

动作进入：山式站好，吸气时双手从身体两侧向上举高到头顶，双手手掌相对，手臂分开与肩膀同宽，眼睛看向手指。呼气时可以自然放下手臂，吸气再次上举，重复几次以后可以停留在上面。

注意事项：保持肩膀始终下沉，不要挺肚子。如果出现不舒服，眼睛可以看向前方。

◆ 风吹树式

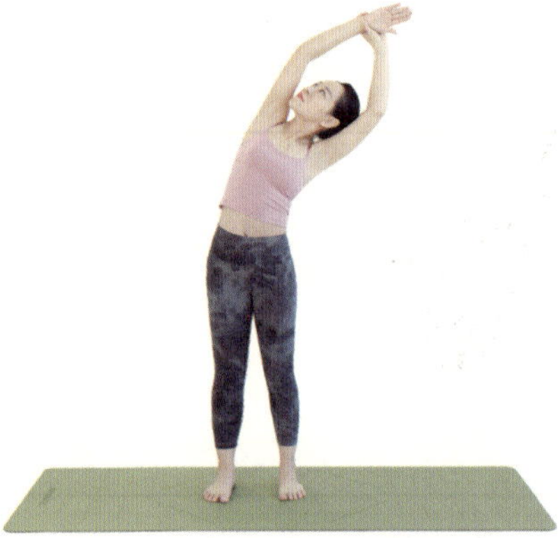

体式介绍：这个动作可以增加脊柱的灵活性，充分拉伸腰部两侧，减少腰部两侧的赘肉。

动作进入：山式站好，吸气时双手向上举高，左手抓住右手手腕，使脊柱充分向上伸展，呼气时，上身向左侧侧弯，感觉到右侧腰部拉长，眼睛看向右上方。保持5～8次呼吸，吸气时身体回正，呼气时落下手臂。下一次吸气时换手抓握，右手抓左手手腕，呼气时身体向右侧弯曲，感受左侧腰部的伸展。同样，眼睛也要看向左上方。如果颈椎不舒服可以选择眼睛向下看地面。

注意事项：双脚踩地要用一样的力，保持收腹、收肋骨、双肩下沉、挺胸。

◆ 十指交扣站立前屈

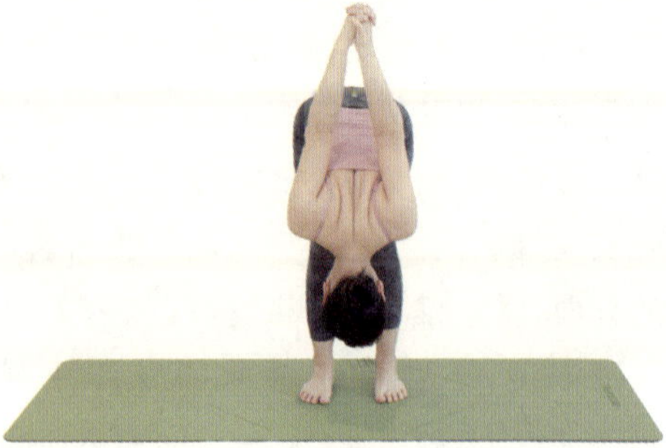

体式介绍：这个动作可以拉伸到腋窝内侧，还可以伸展腿后侧。

动作进入：山式站立，双脚打开与髋宽，双手体后十指交扣，吸气时胸腔充分延展向上，呼气时以髋为轴心向前、向下折叠。保持大腿收紧，脚掌均匀压实地面，头顶向下，双手尽力压向地面，保持5次呼吸。

注意事项：如果感到头晕，大腿就要更加用力。低血压、低血糖者谨慎做这个练习。

◆ 脚趾触地式

体式介绍：该动作可以增加脚踝的稳定性，塑造小腿的线条，还可以缓解足底功能塌陷。

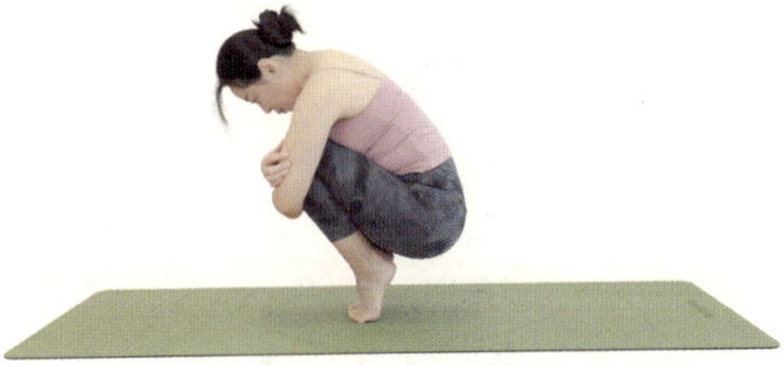

动作进入：首先站立在瑜伽垫上，双腿并拢，然后慢慢蹲立下来，立起10个脚趾，臀部靠近脚后跟，双手可以放在脚的两侧辅助身体的稳定。如果身体非常稳定，则可以把手臂环绕到膝盖上，尽量保持一会儿。

注意事项：脚踝的内侧向中间夹紧，如果你的脚趾非常疼，可以把这个动作改成动态练习。吸气时抬脚跟，呼气时落到地板上，反复练习10次，适应以后再考虑停留。

◆ 坐立风吹树

体式介绍：这个动作可有效拉伸腰部两侧，帮助你展开肩膀的空间，减少腰部两侧的赘肉，调整体态。

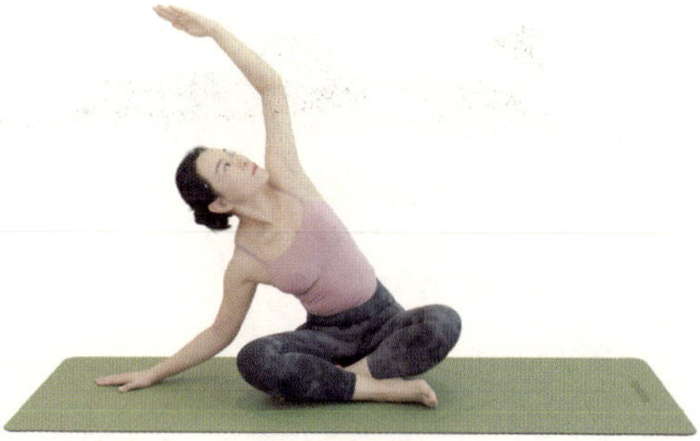

动作进入：任意坐姿做好后，吸气时双手手臂侧平举，掌心向下，呼气时右手轻落在身体右侧。左手手臂向上拉长，呼气时身体侧弯向右，左手手掌向下，指尖伸展向右。眼睛看向左上方。因为是坐姿的练习，可以适当延长停留的时间，可在这里保持8次呼吸。

注意事项：臀部稳稳地坐在地板上，不要翘起一边的屁股。不含胸弓背，面部放松，享受练习。无法完全坐到地上者可以坐在椅子上练习。手在地上的那一侧，肩膀要放松，让肩膀远离耳朵。该动作要收着下巴练习，使脖子后侧得到伸展。

◆ 叩首式

体式介绍：这个动作能很好地缓解背部的紧张，也有助于缓解偏头痛。

动作进入：跪立在瑜伽垫上，先把头放在地板上，额头靠近膝盖，双手辅助支撑，呼气时用身体的自重向前推，从额头到后脑勺缓慢有力，感受头部和地面

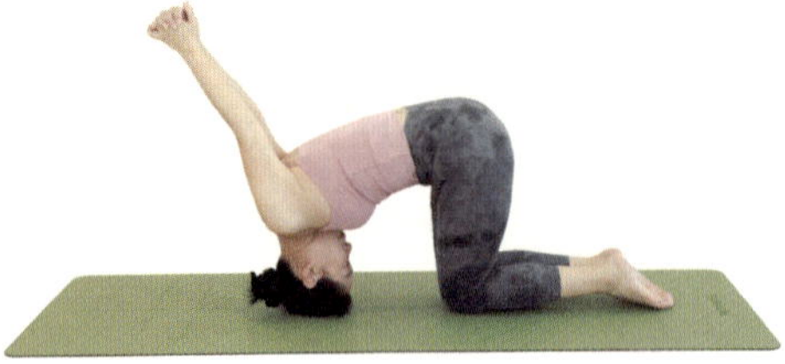

的接触，吸气时收回。熟悉这个动作之后可以选择双手在体后十指交扣，随着呼吸把手靠近地面。

注意事项：颈椎不好或者不能跪立的朋友不要练习这个动作，或者在专业老师的指导下练习。

◆ 睡天鹅式

体式介绍：这是一个温和的拉伸体式，可使臀部与大腿外侧的肌肉和结缔组织得到拉伸。同时帮助活动髋关节。

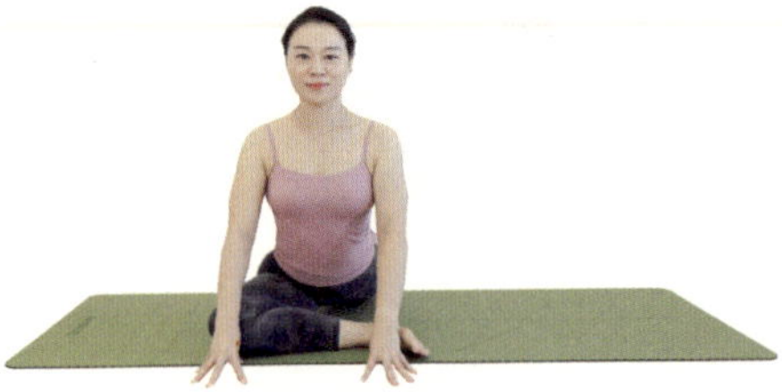

动作进入：跪立在瑜伽垫上，手掌撑地，然后将右膝放到右手掌的位置，右脚靠向左手掌，保持骨盆摆正以后左腿向后撤，脚背压向地面，脚趾指向正后方。吸气时上身延展，呼气时腹部靠向地面，弯曲手臂，将额头放在手背上，如果足够放松，也可以选择双手臂向前延展，额头落在地面上。这个姿势最好停留 1～3 分钟。回到跪姿休息一会儿再进入反方向的练习。

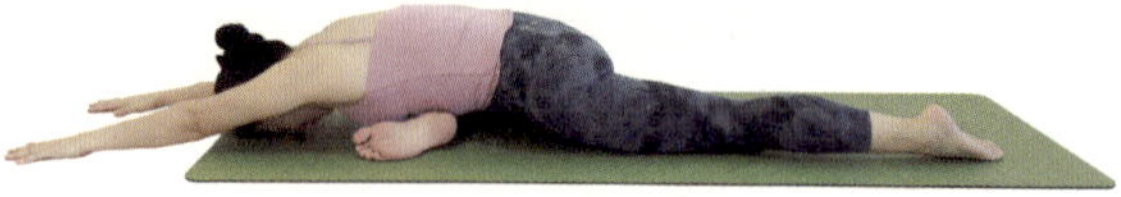

注意事项：如果髋关节很灵活，可以把脚踝靠近手腕，反之把脚踝靠近大腿前侧。一定要摆正骨盆，后面的脚背压实地板，若膝盖不舒服，可以在下方垫毛毯，以起到保护作用。

◆ 摊尸式

这是瑜伽中作为结束的最后一个练习。很舒服地躺下来，颈椎不舒服者可以选择一个小枕头，室内温度低时一定要盖上毯子保暖。

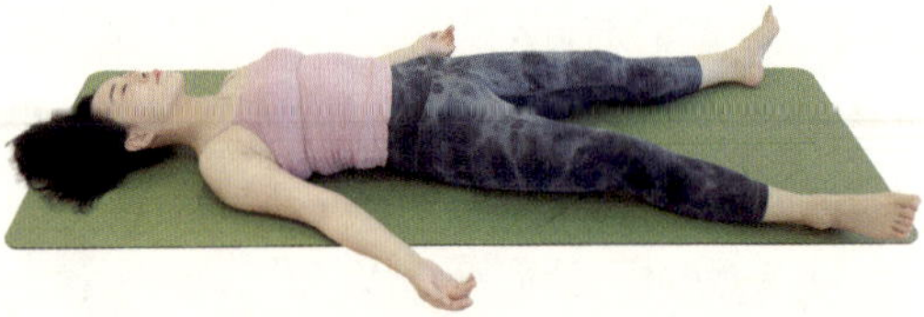

动作进入：静静地躺在垫子上，全身放松，双脚微微分开，双臂自然放于身体两侧，掌心向上，慢慢闭上眼睛，将注意力收回到自己的身体上。从脚部开始，感受双脚放松，小腿、膝盖、大腿、臀部、腰部、背部的肌肉依次松弛，释放所有压力。肩膀自然下沉，手臂肌肉从上臂到手指逐渐变得柔软无力，颈部放松，头部自然靠在垫子上，面部肌肉舒展。感受呼吸的自然流动，无需刻意控制，每次吸气时感受空气入体，腹部微微隆起，呼气时将疲惫与压力排出体外。想象自己身处宁静湖边，湖水清澈平静，微风带来花香和青草气息，温暖的阳光洒在身上，身心沐浴在温暖宁静中。最后，轻轻活动手指和脚趾，伸展四肢，转动头部和颈部，慢慢坐起来，回味摊尸式带来的放松与舒适，向内觉察身体，感受练习后的舒适与轻松。

4.惊蛰、春分时该如何练习瑜伽？

惊蛰，民间原来的意思是春雷乍响，冬眠在地下的虫子受了惊吓，从土里钻出来。春分之日夜晚和白天达到等长，是天气的平衡点，调节平衡非常关键。

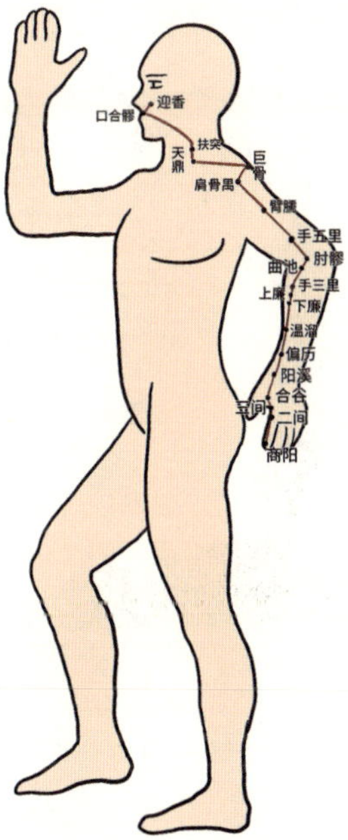

在进入练习之前可以先测试一下自己的平衡能力，如果能金鸡独立(一只脚踩在地板上，另一只脚离开地面)保持 15 秒就说明身体的平衡能力还不错。

在这两个节气里要重点监测肠道是否健康。《黄帝内经》中说“阳明经多气血”，因为手阳明大肠经和足阳明胃经主管人体的消化、吸收以及排出废物，如果胃肠消化吸收功能正常，体内生成的气血充足，人体抵抗疾病的能力就强。而且胃肠排泄功能正常，人体产生的垃圾就能够及时排出，内生性疾病自然就会减少。阳明经多气多血，气血是人维持一切生命活动的基础，所以大家平时一定要多注意疏通手阳明经。

若大肠经出现问题，则会导致食指、手背、上肢、后肩等经络沿线部位的疼痛和酸、胀、麻等问题，还可能出现眼白发黄、口发干、眼睛干涩、流涕，或者鼻出血、牙龈肿痛、咽喉肿痛等症状。

在这两个节气里，我们要多做下面的练习，**也可扫描本书最后附录中的二维码观看视频。**

◆ 简易交叉坐

具体方法同第 56 页所述。

◆ 坐立扭转

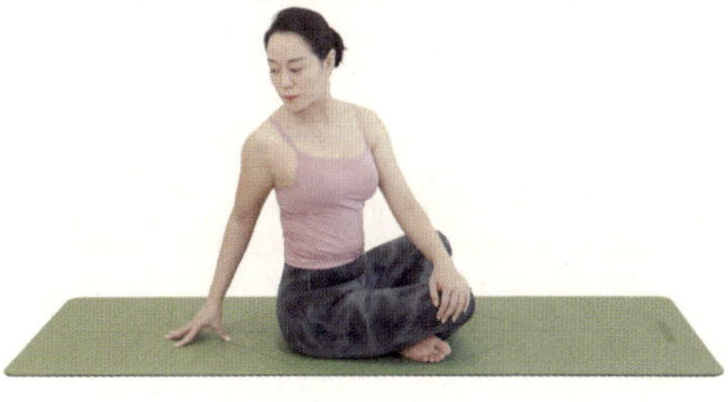

体式介绍：扭转类的动作都可以使身体更加放松，可以提高脊柱的灵活性，缓解背部的紧张和不适感。扭转还能增加肠蠕动，有排便困难者也

要尽量多地做扭转练习。

动作进入：身体呈简易交叉坐姿，吸气时双手侧平举，呼气时左手搭在右膝，右手放在身体的后侧，再次吸气延伸脊柱，呼气时身体向右后方扭转，眼睛看向右边的肩膀，保持5～8次呼吸。

注意事项：先把脊柱拉长再进行扭转。注意呼吸要把握好，吸气拉长，呼气扭转。随着练习的深入，可以让扭转幅度变大。

◆ 猫式

体式介绍：这个动作可以增加脊柱的灵活性，放松后背。

动作进入：跪立在瑜伽垫上，双手分开与肩同宽，手腕放在肩膀的正下方，双膝分开一个拳头的距离，膝盖在骨盆的正下方。脚趾踩在地板上，脚趾与膝关节对齐。吸气时脊柱一节一节卷动，尾骨上抬，胸腔向上，抬头，眼睛看向天花板，呼气时低头弓背收尾骨，眼睛看肚脐。感受脊柱一节一节卷动，反复练习10次。

注意事项：呼吸慢一点，练习的速度慢一点。

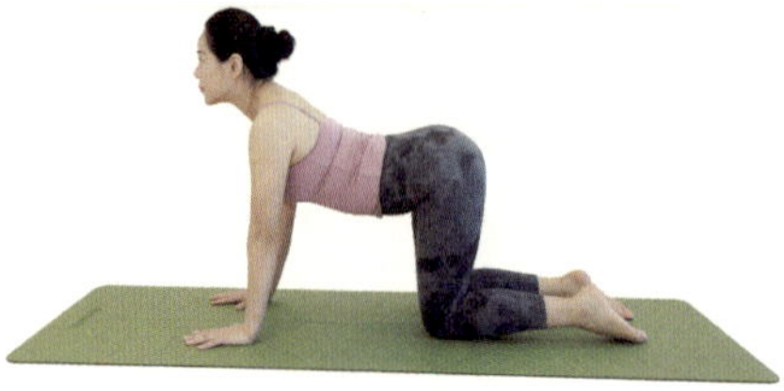

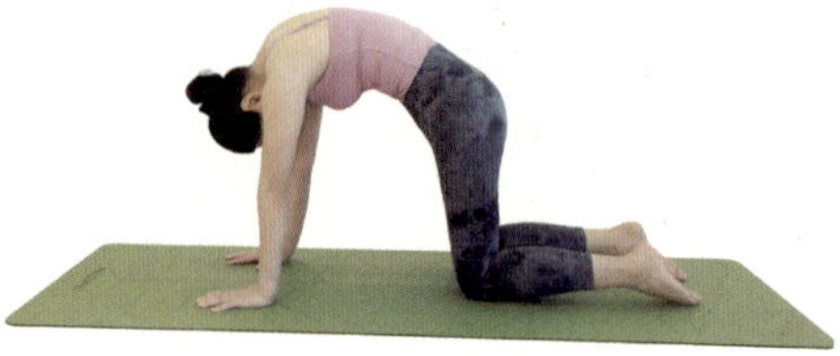

◆ 斜板式

体式介绍：这是一个增加手臂、核心力量的训练动作，可以帮助我们紧致手臂、腰腹部的线条，属于支撑类的练习。

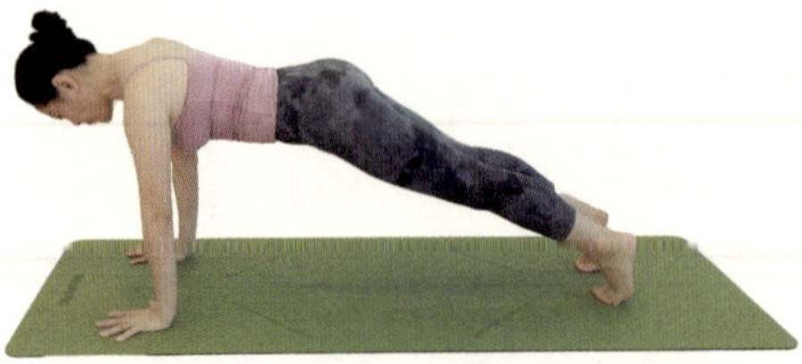

动作进入：跪立在垫子上，双手放于双肩的正下方，膝盖在骨盆的正下方，使手臂和大腿都是垂直于地面。吸气时保持上半身不动，呼气时依次向后把双腿伸直，脚趾踩地板，脚跟向后蹬远，尽量保持5个呼吸。呼气时还原跪立在垫子上。

注意事项：始终保持腰腹部核心收紧，不塌腰，身体要在一条直线上。手臂有力支撑，肘关节不超伸，背部饱满没有塌陷。

◆ 骑马式

体式介绍：这个动作主要用来伸展大腿前侧和身体的两侧，可以提高髋关节的灵活性，经常练习可以使大腿线条更好看。

动作进入：跪立在地板上，右脚向前落在右手内侧，左腿向后撤一大步，左脚脚背用力下压垫子，吸气时双手压住右膝膝盖抬起上半身，呼气时尽量使髋关节沉向地板。在这个基础上，如果感觉到稳定，可以把双手臂向上举高，大臂夹耳，双手分开与肩同宽，掌心相对。

注意事项：身体的重心压在大腿前侧和骨盆区域，不要压在后腿膝关节。如果膝关节感到不舒服，可以在膝盖下方垫毛毯保护。注意骨盆保持正位，手可以放在膝盖上，也可以高举过头顶，眼睛看向正前方。

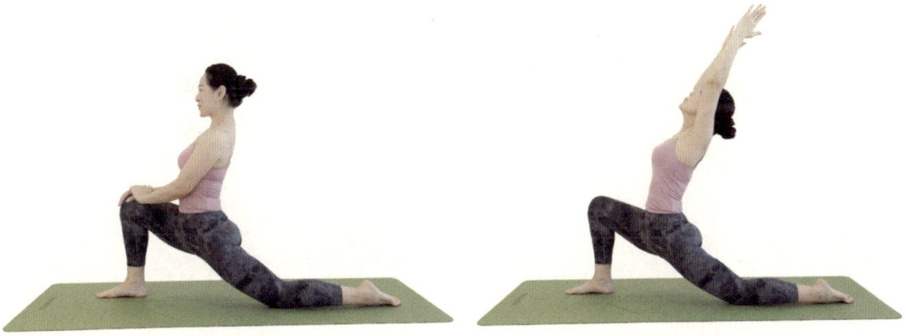

◆ 树式

体式介绍：这个动作可以增加腿部力量，同时也可以练习身体的专注度，经常练习可以预防阿尔茨海默病。如果你的腿部力量差，平衡也不好，那么这个动作以后要多做。

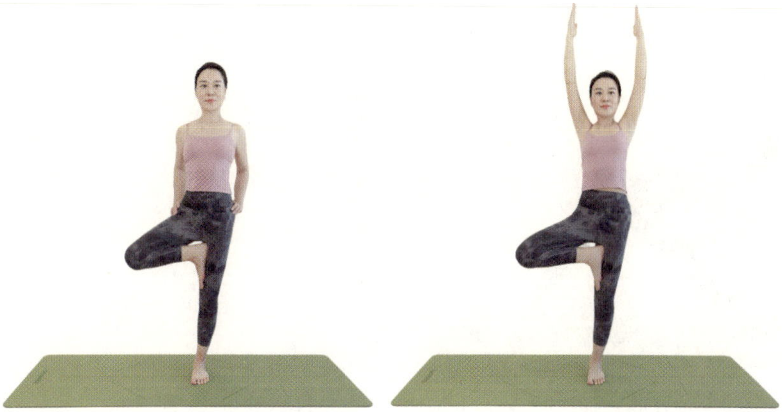

动作进入：站立在瑜伽垫上，双手扶髋，抬右腿屈膝，右手抓住右脚脚踝，使右脚踩在左大腿上，脚跟靠近会阴，保持一会儿。如果稳定，吸气时双手从两侧向上举高到头顶，掌心相对，指尖冲向天花板，保持 5 次呼吸，呼气时还原，换到

左腿练习。

注意事项：骨盆要两边一样高，不可以歪着骨盆练习，支撑的腿要微微弯曲，使膝盖不超伸。如果感觉站不稳，可以用手扶着椅子练习。

◆ 鸟王式

体式介绍：该动作可以增加腿部肌肉的力量，建立平衡专注，拉伸手臂的外侧，美化身体线条。

动作进入：山式站好，双手掐腰，屈膝下蹲，重心放在左脚，抬右腿保持身体稳定后把右腿缠绕在左腿上。吸气时，双手臂侧平举，左在上右在下，双大臂交叉，小臂缠绕，双手合掌，大拇指指向鼻尖；呼气时下蹲，上半身自然倾斜，保持 5 次呼吸，或者尽量多待一会儿。再次吸气时还原，进入反方向的练习。

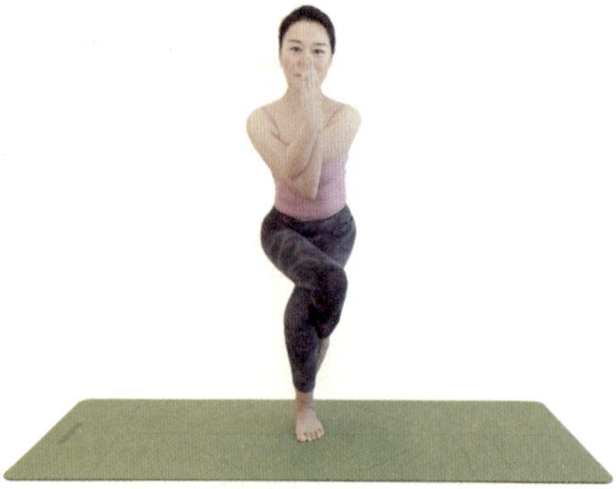

注意事项：保持膝盖超前，臀部向后，膝盖不超过脚踝。支撑的脚抓地，注意力集中。

◆ 三角伸展式

体式介绍：该动作能够充分伸展双腿和背部，帮助打开胸腔的空间，提高身体的柔韧性，延展脊柱，改善驼背，美化体态。

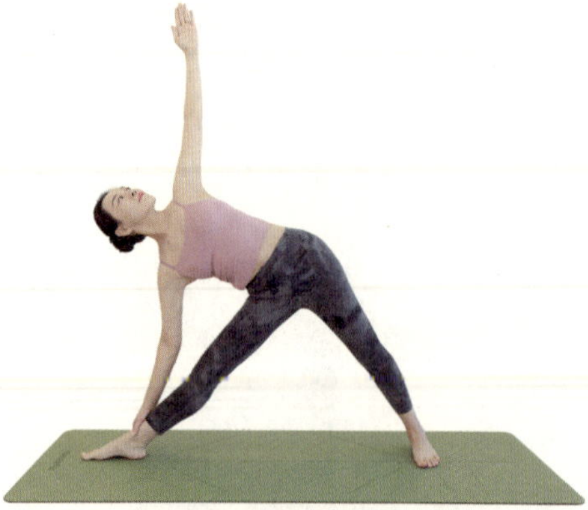

动作进入：山式站好，双脚分开一腿长，两手侧平举，掌心向下，左脚内扣，右脚外转 90°。吸气时右手引领身体平移向右，呼气时右手落到右腿的小腿或者脚踝处。左手臂向正上方伸展，眼睛看向左手手指的方向，颈椎不舒服时眼睛可以看地面或者向前看，保持 5 次深呼吸，然后收回，稍作调整后换向反方向练习。

注意事项：大腿收紧，腿要有拉伸感，前面的脚跟正冲后面的足弓。头、背、臀要在一个平面上，双手手臂尽量在一条线上。

◆ 俯卧开肩练习

趴在瑜伽垫上，伸出右手手臂侧平举，掌心向下，尽量延伸右边的肩关节，保持右手手臂不动，缓慢翻转身体，面部朝左边，左手支撑身体，使骨盆与头在一条线上，翻转肚脐使之尽量朝向天花板，放松双腿，左手放于身体的后侧。注意不要屏息，保持 3～5 分钟。这个练习过程中右臂可能会有发麻的现象，不用担心，收回后自然就好了。然后反向练习。

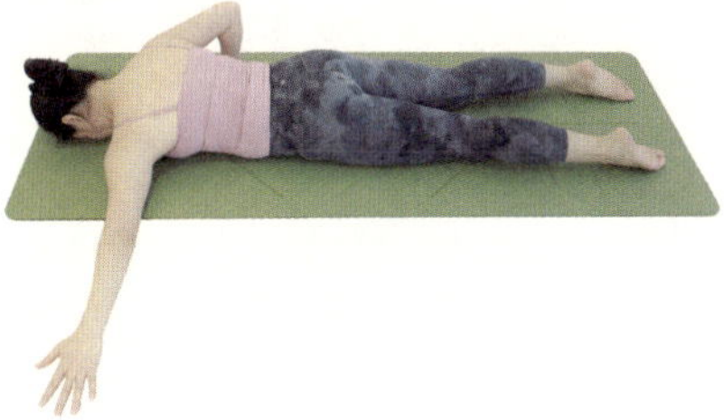

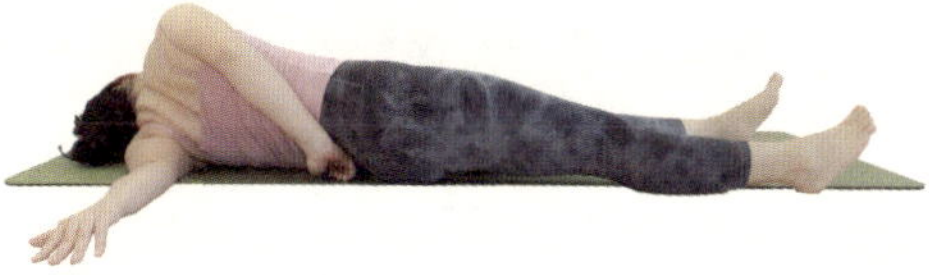

5.清明、谷雨时该如何练习瑜伽？

清明时节，雨水增多，天气渐热，肝火旺，很容易上火；谷雨时节，春夏交接，会使血压、血脂问题频出。另外，气温升高，湿热加重，容易诱发痔疮，所以不宜久坐。

胃经是管理胃肠功能的经络。胃肠功能一旦失调，整个人就会变得虚弱，且容易衰老，因为胃经走脸。《黄帝内经》中讲："女子五七，阳明脉衰，面始焦，发始堕。"而且，胃经走膝关节，如果不想让腿脚提前衰老，也要好好保养胃经。此外，肝经和胆经的郁气是通过胃肠排出的。因此，人生气后，必须打通胃经，使滞纳之气通过打嗝、放屁等方式排出体外。

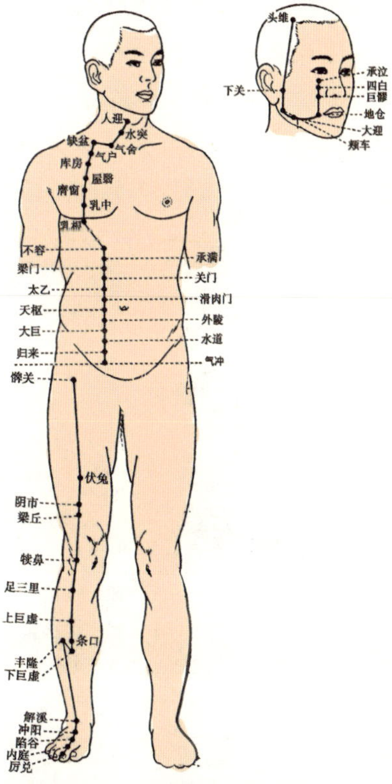

如果胃经不通，就会出现疲劳、身体倦怠、缺乏元气等症状；皮肤也会没有光泽，显黑、黄；嘴唇容易破裂，有纵行皱纹，唇边容易溃烂；还会出现发声无力、发音模糊等症状。

这里教大家一些简单的保养胃经的小窍门：首先躺下来，露出腹部，逆时针揉腹 50 圈，顺时针揉腹 50 圈，且要保持专注和安静。这个动作可以促进肠蠕动，缓解便秘，也能帮助减少腹部赘肉。

若常感肚子冰凉，可以逆时针揉动小腹 20～30 圈，直到发热，再顺时针揉腹 20～30 圈。

若为金刚肚，即腹部脂肪偏硬，有硬块，可以拍打天枢穴，即肚脐旁开 3 指。连续拍打 10 分钟，有助于排除郁热，清理毒素。

若为水袋肚，即脾虚导致的水肿型腹部肥胖，可以将双手微微握拳，从腰的两侧向前推，推到肚脐翻后手向后推，在后背两手相对，然后回到前面，前后反复用力按揉，做 50 次，直至感到腰腹部发红变热。

在清明和谷雨时，我们要多做以下练习，**也可以扫描本书最后附录中的二维码观看视频。**

◆ 简易交叉坐

具体方法同第 56 页所述。

◆ 融心式

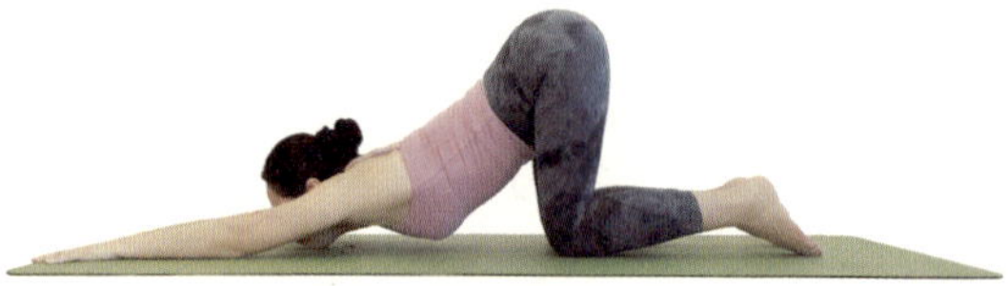

体式介绍：这是一个模仿猫伸懒腰的动作，可以加强脊柱和肩关节的灵活性，伸展腋窝，释放压力和情绪。

动作进入：跪立在瑜伽垫或者床上，双手向前，当臀部在膝盖正上方的时候，要控制臀部不动，双手继续向前伸展，胸口靠近地面，充分把脊柱和腋窝伸展开，下巴贴地，颈椎不好的可以用额头贴地或者头转向一侧，保持 3～5 分钟。

注意事项：膝盖不舒服时可以垫一张毛毯保护，停留时间和伸展幅度可根据自身感受做出调整，不必完全按照口令练习。

◆ 战士二式

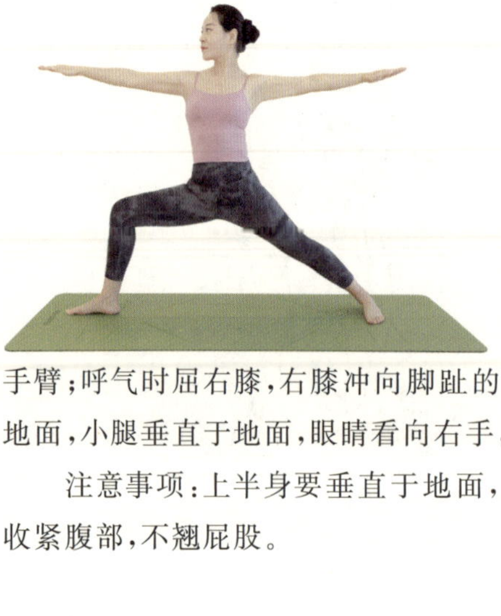

体式介绍：该动作能有效增加大腿肌肉的力量，紧致腿部线条，帮助展开髋关节，促进骨盆区域的血液循环。

动作进入：山式站好，双脚打开两倍肩宽，左脚内扣，右脚外转 90°，右脚脚跟冲着左脚的足弓。吸气时双手臂从身体两侧平举，掌心向下，不断拉长手臂；呼气时屈右膝，右膝冲向脚趾的方向，膝盖在脚踝的正上方，大腿平行于地面，小腿垂直于地面，眼睛看向右手，保持 5 次呼吸，然后进入反方向的练习。

注意事项：上半身要垂直于地面，身体不要前倾，膝关节要在脚趾的方向，收紧腹部，不翘屁股。

◆ 侧角伸展式

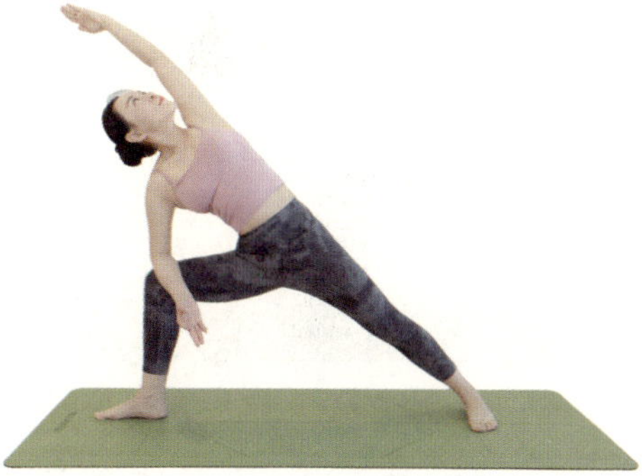

体式介绍：该动作可以有效增加腿部力量，稳定膝关节，紧致腿部线条，同时提高髋关节与脊柱的灵活性，伸展侧腰，减少脂肪的堆积。

动作进入：山式站立，双脚打开两倍半肩宽，双手臂侧平举，左脚内扣，右脚外转 90°，弯曲右膝，使右大腿平行于地面，膝盖在脚踝的正上方。吸气时保持脊柱延展，呼气时弯曲右手臂，手肘放在膝关节上，左手臂贴着耳朵沿头顶方向伸展，眼睛看向前方，保持 5 次呼吸。

注意事项：双肩要始终远离耳朵，膝盖不要内扣，臀部向前，背部向后展开，使身体在一个平面上。

◆ 船式

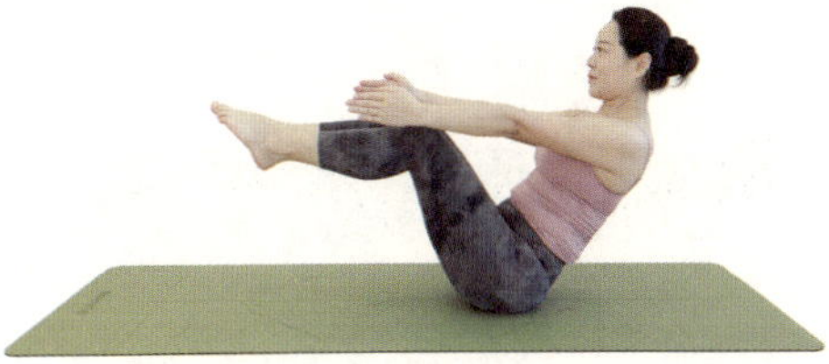

体式介绍：该动作主要用来建立腰腹部的力量。

动作进入：坐立在垫子上，屈双膝，双脚踩地，双手扶住膝窝。吸气时延展脊柱，大腿内侧收紧，呼气时重心后移，抬起双腿双脚离地，双手向前伸展，大腿尽量贴近腹部，绷脚，脚趾指向正前方，保持 3～5 次呼吸，收紧核心。

注意事项：如果感觉困难，刚开始时可以用手抱住膝盖。如果尾骨感觉不舒服，可以考虑在屁股下面垫毯子来练习。

◆ V 式

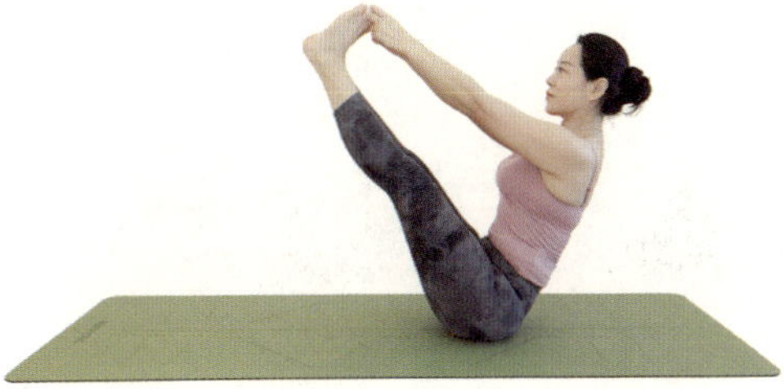

体式介绍：这是拉伸动作，能够增加核心力量，提高髋关节的灵活性，美化腿部线条。

动作进入：坐在瑜伽垫上，屈双膝，双脚踩地，双脚并拢在一起，腿内侧贴紧。双手的食指和中指勾住大脚趾，吸气时腹部收紧，身体重心向后移，手带脚向上，手臂伸直，双腿伸直，眼睛看向脚趾，保持 5 次呼吸，呼气时还原。

注意事项：保持脊柱延展，核心稳定，肩膀放松，不耸肩，手脚相互对抗的力量一定要均匀。

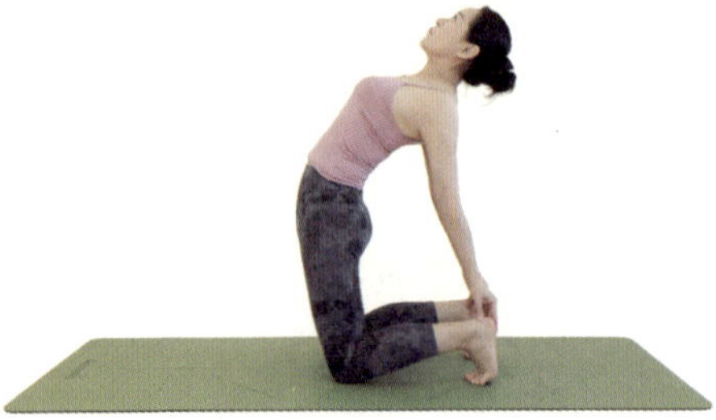

◆ 骆驼式

体式介绍：这是一个后弯动作，能够增加脊柱的柔软度，帮助打开胸腔空间，改善后背的僵硬和疼痛，同时让体态更加挺拔和轻盈，提升气质。

动作进入：跪立在瑜伽垫上，双脚勾脚，脚趾踩地，膝盖分开一个拳头的距离，双手扶髋。吸气时后背向前、向上推，胸腔充分向上推高，下巴微收，眼睛看前方，不要过度抬头，呼气时尝试用双手抓握住脚踝或者脚跟，保持 5 次呼吸。如果不能抓住脚跟，可以手扶腰练习。

注意事项：屁股向前推，始终让大腿垂直于地面。如果抓不到脚踝，可以不用做这一步，只保持胸腔充分向上推即可。腰椎突出者要在专业老师的指导下练习。

◆ 单腿除风式

体式介绍：该动作可以帮助伸展臀部及下背部肌肉，提高髋关节的灵活性，还可以挤压腹部，有助于消化，缓解便秘，减少腹部脂肪的堆积。

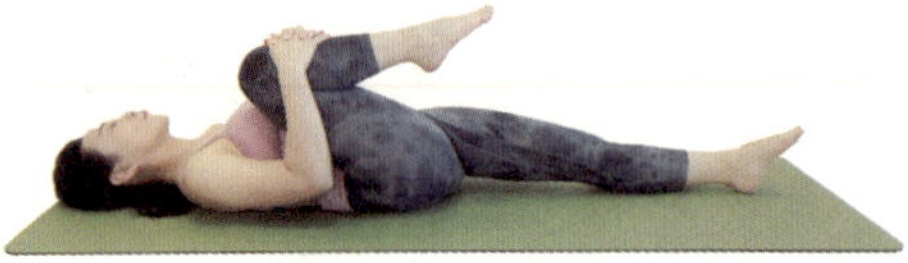

动作进入：躺在瑜伽垫或者床上，弯曲右腿向上贴近腹部，双手十指交扣抱紧右小腿前侧，右大腿压实腹部。呼气时肩膀下沉，双手用力下拉右腿，感受腹部内脏受到挤压和按摩，保持 5 次呼吸，在最后一次吸气时还原。然后换左腿练习。

注意事项：伸直腿那一侧的脚不要离开地面，双肩始终沉向脚的方向。

◆ 仰卧脊柱扭转式

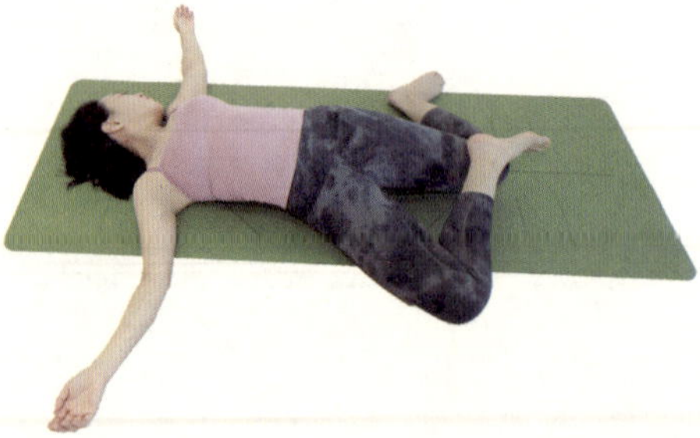

体式介绍：扭转类的动作都可以使身体更加放松，可以提高脊柱的灵活性，促进血液循环，消除情绪紧张。

动作进入：平躺仰卧在瑜伽垫或床上，双手侧平举，掌心向上，肩膀压实地面，弯曲双腿，脚跟靠近臀部，双脚尽量分宽，呼气时双膝倒向右侧，头转向左侧，右脚的脚踝搭在左膝膝盖上，双腿完全放松，保持 8 次深长的呼吸。然后膝盖和头同时收回，换反方向练习。

注意事项：双肩尽量不离开地面，如果腰部感到不适，可以降低扭转的幅度。

◆ 蝴蝶式

体式介绍：这是一个伸展类的体式，可以提升髋关节的灵活性，放松大腿内侧，促进骨盆区域的血液循环，还可以有效缓解背部的紧张和疼痛，适合腰肌劳损或者痛经的患者。

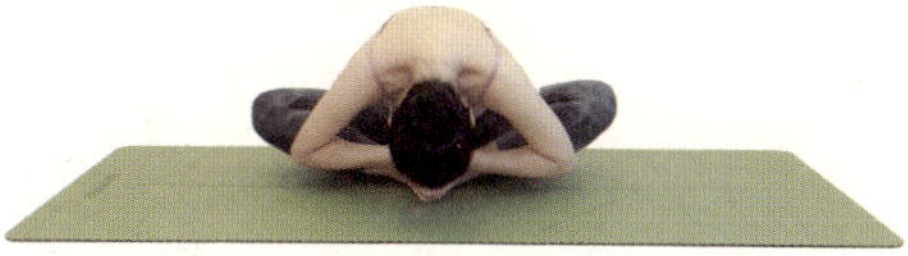

动作进入：坐立在瑜伽垫或者床上，弯曲双腿，脚掌心相对，脚后跟会阴间距大一点，使双腿之间呈菱形，双手抱住脚趾。吸气延展脊柱，呼气时以髋关节为轴心前倾，身体重心向下，可以尝试把额头放在脚上。保持深呼吸，动作保持的过程中可以闭上眼睛，感受身体的改变，保持 2 分钟左右。

注意事项：如果感觉腿内侧疼痛，可以坐在毛毯上练习。背部疼痛时可以在脚和头之间放一个抱枕，来调节动作的幅度。

（宁夏）

春季养生操

1.护肝保健操

春季重在养肝，中医讲，肝为将军之官，主藏血，具有贮藏血液和调节血量的功能。人体的五脏六腑都要依靠肝血的滋养才能发挥其正常的生理功能，调养肝脏最主要的就是顺应肝喜条达的特性，保持其正常的疏泄，从而维持人体气血津液和精神情志的顺畅。每天利用闲暇时间练习下面这套健身操，可以疏肝气、泻肝火，从而达到养肝护肝的效果，**也可以扫描本书最后附录中的二维码观看视频。**

◆ 揉章门穴

弯曲前臂，肘尖夹住身体两侧，肘尖的位置就是章门穴。找到位置后从后往前揉章门穴，每天按 30 下。

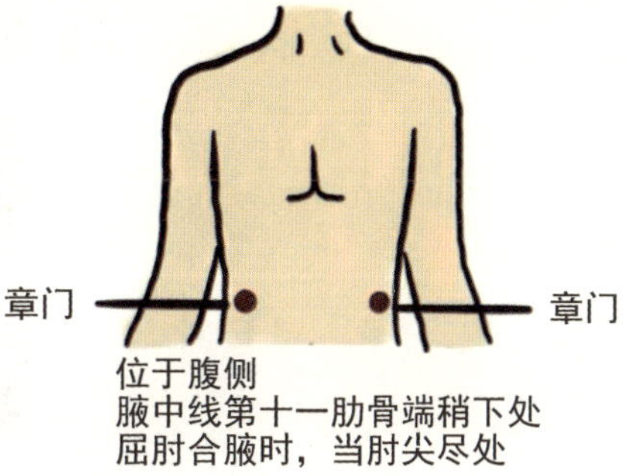

◆ 点压肝穴

无名指有3个肘，在第二个肘的中间有个穴位叫肝穴，每天坚持点压，早中晚各3次。

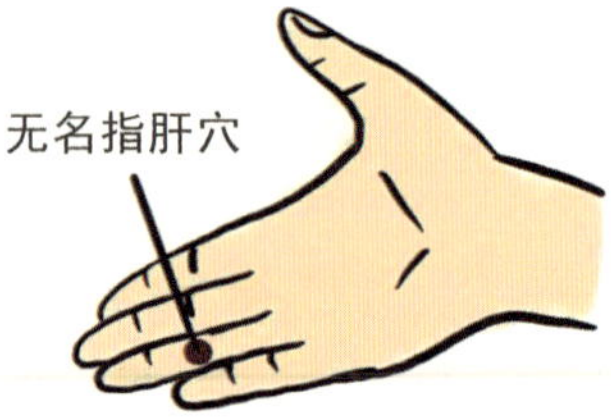

◆ 牵拉斜肋

左臂上举，尽量牵拉左臂腋下及斜肋部，为了加大幅度，可以用右手帮助左手再拉，然后回位。右侧同理。

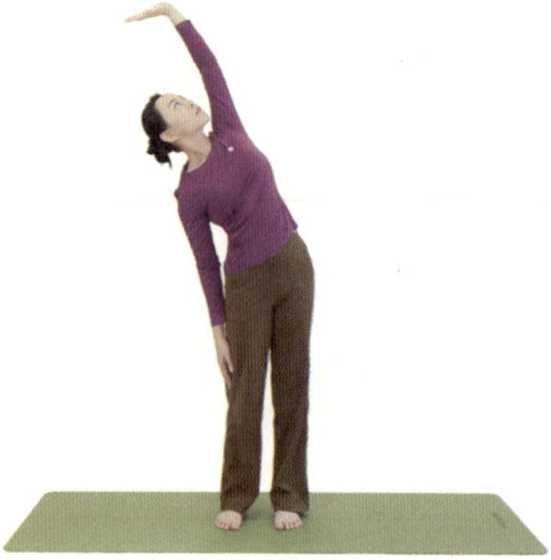

◆ 转体向上

两手十指交叉，然后上提，至胸前翻转，经面向上，掌心向上，继续上撑。

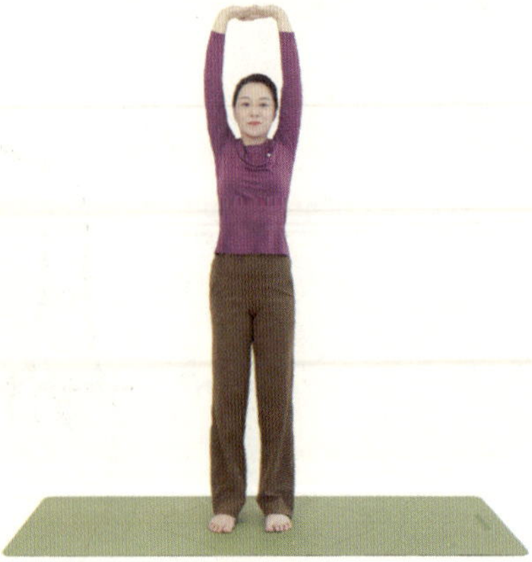

在此基础上，把腰向左旋，旋到不能再旋的时候向左后侧弯，使身体右侧斜肋得到牵拉，保持一会儿再起身，转正。右侧同理。

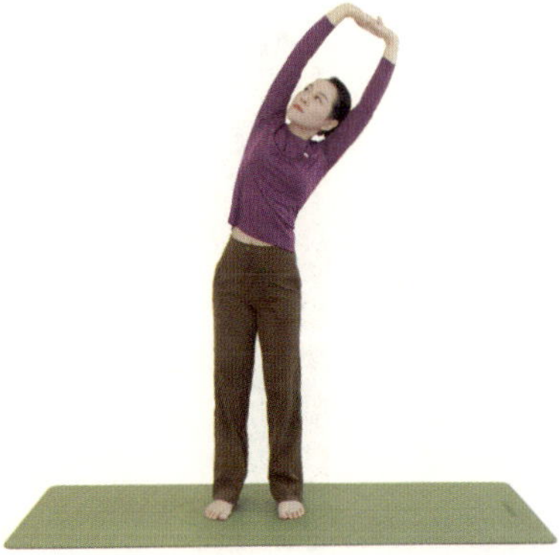

◆ 后仰吸气

把手合拢放到肝的位置，吸气，把意念全部放到肚子上方的位置。

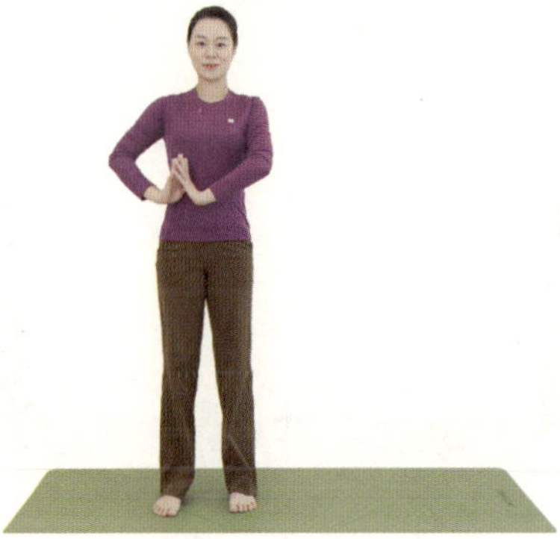

手慢慢往上，并吐气，手向上拉，同时向后仰 15 度，整个肚子慢慢拉伸开来，从颈回到胸部，再吸气，最后返回复位。

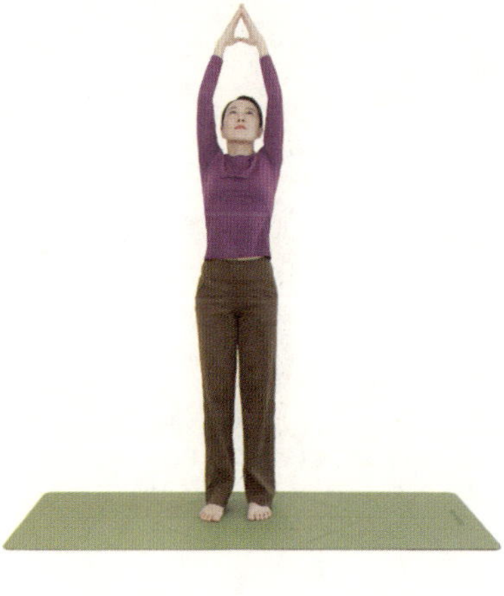

◆ 肝脏转体带动

双手交叉，搭在肩膀上，下巴定住，吸气，再轻轻吐气。

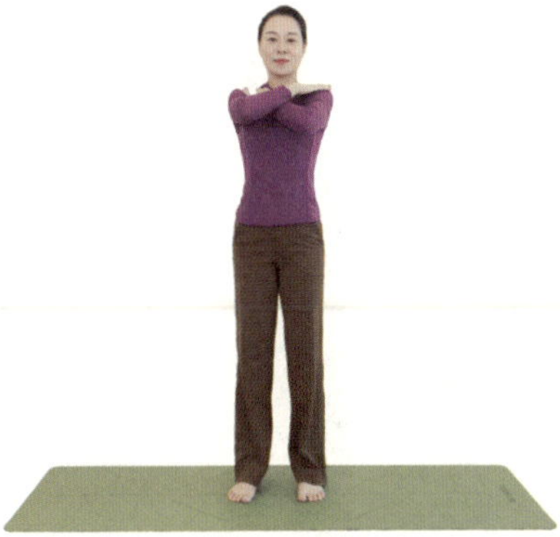

先用手肘移动对准下巴，再用肩头对准下巴。反方向同理。

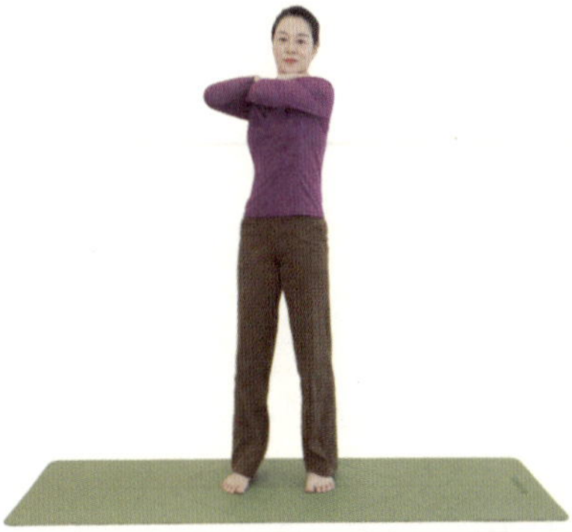

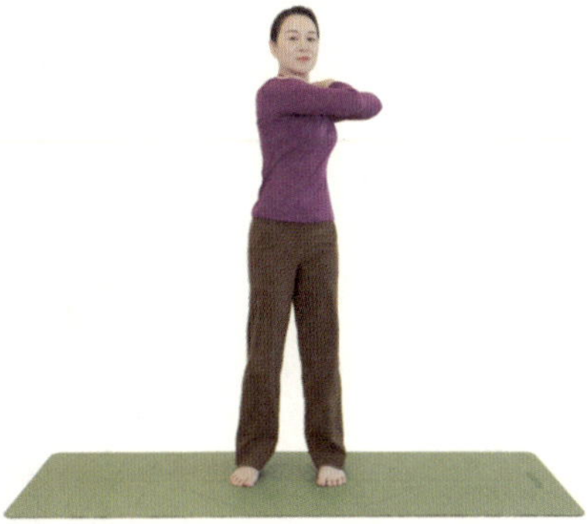

◆ 扩胸护肝

双手肘贴在屁股上，吸气，慢慢地向后上方轻提，同时把胸打开，吸气通过胸廓把空气带进去，让血液把氧气带到肝。

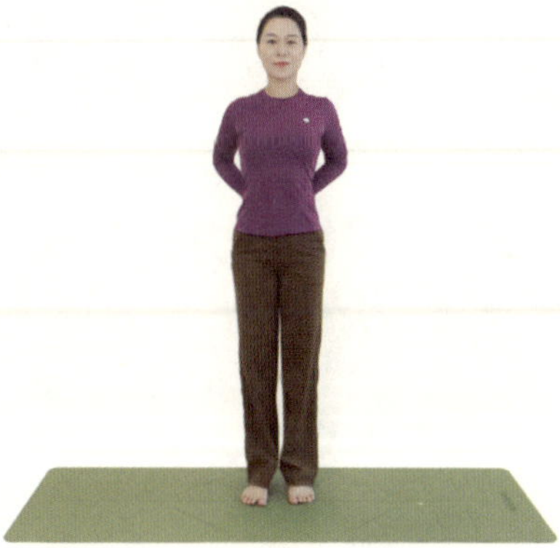

2.小周天

小周天，本意是指地球自转一周，即昼夜循环一周；后经引申，被内丹术功法借喻内气在体内沿任、督二脉循环一周，即内气从下丹田出发，经会阴，过肛门，沿脊椎督脉通尾闾、夹脊和玉枕三关，到头顶泥丸，再由两耳颊分道而下，会至舌尖(或至迎香，走鹊桥)，与任脉接，沿胸腹正中下还丹田。因其范围相对较小，故称小周天。

练习时可选一清净之室，开窗阖户，空气新鲜，避免风向，宽衣解带，静坐床上或沙发上，平直其身，脊骨不曲，端正不歪，可采用道家的跏坐法。练功前要心无杂念，放松身心，宁心静气。**本书最后的附录中有练习视频，大家可以扫描二维码进行观看。**

◆ 第一段：叩齿漱津法。

叩击牙齿 36 遍，凝聚心神，用舌头在口腔内上下、内外搅动 36 遍。然后舌抵上腭，静心默数呼吸 360 次，等口中充满津液后，再鼓漱数遍。

◆ 第二段：以意领气，运用四字诀，运行小周天的练法。

四字诀指的是"撮、抵、闭、吸"四字，撮就是撮提谷道(肛门)，抵是舌抵上腭，闭是双目紧闭，吸是鼻吸莫呼。具体来说，以意念的方式将气从任脉撮过肛门，到达尾闾的位置，以意引气沿后背督脉上行，至夹脊关，此时引气速度要加快。然后两眼闭目往上看，此时鼻吸不呼，用力将气撞过玉枕关，然后将目光往前，引气过头顶，再沿任脉下到鹊桥。

◆ 第三段：咽津过程。

练功过程中，口中会生成很多唾液，道家称之为"金津玉液"。此时，要将口中的津液分三次下咽，经过咽喉，进入心脏，然后下至下丹田气海穴，这就是道家所谓的"天河水逆流"。所谓的"天河水逆流"，因为正常的津液由肾精所化，向上流入口中而成津液，这是"顺流"，通过练功，口中生成的津液被咽下到下丹田，就像河流逆流一样，故有此称。

◆ 第四段：收功动作。

静坐一会儿，之后将手左右交替摩擦下丹田 180 下，然后用手抱住肚脐，待放手时，将衣被围住肚脐，不要让风邪侵入人体。将双手的大拇指擦热后，在双眼上摩擦 14 遍，以去心火；然后摩擦鼻翼两侧 36 遍，以滋润肺脏；摩擦双耳 14 遍，以补益肾脏；摩擦面部 14 遍，以健运脾胃。最后，双手捂住耳朵，食中两指在脑后叩击，即"鸣天鼓"36 下，之后，将双手叠放在一起，左手在外，右手在里，呈作揖状，高举过头，行“朝天揖”。如此进行 3 遍，然后慢慢地发“呵”音，呼出体内浊气四五次，之后鼻吸清气，双手抱住肩膀，左右转动活动肢体、筋骨，用手摩擦玉枕 24 下，摩擦双侧腰眼 180 下，摩擦双足心涌泉穴 180 下，至此，全套功法毕。

（王春蕾　董静　徐小涵）

夏

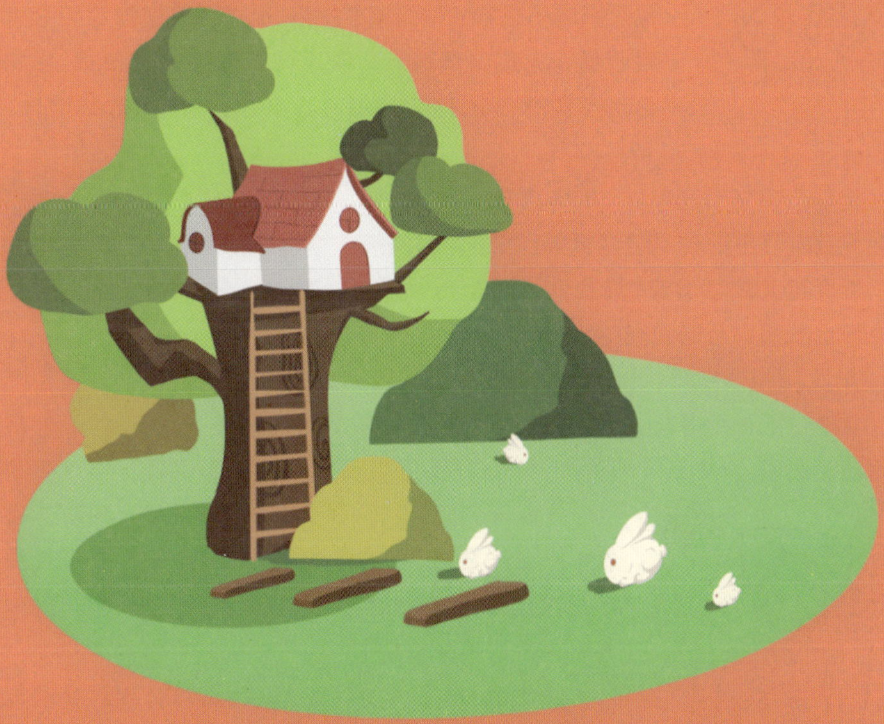

夏

★ 盛夏气候炎热，阳气最盛

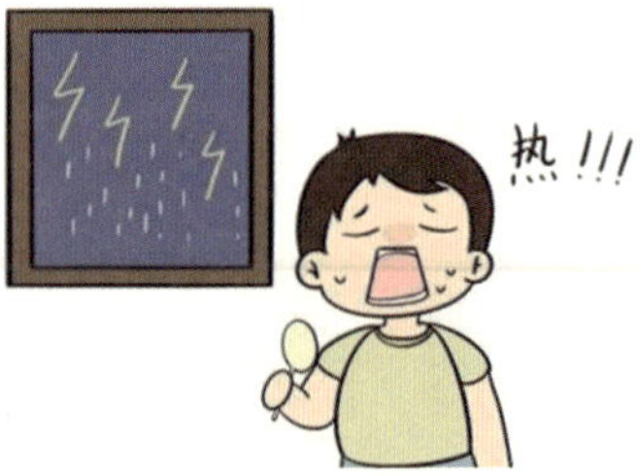

夏季最明显的特点就是热！温度升高会刺激人体内多种激素分泌，能激活大脑，使人体感受到愉悦、放松和自信。同时，夏季是生命力的高峰期，也是自然界阳气最旺、阴气最弱的时候。此外，夏季人体出汗增多，有利于促进身体排毒和废物排出。

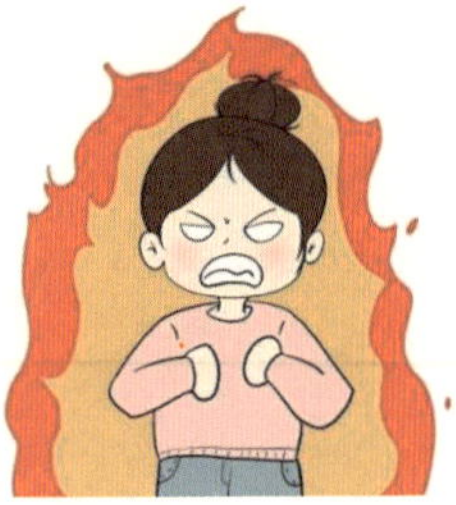

然而，在气温升高时，大脑将高温刺激传导至体温调节中枢，而体温调节中枢对摄食中枢产生抑制作用，使人常觉食欲不振。暑热还容易导致“耗气伤津”，会出现气短乏力、多汗、疲劳、口干口渴、尿少、便干等。另外，天气炎热会影响下丘脑的情绪调节中枢，加之汗液增加等因素也很容易让人感到烦躁。高温还可能增加心脏负担，影响血液黏稠度和血压等，增加心脑血管疾病的发作风险。

★ 长夏多雨潮湿，闷热蒸腾

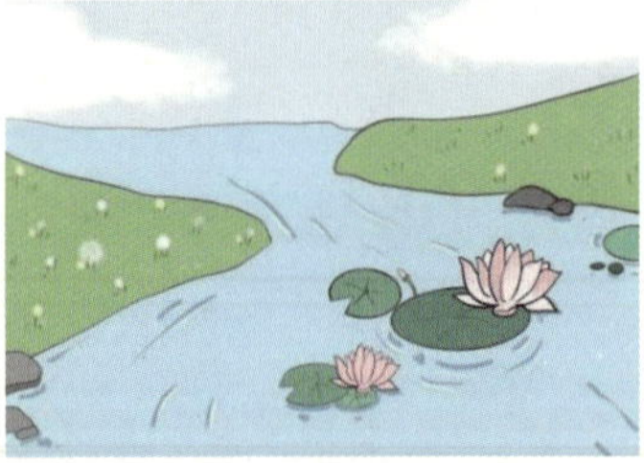

夏季会频繁出现暴雨、雷阵雨等，较高的湿度会导致空气中的含氧量降低，让人感到胸闷气短。湿度过大常会引起“湿证”，容易引起痱子、湿疹等皮肤病以及肠胃炎等脾胃病。

★ 太阳炽热高悬，昼长夜短

夏季白天持续时间长，黄昏时天空依然明亮，为我们提供了更多的户外活动时间。同时，夏季阳光中的紫外线较强，适当晒太阳有助于促进身体维生素D的合成，促进钙吸收，强化骨骼，也可起到预防骨质疏松等疾病的作用，提高免疫力。然而由于昼长夜短，接受光照的时间随之增加，影响了褪黑素的分泌，可能会导致睡眠质量下降。

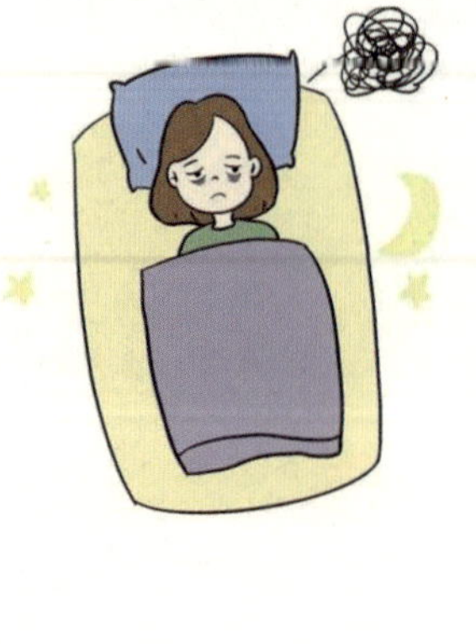

因此，面对夏季的气候特点，我们要注意合理规划和安排自己的生活，注意防晒、补水、饮食清淡、保持充足的睡眠，保护好自身健康和安全！

夏日健康"烤"验：从防暑到祛湿

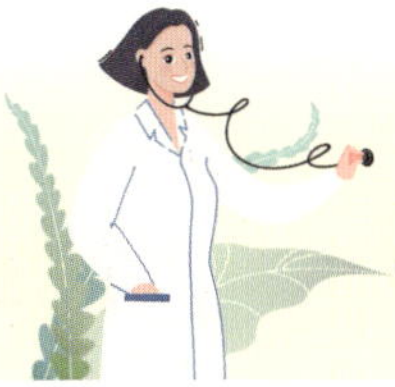

在一个阳光炙烤的夏日，小明和他的朋友们正在足球场进行比赛。

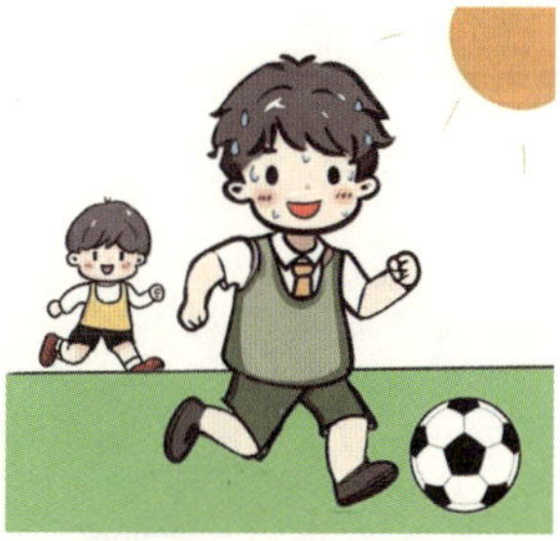

大家玩得正酣时，突然，小明感到头晕目眩、胸口憋闷、心慌气短、浑身无力，甚至差点晕倒，脸色也变得苍白。朋友们意识到小明可能是中暑了，赶紧把他带到阴凉处，让他喝水，并拨打了急救电话。

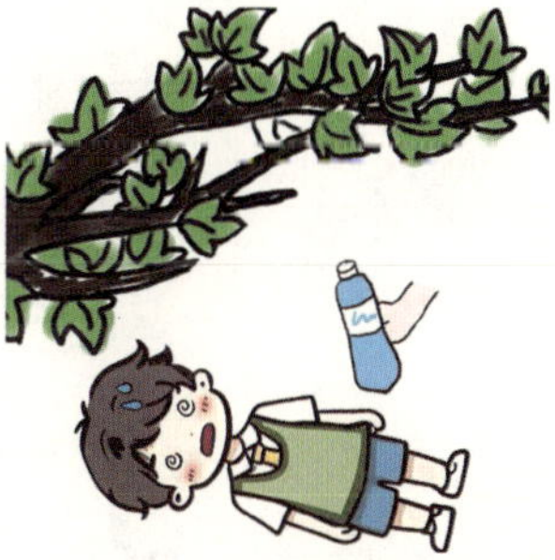

急救人员很快到达现场，判断小明是中暑并立即进行了处理。经过一番急救，小明逐渐恢复了意识，被送往医院检查。经过这件事，小明意识到，在炎热的夏季要注意保持水分，避免在高温下剧烈活动，以防中暑。

夏日炎炎，除容易中暑外，高温、潮湿的天气也会让皮肤病悄悄登场。阳光强烈，紫外线照射增加，容易引起皮肤晒伤和光敏反应。高温的天气让人们汗流浃背，皮肤上的汗液和油脂结合，容易形成毛囊炎、痱子、湿疹等问题。此外，夏季常常伴随着蚊虫叮咬，这也可能导致皮肤过敏或感染。因此，在这个季节，不能放松对皮肤的关爱，要注意防晒，保持清洁，不要让小病小痛破坏了美好的夏日时光！

“热晕啦”——中暑

1.什么是中暑？

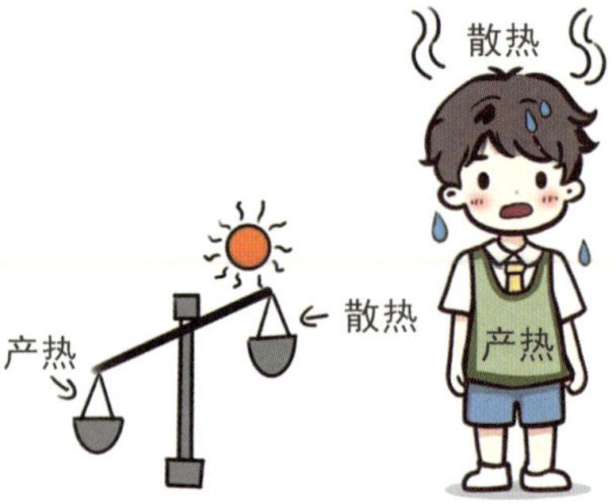

中暑是指长时间暴露在高温、高湿、无风的环境中，或在炎热环境中进行体力活动时，人体吸热、产热的量超过了人体的散热能力，造成人体温度升高，身体机能及器官遭到损坏的急性疾病。

2.中暑后会有哪些症状？

先兆中暑患者会出现头晕、恶心、胸闷、口渴、全身无力，体温正常或略微升高，短暂休息后可自行缓解。

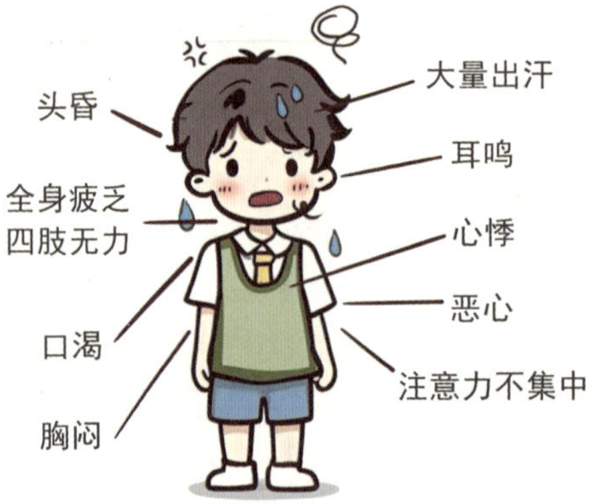

轻度中暑患者除有以上症状外，体温会升高至 38 ℃以上，伴有面色潮红、心慌气短，充分休息后可恢复正常。

重度中暑也就是热射病患者，体温会超过 40 ℃，出现意识丧失、瞳孔放大等症状。严重者可出现昏迷、抽搐等异常情况。

3.如何预防中暑？

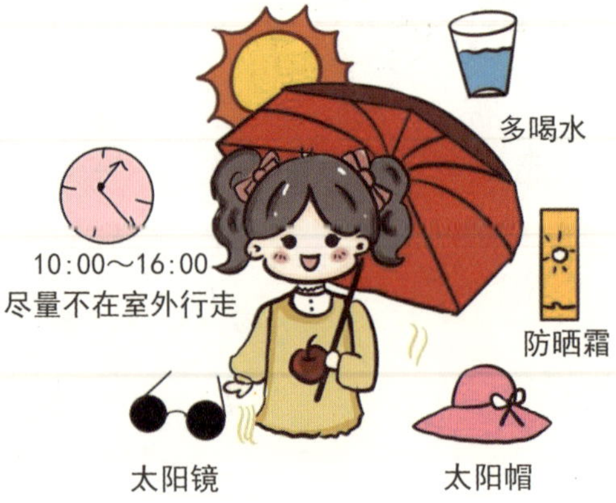

◆ “三要”

(1)多喝水。在高温天气，无论是否运动，都应增加液体的摄入。如果需要在高温环境下进行体力劳动或剧烈运动，至少每小时喝 2～4 杯凉水(500～1000 毫升)。

(2)健康饮食。高温天气下，饮食应尽量清淡，多吃新鲜水果蔬菜，少吃高油、高脂食物。

(3)适当降温。当室内温度高于 35 ℃时，应考虑使用空调，合理设置空调温度，并注意适时开窗通风。

◆“三不要”

(1)避免高温时段外出。外出时使用防晒霜、防晒伞等，最好避开正午时分，将时间安排在早晨或傍晚。

(2)不要饮用含酒精或高糖饮料。冷冻饮料也应尽量避免，以免造成胃部痉挛。

(3)不要忽视身体不适。如发现自己有中暑症状，应立即停止活动，转移至阴凉处休息，解开领口、扣子等，保持周围通风，涂抹或服用解暑药物。

4.哪些人需更加注意防暑？

(1)儿童和青少年：儿童的身体在高温下调节能力较差，易受到高温影响，容易出现脱水和中暑。

(2)老年人：随着年龄的增长，体温调节能力下降，老年人更容易受到高温的影响，尤其是有基础疾病的人群。

(3)运动员：在高温环境中进行高强度运动的运动员容易发生中暑。

(4)体重超重或肥胖的人：体重较重的人通常代谢率较高，身体产生的热量也更多，因此更易中暑。

(5)有慢性疾病的人：如心脏病、糖尿病、呼吸系统疾病等患者，因身体状况较差，耐热能力降低。

(6)在高温环境工作的人：如建筑工人、农民、消防员等，他们长时间暴露在高温环境中，中暑风险更高。

(7)服用某些药物的人：一些药物(如利尿剂、抗抑郁药等)可能影响身体的水分平衡和体温调节。

(8)缺乏适应高温环境经验的人：如一些刚到热带或亚热带地区的人，身体尚未适应环境变化。

5.中暑了应该如何急救？

搬——通风散热。迅速将患者抬到阴凉、通风的地方，用纸扇或电扇扇风，解开或者脱去衣服。

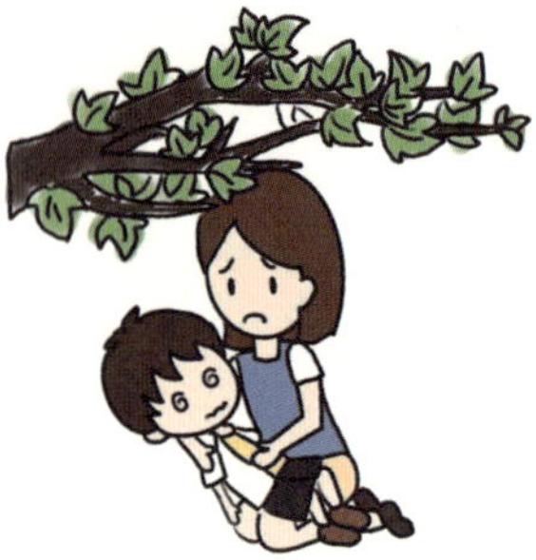

敷——先温后凉。给患者头部降温需要循序渐进，先用温水敷，后改用冷水、冰水敷。

擦——凉水擦身。用凉湿毛巾冷敷患者头部、腋下以及腹股沟等处，用温水或酒精擦拭全身，促进散热。

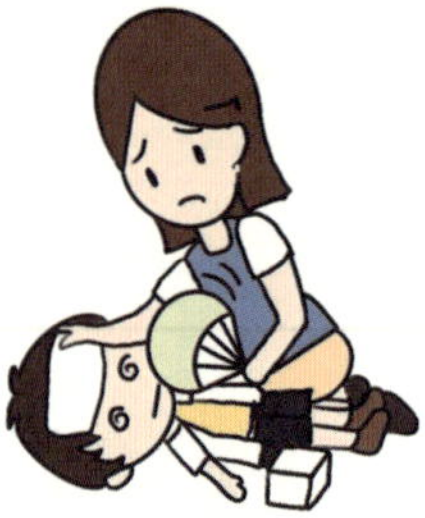

补——补电解质。患者若醒后出现恶心、呕吐等症状，可以喝淡盐水或淡糖水以补充体液的损失。

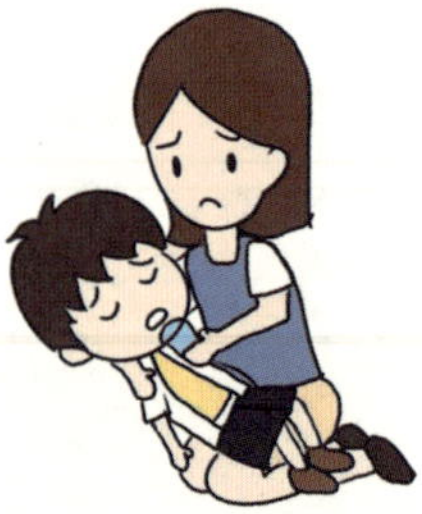

降——物理降温。当中暑者体温高达 40 ℃以上时，会出现昏迷、抽搐等症状，要快速、有效、持续地降温，重点注意颈部、腋下降温；同时拨打“120”，尽快送到医院急诊科就诊。

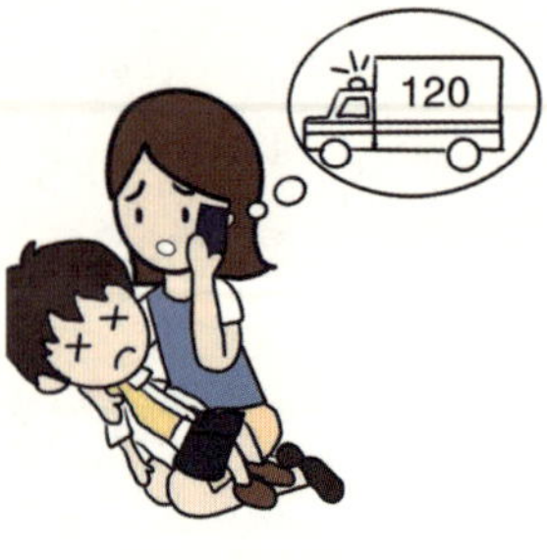

6.中暑患者该吃什么？

适合轻度中暑患者的中医食疗小食谱

中暑的常见症状为突然晕倒，身热烦躁，气喘不语，大汗或无汗，四肢抽搐。此时应将患者移至凉爽通风之处，给服清暑、解热、开窍之剂，推荐食材如下：扁豆、绿豆、薏米、生甘草、竹叶等。

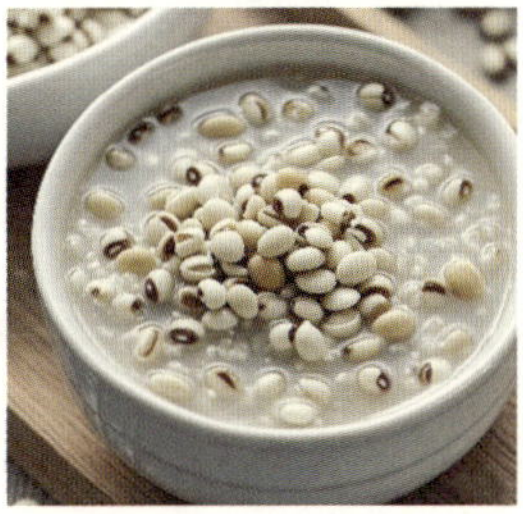

★ 扁豆薏米粥

食材：扁豆 60 克，薏米 60 克。

做法：扁豆和薏米同时洗净后下入锅内，加适量水煮成粥，每日服食 2 次。

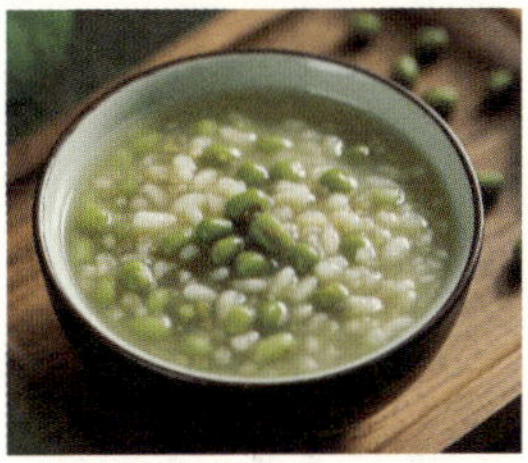

★ 绿豆粥

食材：绿豆 50 克。

做法：锅内加入适量清水，慢火煮绿豆作粥，任意食用。

"晒伤啦"——光敏性皮炎

1.什么是光敏性皮炎？

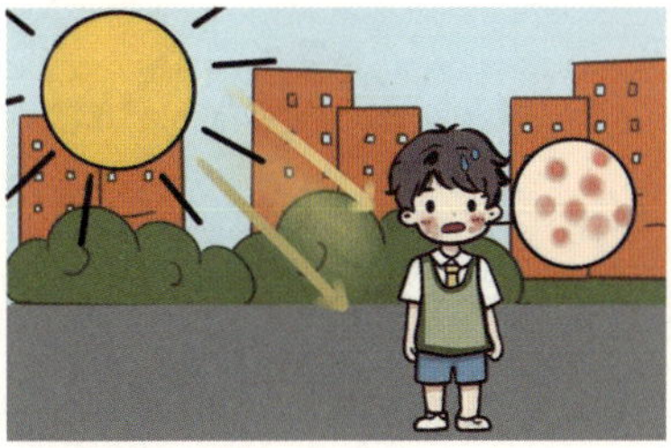

光敏性皮炎是由于患者对紫外线产生过敏反应所引起的皮肤炎症，通常在暴露于阳光后 1～2 天内发病。如果不及时治疗，病情可能会进展为慢性光敏性皮肤病。

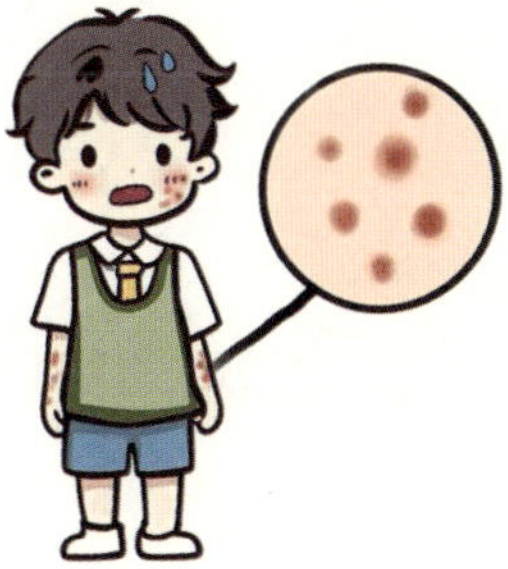

2.光敏性皮炎有哪些表现？

皮疹类型：常见的是红斑、小丘疹、小水疱或水泡，可能伴有脱屑、结痂等。初期可能呈现为急性炎症反应，表现为红斑和丘疹。

典型部位：通常发生在暴露于光线的部位，尤其是面部、颈部、肩部、上臂外侧、手背等。

分布：皮疹一般呈对称分布，尤其在“V”形区域（指颈部前部、胸部上缘等）和暴露在阳光下的地方。

自觉症状：患者通常感到瘙痒、灼热感或轻度疼痛，特别是在皮疹出现的初期。

3.光敏性皮炎有哪些诱发因素?

紫外线暴露：这是最常见的诱因，可以通过穿戴防护服、使用防晒霜和避免强烈阳光的暴晒来减少发病风险。

药物：某些药物会使皮肤对阳光变得更加敏感，包括一些抗生素（如四环素类、磺胺类）、抗真菌药、抗抑郁药、某些利尿剂等。

化学物质：如某些化妆品、香料、植物（如野生伞形科植物）等，也可能增强皮肤对光的敏感性。

其他因素：某些皮肤疾病（如系统性红斑狼疮）或免疫系统疾病可能会导致患者的皮肤更加容易发生光敏反应。

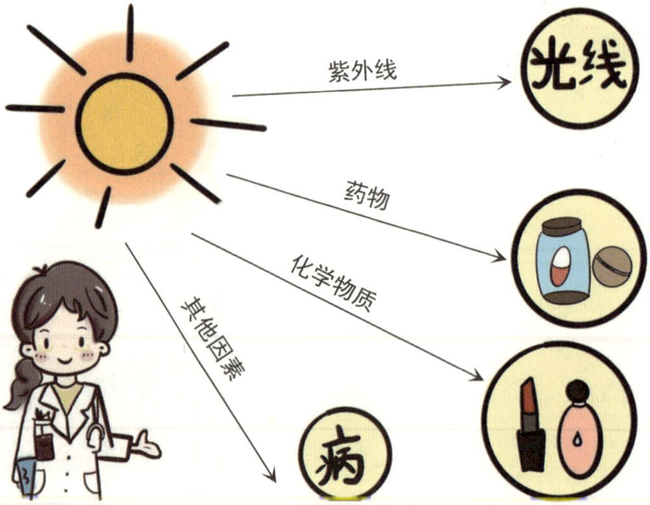

4.如何预防光敏性皮炎?

夏季时，大家要注意防晒，外出时撑伞、戴帽、戴太阳镜，避免穿短袖上衣，皮肤裸露部位应涂防晒品。如出现光敏反应或皮肤损伤，应立即到皮肤科就诊，不要自作主张乱用药，以免延误病情。

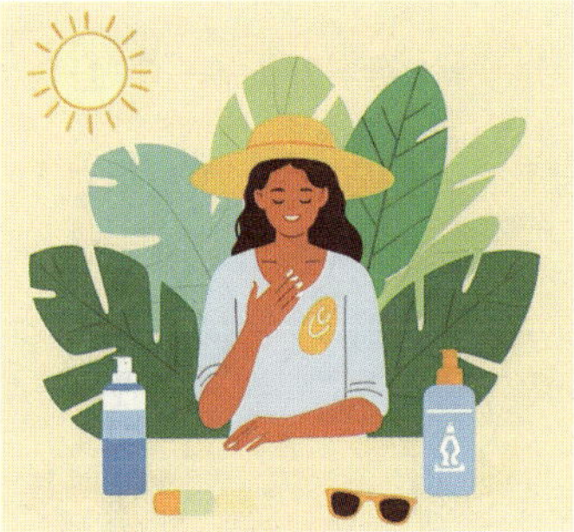

有光敏反应史的患者要慎用以下光敏性物品和避免食用光敏性食材：

(1)蔬菜：如莴苣、茴香、苋菜、荠菜、芹菜、萝卜叶、菠菜、荞麦、香菜。

(2)水果：如芒果、菠萝、草莓、猕猴桃、无花果、柑橘、柠檬等。

(3)海鲜：如螺类、虾类、蟹类、蚌类等，目前有专门病名"泥螺日光性皮炎"。

(4)日用品：如化妆品、清洁剂中的香料、防腐剂、苯胺及苯胺类衍生物等。

若皮肤出现光过敏，需在皮肤最初出现麻刺感或红斑时，立即躲避阳光，初次发生者要尽量避免日光和其他光线。已发生光敏反应的患者，在症状未消失时及症状消失后5日内，仍不能接受太阳光或紫外线照射，以免再次发生光敏反应。

5.得了光敏性皮炎，可以自行用药吗？

不建议患者自行用药。因为不同症状的光敏性皮炎，治疗方法不一样，自己随便用药可能不对症，反而会延误病情。一旦发现有光敏性皮炎的症状，要立刻到皮肤科就诊，按照医生的诊断和治疗方案进行治疗。

夏日炎炎，谨防痱子来袭

1.为什么会长痱子？

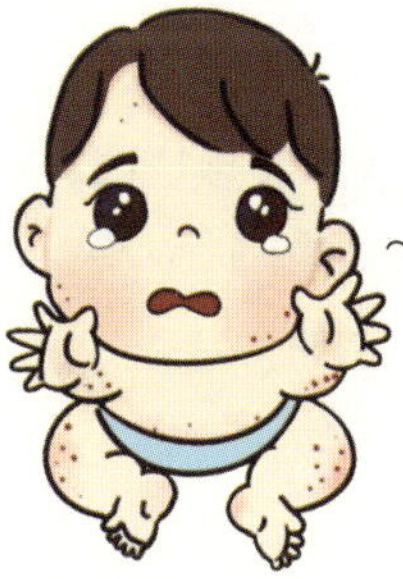

痱子是夏季最常见的一种皮肤病。夏季天气炎热、气温高，人体汗液分泌增多，不易蒸发，导致汗孔堵塞，而阻塞的汗腺则继续分泌汗液。源源不断产生的汗液使表皮汗管的压力增加，导致汗管扩张破裂，汗液外溢，渗入周围组织，在皮肤下出现许多针头大小的水疱，这就形成了痱子。

2.得了痱子后有哪些症状？

皮肤上出现针尖至针头大小的密集分布的丘疹、丘疱疹、水疱或脓丘疱疹，可无症状，也可伴有瘙痒、灼热感。少数深痱患者皮损泛发时可出现头晕、头痛、发热等全身症状。

痱子在临床上有以下四种分型：

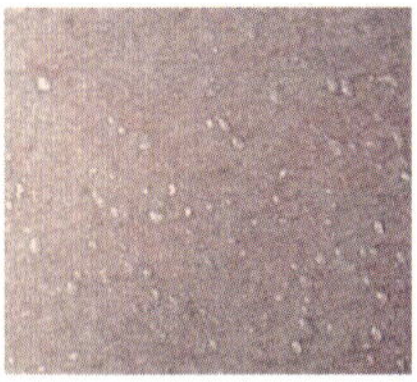

(1)白痱：其又名“晶形粟粒疹”，表现为针尖大小的浅表性水疱，周围无红晕，易破，可1～2天内吸收，留有细小脱屑。其常见于卧病不起、大量出汗者，好发于躯干和间擦部位。

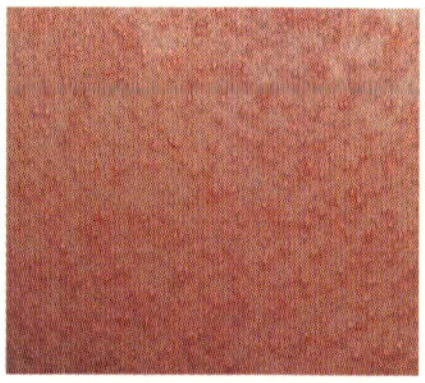

(2)红痱：其又名“红色粟粒疹”，最为常见，表现为密集排列的针尖大小丘疹、丘疱疹，周围有红晕，皮损消退后有轻度脱屑，伴灼热和刺痒感。其多见幼儿、家庭妇女、高温作业者，好发于腋窝、肘窝、额、颈、躯干、妇女乳房下等处。

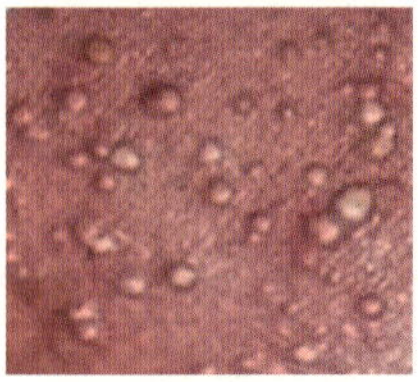

(3)脓痱：其又名“脓疱性粟粒疹”，多由红痱发展而来。表现为密集的丘疹顶部有针尖大小潜在脓疱，细菌培养常为阴性。其好发于皮肤褶皱处及小儿头颈部。

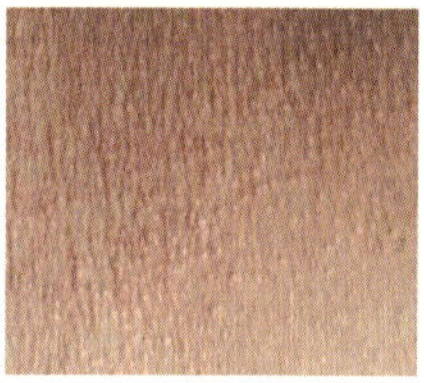

(4)深痱：其又名“深部粟粒疹”，表现为密集的、与汗孔一致的非炎性丘疱疹，出汗时皮损增大，不出汗时皮损不明显，全身出汗减少或无汗，但常有代偿性面部多汗。无瘙痒，严重时出现头痛、发热、头晕等全身症状。其好发于颈部、躯干等部位。

3.哪些人群容易长痱子？

儿童或者婴幼儿：儿童皮肤娇嫩，活动量大，易出汗，加之汗腺管道发育未成熟，排汗散热功能较差，若长期保持一个姿势，会使一些部位出汗不畅，常在额头、颈项生热痱。

体形肥胖或痰湿体质的人：肥胖者皮肤褶皱较多，油脂过多，加之多汗，易导致汗液排泄不畅而形成痱子，多长在额头、颈项、胸背、腘窝、腋下及肘窝等部位。

长期卧床的人：长期卧床少活动，体质虚弱，代谢能力较差，容易出现汗液排泄不畅，易在腹股沟、胸背部等处长痱子。

高温作业者：长期在太阳下暴晒，皮肤得不到有效的防护，也容易出现痱子。

4.如何处理痱子？

物理治疗：通风散热，衣着宽松透气，保持凉爽及干燥。

外用药治疗：以清凉、收敛、止痒为原则，可使用炉甘石洗剂、痱子粉，瘙痒明显者可以外用糖皮质激素药膏，脓痱可外用2%鱼石脂炉甘石洗剂、黄连扑粉。

口服药物治疗：瘙痒明显的患者，也可以口服抗组胺药；感染较严重时，可口服抗生素治疗；也可服用清热、解毒、利湿的中药(如金银花)。

5.痱子可以自愈吗？

痱子完全可以自愈，大多数患者离开炎热的环境即可好转；但有些患者需要接受治疗，在治疗后基本都能治愈，不会留下明显后遗症。

6.如何预防痱子？

(1)穿宽松、透气的衣服，衣服料子应选择吸水性好、透气好的纯棉衣物。

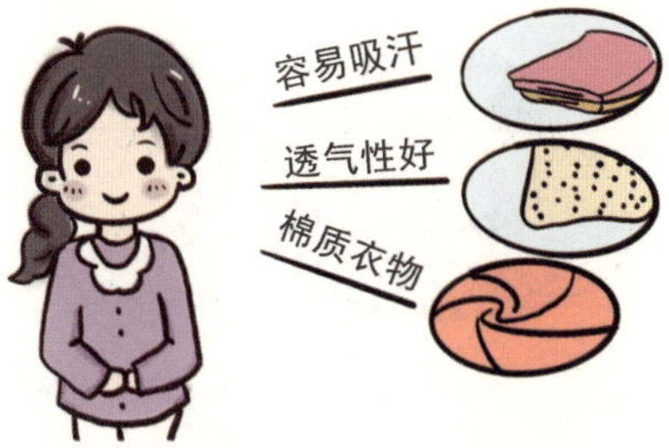

(2)室内保持通风凉爽，可以适当使用风扇或空调。

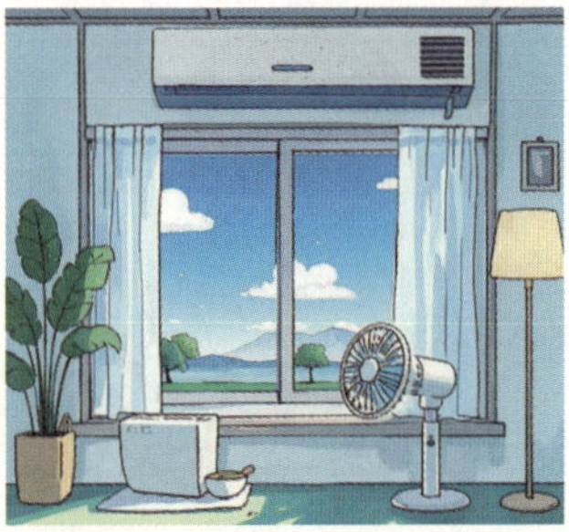

(3)饮食不宜过饱，少吃高糖和高脂肪的食物，多吃青菜瓜果，多饮水。

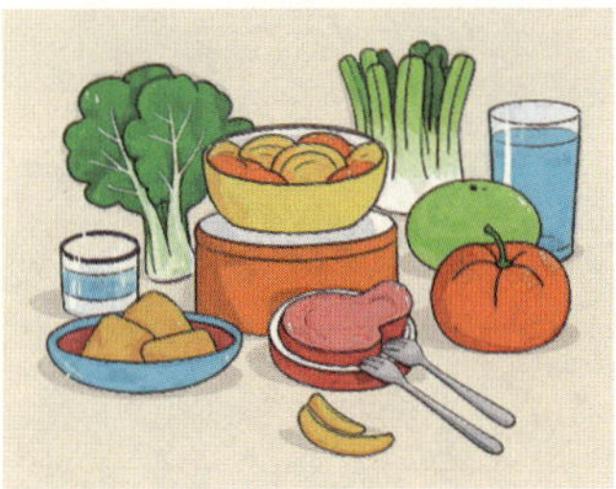

(4)避免在高温天气下剧烈活动，高温作业者应注意保持工作场所通风降温，衣物被汗液浸湿后应及时更换。

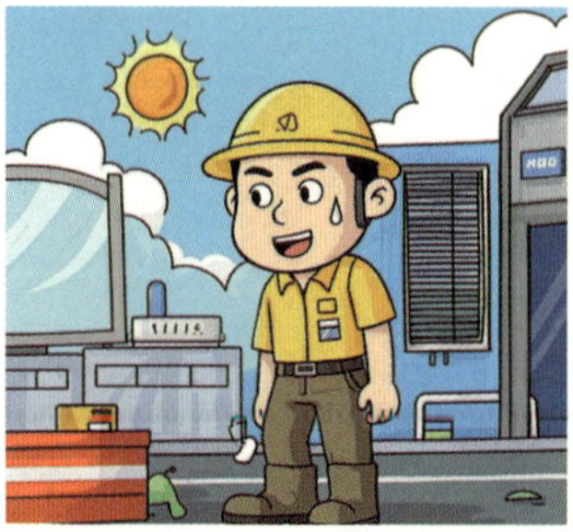

(5)婴幼儿睡觉时应注意翻身，避免穿着或包裹太多，不要直接睡在凉席上，凉席上面铺上床单和毛巾被，可吸汗。婴幼儿入睡时可在其后脑勺和后背下各垫一块毛巾，让其吸汗，每 20～30 分钟换一次，以保持皮肤干爽。

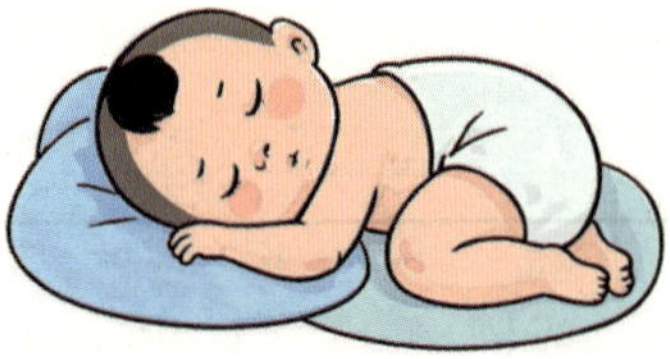

(6)出汗以后要及时洗澡，保持皮肤清洁干燥。洗澡时要用温水，禁用热水烫洗，禁用刺激性的碱性肥皂，洗后要立即擦干。

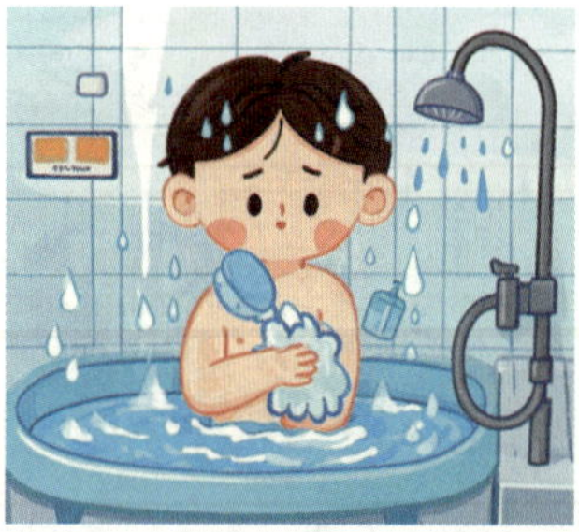

(7)勤剪指甲，保持双手干净，以免因痱子瘙痒而搔抓皮肤引发细菌感染。若儿童头发很浓密，可剪短，但不要剃光。剃头容易把头皮刮伤，引起感染。

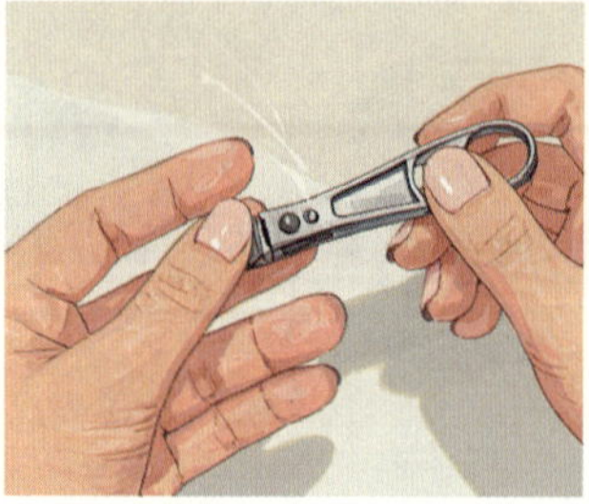

7.皮肤瘙痒患者该吃什么?

适合皮肤瘙痒患者的中医食疗小食谱

中医所说的风瘙痒即现代医学的皮肤瘙痒症,可辨证分为风热血热证、湿热内蕴证和血虚肝旺证。在饮食上宜食用清淡、富有营养且易消化的食物,如瘦肉、鸡蛋、牛奶、河鱼、豆浆、新鲜水果和蔬菜等,可防止湿热内生而发病。

风热血热证患者推荐食用具有“疏风清热,凉血止痒”功效的食物,如淡豆豉、菊花、金银花、绿豆、荸荠、薄荷等,推荐食疗方如下:

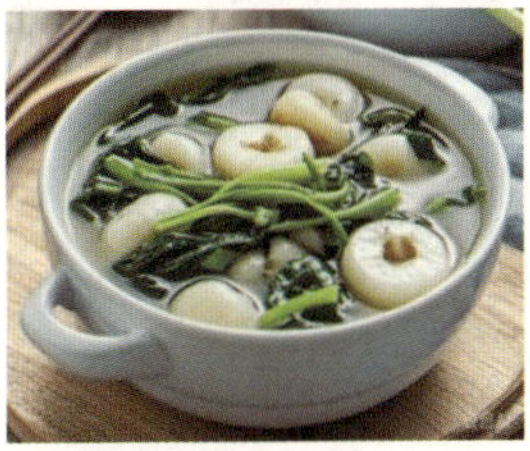

★ **荸荠蕹菜汤**

食材:荸荠 50 克,蕹菜(空心菜)100 克。

做法:荸荠去皮切片,蕹菜叶、茎均用,水煎汤饮服,日服 2 次。

★ **薄荷粥**

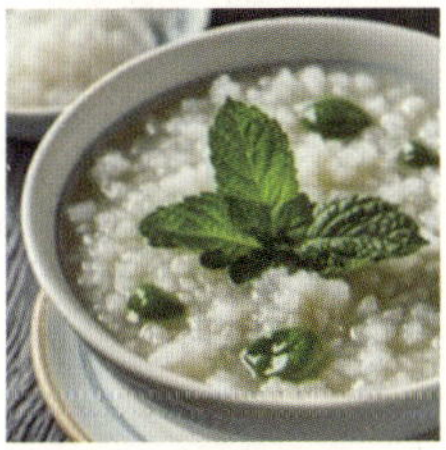

食材:鲜薄荷 30 克,粳米 100 克,适量冰糖。

做法:鲜薄荷洗净后入锅,加适量水,煎熬取汁。粳米洗净,武火煮沸,再用文火煮粥,最后加入冰糖、薄荷汁。

湿热内蕴证患者推荐食用具有“清热利湿,解毒止痒”功效的食物,如冬瓜、茯苓、绿豆、赤小豆、薏苡仁、蕹菜(空心菜)等,推荐食疗方如下:

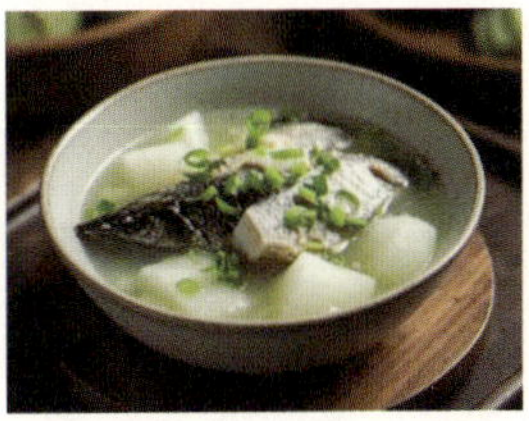

★ **冬瓜鳢鱼汤**

食材:鳢鱼(黑鱼)1 条,冬瓜 500 克,葱白 3~5 茎。

做法:鱼去鳞、腮、内脏,洗净,冬瓜(不去皮)洗净,切块,同放入锅中,加适量的水、葱白,武火烧沸,文火炖熟,加食盐调味,佐餐食用。

★ **绿豆海带粥**

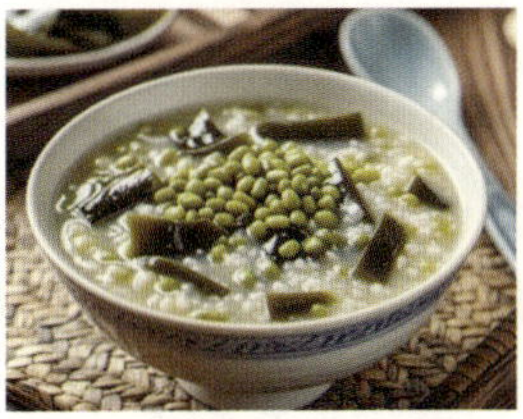

食材:绿豆 50 克,海带 30 克,红糖适量。

做法:绿豆洗净,入锅,加水适量,煮至豆烂,再将海带切丝,加入锅内同煮至海带熟透,加糖少许调味。吃豆、菜,喝汤。每日 1 次,连服数日。

★ 苋菜粥

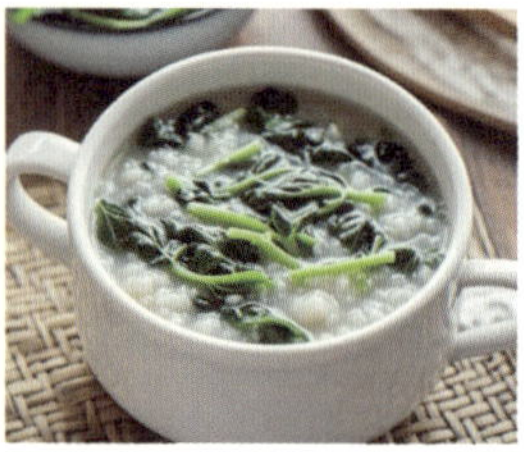

食材：苋菜100克，粳米100克，食盐适量。

做法：将苋菜洗净、切碎，放入锅内，再加入洗净的粳米、适量水和食盐，先武火煮沸，后文火煮20分钟，即成。空腹食用，每日2次。

血虚肝旺证患者推荐食用具有“养血平肝，祛风止痒”功效的食物，如黑木耳、红枣、桑葚、枸杞子、黑芝麻、泥鳅等，推荐食疗方如下：

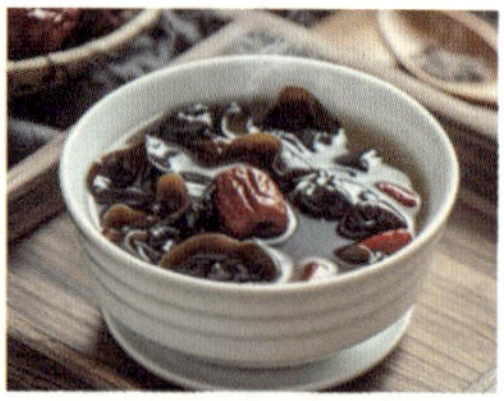

★ 黑木耳红枣汤

食材：黑木耳30克，干红枣10枚。

做法：将黑木耳洗净，干红枣去核，加水适量，煮30分钟左右即成，每日2次。

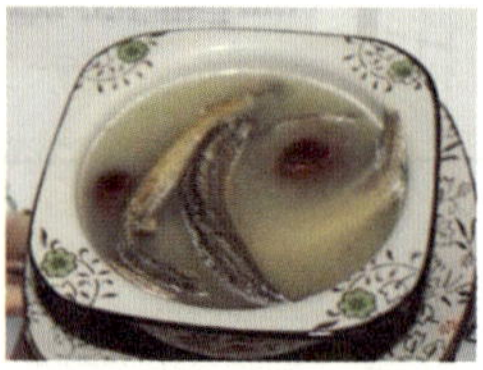

★ 泥鳅红枣粥

食材：泥鳅30克，红枣15克，食盐少许。

做法：把泥鳅洗净，与红枣煎汤，加盐调味。日服1次。

★ 桑葚芝麻膏

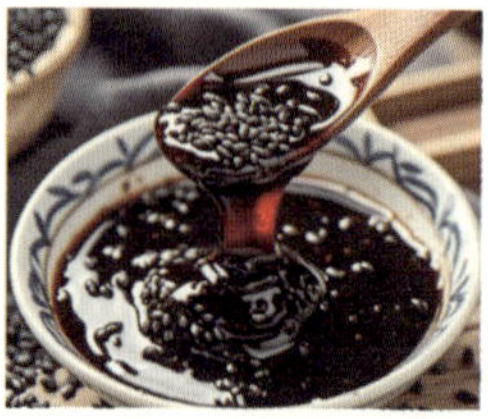

食材：桑葚、黑芝麻各100克，黄精、麦冬、生地黄各50克，蜂蜜300克。

做法：将黄精、麦冬、生地黄同入砂锅中，加水煎煮，每30分钟取药汁1次，共取3次，药汁合并。将药汁与桑葚、芝麻同入砂锅中，武火烧沸，文火煎煮至黏稠，入蜂蜜搅拌，稍煎沸即可。每次取10～20克，沸水冲服，早晚各1次。

夏日湿气加重，小心湿疹“偷袭”

1.什么是湿疹？

湿疹是一种常见的过敏性、炎症性皮肤病，一般分为急性、慢性两种。急性湿疹皮损初密集，基地潮红，逐渐形成片。慢性湿疹患处皮肤增厚、浸润、棕红色或色素沉着，表面较为粗糙。

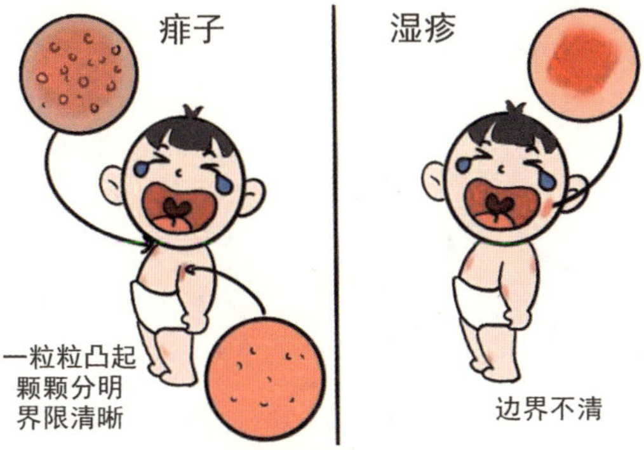

2.为什么夏季容易出湿疹?

天气原因：潮湿、炎热的天气让皮肤屏障受损，皮肤不能很好地阻挡外界过敏原、刺激物、细菌等有害物质。

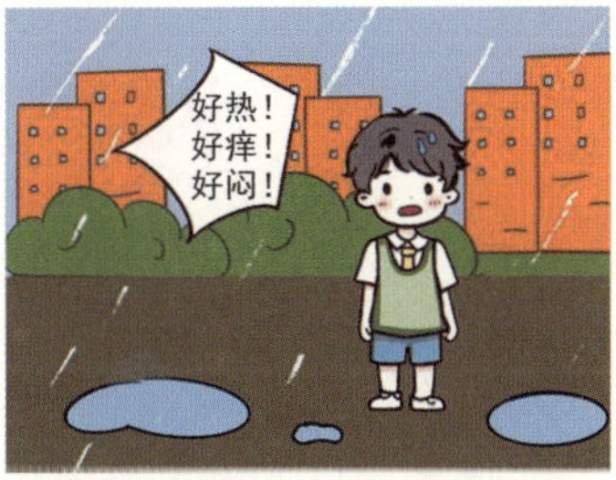

饮食原因：夏季人们常爱食用烤串、小龙虾和各种冷饮等刺激性食物，易过敏体质的人也容易“中招”。

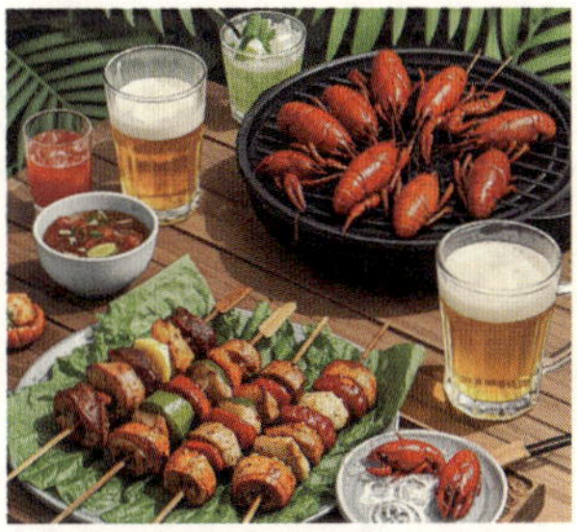

身心失调：部分患者自身是过敏性体质，长时间紧张焦虑和失眠，过度劳累，会导致身体免疫力低下，也成了湿疹病毒的温床。病毒不断生根发芽，直到最后“瘙痒”如“雨后春笋”般萌出。

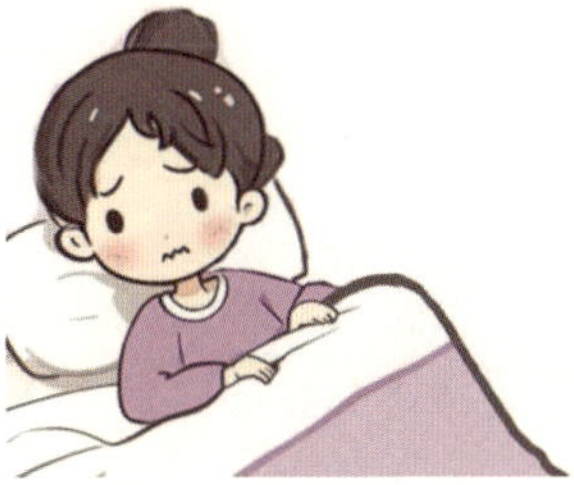

3.得了湿疹会有哪些表现?

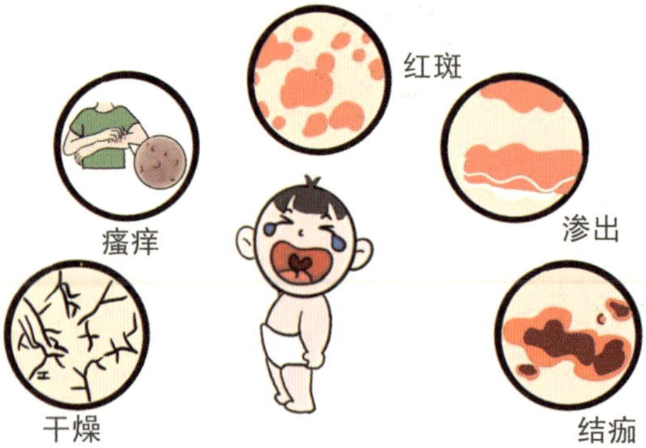

皮肤瘙痒：患者感到皮肤剧烈瘙痒，这是湿疹最典型的症状之一。严重者难以忍受，并可能引发搔抓行为，进一步加重病情。

皮肤红斑与丘疹：红斑通常是由于皮肤炎症引起的血管扩张和充血所致，常伴有炎症。丘疹则是皮肤表面的小突起。

皮肤水疱与糜烂：患者皮肤上可能出现水疱，水疱破裂可导致糜烂和渗出。糜烂面通常呈鲜红色，并伴有明显的疼痛和不适感。

皮肤结痂与脱屑：结痂是由于水疱破裂后渗出物干燥形成的。脱屑则是由于皮肤干燥和角质层脱落所致。

皮肤增厚与纹理加深：慢性湿疹患者由于长期搔抓和刺激，皮肤可能会逐渐增厚、皮肤纹理加深，并可能伴有色素沉着。

皮肤继发感染：患者由于皮肤屏障受损，容易继发感染，如细菌感染或真菌感染。

4.哪些人群更容易得湿疹?

家族有湿疹史的人群：湿疹在一定程度上具有遗传的倾向，家族中有湿疹病史的人更容易患病。

过敏体质的人群：这类人群对环境中的过敏原，如花粉、尘螨等更为敏感，容易引发湿疹。有过敏性鼻炎、哮喘等过敏病史的人也易发湿疹。

作息不规律的人群：包括饮食不规律、睡眠不规律等，这些不良生活习惯可能导致体质改变，增加湿疹风险。

长期处于不良环境的人群：如在高温、潮湿的环境下工作或生活，皮肤易受到刺激，产生湿疹。

皮肤屏障受损的人群：如皮肤干燥、经常接触刺激性物质（如水泥、石灰等）容易导致皮肤屏障功能下降，诱发湿疹。

生活压力大或情绪焦虑的人群：长期承受压力和焦虑等负面情绪，可能影响免疫系统,使皮肤更容易受到外界刺激物的侵害,从而诱发或加重湿疹。

患有慢性病的人群:如糖尿病等,这些疾病可能导致免疫系统异常反应,增加湿疹的发生风险。

免疫功能异常的人群:如自身免疫性疾病患者,免疫系统不稳定时更易出现湿疹。

5.中医有哪些治“湿疹”的方法?

中药治疗:中药治疗湿疹是中医传统的治疗方法,需根据湿疹证型辨证施治。中医辨证湿疹,可分为湿热并盛、脾虚湿盛、血虚风燥三种证型。在治疗时,湿热并盛型宜清热利湿、凉血解毒;脾虚湿盛型宜健脾燥湿、养血润肤;血虚风燥型宜养血疏风、除湿润燥。

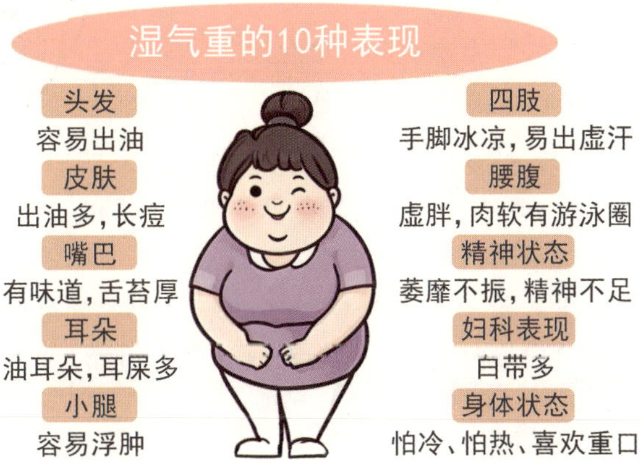

针刺疗法:以清热利湿为主,刺激手阳明、足太阴经穴,如曲池、阴陵泉、血海、阿是穴、风市等穴位,耳针可取肺、肾上腺、神门、内分泌等穴,以改善身体的气血流通,调节身体的内分泌系统,从而提高身体的免疫力,减轻湿疹的症状。针灸治疗急性湿疹能较好缓解症状,但对慢性湿疹患者较难根治。

艾灸

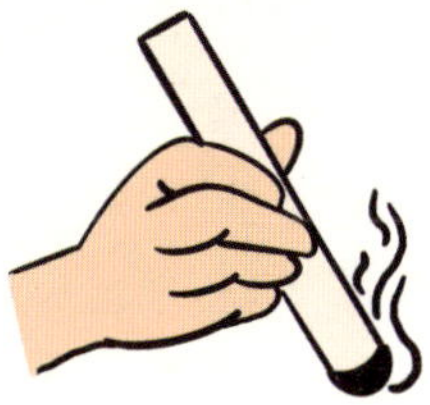

艾灸疗法:将压缩的艾叶点燃后靠近或接触穴位,可以促进血液循环,改善湿疹的症状。

6.湿疹患者日常需要注意什么?

保持室内空气的湿度:这应是患者及其家人首先考虑的事项。

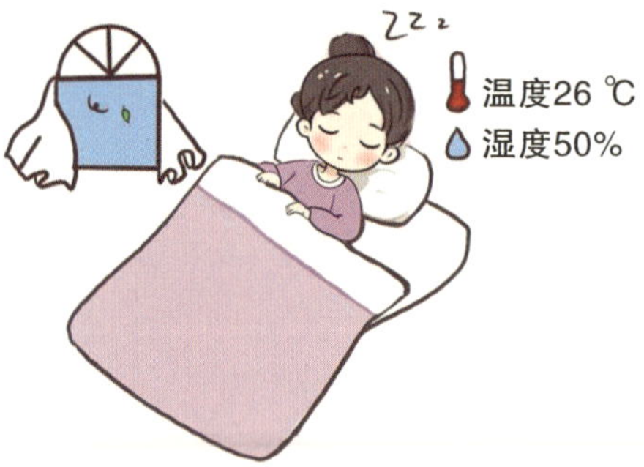

用温水泡澡：温水能减少感染机会，并有助于软化皮肤。应避免用过热或过冷的水。使用温和的保湿霜，特别是在干燥的季节，在洗澡后3分钟内涂抹，帮助锁住水分。

穿棉质衣物：棉质的衣服比较柔软，不会引起皮肤瘙痒，应避免合成的衣料以及紧身衣物。

避免使用止汗剂：止汗剂所含的活性成分会刺激敏感性的皮肤，容易导致皮肤过敏。

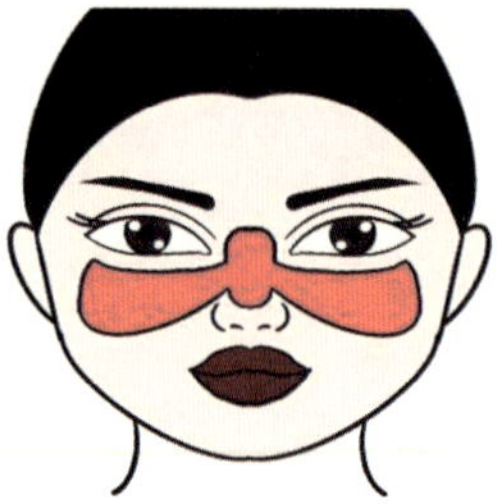

多用水冲洗衣物：洗衣时，应多用水将衣物上的洗衣粉冲净，以免引发皮肤过敏。

注意危险讯号：如果脸上出现一片红色的疹子，形似蝴蝶，患部发痒，且产生鳞状物，或出现关节痛、发热、肺炎等症状，应立刻去医院检查治疗。

减少环境中的过敏原：定期清洁家庭，减少尘螨、花粉等过敏原。如果对某些物质过敏，应避免接触这些物质。

保持均衡饮食：摄入足够的维生素、矿物质，特别是维生素E、ω-3脂肪酸等。避免食用可能引发过敏的食物，尤其是已知的过敏原。

7.湿疹患者该吃什么?

适合湿疹患者的中医食疗小食谱

湿疹与饮食密切相关，不当的饮食容易加重病情。饮食宜清淡易消化，多食新鲜水果和蔬菜，多饮绿茶、果汁等具有清热化湿作用的食品，不宜多食甜腻食品，忌食辛辣刺激性食品和海鲜发物，如辣椒、胡荽、韭菜、葱蒜、海鱼、虾蟹等。

湿热浸淫的患者可食用具有“清热利湿止痒”功效的食物，如冬瓜、赤小豆、薏苡仁、玉米须、绿豆、丝瓜等，推荐食疗方如下：

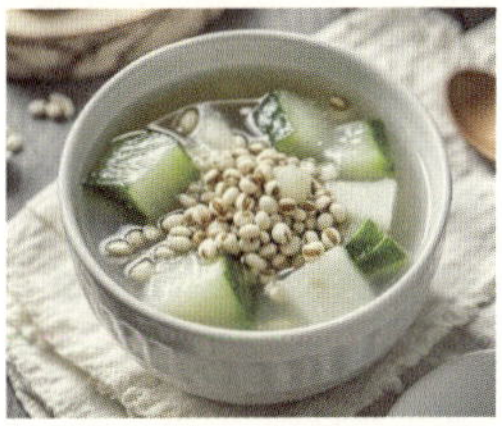

★ 冬瓜薏米汤

食材:冬瓜 200～400 克,薏苡仁 30～60 克。

做法:将冬瓜和薏苡仁煎汤,加少许糖,代茶饮,日服 3 次。

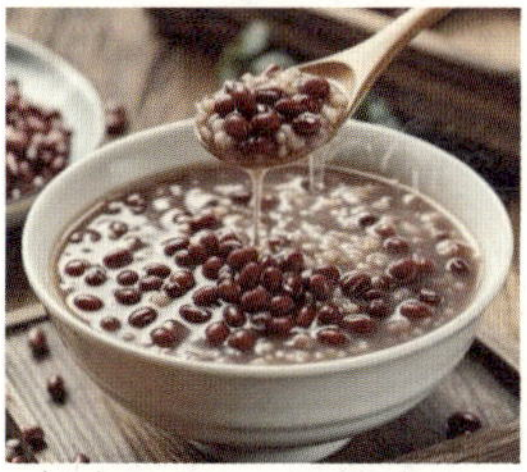

★ 赤小豆粥

食材:赤小豆、粳米。

做法:赤小豆浸泡半日,与粳米一同放入锅内,煮粥。早晚服用。

脾虚湿蕴的患者可食用具有"健脾利湿止痒"功效的食物,如茯苓、薏苡仁、山楂、山药、黄豆、扁豆等,推荐食疗方如下:

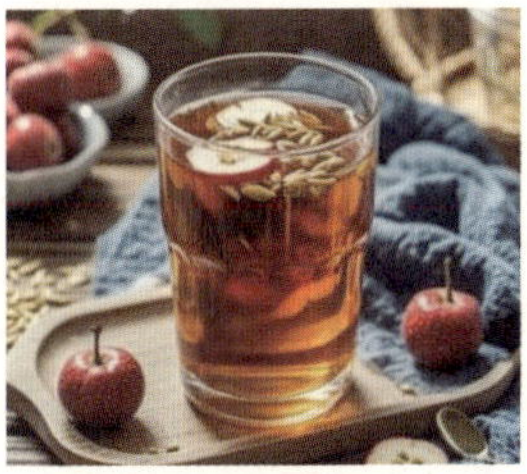

★ 山楂麦芽饮

食材:生山楂、炒麦芽各 10 克。

做法:将山楂洗净,同麦芽入杯,沸水冲泡,或稍煮沸即可。

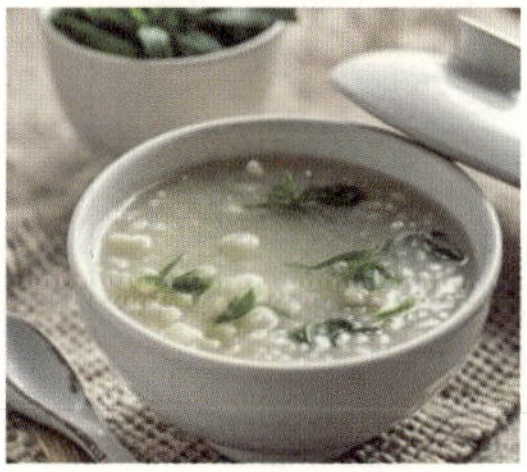

★ 茯苓车前粥

食材:茯苓、车前子各 30 克,粳米 60 克。

做法:车前子(纱布包煎)煮汤取汁,加茯苓粉、粳米煮粥,每日 1 剂,早晚服食。

血虚风燥的患者可食用具有"养血润肤,祛风止痒"功效的食物,如红枣、百合、银耳、蛤蜊肉等,推荐食疗方如下:

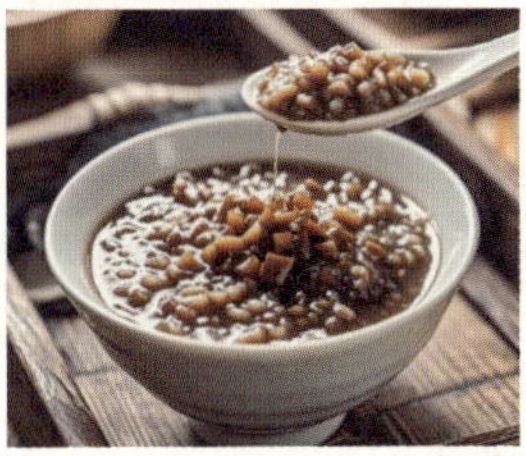

★ 桑葚红枣粥

食材:桑葚 30 克,红枣(去核)10 枚,百合 30 克,粳米 100 克。

做法:将桑葚、红枣、百合加水煎取汁液,去渣后与淘洗干净的粳米一同煮粥,早晚服食。

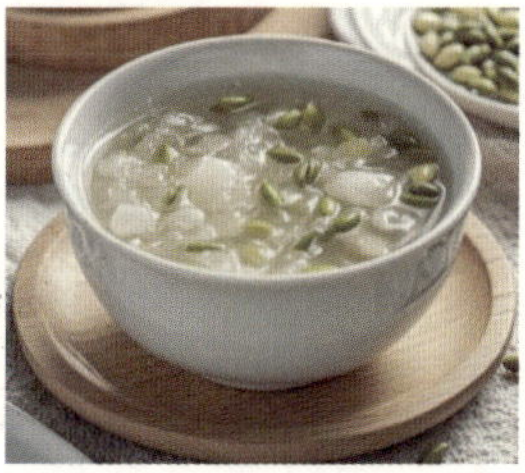

★ 莲心银耳羹

食材:银耳 50 克,莲心 15 克,百合 30 克,冰糖适量。

做法:银耳用温水泡发,掰成小块,与莲心、百合同放锅中,加适量水熬至熟烂,加冰糖调味,佐餐常食。

农药中毒要当心

1.为什么农药中毒易发生在夏季？

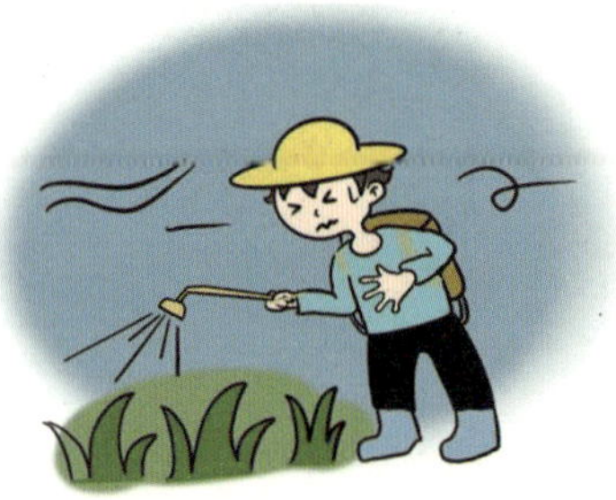

夏季气温升高，农作的人们在高温环境下往往会发生危险，农药中毒是意外死亡的主要病因之一。在接触农药过程中，如果农药进入人体的量超过了正常人的最大耐受量，使人的正常生理功能受到影响，就会出现生理失调、病理改变等一系列中毒临床表现。

2.哪些行为会造成农药中毒？

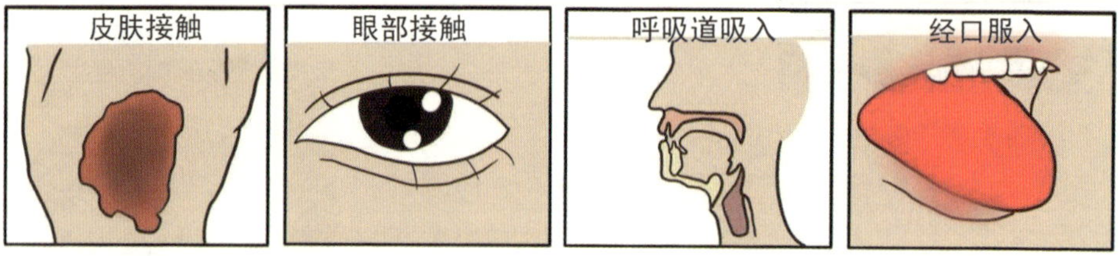

经皮吸收：通过皮肤接触农药而中毒，是最常见的中毒途径。

经呼吸道吸入：经呼吸道吸入农药而引起中毒，也是反应最快的中毒途径。

经口（消化道）摄入：症状严重，常见于误食或者服毒自杀者。

食用了有毒的食品：农药残留可以引起中毒。

喷洒农药：高温状态下，下田喷洒农药也极易引起中毒。

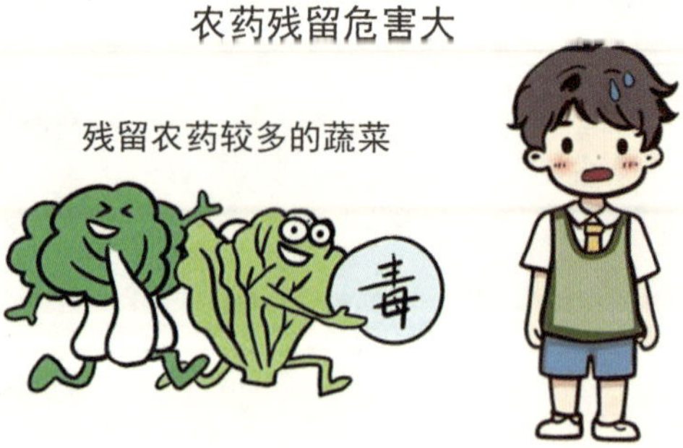

3.农药中毒后会有哪些症状?

一般主要表现为头痛、头昏、全身不适、恶心呕吐、呼吸障碍、心搏骤停、休克、昏迷、痉挛、激动、烦躁不安、疼痛、肺水肿、脑水肿等,为了尽量减轻相关症状,避免生命危险,必须及早、尽快、及时地采取急救措施。

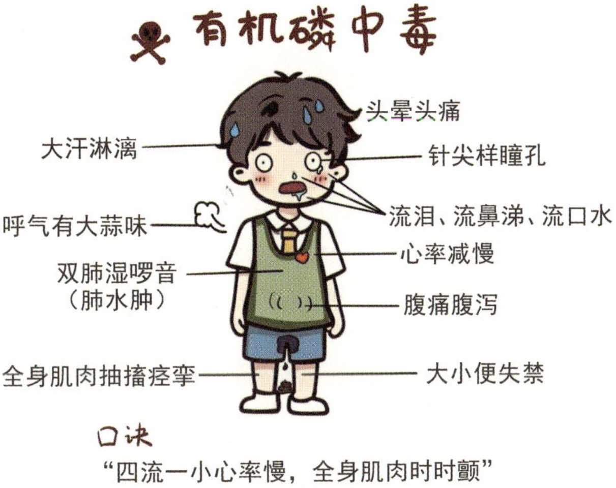

4.农药中毒后应如何进行急救?

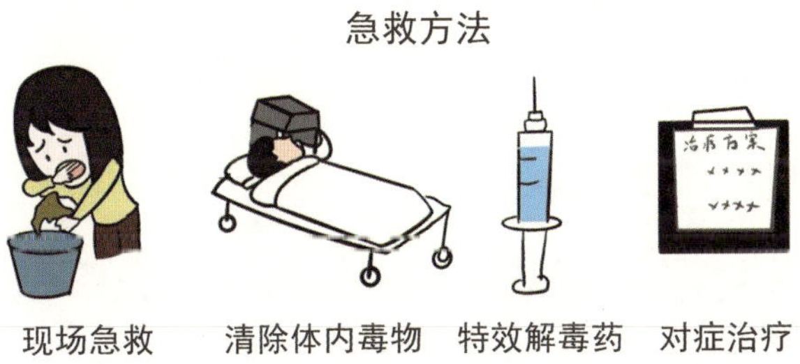

首先,去除农药污染源,防止农药继续进入人体。

对于经皮肤引起中毒者,应立即脱去被污染的衣裤,迅速用温水冲洗干净。

对于吸入引起中毒者,应将其带离施药现场,移至空气新鲜的地方,并解开衣领、腰带,保护呼吸畅通,除去假牙,注意保暖,严重者立即送医院治疗。

对于经口引起中毒者,在昏迷、不清醒时不得引吐,如神志清醒,应及早引吐、洗胃、导泄。

引吐是排出毒物很重要的方法,具体方法如下:先给中毒者喝 200~400 毫升水,然后用干净手指或筷子等刺激咽喉部位引吐或用浓食盐水、肥皂水引吐。应注意,敌百虫中毒者不宜用肥皂水或碱水、苏打水引吐或洗胃。引吐必须在患者神志清醒时采用,当中毒者昏迷时,绝对不能采用,以免因呕吐物进入气管造成危险。呕吐物必须留下以备检查。

在引吐后,患者应早、快、彻底地进行洗胃,这是减少毒物在人体内存留的有效措施。洗胃前要去除假牙,根据不同的农药选用不同的洗胃液。

若毒物已进入肠内,只有及时送医导泄才能清除毒物。导泄剂一般不用油类泻药，尤其是以苯作为溶剂的农药。导泄可用硫酸钠或硫酸镁 30 克，加水 200 毫升，一次服用，再多次饮水加快导泄。有机磷农药重度中毒，呼吸受到抑制时，不能用硫酸镁导泄，以避免镁离子大量吸收而加重呼吸抑制。硫酸锌中毒也不能用硫酸镁导泄。

（季红　陈毓卓　王杰　李红　刘跃宁）

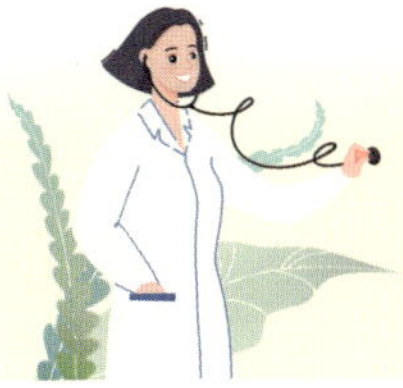

腹痛又腹泻？当心夏季肠胃疾病

夏热难耐，小明每次运动完都满头大汗，之后就喜欢喝冷饮或吃根雪糕来降温。一天下午，如同往常一样，小明运动过后一口气喝了一瓶冰可乐，当即就感觉腹部隐有不适，回到家后，腹痛的症状越来越严重。

小明刚打完球满头大汗，
一口气喝下了一瓶冰可乐

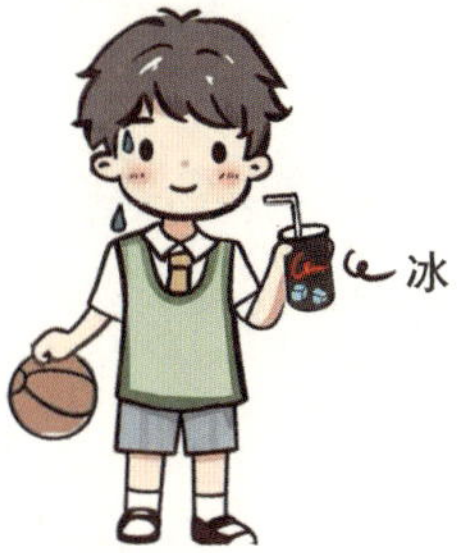

伴随着腹痛，小明还出现了严重的腹泻、呕吐，并且排便过后腹痛也没有缓解。家长立即送小明去了医院。

医生根据小明的症状，判断他应该是发生了急性肠胃炎，为防止出现脱水、电解质紊乱等严重后果，医生立即给小明进行了静脉输液来补充液体，并开具了相应的抗生素来控制炎症。

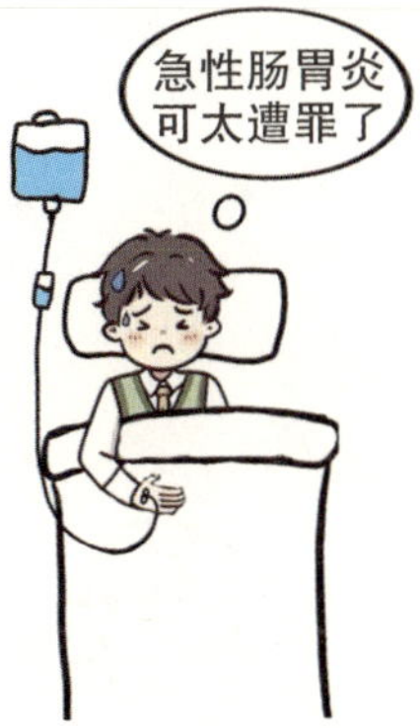

输液过后，小明的症状有了一定的好转，医生叮嘱他这两天只能吃清淡的流质、半流质食物，如粥、蛋花汤、藕粉等，症状缓解后再慢慢恢复正常饮食，并且以后应注意饮食卫生，避免饮用冷饮。小明点了点头，表示得了急性肠胃炎可太遭罪了，以后一定注意饮食。

其实在夏季，不仅急性肠胃炎高发，其他的胃肠道疾病如胃肠型感冒、细菌性痢疾，都是夏季的常见疾病。虽然它们的症状相似，但病因、治疗方法和预防措施却有所不同，具体如下表所示。

各类胃肠疾病的区别

疾病	急性肠胃炎	胃肠型感冒	细菌性痢疾
病因	由病毒、细菌、寄生虫感染或不洁饮食引起	病毒感染(如柯萨奇病毒等)	痢疾杆菌(志贺菌)感染
主要症状	腹痛、腹泻(水样便)、恶心、呕吐、发热、乏力、脱水等	腹痛、腹泻(水样便)、腹胀,恶心、呕吐,发热、乏力、脱水,鼻塞、流涕、头痛等	腹痛、腹泻(黏液脓血便),里急后重(频繁便意),发热、乏力、脱水等
治疗	补液(口服或静脉),止泻药(如蒙脱石散),抗生素(细菌感染时使用)	补液(口服或静脉),止泻药(如蒙脱石散),抗病毒药	补液(口服或静脉),抗生素

吃错东西上吐下泻?急性胃肠炎自救指南

1.什么是急性胃肠炎?

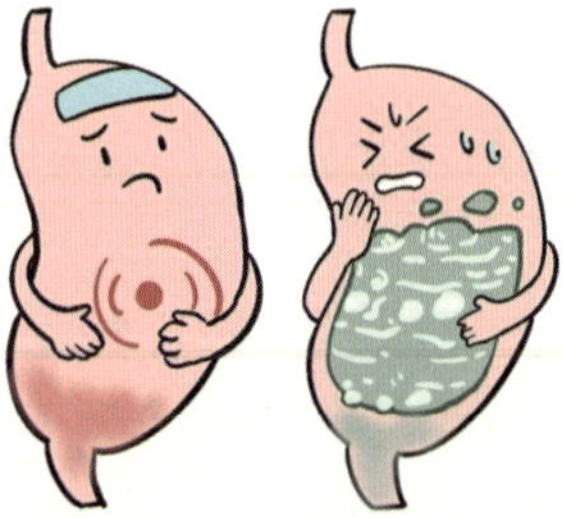

急性胃肠炎可分为感染型和非感染型,感染型是由细菌、病毒、寄生虫等多种因素所导致的肠胃黏膜的急性炎症,非感染型可由冰冷辛辣刺激、药物、酒精等对胃肠道的刺激所致。

其主要表现为恶心、呕吐、腹痛、腹泻、发热等,常见于夏季。急性胃肠炎的发生多与冷饮刺激、饮食不洁、饮食不当、暴饮暴食等有关。

2.得了急性胃肠炎会有哪些症状?

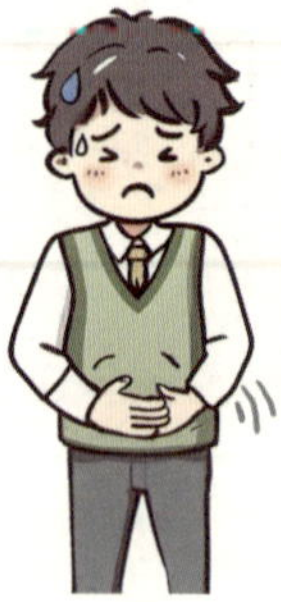

腹痛:上腹或肚脐周围阵发性加重或持续性疼痛,也有少部分人会出现剧烈疼痛感。

腹泻:腹泻是急性胃肠炎患者的典型症状,粪便多表现为糊状或黄色水样,带有泡沫或少量黏液。

恶心呕吐:一般急性胃肠炎患者会伴随恶心呕吐,严重时可能出现消化道出血的情况。

其他：有些患者会出现发热、寒战、全身不适等症状，严重者还可能出现脱水、电解质紊乱、休克等。

3.急性胃肠炎的病因是什么？

不洁饮食：夏季高温，食物容易变质，如进食了变质食物，可造成胃肠道感染，引起急性胃肠炎。

不良饮食习惯：经常性地进食冷饮、辛辣饮食、暴饮暴食、不规律饮食等都会对肠胃造成刺激，导致肠胃功能受损，容易发生急性胃肠炎。

腹部受凉：初夏时昼夜温差较大，以及运动后脱衣等情况都容易导致腹部受凉，进而刺激肠胃，出现胃肠炎的表现。

精神因素：长期压力大、精神紧张以及过度的情绪刺激等会导致神经功能失调，特别是内脏神经功能紊乱时，会影响胃肠道的蠕动，从而影响胃肠道内消化液的分泌，容易出现急性胃肠炎。

诺如病毒：诺如病毒也是引起急性胃肠炎的“罪魁祸首”之一，而且它具有快速传播的能力和极高的传染性，能够人传人、食物传播和水传播。

4.如何治疗急性胃肠炎？

当症状较轻时，患者可以自行居家处理，方法如下：

(1)可服用止泻药物如蒙脱石散。

(2)及时补充水及电解质，可以饮用淡盐水或市面上正规售卖的电解质饮料，避免呕吐、腹泻等造成脱水和电解质失衡的情况。

(3)症状未缓解时暂缓进食，后续可食用清淡的粥类、汤类等，减轻胃肠负担，并根据症状缓解情况逐步恢复正常饮食。

(4)多卧床休息，病情若不缓解，应及时就医。

当患者症状加重时，应及时就医。医生根据患者症状，可能会进行如下治疗：

(1)脱水明显者，静脉输液治疗。

(2)如有细菌感染，则给予抗生素治疗，常用药物有左氧氟沙星、阿奇霉素等。

(3)其他药物：如呕吐、上腹部疼痛明显，可给予奥美拉唑等胃药；腹泻则给予蒙脱石散、黄连素等；后续也可配合肠道菌群调节药物，如双歧杆菌等。

5.如何预防急性胃肠炎？

注意饮食卫生：急性胃肠炎属于典型的“病从口入”，因此要注意饮食、餐具卫生，防止细菌滋生。尤其夏季气温高，细菌繁殖更快，尽量不吃路边摊，建议饭菜现做现吃，即使放冰箱保存也要尽快食用，从冰箱取出的食物应再次加热后食用。冰箱里的食物应分区保存，避免生食中的细菌污染熟食。

少吃生冷、刺激性食物：避免吃一些生冷、辛辣、刺激性的食物，海鲜、烧烤等适量进食，不要过度。

注意个人卫生：饭前便后要洗手，减少感染的机会。

注意保暖：昼夜温差大时应及时添衣，运动出汗后也不要过度吹空调，避免长时间暴露在空调直吹的环境下，尤其要注意腹部的保暖。

规律生活：三餐按时吃，作息规律，并积极参加体育锻炼，增强身体抵抗力。

发烧又腹泻？可能是胃肠型感冒！

1.胃肠也会感冒？

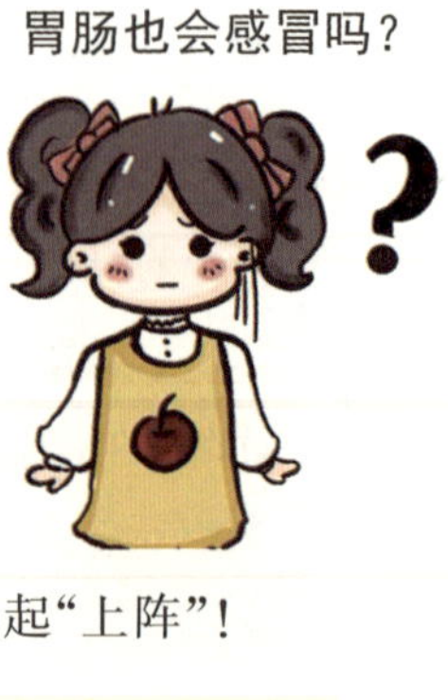

胃肠型感冒，也叫“呕吐性上感”，是感冒的一种特殊类型，可以形象地理解为“感冒带着胃肠炎来串门了”。它通常由一种叫“柯萨奇”的病毒通过口腔或呼吸道进入身体，还可能混合一些细菌感染，引发消化道和感冒症状。

比方说，普通感冒像是一个“恶作剧小孩”，喜欢让人发烧流鼻涕；而胃肠型感冒则“花样百出”，不仅会让人感冒，还会让人体的肠胃“抗议”，导致恶心、呕吐、腹泻一起“上阵”！

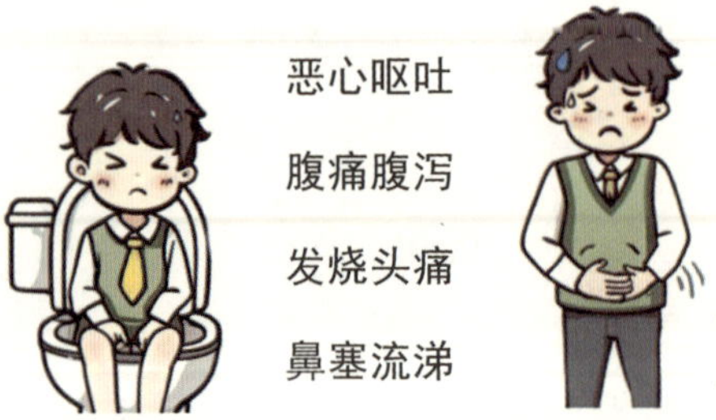

2.胃肠型感冒有哪些症状？

◆ 主要表现

（1）胃肠道症状：常见症状包括恶心、呕吐、腹胀、腹痛和腹泻（通常为水样便）。严重情况下，可能导致脱水，甚至引发电解质紊乱或休克，因此需及时补充水分和电解质。

(2)普通感冒症状：除了肠胃不舒服，普通感冒的“老朋友”也来凑热闹，比如会出现发热、鼻塞、流鼻涕、头痛，全身酸痛，甚至没胃口吃饭。

3.什么人易得胃肠型感冒？

胃肠型感冒喜欢挑以下几类人下手：

(1)抵抗力较弱的人群：儿童、老人，以及长期熬夜、作息不规律的人，都是胃肠型感冒的高危人群，免疫力较弱时更容易“中招”。

(2)爱吃生冷食物的人：冰激凌、冷饮、刚从冰箱里拿出的西瓜，吃的时候畅快，肠胃却可能“抗议”。

(3)常待在拥挤环境中的人：学校、幼儿园、办公室等人群密集的地方，简直是病毒的“游乐场”。一个人打喷嚏，可能就有好几个人“中招”。

(4)处在天气骤变时的人：夏天，忽冷忽热的天气再加上空调房里的冷空气，一不小心就会被“冻着”。外面太阳毒辣，屋里冷气刺骨，肠胃最受不了这种“冷热交替”。

4.如果患了胃肠型感冒该怎么办？

◆ 应对方法

(1)多喝温水，补充流失的水分和电解质。

(2)饮食清淡，远离重口味。

(3)如果症状严重，应及时就医，并严格遵循医生的用药指导，切勿自行滥用止泻药，否则可能抑制身体排出病毒或细菌的过程，反而加重病情。

◆ 生活小妙招

(1)艾灸足三里穴，调理脾胃：找到膝盖下三指的位置，用艾灸轻轻温暖它，可以帮你把肠胃“调教”得服服帖帖。

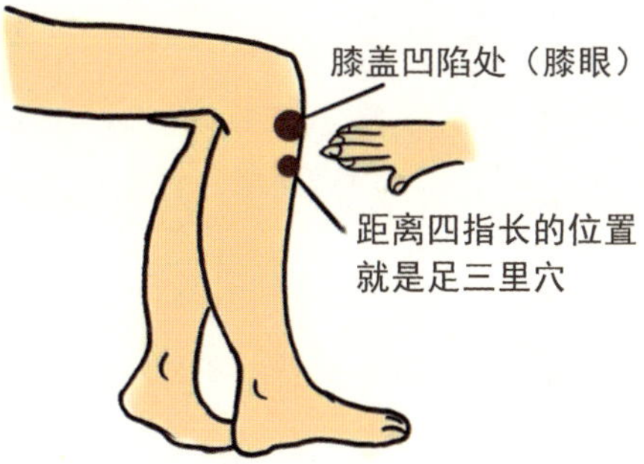

(2)腹部热敷，赶走腹痛和胀气：用热敷来减轻腹痛和胀气，舒舒服服地缓解不适。

(3)姜茶暖胃，驱寒又养身：生姜水是肠胃的“贴心保镖”，喝上一杯热乎乎的姜茶，不仅暖胃，还能把寒气赶走。

拉肚子带血？细菌性痢疾警报！

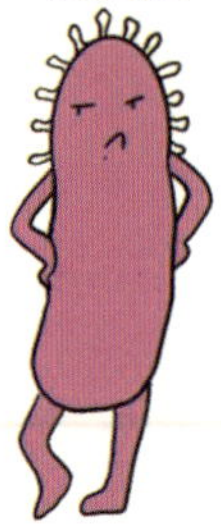

1.什么是细菌性痢疾？

细菌性痢疾简称“菌痢”，又称“脏手病”，是一种常见的肠道感染，由志贺菌属的细菌引起，主要表现为直肠、乙状结肠的炎症与溃疡，可反复感染，一般为急性，少数迁延成慢性。

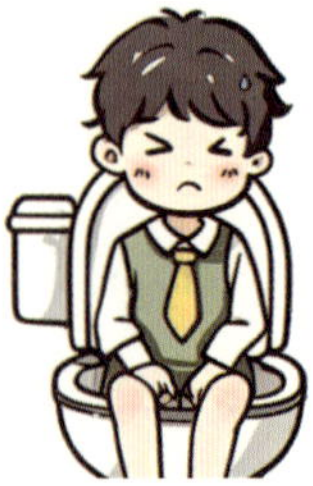

2.得了细菌性痢疾有哪些表现？

患者一般在感染后24～48小时内发病，出现腹痛、腹泻，伴有不适、发热、乏力、厌食、黏液或脓血便及里急后重等症状。轻型(非典型)者，可仅有腹泻、稀便。严重者可出现感染性休克和(或)中毒性脑病。

3.该病为何专挑夏季“作案”？

环境因素：夏季气温升高，湿度增大，这样的环境条件有利于细菌生长和繁殖。细菌如志贺氏菌等可以在高温潮湿环境中较快地繁殖扩散。

饮食习惯：夏季人们常喜欢吃生冷食物，这些食物容易受到细菌污染。同时，夏季气温高，食物变质速度较快，如果不注意食品卫生与储存，就容易导致细菌感染。

水源污染：夏季人们常常喝冷饮和饮用未经消毒的自来水、井水等，这些水源可能存在细菌污染，成为传播细菌性痢疾的重要途径。

个人卫生：夏季气温高，人们容易出汗，易接触到大量的细菌，如果个人卫生习惯不好，容易感染细菌性痢疾。

4.如何护理细菌性痢疾患者？

休息：痢疾会引起腹泻和腹痛等不适症状，需要充分休息来减轻身体负担。尽量保持卧床休息，避免剧烈运动和过度劳累。

补充水分和电解质：腹泻和呕吐会导致身体失水和电解质失衡。在医生的指导下，适当饮用含有水分和电解质的液体，如口服补液盐溶液、椰子水、稀释的果汁等，以补充身体所需。

饮食调理：在病情稳定后，可逐渐恢复饮食。选择清淡易消化的食物，如米粥、面条、白面包等。尽量避免辛辣、油腻、刺激性食物和生冷食物。分次进食，避免大量进食，以减轻肠道负担。

药物治疗：根据医生的建议，按时按量服用抗菌药物，以控制病情发展。同时，可以使用一些止泻药物或肠道黏膜保护剂，如酚麻美敏等，来缓解腹泻和腹痛症状。

个人卫生：细菌性痢疾通过粪-口传播，因此要注意个人卫生，勤洗手，尤其是如厕后、处理食物前后、接触污染物品后等。

穴位按摩：①主穴选择：细菌性痢疾常用的主穴包括天枢穴、足三里穴和上巨虚穴。这些穴位有助于调节肠胃功能，缓解腹泻和腹痛等症状。②配穴选择：根据不同的症状，可以配合曲池穴、内关穴、中脘穴等进行按摩。例如，对于急性痢疾，可以配合曲池穴和内关穴；对于慢性痢疾，则可以配合脾俞、胃俞等穴位。

按摩顺序与技法如下：

(1)天枢穴：位于肚脐旁约 2 寸处，将拇指或食指的指腹轻轻按压在穴位上，然后以顺时针方向进行旋转按摩，每次按摩约 3 分钟。

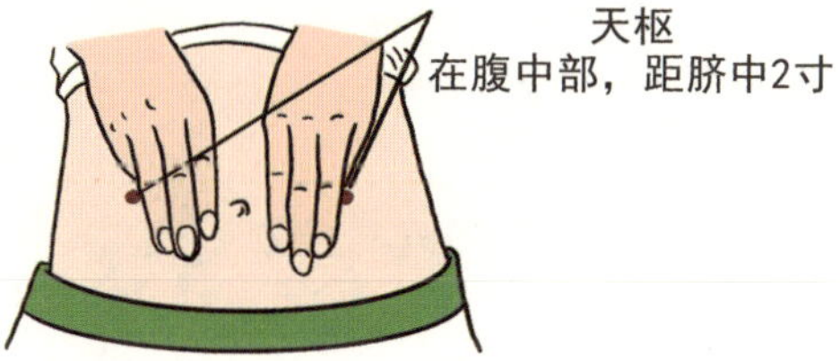

(2)足三里穴：位于膝盖下方约 3 寸处，按摩时用拇指按压穴位，每次按摩约 3 分钟。

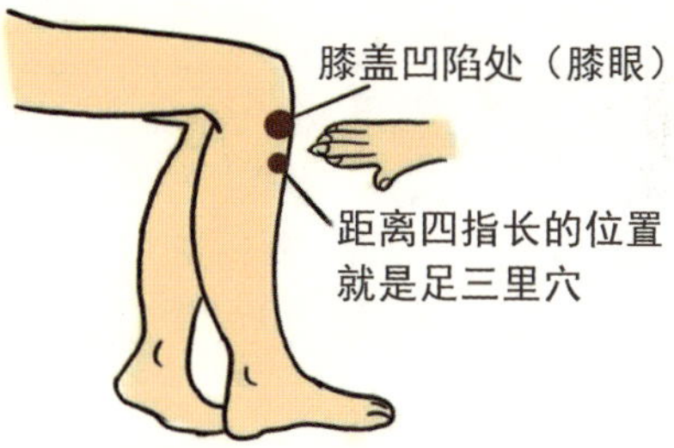

(3)上巨虚穴：位于小腿前外侧，犊鼻下 9 寸处，可以用推法按摩 20 次，再配合其他穴位按摩。

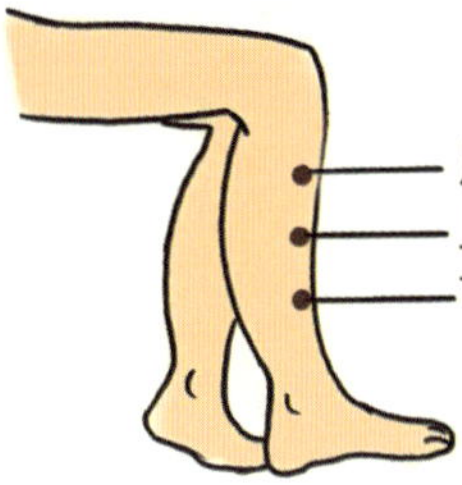

(4)其他注意事项：①在按摩过程中，患者应保持放松状态，避免用力过猛，以免造成不适。②按摩频率建议每日2～3次，每次持续时间为10～15分钟，具体可根据病情调整。

5.细菌性痢疾患者该吃什么？

适合细菌性痢疾患者的中医食疗小食谱

得了细菌性痢疾后，饮食应以清淡、易消化为主，避免油腻、辛辣和刺激性食物，同时要保证充足的水分摄入，以下是一些适合细菌性痢疾患者的菜谱和饮食建议：

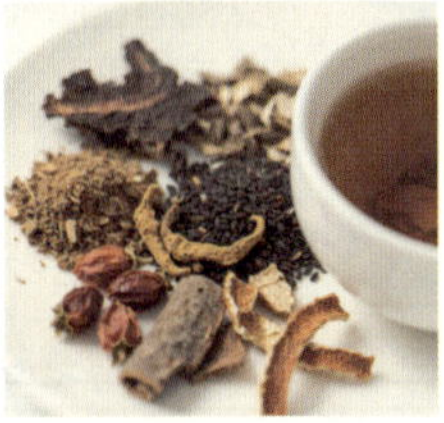

★ 六神汤

食材：炒黄连、车前子各60克，地榆、栀子、炙甘草各15克，陈皮30克。

做法：将这些药材制成粗末，每次取15克，加水煎煮，空腹服用。

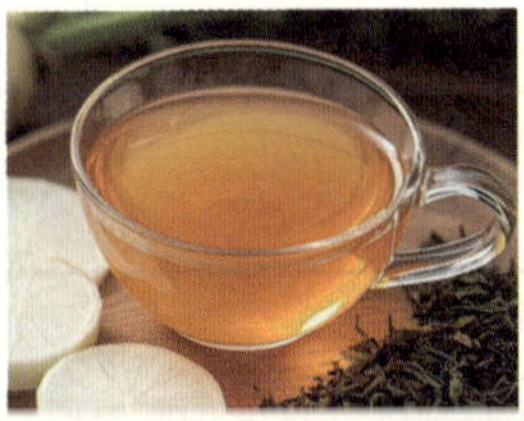

★ 萝卜蜜茶

食材：白萝卜60克，姜汁15克，蜂蜜30克，茶叶适量。

做法：将茶叶先用沸水冲泡，然后将白萝卜绞汁与姜汁、蜂蜜混合，放入锅中蒸煮后服用。

脱水不可怕，电解质失衡才危险！

1.什么是电解质紊乱？

电解质紊乱是指体内电解质（如钠、钾、钙、镁等）的水平失衡。这些电解质在体液中以离子形式存在，负责维持体内的酸碱平衡、神经传导、肌肉收缩和水分平衡等重要功能。电解质紊乱可能由于摄入不足、排出过多或体内分布异常引起。通俗来讲，就是身体里的离子（如钠、钾等）或高或低，不在正常范围值内的情况。

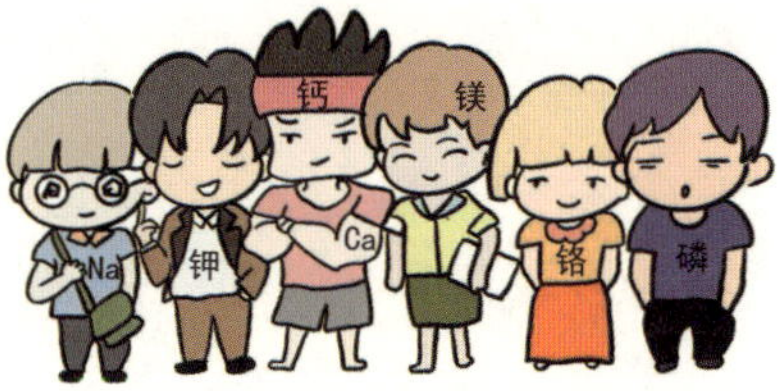

2.电解质紊乱有哪些类型？都有什么症状？

◆ 钠代谢紊乱

（1）高钠血症：临床表现不典型，可能出现乏力，唇舌干燥，皮肤失去弹性，烦躁不安，甚至躁狂、幻觉、谵妄和昏迷。

（2）低钠血症：轻度低钠血症者可以出现味觉减退、肌肉酸痛；中度者有头痛、个性改变、恶心、呕吐等；重度者可出现昏迷、反射消失。

◆ 钾代谢紊乱

（1）高钾血症：典型症状为肌肉抽动、麻木、四肢无力，严重者可出现心前区不适甚至心脏停搏、猝死。

（2）低钾血症：腹泻和大量呕吐的患者较为常见，典型症状为四肢无力，甚至无法站立和抓握东西，严重的可出现恶心、呕吐、腹胀、心慌、心悸等症状。

◆ 钙代谢紊乱

（1）高钙血症：反应迟钝、对外界不关心、情感淡漠和记忆障碍；也可有幻觉、妄想、抑郁等症状；严重者可有嗜睡、昏迷等意识障碍。

（2）低钙血症：常见神经精神症状包括手足抽搐、癫痫样发作、感觉异常、肌张力增高、腱反射亢进、肌肉压痛、意识障碍等，还可以出现支气管痉挛、喉痉挛和呼吸衰竭。

◆ 镁代谢紊乱

（1）低镁血症：典型症状为肌肉及手足抽搐，严重的可出现意识不清、昏迷等症状。

（2）高镁血症：典型症状为肚子胀、呕吐、便秘和排尿困难，严重的可出现乏力、嗜睡、昏迷等。

◆ 磷代谢紊乱

（1）低磷血症：典型症状为易激动、胡言乱语等，严重的可出现四肢僵硬、昏迷等。

（2）高磷血症：高磷血症一般没有症状，但急性高磷血症可导致肾脏钙化并出现肾功能受损甚至尿毒症。

3.如何预防电解质紊乱？

均衡饮食
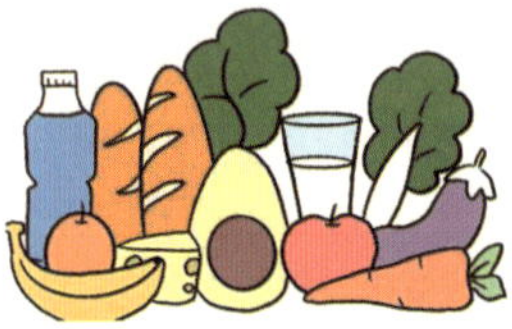

均衡饮食：保证摄入多样化的食物，多吃清淡食物、多吃凉性蔬菜解暑、注意补钾，确保各种电解质的摄入。避免长期偏食或过度节食，导致电解质摄入不足或过量。减少高盐、高糖、高脂肪等不健康食物的摄入，以降低电解质紊乱的风险。

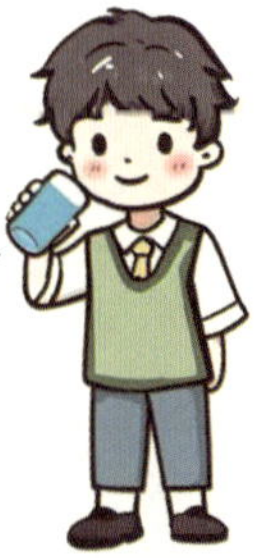
电解质水

适量运动：在酷暑天气，应当减少户外活动。在运动时，要注意补充水分和电解质，避免因出汗过多导致电解质流失。运动前后，可适量饮用含电解质的饮料，帮助补充流失的电解质。

合理用药：某些药物可能导致电解质紊乱，如利尿剂、抗生素等。在使用这些药物时，要遵循医生的建议，合理用药。如出现不适，应及时就诊。

定期体检：定期体检有助于及时发现电解质紊乱，早期干预。特别是患有高血压、糖尿病、心脏病等慢性疾病的人群。

及时补水：日常生活中，要养成良好的饮水习惯，确保每天摄入足够的水分。在高温、高湿、高强度运动等特殊环境下，要增加水分摄入，防止脱水。

4.肠胃疾病患者该吃什么？

适合肠胃疾病患者的中医食疗小食谱

暴泻

暴泻的患者可食用具有"散寒化湿止泻"功效的食物，如干姜、高良姜、红枣、红糖、生姜、胡椒等，推荐食疗方如下：

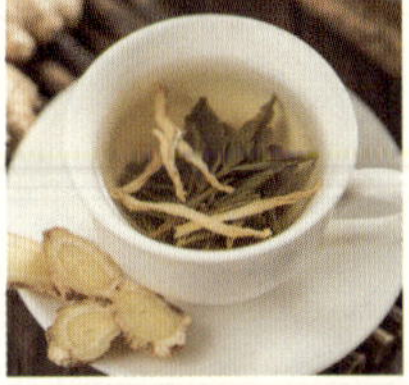

★ 姜茶饮

食材：绿茶 10 克，干姜 3 克。

做法：干姜切丝，与绿茶一同放入杯中，以沸水冲泡，温浸片刻，趁热频服饮用。

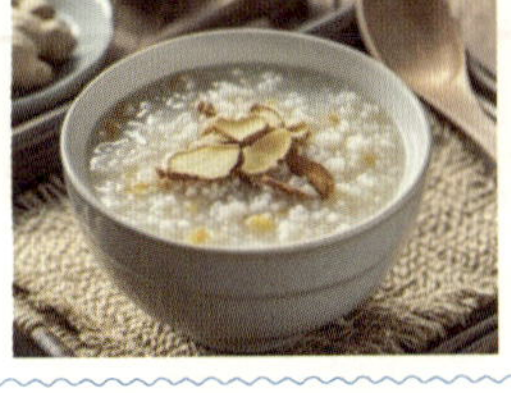

★ 干姜粥

食材：干姜、高良姜各 3 克，粳米 50～100 克。

做法：水煎干姜、高良姜，取汁去渣，加入粳米同煮成粥，趁温热服。

★ **生姜胡椒红糖水**

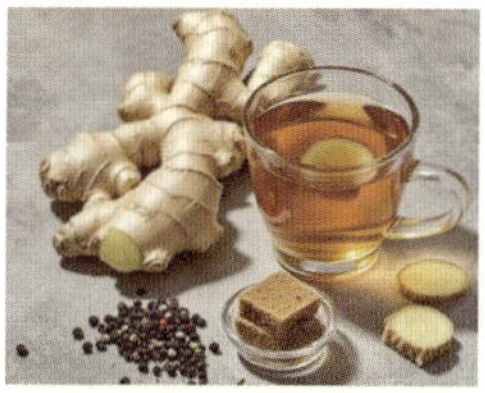

食材：生姜10克，胡椒10粒，红糖适量。

做法：生姜切片，胡椒捣碎，与红糖一同水煎饮用。

久泻的患者可食用具有“健脾止泻”功效的食物，如薏苡仁、芡实、扁豆、莲子、山药、党参、茯苓等，推荐食疗方如下：

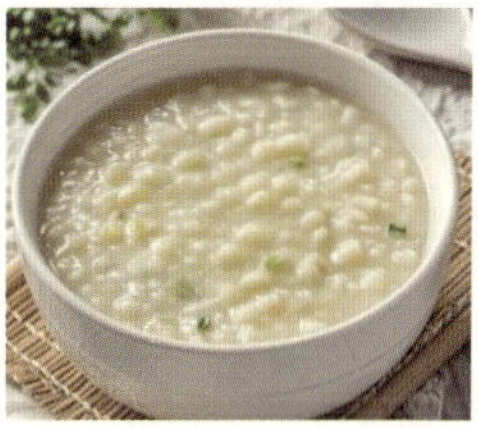

★ **炒面粥**

食材：炒面15克，粳米30克。

做法：先煮粳米粥，加入炒面，搅匀，空腹食用。

★ **苹果山药散**

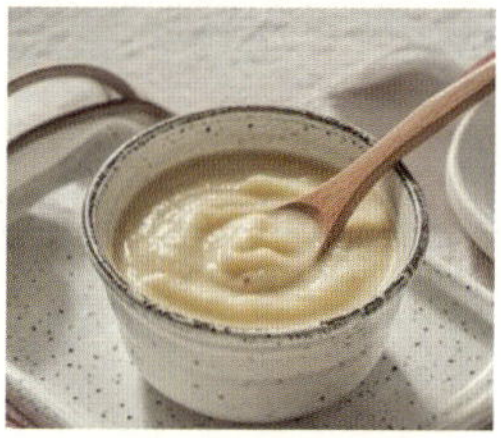

食材：苹果30克，山药30克。

做法：苹果晒干后与山药共研为细末。每次服15～20克，加白糖适量，温开水送服。

呕吐

呕吐病变脏腑主要在胃，与肝、脾有密切关系，以和胃降逆为食疗原则。如病程短，来势急，呕吐物较多，多偏于邪实，多与外感、痰饮、食滞以及气火有关。

实证的患者可食用具有“温中止呕”功效的食物，如生姜、胡椒、芥菜、胡荽、葱白、辣椒等，推荐食疗方如下：

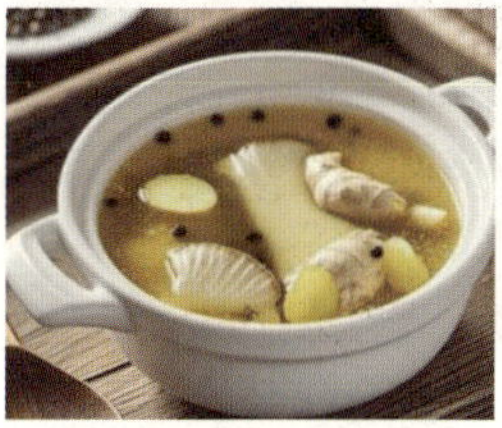

★ **胡椒生姜汤**

食材：生姜30克，胡椒1克。

做法：生姜洗净后微煨，加入胡椒后以适量清水煎煮，日服1剂。

★ **凉拌子姜**

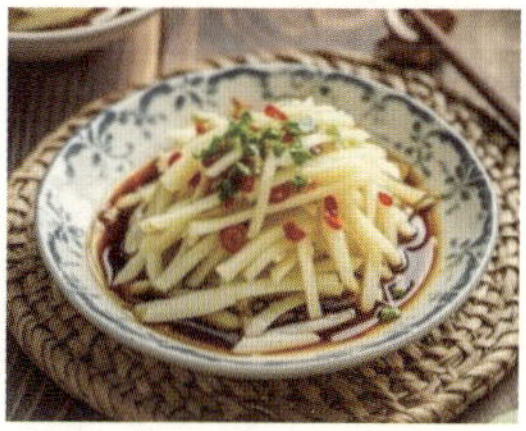

食材：子姜30～60克，调料适量。

做法：子姜洗净切丝，加醋、盐拌食，亦可加适量白糖、芝麻油。

★ **芥菜粥**

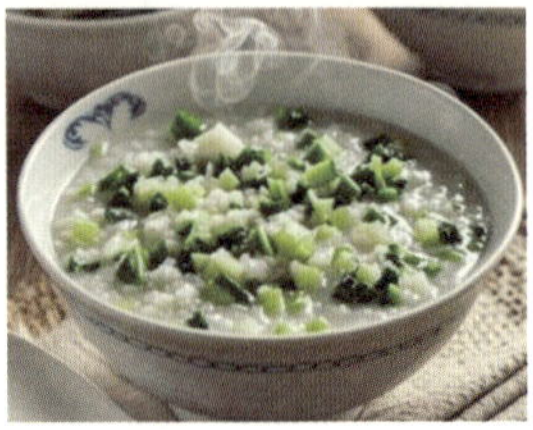

食材：鲜芥菜200克，粳米50克。

做法：将鲜芥菜洗净切碎，和米煮粥。空腹食用。

虚证的患者可食用具有“补益脾胃”功效的食物，如干姜、生姜、红枣、人参、粳米等，推荐食疗方如下：

★ **生姜煨红枣**

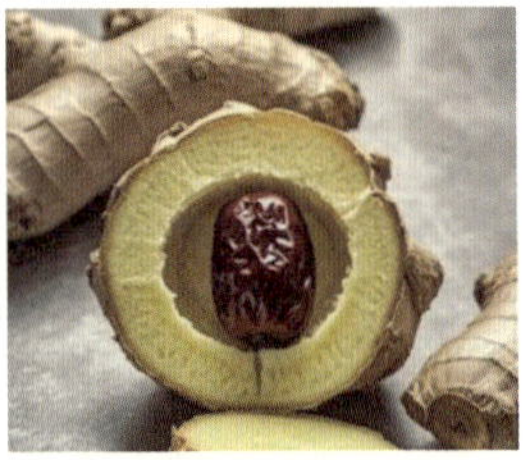

食材：适量生姜、红枣。

做法：生姜切开，挖孔，嵌入红枣1枚，放炭火上炙烤，待姜皮焦黑，取枣细细嚼食，每服5～6枚，每日2次。

虚实夹杂者，据其标本缓急而治。饮食上宜清淡、易消化，忌生冷、辛辣刺激、肥甘油腻之品。

胃痛

胃痛的发生，主要有外邪犯胃、饮食伤胃、情志不畅和脾胃素虚等，导致胃气郁滞、胃失和降、不通则痛。因此，胃痛应以理气、和胃、止痛为主，辨证食疗。

寒邪客胃的患者可食用具有“散寒止痛”功效的食物，如肉桂、茴香、红糖、大蒜、粳米等，推荐食疗方如下：

★ **腌制大蒜**

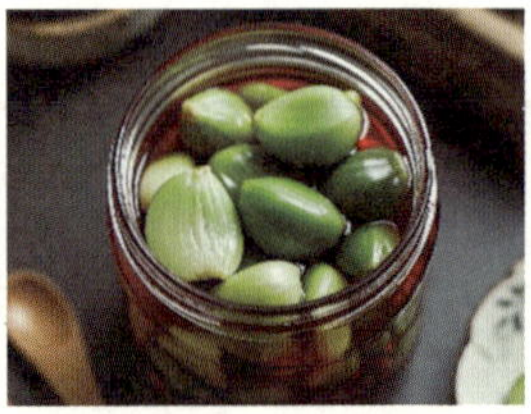

食材：大蒜适量、醋。

做法：大蒜去外皮，用醋浸泡，每次10克，嚼服，温水送下。

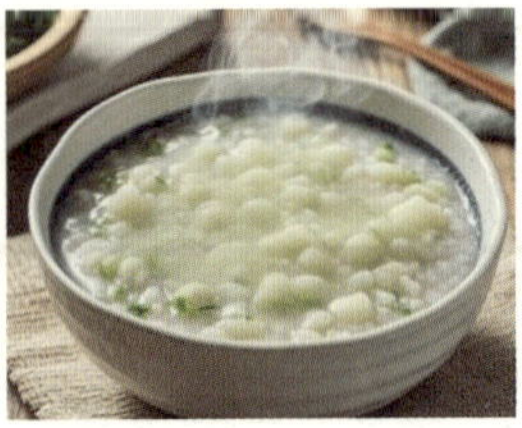

★ **小茴香粥**

食材：炒小茴香20克，粳米100克。

做法：小茴香放入纱布袋里，扎口，水煎半小时，再加入洗净的粳米同煮为粥，服时酌加精盐、味精调味。

饮食伤胃的患者可食用具有“消食导滞，和胃止痛”功效的食物，如白萝卜、山楂、麦芽、神曲、鸡内金、白芍等，推荐食疗方如下：

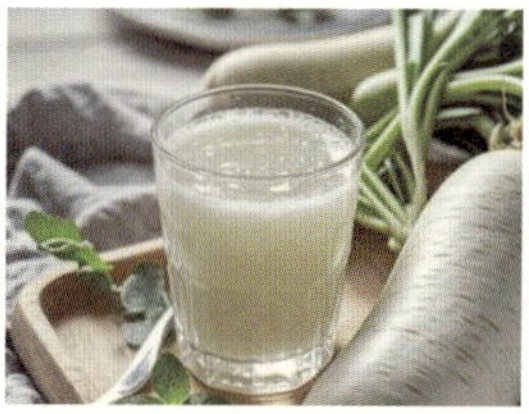

★ **白萝卜汁**

食材：白萝卜、冰糖各适量。

做法：白萝卜洗净，榨汁，加冰糖适量调溶，每服100毫升，每日3次。

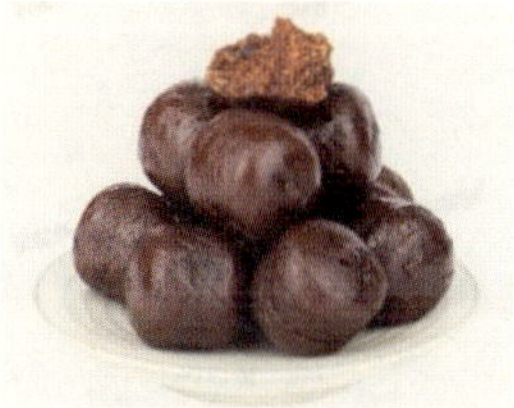

★ **大山楂丸**

食材：山楂960克，麦芽、神曲各140克，白糖840克，蜂蜜适量。

做法：将山楂、麦芽、神曲共研为细末，加白糖，混合均匀，炼蜜为丸，每丸重9克。每服1丸，温开水送下。

肝气犯胃（肝胃不和、情志不畅）者可食用具有“疏肝和胃，理气解郁”功效的食物，如小茴香、枳壳、白术、猪肚、玫瑰花、佛手等，推荐食疗方如下：

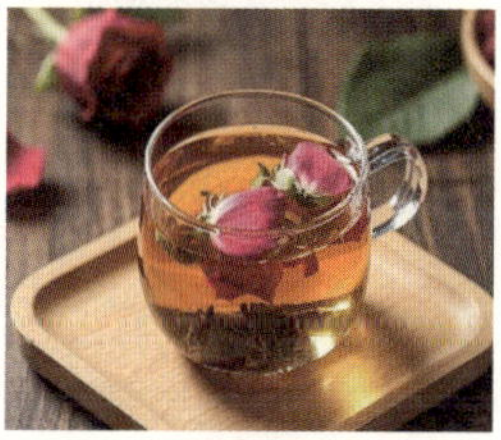

★ **玫瑰花茶**

食材：玫瑰花若干。

做法：将玫瑰花阴干，用开水冲泡，代茶饮。

脾胃虚寒的患者可食用具有“健脾益气，温中和胃”功效的食物，如黄芪、肉桂、炙甘草、大枣、饴糖、干姜等，推荐食疗方如下：

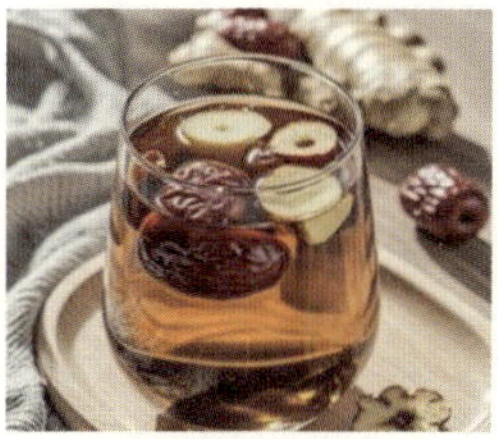

★ **姜枣饮**

食材：干姜5～10克，红枣10枚，饴糖30克。

做法：将干姜、红枣共煮取汁，调入饴糖稍煮，每日分2次饮服。

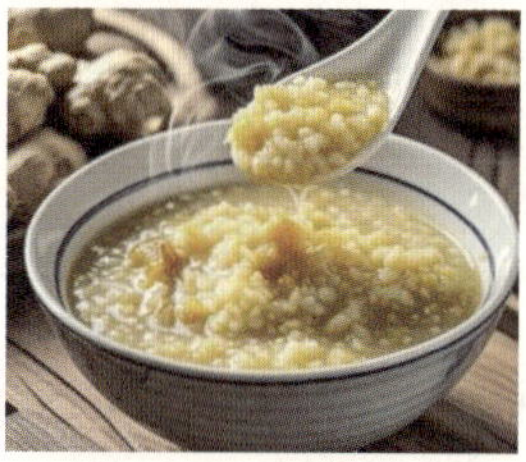

★ **高良姜粥**

食材：高良姜15克，粳米50克。

做法：先煎高良姜，去渣取汁，后下粳米煮粥空腹食。

（李坤　姚晨丝雨　刘雨欣　白赛薇　凌晖）

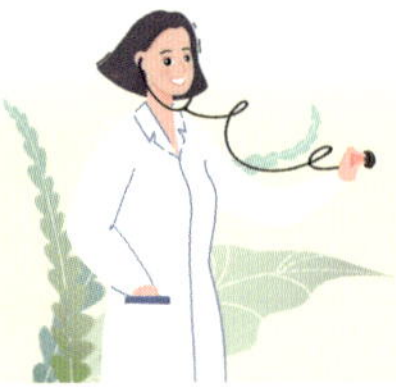

夏季空调病

夏天入伏之后，暑热难耐，大多数人会选择空调作为防暑纳凉的最佳工具。怕热的小敏更不例外，她没日没夜地吹着空调，在享受空调带来的便利的同时殊不知健康杀手在慢慢靠近。

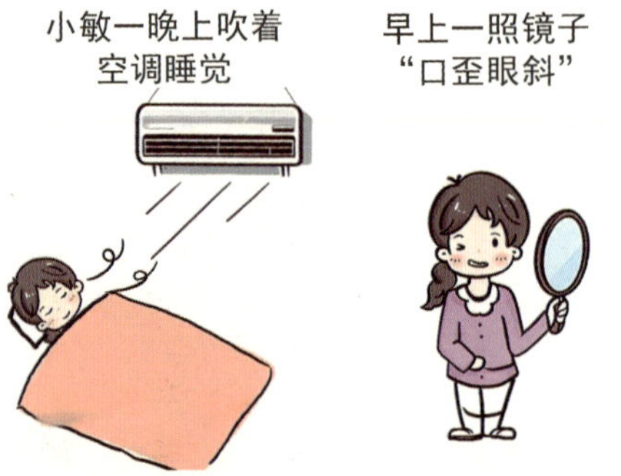

在一个炎炎夏日的晚上，怕热的小敏像往常一样开着空调睡觉。到了第二日晨起时一照镜子就呆住了，怎么突然“口歪眼斜”了？家人立刻送她去了医院。

医生详细询问病情后，得知小敏有吹空调的“坏习惯”，加之小敏无法配合医生完成抬眉、鼓腮等动作，也有喝水漏水的情况，结合一系列辅助诊断，医生判断小敏得了面神经炎。

空调吹出面瘫？面神经炎防治

1.什么是面神经炎？

面神经炎，就是老百姓所说的“面瘫”（周围性面神经麻痹）“歪嘴巴”，通常是以一侧面部表情肌群运动功能障碍为主要特征的一种常见病。通俗点说，就是吃饭包不住，喝水要漏，不能鼓腮帮子等。

2.面瘫还有其他症状吗?

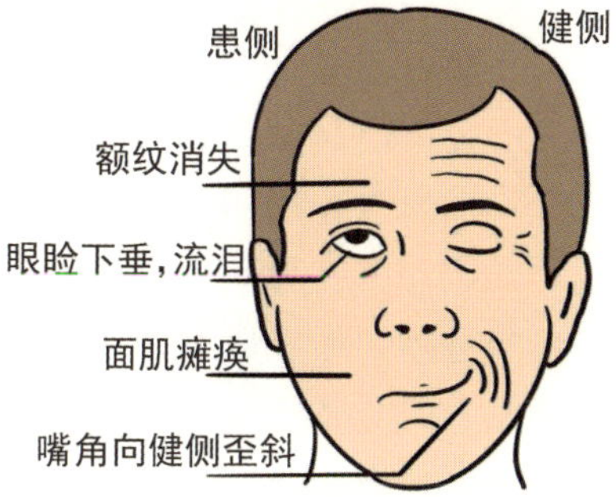

一般症状是口眼歪斜，患者往往连最基本的抬眉、闭眼、鼓嘴等动作都无法完成，部分患者有面部感觉异常、同侧外耳道或耳后疼痛等。若面瘫患者的病变波及鼓索神经，可导致味觉减退或消失，听觉过敏，严重影响患者的生活质量，还会影响患者的外貌，可加重患者心理负担，导致抑郁情绪的产生。

3.为什么会得面瘫?

目前，该疾病病因尚不明确。面瘫多是在受风或受凉后出现的，多认为与病毒感染相关。中医学认为，本病发作与劳作过度、正气不足、风寒或风热乘虚而入等因素有关。面瘫可在任何年龄、季节发病，患者多为 20～40 岁，绝大多数为一侧性，多急性起病，数小时至数天内达到高峰。

4.如何治疗面瘫?

面瘫的治疗主要从以下几个方面入手：

(1)药物治疗：面神经炎的早期治疗包括营养神经、糖皮质激素、B 族维生素、抗病毒等促进局部炎症、水肿的消退，并促进神经功能的恢复。

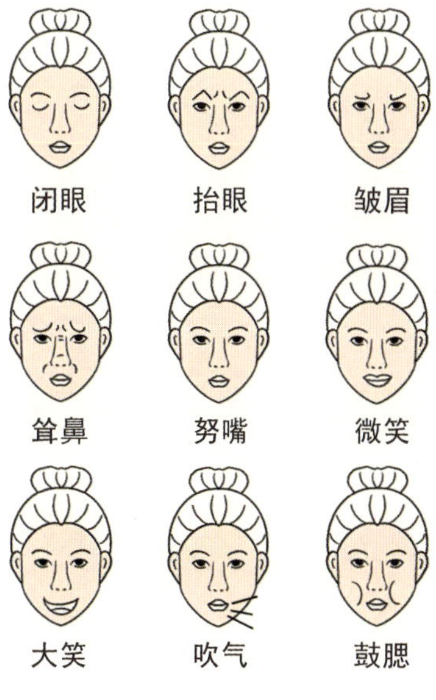

(2)物理治疗：急性期可局部热敷，行超短波透热疗法、红外线照射等。

(3)神经康复治疗：疾病恢复期可行针灸、电针或碘离子透入疗法治疗等。

(4)运动疗法：面神经炎主要累及的表情肌为枕额肌额腹、眼轮匝肌、提上唇肌、颧肌、提口角肌、口轮匝肌和下唇方肌。这些肌肉控制着眉毛、眼睛、嘴巴等面部表情展现器官的活动。进行这些主要的肌肉的功能训练，可促进整个面部表情肌运动功能恢复正常。患者可每日训练 2～3 次，每个动作训练 10～20 次，具体方法如下：

1)抬眼训练：尽力将患侧眉毛向上抬起，此运动对改善眼睛无力也有一定的作用(主要依靠枕额肌额腹完成)。

2)闭眼训练:让患者用力使眼裂闭合(主要依靠眼轮匝肌的运动完成)。

3)耸鼻训练:向上牵拉鼻部皮肤(主要依靠提上唇肌及压鼻肌的运动完成)。

4)示齿训练:嘱患者做龇牙状,口角向侧方移动(主要依靠颧大肌、颧小肌、提口角肌及笑肌的运动完成),露出牙齿,也可以简单理解为漏齿笑。

5)努嘴训练:用力收缩口唇并向前努嘴(主要依靠口轮匝肌运动来完成),也就是常说的撅嘴动作。

6)鼓腮训练:嘱患者双唇尽力紧闭,使双侧颊部充气,呈膨胀状(主要依靠口轮匝肌及颊肌运动来完成)。

5.如何预防面瘫?

(1)增强免疫力:通过均衡饮食、适量运动和充足睡眠来增强免疫力。

(2)避免受凉:免受寒风直吹,特别是在气温变化大的季节。

(3)适度穿衣:根据天气变化合理增减衣物,避免过冷或过热。

(4)健康生活习惯:养成良好的卫生习惯,勤洗手,减少感染的机会;保证有充足的休息时间,避免过度劳累。

(5)及时治疗感染:如有上呼吸道感染或其他病毒感染,应及时就医治疗。

(6)情绪管理:管理情绪和压力,避免情绪波动过大。

6.面神经炎患者该吃什么?

适合面神经炎患者的中医食疗小食谱

中医上将周围型面神经麻痹归为"口眼歪斜"范畴。此病多是由于人体正气不足,经脉空虚,风邪乘虚侵袭面部阳明、少阳脉络,从而导致气血痹阻,筋脉失于濡养,肌筋迟缓不收而发病。

饮食应尽量选择易消化的食物,少食多餐,细嚼慢咽,咀嚼时将食物放在健侧舌后方,咀嚼困难者可将食物加工成匀浆,可采用以下食疗方案改善循环,养阴清热:

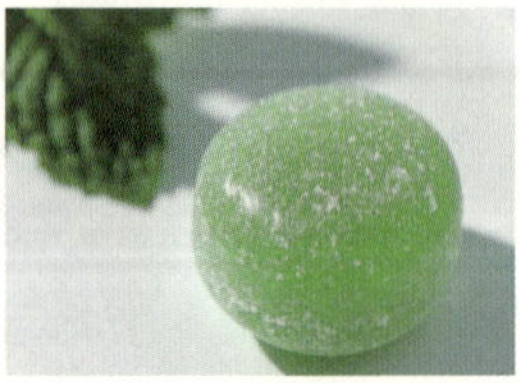

★ 薄荷糖

食材:薄荷粉 30 克,白糖 500 克。

做法:将白糖放入锅内,加水少许,文火炼稠,后加入薄荷粉,调匀,再继续炼至不粘手时即成。

夏天，别让偏头痛偷走你的好心情

1.什么是偏头痛？

偏头痛就是脑袋一边疼，而且疼起来有“一跳一跳”的感觉，就好像脑袋里有个小锤子，在一下一下地敲，有时候疼得轻，有时候疼得特别厉害，严重时连日常走路、干活、学习都受影响。

这种头疼不是无缘无故来的，其受遗传因素影响。可能是家里人有偏头痛，自己就容易得；也可能是吃了巧克力、奶酪或者喝了咖啡之后就开始疼；另外，若光线太亮、声音太吵，或者天气突然变冷变热，也可能会引发偏头痛；压力大、心里着急、疲惫，或者女生来例假的时候，都可能会出现偏头痛。

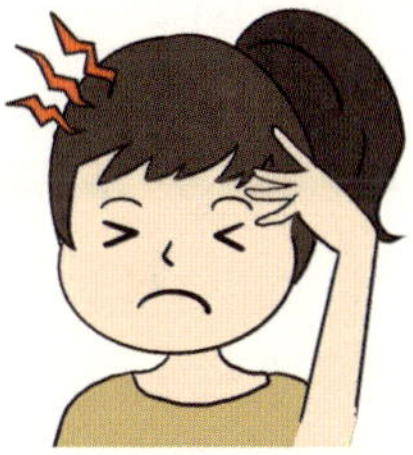

但吹空调引起的偏头痛是炎炎夏日中最常见的，当长时间待在空调房里，空调吹出的冷风会让头部的血管收缩。血管收缩后，会影响到头部的血液供应，一些比较敏感的人，脑部的神经就会受到刺激，然后发出疼痛的信号，还可能会伴有恶心、呕吐、怕光、怕声音等症状。

2.偏头痛为什么常在夏季出没？

★ 夏季气候炎热，缺水促病发

炎热的夏天，体内出汗量增加，如果不能及时补充体液，就很容易出现缺水现象。缺水导致总体血流量减少，器官供血不足，当脑部供血减少时，刺激血管壁神经末梢而引发头痛。此外，供血减少使脑部氧和营养供应不足，二氧化碳、乳酸等代谢废物堆积，改变局部酸碱环境，从而刺激神经组织导致头痛。与此同时，缺水使人体水电解质微环境失衡，脑细胞内外电解质浓度和渗透压发生改变，可直接刺激痛觉神经，出现头痛。

★ 夏季阳光好，头痛发病率高

强烈的阳光照射，使一些人出现光敏感现象，成为诱发偏头痛的另一大因素。在阳光直射下，眼睛需频繁调节以适应强光刺激，这会导致眼部肌肉疲劳。同时，强烈阳光还可以使得视神经过度兴奋，产生放电活动。这两者都能引起三叉神经异常刺激，导致头痛产生。

★ 冷饮虽好，可不要贪多

过量饮用冰饮会使血管迅速收缩，导致脑部血流量下降，引起头痛。夏季最受欢迎的冰淇淋等冷零食，会刺激三叉神经，也可诱发偏头痛发作。

★ 空调用不当，偏头痛难逃

空调温度过低会引起人体血管痉挛，导致头部和颈部肌肉收缩，压迫到神经末梢，产生头痛。另外，长期置身于低温环境，也会使体温过度降低，影响脑部血液供应，引发头痛。此外，频繁进出不同温度的空间也会引发偏头痛。

3.如何预防偏头痛?

★ 规律饮食

(1)少吃有可能会引起偏头痛的食物，如含酒精饮料、含咖啡因的饮料、腌熏的肉类、含亚硝酸盐的食物。

(2)控制冷饮的摄入，避免诱发某些有头痛史(如偏头痛)的患者急性发作。

(3)多摄入富含 ω-3 脂肪酸的食物(如三文鱼、亚麻籽、核桃等)可抑制促炎物质生成、改善血管功能、调节神经递质平衡及发挥抗氧化作用，可减轻因炎症、血管及神经等因素引发的头痛。

(4)摄入富含维生素 B_2 的食物(如奶类、蛋黄、绿叶菜、坚果)及富含镁元素的食物(如小米、荞麦面、黄豆、花生)。

★ 规律作息

保持规律的作息对有偏头痛的人来说格外重要。

例如，固定起床与入睡时间，每天尽量在相同时间起床和入睡，形成稳定的生物钟。建议夏季晚上 10 点至 11 点间入睡，早上 6 点至 7 点起床，让身体适应规律节奏，提高对环境变化的适应力，减少偏头痛发作概率。如睡前清洗头发，一定要等头发吹干后再入睡。头发潮湿很容易影响大脑血液循环，诱发头痛。

★ 减少直晒

偏头痛患者或光敏感患者应避免太阳的直射，同时，主动且有意识地增加日常饮水量，保证充足的水分摄入，以维持身体的正常运转，确保身体各器官能在水分的滋养下高效、稳定地工作。偏头痛发作时可以待在光线较暗的室内，闭目卧床。减少外出，外出时做好防晒的准备。

★ 适当服用解痛药物

目前，对于偏头痛无特效、一次性治愈方法，在头痛发作前就服用药物，可将疼痛消灭在萌芽状态。

(1)轻中度疼痛首选非甾体抗炎药，包括阿司匹林、布洛芬、塞来昔布等。这些都是非特异性止痛药(大部分为非处方药)，主要用于缓解轻中度头痛。

(2)对于中重度疼痛，则可以选用曲坦类药物(如佐米曲普坦鼻喷雾剂)等。

曲坦类药物的问世可以说是颠覆了偏头痛的急性期治疗，合理应用曲坦类药物能改写一个偏头痛患者的生活。而且现在有鼻喷剂问世，更加方便随身携带使用，是偏头痛患者应对急性偏头痛发作的重要法宝，主要用于缓解中重度头痛。但需注意的是，这种类型的药物属于处方药，需要在专业医生或者药师的指导下使用，切莫自行用药。

4.得了偏头痛该怎么办？

很多人得了偏头痛之后担心疾病恶变，尝试各种偏方，其实大可不必，做正规检查遵从医嘱即可，以免造成病急乱投医的情况。在无依据的情况下相信各种偏方，可能造成严重不良反应，得不偿失。

有些人每次都以止痛片缓解疼痛，而不改善生活方式。例如，明明饮酒会引起头痛，仍然不能戒酒，而是在疼痛发作后选用止疼片止痛，忽略主要原因。面对偏头痛，需要细细观察引发头痛的某种因素（如气味、声音、光线、食物、药物等），从而通过改善生活方式来避免。要生活调整与合理用药妥善结合，才可以达到一加一大于二的理想效果。

5.偏头痛患者该吃什么？

适合偏头痛患者的中医食疗小食谱

饮食不当会加重病情或延长病程，如肝火、阳亢所致头痛，患者嗜食辣椒、大蒜、酒等辛热之品，将使头痛加重；风寒所致头痛，若多食水果、冰饮等寒凉之品，则易诱发或加剧头痛；痰湿所致头痛，若继续肥甘厚腻之饮食习惯，则头痛难愈、缠绵反复。故应注意饮食的选择，根据具体头痛证型选用清淡的食物。

外感风寒的患者可食用具有“疏风散寒、通络止痛”功效的食物，如生姜、红糖、白菜根、葱白、羊脑等，推荐食疗方如下：

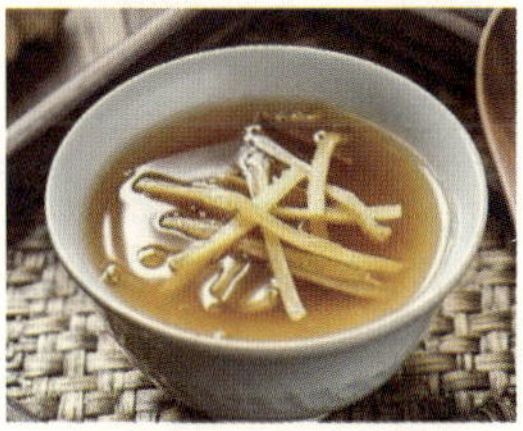

★ 姜糖水

食材：生姜 10 克，红糖 15 克。

做法：取生姜、红糖加水煮沸，趁热服用，每日 3 次，每服 500 毫升。

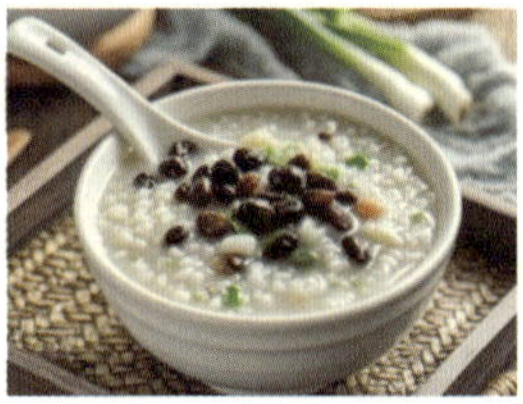

★ 葱豉粥

食材：粳米50～100克，葱白、淡豆豉各10克。

做法：粳米淘洗后煮粥，粥熟下葱白、淡豆豉，再煮数沸即成，每日2次。

痰浊阻络的患者可食用具有"化痰通络，降逆止痛"功效的食物，如陈皮、冬瓜皮、杏子、百合等，推荐食疗方如下：

★ 山楂二皮汤

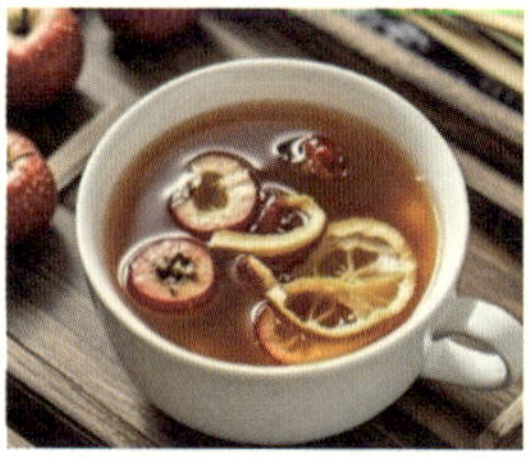

食材：山楂20克，陈皮15克，冬瓜皮30克，白糖20克。

做法：将山楂洗净，切片，陈皮、冬瓜皮共洗净备用。锅内加水适量，放入山楂片、陈皮、冬瓜皮，小火煮沸15～20分钟，去渣取汁，调入白糖即成，每日分3次饮用。

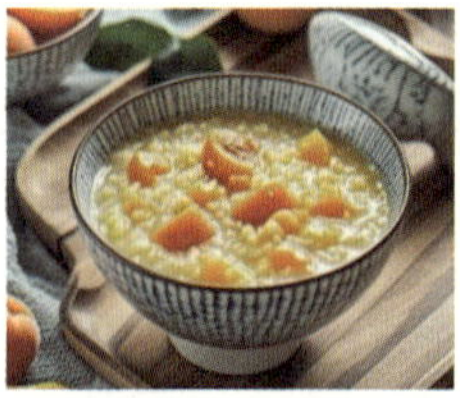

★ 杏子粥

食材：杏子5～6枚，粳米100克，白糖适量。

做法：取成熟杏子洗净煮烂去核；另用粳米，加水煮成粥，可加入冰糖适量，待粥熟，加入杏子肉，煮至微沸，每日分2次食用。

★ 百合杏仁粥

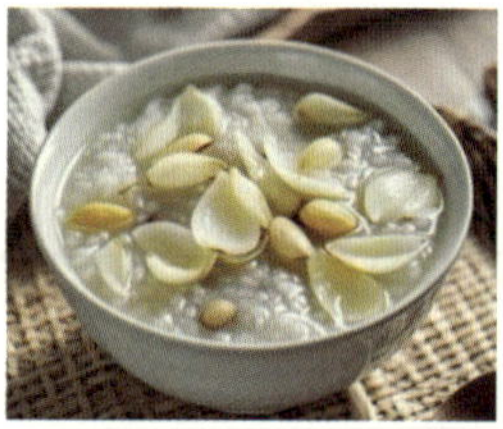

食材：鲜百合50克（干品25克），甜杏仁10克，粳米50克，冰糖适量。

做法：粳米加水常法煮粥，鲜百合去皮（干品用水洗净），杏仁去皮，加入锅内继续熬煮。在粥将成时加入冰糖，搅匀，待冰糖溶化后即可食用，每日分2次食用。

肝火上扰的患者可食用具有"清热去火，行气利窍止痛"功效的食物，如山楂、陈皮、冬瓜皮、川芎、白芷、鸡蛋等，推荐食疗方如下：

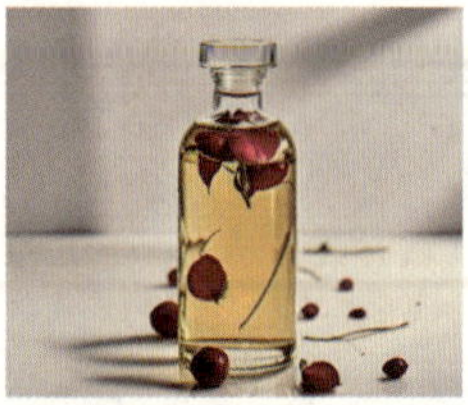

★ 玫瑰山楂酒

食材：玫瑰花15克，山楂30克，酒500克。

做法：将玫瑰花、山楂一起入酒，加冰糖适量，浸泡1周，振摇均匀，每晚睡前饮20毫升。

（王青　张苗苗　徐小涵）

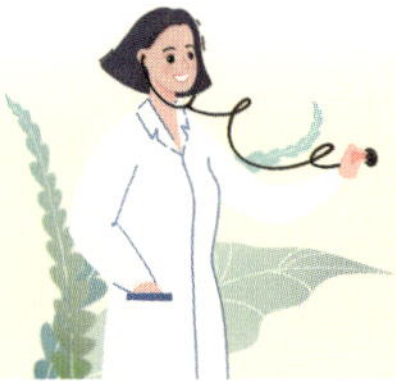

夏季的高血压与糖尿病

清晨，王大爷一如既往地去社区医院测血压和血糖，结果发现随着夏季的来临，自己的血压、血糖都降低了。王大爷十分开心，之后的几天慢慢地放松了对于血压、血糖的监测和控制，甚至想减药或停药。于是，王大爷来到社区医院询问医生的看法。

医生向王大爷解释道："血压和血糖在夏季降低是常见的现象。气温一高，血管扩张了，血压便降低；人体能量消耗变大了，血糖便降低。但这些变化只是暂时的，不代表病情好转。很多高血压和糖尿病患者在夏季血压、血糖降低后，有您这样的想法，放松警惕，擅自停药，结果导致病情反复甚至加重，这是非常危险的！"王大爷恍然大悟，点头说："原来是这样啊，以后一定按时吃药。"

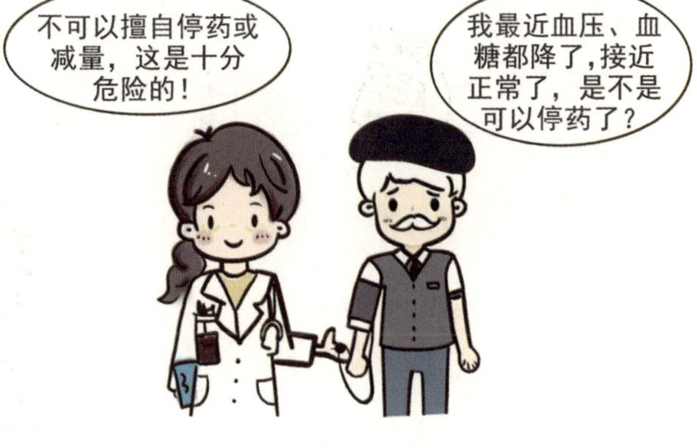

高血压

1.为什么夏季是高血压的“危险期”？

夏季是高血压病情加重，出现并发症较多的季节。夏季人睡眠质量下降，易造成自主神经紊乱，入睡后迷走神经兴奋，血管收缩，致使夜间血压升高，有可能导致出血性中风。此外，高血压患者对环境温度适应能力差，气温一高，反而发生血压骤升，也可能导致血液黏度增加，最后形成血栓等，其危险程度比冬天更高。

2.在夏季，血压为什么会变“正常”？

夏季天气炎热，人体血管扩张，外周血管阻力降低，加上夏季排汗量增加，饮水不足，血压可出现轻度下降。但夏季仍存在血压波动大、夜间血压偏高的特点，不可掉以轻心！

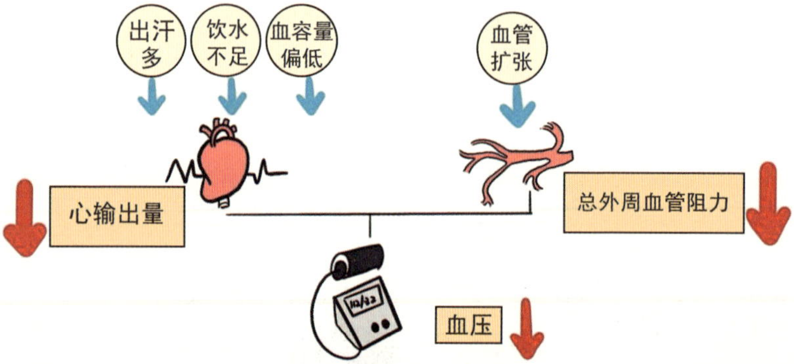

3.高血压患者该如何安然度夏？

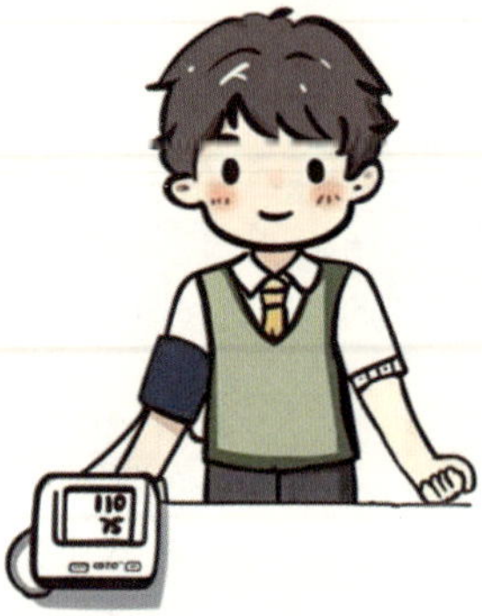

定期监测血压：如果条件允许，最好在家里备血压计，每天测量。如果不能自己测量，也应该每3～5天去诊所测量一次血压。最长间隔不得超过1周。血压一般控制在140/90 mmHg以下，若能耐受，可进一步降至130/80 mmHg以下。

适当运动：运动是管理血压的重要手段，遵循

“温和为主、量力而行、持之以恒”的原则，可选择快走、慢跑、瑜伽、太极等训练，避免剧烈运动。因为剧烈运动时，心率加快，交感神经系统被激活，导致血压迅速升高，会增加心脑血管事件的风险。运动结束后，身体为了散热，血管扩张，导致血压突然下降；且大量出汗，如果不及时补水，血压可能进一步下降，引发头晕、乏力，甚至晕厥。

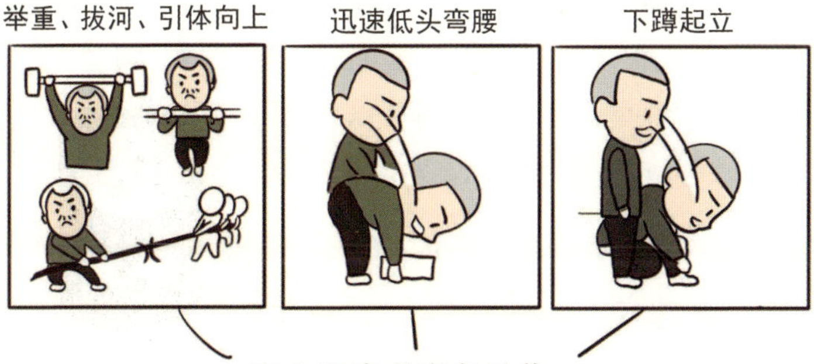

高血压患者高危动作

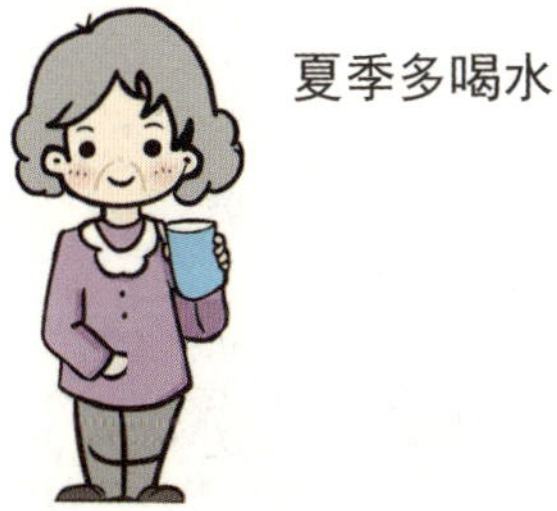

注意补充水分：夏季流汗较多，容易造成血液黏稠及体内血压缺水性降低，引起人体器官供血不足。因此，要少量多次饮水，及时补充足够的水分，每次饮水 200～300 毫升，一天 2000 毫升左右。

饮食以清淡为主：夏季饮食应以低盐、清淡为主，适当增加富含钾、钙、镁的食物。钾有助于排出体内多余的钠，扩张血管，降低血压，可从菠菜、香蕉、橙子、海带等食物中获取；钙有助于血管平滑肌的舒张和收缩，维持正常血压，可从牛奶、豆浆、豆腐、虾皮等食物中获取；镁能够放松血管平滑肌，促进血管扩张，降低血压，可从燕麦、杏仁、腰果、黑豆等食物中获取。

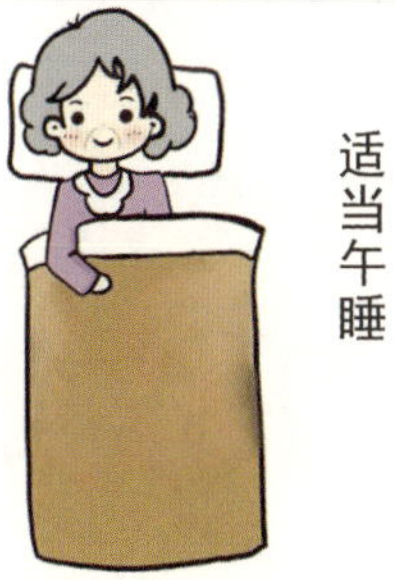

适当的午睡：夏天气温较高，日长夜短，容易出现睡眠不足、睡眠质量下降，从而导致夜间血压增高，血压波动较大，导致心脑血管损害。因此，中午可适当休息 30 分钟补充睡眠，保持血压的稳定。

遵医嘱科学调整用药：夏季坚持服用降压药非常重要，如需调整用药，请务必遵从医嘱。由于每个人对血压升高的耐受性不同，用药一定要因人而异，决不可一律照搬别人的经验，套用别人的处方。此外，一定不要随意停药，随意停药会造成血压波动，加重器官损害，而且血压可能反弹至更高，更难控制。

糖尿病

1.糖尿病——身体里的“甜蜜杀手”

糖尿病，即身体血糖调节功能失常，致使血液中糖分长期处于高水平。正常生理状态下，人体摄入食物后，会将其中的糖类转化为能量，以维持生命活动，如同汽车由燃油驱动行驶。患糖尿病时，机体无法正常代谢糖类，糖滞留于血液，久而久之会引发多种不适与健康隐患。

糖尿病有家族倾向，如果家里亲人患糖尿病，那么得糖尿病的可能性就会比别人大一些。另外，不健康的生活方式，如吃太多甜食、高热量食物（蛋糕、巧克力等）、运动量太少、肥胖、精神压力大也易导致血糖升高。

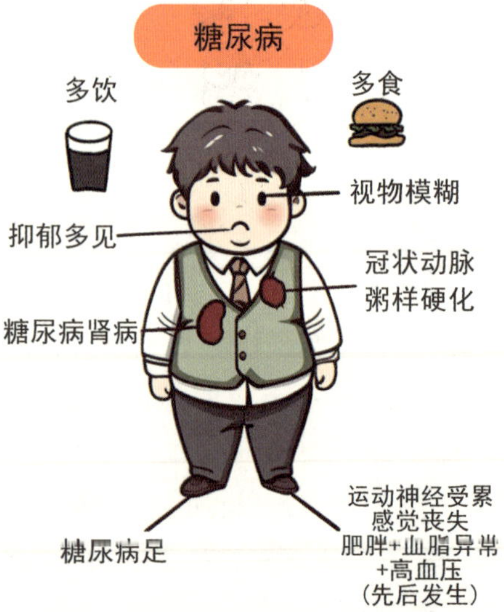

2.糖尿病有哪些病因？

人体中有胰岛素，它类似“钥匙”，细胞如同“门”。正常时，胰岛素能打开细胞这扇“门”，让血液中的糖进入细胞，产生能量，维持血糖正常。患糖尿病后，有两种主要情况：一是身体产生胰岛素的“工厂”（胰岛）工作不正常，胰岛素产量不足，糖进不了细胞，使血糖升高，这就是 1 型糖尿病，常见于年轻人；二是胰岛素量可能足够，但细胞不认这把“钥匙”，产生“抵抗”，糖堆积在血液中，导致血糖升高，这就是 2 型糖尿病，多数患者得的是这种类型，与不健康生活方式、肥胖等关系密切。

3.血糖遇到炎夏，会如何变化？

夏季的血糖会比冬季低，这是因为夏天天气炎热，人体能量消耗较大、体内新陈代谢旺盛，相对消耗的糖分也较多。人体在夏季对胰岛素的敏感性增高，对胰岛素的利用比其他季节要多，因此，夏天人们血糖水平往往较其他季节要偏低。此外，夏季天气较热，部分患者会出现普遍食欲不振的情况，饭量便会降下来，进而出现血糖降低的现象。

但是血糖低不是夏天血糖的全貌。严格来说，糖尿病患者的夏季血糖特征是不稳定、波动比较大。其原因是夏季瓜果比较多，饮食不容易控制，大量的水果或冷饮摄入后会出现血糖波动过大的现象。而且，炎炎夏日，容易出现焦虑和急躁情绪，刺激交感神经并使之兴奋。再者，天热出汗造成水分丢失也是血糖浓度相对升高的原因。

4.在夏季，糖尿病患者需要注意什么？

控制情绪，平稳心态：酷暑燥热，易生心火，烦躁不安，休息欠佳。在此环境里可使人血糖升高，甚至诱发糖尿病酮症等急性并发症。故糖尿病患者在暑热之际，要保持乐观心态，做到息其怒、静其心、安其神，以达到心静自然凉的目的。

炎炎夏日，应注意补水：天热汗多，口渴思饮，但有些糖尿病患者不敢饮水，担心多饮导致多尿。其实糖尿病多尿是由于血糖升高的缘故，如果炎夏限制饮水，就容易造成脱水，易诱发高渗昏迷、脑梗死及急性肾衰竭等严重疾病，故糖尿病患者夏大不应过分限制饮水。

饮水最好选用凉开水，循序渐进、少量多次饮用，不要等到有口渴症状时才想起饮水。忌饮含糖饮料或碳酸饮料，菊花茶、绿茶可清肝明目、清热利尿，是夏季的好饮料，适合糖尿病患者饮用，但饮用时不宜过浓。

注意卫生，防范感染：糖尿病患者若不注意个人和环境卫生，就容易引起皮肤、胃肠道、上呼吸道及泌尿系统的感染，而感染又是诱发糖尿病酮症酸中毒的主要原因。因此，糖尿病患者在炎热的夏天一定要定时洗澡，及时更衣，保持皮肤清洁、干燥，不给细菌、病毒任何可乘之机。

妥善保存胰岛素：胰岛素是一种蛋白质激素，遇高温会变质凝固而失去生物活性，它又是体内生成的激素，在正常体温下发挥生物效应。通常情况下，胰岛素在正常偏低的温度下是比较稳定的。对于尚未开封的胰岛素，可在 2～8 ℃冷藏情况下保存 2 年。胰岛素启封后，放在 25 ℃以下、阴凉的室温环境中，可以保存 4～6 周，不需要放入冰箱。切忌将胰岛素放于冷冻室内，胰岛素冷冻后再解冻，不能恢复到其冷冻前状态，解冻后的胰岛素吸收和剂量准确性都会有问题，可能造成由于剂量不准确产生血糖波动，因此不能再使用。

5.夏季防糖高，饮食要恰当

夏季人们喜吃冷食和瓜果，但糖尿病患者则不宜多吃，尤其是血糖高，尚未控制的糖尿病患者，更需慎用，以免引起血糖升高，造成“甜蜜”的负担。

血糖高、病情不稳定的患者可选用含糖量在5%以下的蔬菜、水果，如草莓、番茄、黄瓜等。如病情稳定，不常出现高血糖或低血糖的患者，可选用含糖10%以下、味道酸甜的水果，如猕猴桃、枇杷、樱桃等。吃水果的时间最好选在两餐之间、饥饿时或者体力活动之后，作为能量和营养素的补充。通常可选择在上午9点半左右，下午3点半左右。不提倡餐前或饭后立即吃水果，并应避免一次性摄入过多，以免餐后血糖过高。

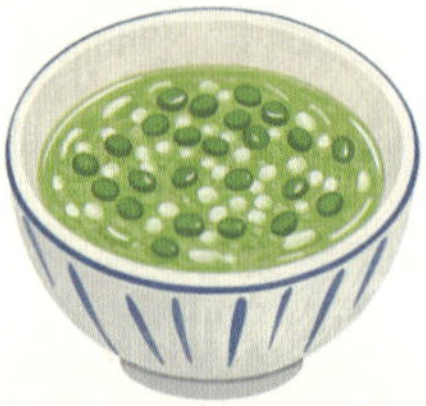

苦瓜、南瓜、洋葱三者被人们称为餐桌上的降糖药，尤其是苦瓜，它本身含有一种胰岛素样的物质，可降低血糖，糖尿病患者可适量食用。绿豆含糖量较低，具有清热解毒、降温祛暑之功效，可与大米混合煮食，适宜于糖尿病患者夏天食用，可是夏日降暑一宝。

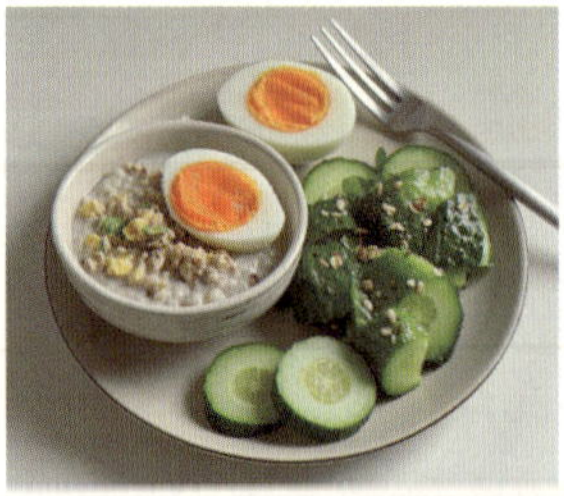

下面给大家提供一些具体的饮食建议和食谱：

(1)早餐：可以选择燕麦粥搭配水煮蛋和凉拌黄瓜。燕麦富含膳食纤维，能延缓血糖上升；水煮蛋提供优质蛋白质；黄瓜含糖量低，清爽可口。把适量燕麦加水煮成粥，鸡蛋煮熟，黄瓜洗净切丝，加少许醋和生抽拌匀就行。

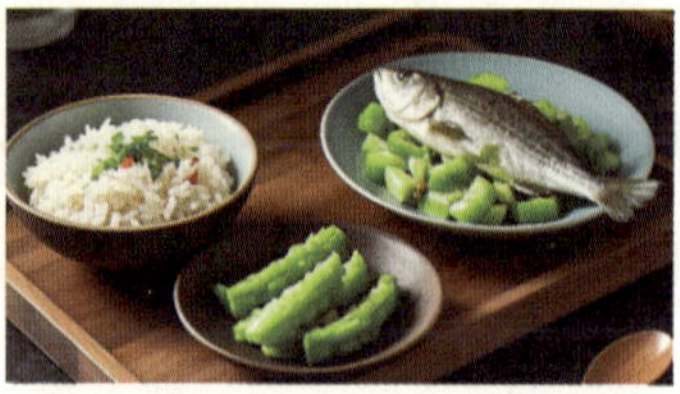

(2)午餐：推荐吃糙米饭、清炒苦瓜和清蒸鱼。糙米是粗粮，比白米饭更有利于控制血糖；苦瓜有类似胰岛素的物质，能辅助降糖；鱼富含优质蛋白。把糙米蒸熟，苦瓜切片清炒，鱼处理干净后加葱、姜蒸熟即可。

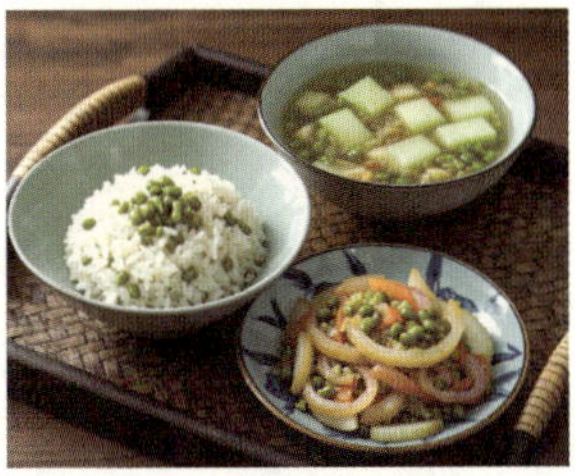

(3)晚餐:绿豆饭、炒洋葱和冬瓜汤是不错的选择。绿豆含糖量低,有清热解暑的功效;洋葱能辅助降糖;冬瓜利尿,适合夏天食用。将绿豆和大米一起煮成饭,洋葱切丝炒熟,冬瓜切块煮汤。

(4)食物替代品:如果不想吃米饭,也可以用全麦面条代替,搭配番茄和瘦肉做成汤面,既能补充营养,又不会让血糖升得太快。另外,市面上还有一些低糖或无糖的食品,像木糖醇饼干等,可以在血糖控制较好时少量食用。

6.夏季巧运动,血糖控制好

运动强度选择好:夏天气温高,即使清晨和傍晚较为凉爽,也要注意运动强度。如果在运动中没有气喘吁吁,运动过后肌肉不感觉疲劳,这种运动方式和运动量就比较适合你,反之则需要减弱运动量。

运动时间要记好:一般来说,糖尿病患者的锻炼最好是在饭后半小时到1小时后展开,这样更有利于餐后血糖控制。清晨运动会使人吸入更多有害物质,长此以往可能会出现气短、乏力等症状,还可能导致喉咙发炎和支气管炎。清晨还是心脏病发作的高峰期,这时剧烈运动很容易发生危险。因此,不建议清晨做健身运动。研究表明,运动的最佳时间是傍晚。傍晚时分,人体已经经过了长时间活动,运动反应最好,吸氧量最大,心脏跳动和血压的调节也最为平衡。傍晚运动后,一夜的睡眠会使身体机能得到更好的恢复。

运动饮水要适当:夏季运动排汗多,切忌运动后快速大量饮水。锻炼后大量饮水会增加血液循环系统、消化系统,特别是对心脏的负担。液体增加,电解质相对稀释及电解质通过汗液丧失,可能引起低钾或低钙,严重者会引起抽筋。另外,当夏天温度过高时,锻炼之后不能贪食雪糕、棒冰等,不仅会增加血糖负担,还容易引发胃肠道不适。

空腹运动不可取:空腹运动时,血液中的游离脂肪酸会明显增高,脂肪酸如果过量,就会出现损害心肌的"毒物",引起心律失常甚至猝死。因此,运动前最好喝一杯牛奶或者吃一些点心。另外,清晨空腹运动极易引发低血糖,甚至发生低血糖昏迷。

运动后不宜立即洗澡:夏季锻炼之后会出现出汗现象,但注意一定不要立即去冲冷水澡,因为突然过冷的刺激会引起脏器功能紊乱和大脑调节失衡。正确的做法是在锻炼之后休息片刻再洗个温水澡。

在强光下不宜运动：夏季烈日当空，紫外线特别强烈，长期接触会灼伤皮肤并损害大脑和眼球。一定要选择紫外线强度较弱时进行锻炼，外出时要做好防晒措施，以免灼伤皮肤。

7.稳定情绪，血糖调控更轻松

情绪对血糖的影响很大，夏季天气炎热，人更容易烦躁。糖尿病患者要学会调节情绪，保持心态平稳。

保持冷静的方法：感到烦躁时可以试试深呼吸。找个安静的地方坐下或躺下，慢慢地吸气，让肚子鼓起来，默数5个数；然后缓缓呼气，感受肚子收缩，同样数5个数，重复做几分钟，能让自己平静下来。还可以准备一些喜欢的音乐，情绪不好的时候听一听，以转移注意力，放松心情。

冥想与放松训练：每天花15～20分钟进行冥想。找一个安静舒适的角落，闭上眼睛，专注于自己的呼吸。如果有杂念出现，也别管它，轻轻把注意力拉回到呼吸上。也可以试试渐进性肌肉松弛法，从脚部开始，先紧绷脚部肌肉几秒钟，然后突然放松，感受肌肉紧张和放松的区别，接着依次对小腿、大腿等身体各个部位的肌肉进行同样的操作，能有效缓解身体的紧张感。

睡眠不足也会影响血糖稳定：睡眠不足会打乱身体的生物钟，影响激素分泌，抑制胰岛素分泌，降低身体对胰岛素的敏感性，还会刺激交感神经，促使身体分泌更多升糖激素，导致血糖升高。因此，要定时作息，每天尽量在相同的时间上床睡觉和起床，长期坚持，让身体形成稳定的生物钟。

8.失眠患者该吃什么？

助睡眠的中医食疗小食谱

不寐者当以补虚泻实，调整脏腑阴阳为原则。实证者应泻其有余，如疏肝泻火，清热化痰，消导和中，可选用菊花、蒲公英、绿豆、淡竹叶、天花粉、栀子、芹菜、黄花菜等；虚证者应补其不足，如益气养血，健脾补肝益肾，可选用山药、大枣、酸枣仁、龙眼肉、莲子、桑葚、百合等。

肝火扰心（肝火扰心、心神不宁）的患者可食用具有“疏肝泻火，镇心安神”功效的食物，如龙胆草、栀子、菊花、郁金、佛手等，推荐食疗方如下：

★ 枣仁芹菜汤

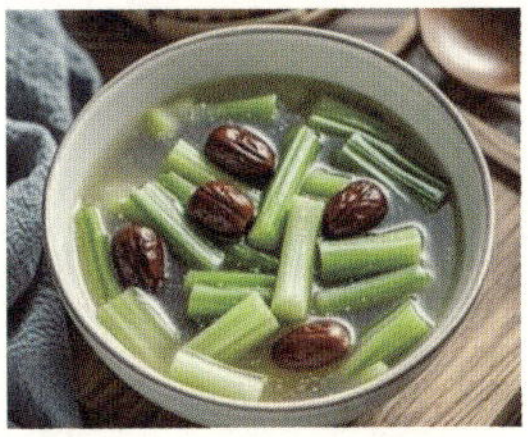

食材：鲜芹菜90克，酸枣仁9克。

做法：将鲜芹菜洗净切段，同酸枣仁一起下锅，加适量水共煮为汤，睡前饮服。

心脾两虚（心血不足、脾气虚弱）的患者可食用具有“补益心脾，养血安神”功效的食物，如茯苓、莲子、麦冬、龙眼肉、胡桃肉、鸡蛋、藕等，推荐食疗方如下：

★ 莲子茯苓糕

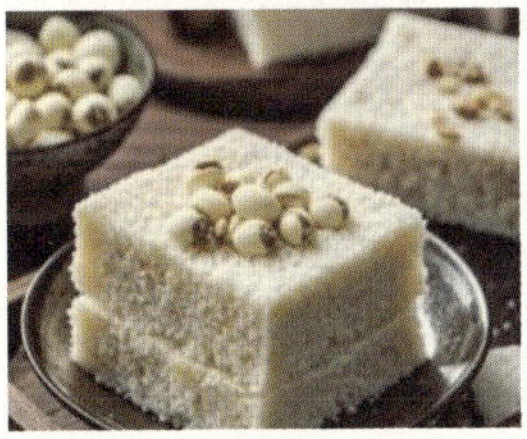

食材：莲子肉500克，茯苓500克，麦冬300克，桂花20克，面粉100克，白糖250克。

做法：将莲子去皮、去心，蒸熟，再与茯苓、麦冬一起研成细面，加面粉、桂花、白糖，并搅拌均匀；加水和面，呈糕状，入笼蒸熟；出笼，切块备用。每日1～2次，酌量食用，可连用7～10天。

★ 龙眼纸包鸡

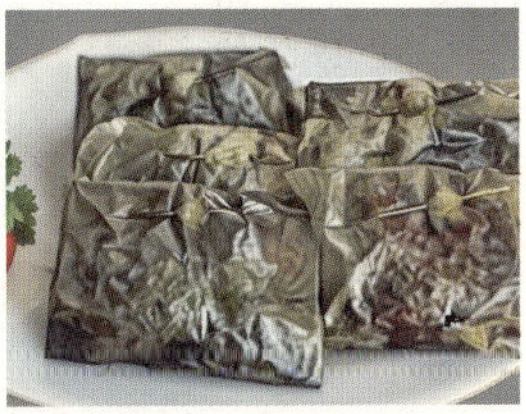

食材：嫩鸡肉400克，龙眼肉20克，胡桃肉100克，鸡蛋2枚，火腿20克，淀粉25克，食盐6克，砂糖6克，味精2克，胡荽100克，生姜5克，葱20克，胡椒粉3克，麻油5克，花生油1500克。

做法：将胡桃肉去皮后入油锅炸熟，切成细粒；龙眼肉切成粒，待用。鸡肉切片，用盐、味精、糖、胡椒粉调拌腌渍后，再入淀粉加清水调湿后与蛋清调成糊。取糯米纸摊平，鸡肉上浆后摆于纸上，加少许胡桃肉、龙眼肉、胡荽、火腿、姜、葱，然后折成长方形纸包；炒锅置火上，入花生油，加热至六成熟时，把包好的鸡肉下锅炸熟，捞出装盘即成。

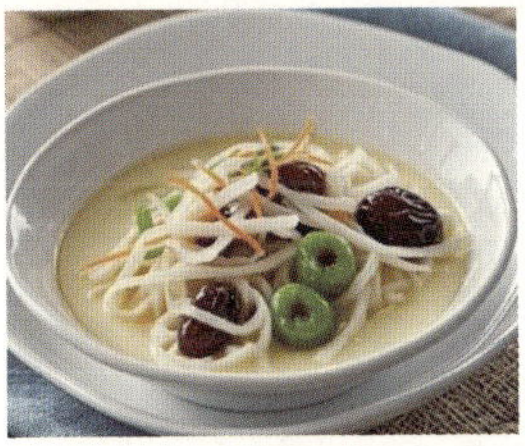

★ 藕丝羹

食材：鲜嫩藕100克，鸡蛋2枚，山楂糕30克，蜜枣3枚，青梅10克，白糖适量。

做法：将藕切成细丝，放入沸水锅内焯一下，捞出备用；山楂糕、蜜枣、青梅切成细丝；将鸡蛋打入碗内，加适量清水调匀，上锅蒸15分钟而成鸡蛋羹，再将上述细丝及白糖均匀地撒在蛋羹上即成。佐餐食用。

心肾不交（肾阴亏损、思虑太过）的患者可食用具有“滋阴降火，交通心肾”功效的食物，如山药、熟地黄、百合、蜂蜜、桑葚、玉竹等，推荐食疗方如下：

★ **枣仁灯心粥**

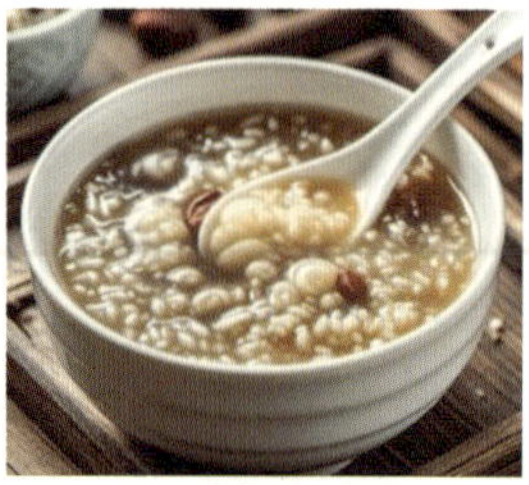

食材：炒酸枣仁20克，玉竹10克，灯心草6克，糯米100克。

做法：将酸枣仁、灯心草用清洁纱布包扎，放入锅内，与糯米同煮成粥，捞出纱布包即可，每日3餐饮用，服时可酌加冰糖。

★ **桑葚百合蜜膏**

食材：桑葚500克，百合100克，蜂蜜300克。

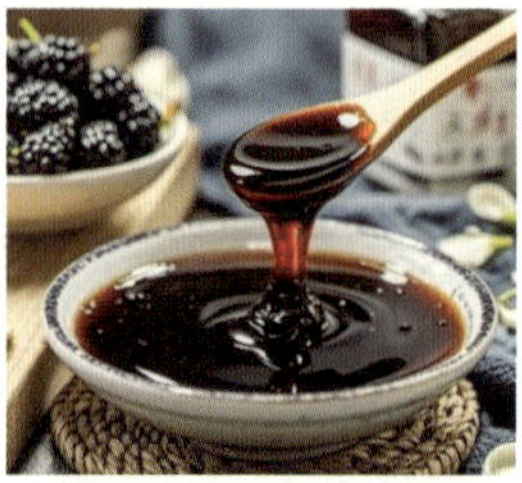

做法：取桑葚、百合加水适量煎煮30分钟取液，加水再煮30分钟取液，两次药液合并，以小火煎熬浓缩至黏稠时，加蜜至沸停火，待凉装瓶备用。每次1汤匙，沸水冲化饮用。

心胆气虚的患者可食用具有“益气镇惊，安神定志”功效的食物，如酸枣仁、石菖蒲、粳米等，推荐食疗方如下：

★ **酸枣仁粥**

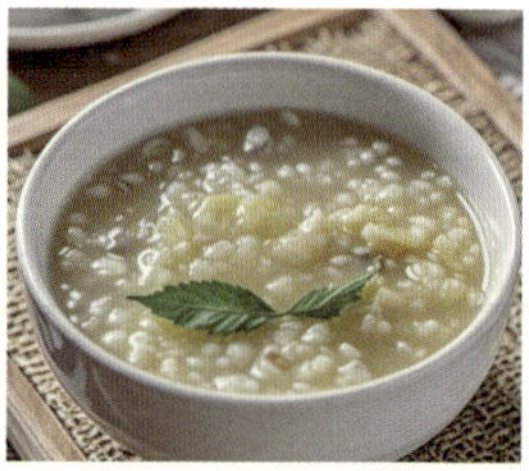

食材：酸枣仁10克，熟地黄10克，粳米100克。

做法：将酸枣仁置炒锅内，用文火炒至外皮鼓起并呈微黄色，取出，放凉捣碎，与熟地黄共煎，过滤取汁待用；将粳米淘洗干净，加水适量，煮至粥稠后入药汁，再煮3～5分钟即可食用。

（李红　李雪　潘婷　徐小涵）

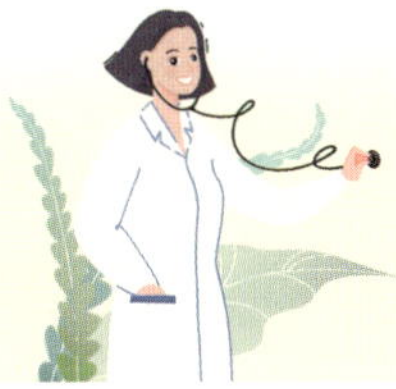

夏季养护

平心静气　重在养心

夏季在五行中属火，与人体五脏中的心相对应。中医学认为“暑易伤气”“暑易入心”。因此，立夏后人们要顺应天气的变化，重在养心。

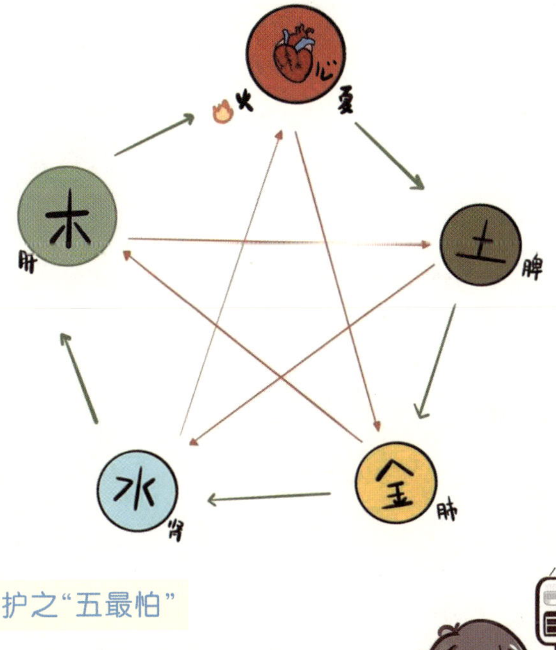

1.夏季养护之“五最怕”

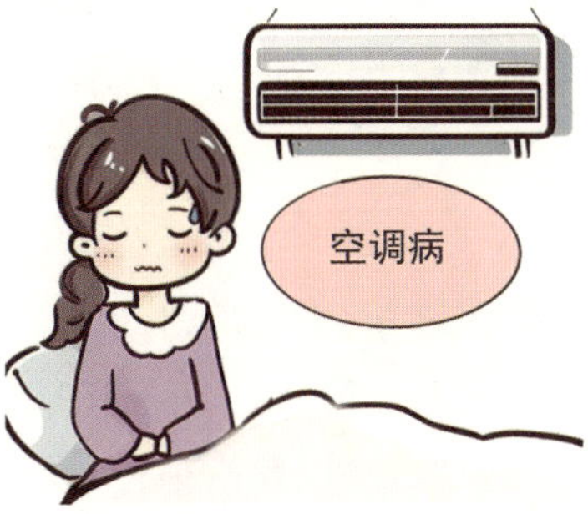

夏季颈椎最怕吹：夏日闷热，常开空调，但长时间颈椎对着空调吹，会出现颈部持续痉挛、后背酸痛等情况。建议室内空调温度不要低于 26 ℃，肩背部不要直对着空调，在空调房里最好能够披件小外套或披肩，保护肩颈部，

避免受凉。

夏季喝水最怕快：夏季大量饮水，喝水太快，会使血液变稀、血量增加，心脏不好尤其是患有冠心病者就会出现胸闷、气短等症状。建议每次喝水 100～150 毫升，少量多次。同时夏季炎热，但也不能贪凉，喝 10 ℃以上的温水对身体最好。

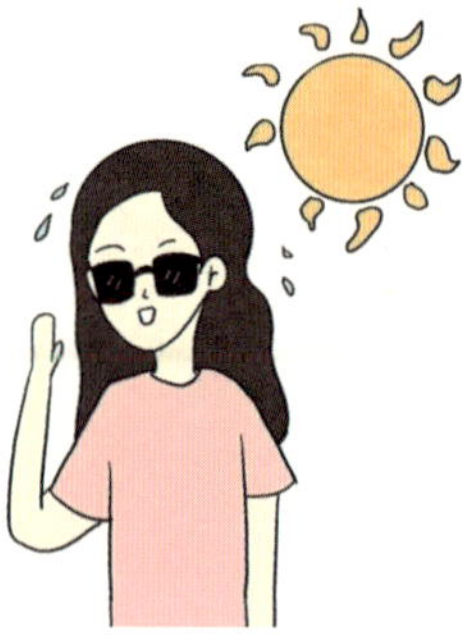

夏季眼睛最怕晒：户外过强的紫外线会对我们的眼睛造成损害。不注意眼部防晒，很容易提前老化，并引发各类眼部疾病。建议外出时最好戴上太阳镜、帽子或打遮阳伞，太阳镜颜色以茶色、淡绿色为佳。

夏季晨练最怕早：夏天天亮早，不少人早早出门晨练。但夏季清晨空气污染物最多，一般早晨 6 点前还未完全扩散。日出之后是晨练的最佳时间，最好在早晨 6 点之后、9 点之前，并将晨练时间控制在 1 小时之内。

夏季家里最怕灰：夏天闷热、湿度大，使得灰尘更容易附在空气里，进入人的皮肤和体内。这些脏东西会趁机进入呼吸系统，进而引发哮喘、鼻炎等多种疾病。建议夏天增加打扫房间的频率，2～3 天打扫一次。

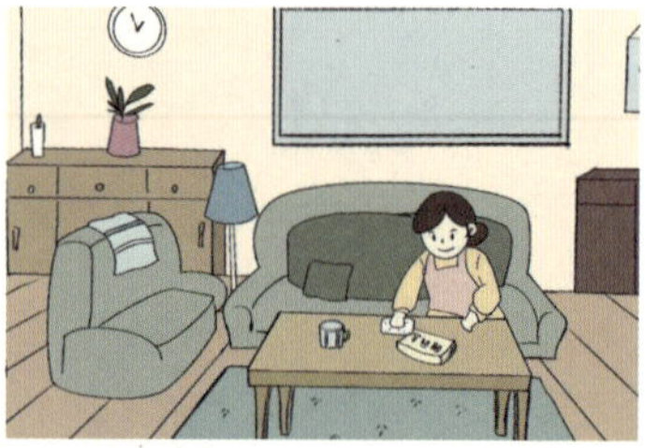

2.夏季衣着应该怎样选？

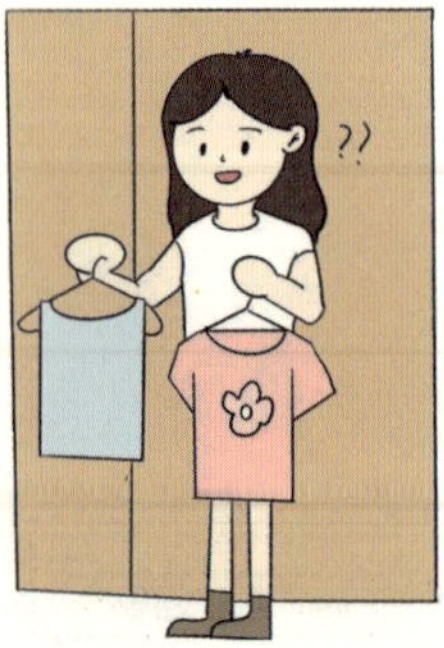

透气与凉爽：在炎热的夏季，穿衣的首要原则是凉爽透气。所以，选择那些轻薄、透气的面料，如棉、麻等天然材料，可以让皮肤自由“呼吸”，远离“湿身”困扰。

色彩的魔力：很多人认为浅色衣服更凉快，防晒效果更好，但其实鲜艳的颜色才是夏日的最佳选择。尤其是红色，它能有效抵挡紫外线的侵袭，给皮肤提供额外的保护。

空调房的“防寒外套”：在空调房里，冷气似乎总是无处不在。此时，一件薄外套就成了“保暖神器”。它不仅能保护肩颈不受凉，还能让大家在享受冷气的同时，保持优雅。

夜间的舒适伴侣：夏天的夜晚，穿上透气的睡衣，既能吸汗又能防止受凉。

夏日防晒：夏天出门，除了涂抹防晒霜，选择一件长袖的轻薄外套，或是一顶宽边帽，都能提供额外的防晒保护。

总之，夏季穿衣不仅要追求时尚，更要兼顾舒适与健康！

3.如何在炎炎夏日中吃得既清爽又健康？

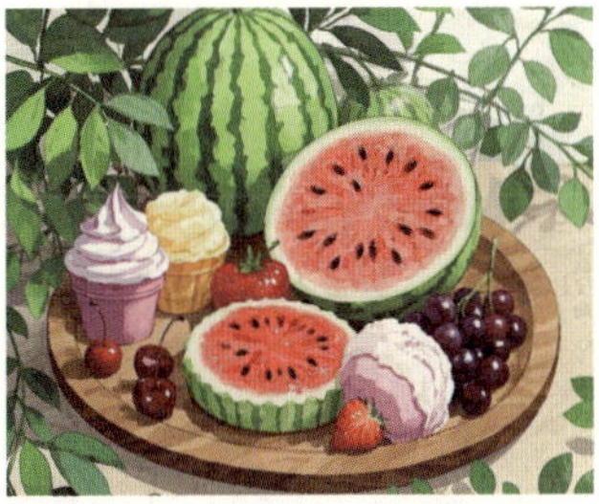

◆ 养胃气、清心火

夏季饮食应以清淡为主，尽量避免食用煎炸、烧烤及过咸、过寒的食物，可以适当吃一些对胃有益的食品，如丁香、沙棘和猴头菇等。同时，夏季暑气重、热毒盛容易导致心火旺，精神上也容易产生厌倦、懈怠。这时，可以考虑摄入一些“性质偏寒、味道偏苦”的食物，如苦瓜和莲子。需要注意的是，苦味食物一次别吃太多，否则容易引起恶心、呕吐等不适反应。另外，中医认为，红色食物如红枣、红豆等能入心，有助于养心。

◆ 增酸增辛

立夏后饮食应该注意“增酸增辛”，增酸可以补肾助肝，增辛能养肺。酸性食物不仅能止泻祛湿，还能健胃消食、增进食欲，建议夏季增加番茄、山楂、菠萝、猕猴桃等食物的摄入。另外，适当食用胡椒、洋葱、生姜等食物也能够祛除暑湿。

◆ 冷食有度

夏季人们喜欢喝冷饮、吃冷食，不过老年人应尽量避免吃“冷食”，因为老年人的消化道功能减退，对冷的耐受力降低，更容易出现胃痛、腹泻等情况。因此，老年人夏季饮食温度应以温热为主。

◆ 多喝水

夏季气温高，即使不口渴也要适量增加饮水。尤其老年人血液黏稠度较高，多喝水可以帮助稀释血液、降温防暑，预防心脑血管疾病。同时，我们要注意饮食多样化，保证膳食平衡，多吃富含维生素的食物，如各种蔬菜（特别是深色蔬菜）及水果（如西瓜、梨等），适当补充鱼、瘦肉、鸡蛋等富含优质蛋白的食物，提高机体免疫力。

◆ 尤其注意饮食安全

夏季空气湿热，易滋生各种细菌，应格外重视饮食安全。

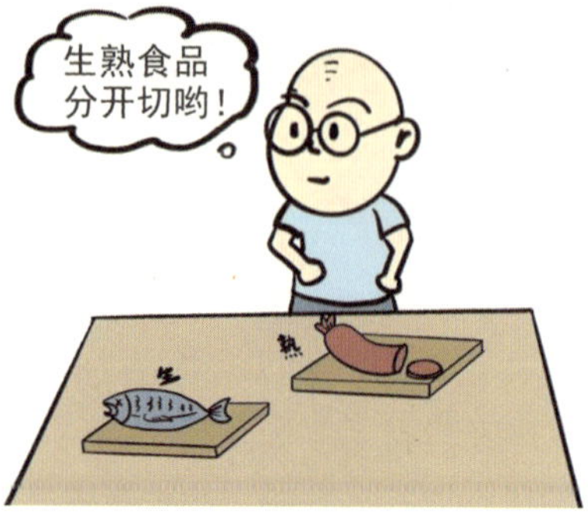

食物最好现做现吃，瓜果蔬菜食用前一定要清洗干净。

食物的处理要严格遵循“生熟分开”原则，避免将生食品上的病原体带到熟食品上。

注意保持食物的安全温度，熟食在室温下不得存放 2 小时以上，所有熟食和易腐烂的食物应及时冷藏（最好在 5 ℃以下），在食用前应确保熟食的温度滚烫（60 ℃以上）。

4.如何调整作息？

顺应阳光，与太阳共舞：进入立夏以后，昼长夜短，日出早而日落晚，宜顺应自然界阳盛阴虚的变化。晚上 10 点至 11 点入睡为佳，早上最好 5 点半至 6 点半起床，当阳光悄悄溜进窗户，那就是大自然在叫大家起床的信号。

适度午睡，夏日的“能量充电站”：夏季夜间睡眠时间相对较短，午睡正好可以作为晚上睡眠的补充。夏季中午气温最高，且饭后体内大量血液跑到胃肠，使大脑缺血，所以在中午总是昏昏欲睡。白天 11 点至 13 点为午时，在这段时间，小睡半小时左右，不仅能补充睡眠，有效缓解白昼过长带来的疲倦感，恢复精力，还能预防心血管疾病的发生。但午睡时间不能太长，否则睡醒后易头痛、头晕、乏力，影响夜间睡眠。

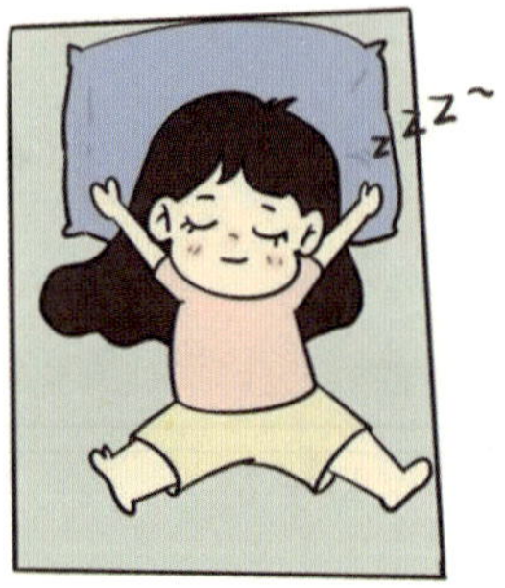

5.如何在热浪中保持健康和活力？

◆ 选择合适的运动时间

选择合适的运动时间非常重要，早晨身体机能未完全苏醒，容易发生运动损伤；中午阳光较强，紫外线较强，容易中暑；晚上环境昏暗，尾气较多，人员较多，容易发生安全事故。因此，上午 10 点到 11 点，或者下午 4 点到 6 点，是夏日运动的黄金时段。这时候，太阳的热度刚刚好，既不会让我们汗流浃背，也能享受户外运动的乐趣。

◆ 水分补充要及时

夏季温度高，运动会加快体内水分流失，所以应多喝水。但应注意要少量多次饮用，每次补充 100～150 毫升即可。出汗量较多时，可以补充一点淡盐水。但不要补水过多，也不要过于频繁补水，大量水分摄入会增加心脏负担，还会导致腹胀、胃痛等不适。在进行剧烈运动后，应该尽可能饮用常温水，避免冷热刺激。

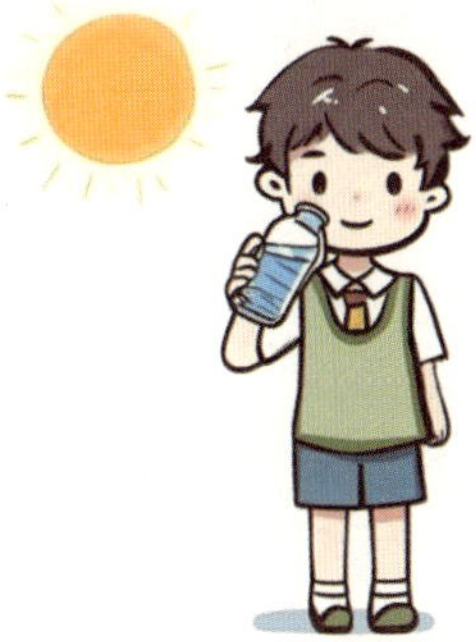

◆ 运动强度

中医养生讲究“冬藏夏长”，即冬季要注意能量的积累，夏季要加强身体新陈代谢的能力。夏季进行适量的运动能够提高心肌的运动耐力，改善心功能，增强机体免疫力。虽自古以来有“夏练三伏”的说法，但也要注意限度，剧烈运动会增加身体负担。因此，建议大家根据自己的体质适度运动。

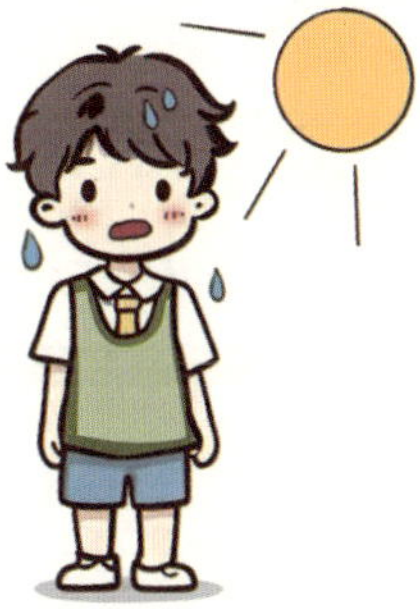

运动强度适可而止

◆ 运动后降温不宜过快

运动大量出汗后，皮肤毛孔和体表毛细血管处于扩张状态，突然的冷刺激会使毛孔迅速缩小，毛细血管迅速收缩，致使机体调节功能失调。因此，到风扇前或空调下直接吹风降温或直接用冷水冲洗身体的方法都是错误的。正确的做法是用毛巾擦干汗水，在阴凉处休息，缓慢降温。

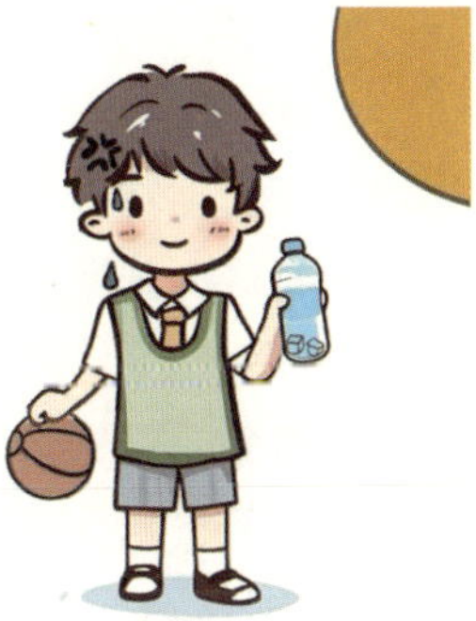

◆ 注意防晒

夏天运动，防晒是必不可少的。穿上长袖衣物，戴上太阳帽和太阳镜，涂抹防晒霜，可以让皮肤免受紫外线的伤害。同时，选择透气性好、吸汗、快干的运动服，可以让身体在运动中保持干爽。

6.如何调整情绪？

盛夏酷暑，是否常会感到容易精神状态紧张，情绪易波动，有时莫名出现失眠、情绪烦躁、行为异常等情况？

这些情况很可能是发生了“心理中暑”。“心理中暑”往往出现在气温超过 35 ℃、日照超过 12 个小时、湿度高于 80%时，如果不加以干预，会对我们的生理、心理产生不利影响。

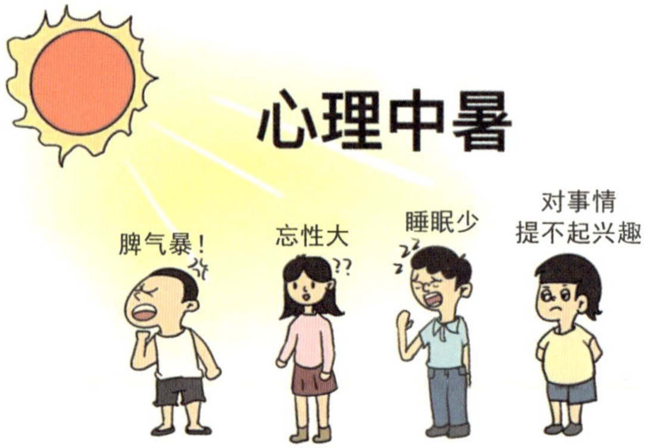

此时，调心宁神变得尤为关键。俗话说“心静自然凉”，大家可以通过心理减负来消暑，经常听听舒缓的轻音乐，或者闭上眼睛想象森林、冰雪等令人感到凉爽的情境，为自己打造一个“心理空调机”。

7.如何进行中医养护？

◆ 中药调养

薄荷：辛，凉，归肺、肝经，具有疏散风热、清利头目、利咽、透疹、疏肝行气的功效。主要治疗外感风热及温病初起引起的头痛、发热、咽喉肿痛等，还用于肝气郁滞，胸闷，胁肋胀痛。

荷叶：苦，平，归肝、脾、胃经，具有清暑化湿、升发清阳、凉血止血的作用。

广藿香：辛，微温，归脾、胃、肺经，为芳香化湿药，具有化湿健脾、发表解暑、和中止呕等作用。常用于湿阻中焦，脘痞呕吐，暑湿倦怠，胸闷不舒，寒湿闭暑，腹痛吐泻，鼻渊头痛。

香薷：属辛温解表药，具有发汗解表、和中化湿、利水消肿的功效，用于夏季乘凉、饮冷或外感风寒、暑湿所致的发热、恶寒、头痛、无汗及腹痛、吐泻等，还可用于水肿、小便不利等。

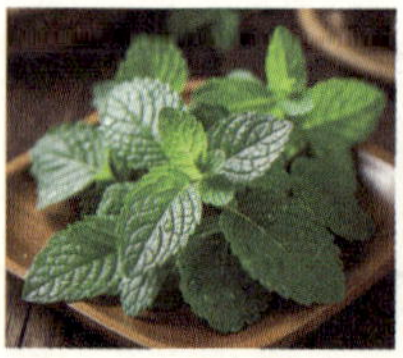
薄荷

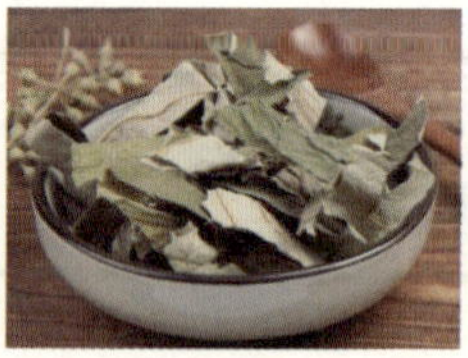
荷叶

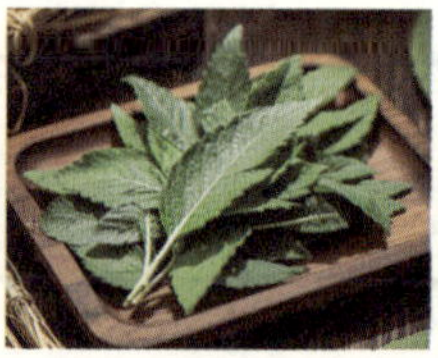
广藿香

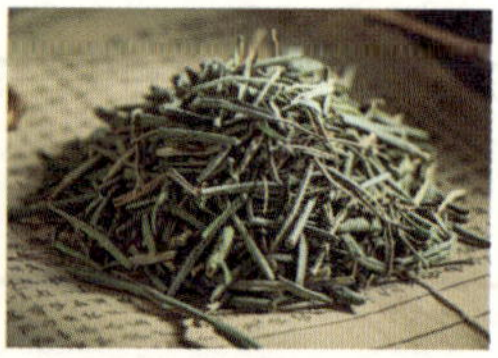
香薷

◆ 穴位按摩

穴位按摩是中医养生的重要组成部分，以下是几个适合夏季的穴位：

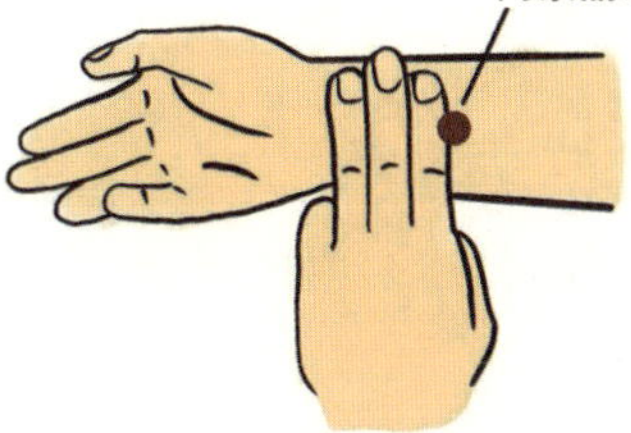

（1）内关穴（安眠穴）：其属心包经，主治失眠、心悸，有助于敛心神。取穴方法：手腕横纹正中直上 2 寸凹陷处。

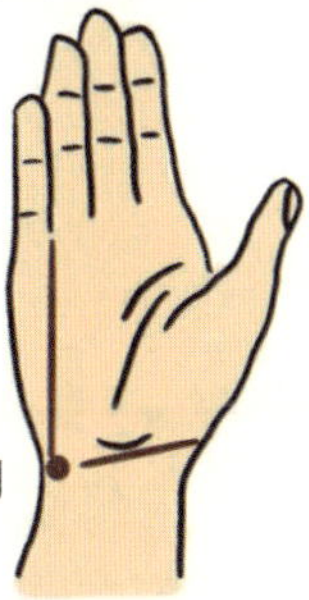

（2）神门穴（养心穴）：其属心经，主治心烦失眠，可养心安神。取穴方法：腕横纹尺侧端，尺侧腕屈肌腱的桡侧凹陷处。

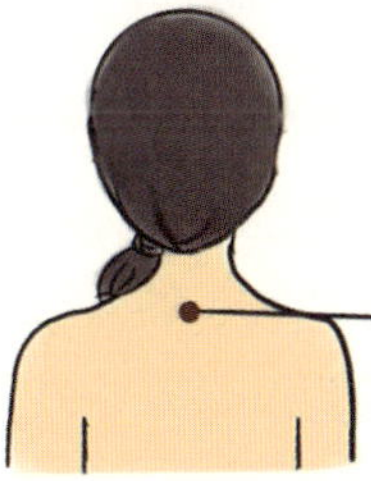

（3）大椎穴（第一强壮穴）：其属督脉，主治寒热咳嗽、五劳七伤。取穴方法：背部正中线上，第 7 颈椎棘突下凹陷中。

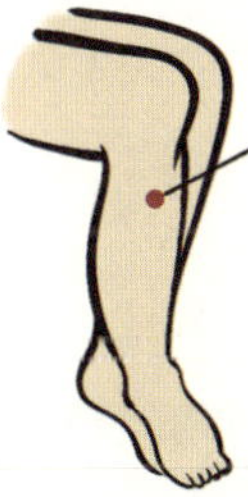

◆ 艾灸养生

艾灸是一种使用艾条点燃后熏烤特定穴位的疗法，适合夏季排除体内湿气和寒气。推荐灸足三里穴，有“一针足三里，赛吃一只老母鸡”的说法，适合调理脾胃。

◆ 耳穴压豆

耳穴压豆是一种简单易行的中医疗法，通过在耳朵上的特定穴位贴上王不留行籽等小颗粒，以刺激穴位，适用于失眠、痛经等症状。例如，对于失眠，可以选择神门、皮质下等穴位进行压豆。

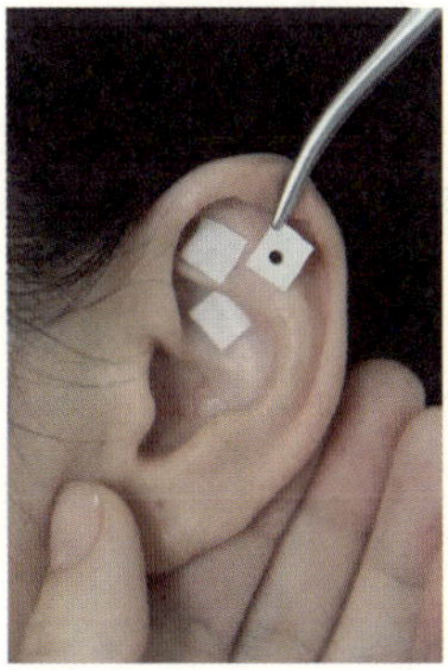

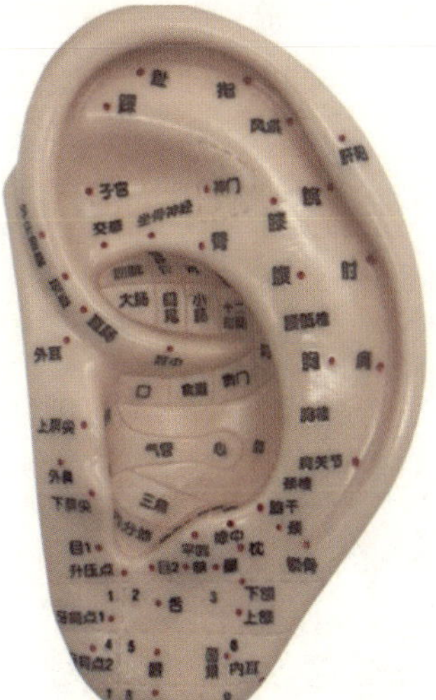

（王少丽　田雪晴　厉丹阳）

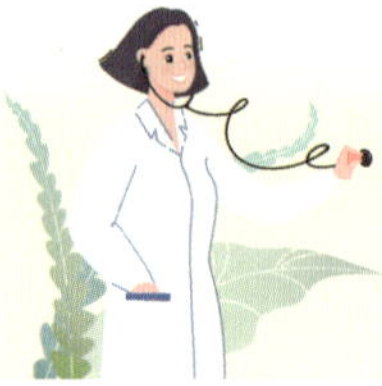

夏季节气的特色养护

夏季节气的特色食谱

夏季的节气有立夏、小满、芒种、夏至、小暑、大暑，夏季是人体代谢最旺盛的时候，减肥瘦身的效果也最好。立夏之后，气温日渐升高，人们的食欲相对较弱，可以适当减少摄入的热量，选择清凉解暑的食物，如黄瓜、西瓜等，同时借助小满和芒种的时机来进行瘦身调理。小满之后，人体内湿气增多，可以适当增加排汗的运动，如慢跑、瑜伽等，以促进身体的新陈代谢和脂肪的消耗。

1.立夏——天地始交，万物并秀

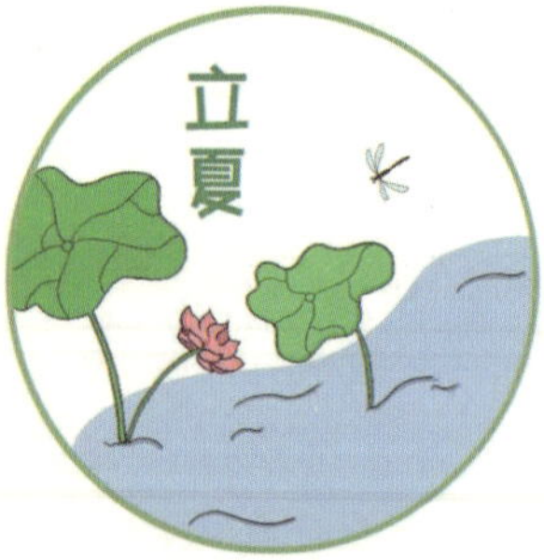

“四时天气促相催，一夜熏风带暑来”。每年公历 5 月 5 日至 7 日，将迎来夏季的第一个节气——立夏。斗指东南，维为立夏。万物自此皆长大，故名立夏也。时至立夏，万物繁茂。立夏后，日照增加，逐渐升温，雷雨增多，标志着万物进入旺季生长。

? 立夏需要吃什么?

◆ 绿豆汤

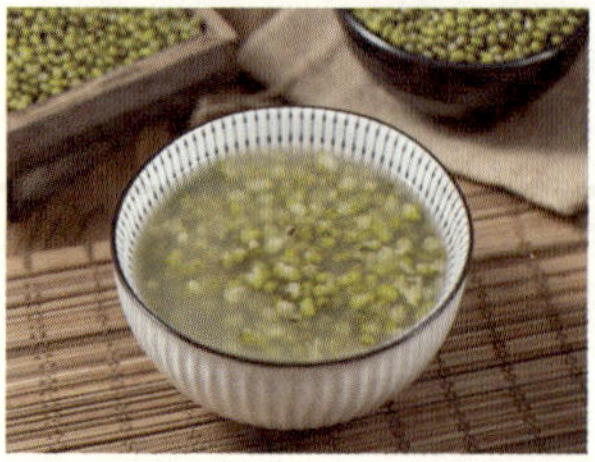

立夏时节，天气逐渐变热，适合食用清热解毒的食物。绿豆汤具有清热解毒、消暑利尿的功效。绿豆富含蛋白质、维生素和矿物质，具有清热解毒、消暑利尿的功效，还能促进消化和增强免疫力，非常适合夏季食用。冰糖可以增加甜味，改善口感，同时具有润肺止咳的作用。

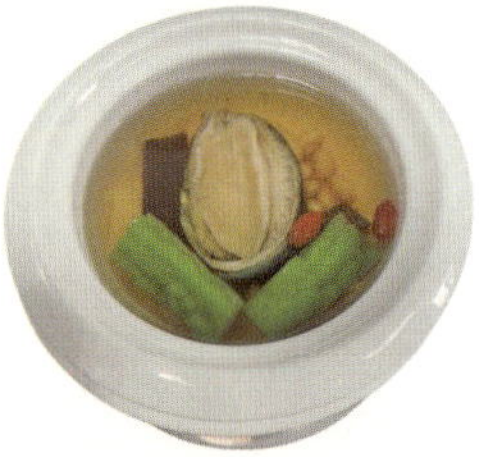

◆ 凉瓜黄豆鲍鱼盅

凉瓜（苦瓜）不仅是夏季的当令食材，更是一味良药，其青而未黄时的清热消暑功效最佳。鲍鱼能平肝潜阳、益精明目，其壳即中药石决明，能清热平肝、滋阴潜阳。搭配温中和胃的生姜、理气化湿的陈皮和健脾利水的黄豆，制作此汤，其清热消暑之余又能健脾益胃，适合夏季天气炎热时一家大小保健食用。对用眼过多或熬夜而虚火上升，出现失眠、口苦、眼涩等症状的人群尤为适宜。

◆ 减重食谱

早餐：豌豆泥米糊（豌豆 50 克，大米 25 克），蒸玉米半根，小番茄 6 颗，提供能量约 260 千卡。

午餐：苦瓜炒鸡蛋（苦瓜 100 克，鸡蛋 1 个），香煎三文鱼 100 克，绿豆饭 100 克，提供能量约 470 千卡。

晚餐：凉拌豆芽 150 克，红薯 100 克，提供能量约 220 千卡。

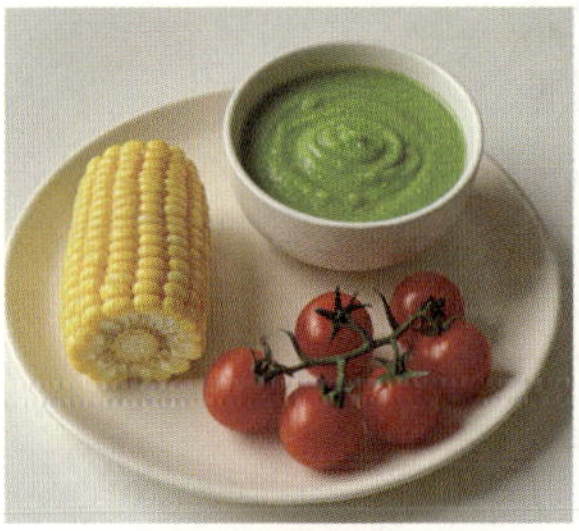

早餐

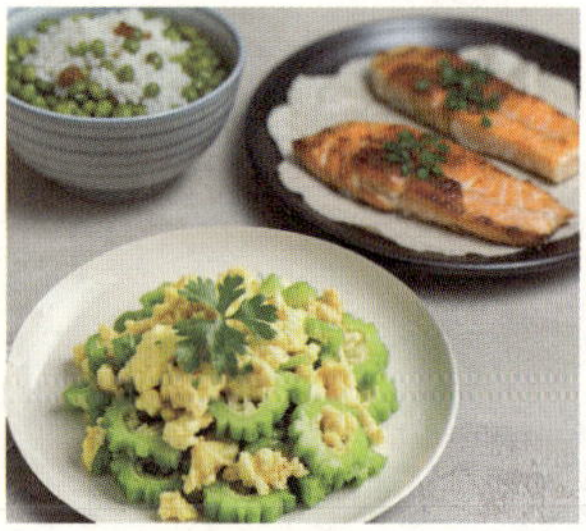

午餐

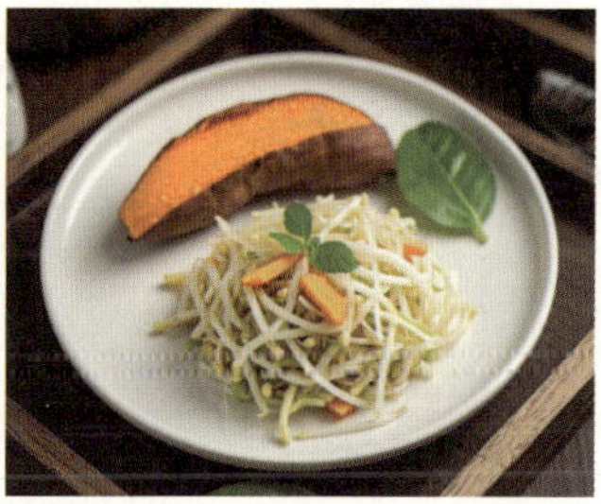

晚餐

2.小满——小满小满，麦粒渐满

“四月中，小满者，物至于此小得盈满”。小满，夏季的第二个节气，于每年公历 5 月 20 日至 22 日之间。小满的“满”有两种释义，其一为形容庄家作物的饱满程度，其二为形容雨水盈缺的情况。

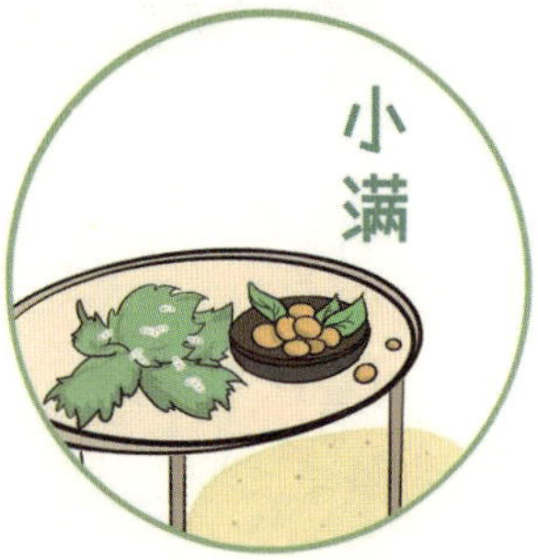

小满节气的到来，意味着进入了大幅降水的雨季，雨水开始增多。小满期间，中国南方地区一般降雨多、雨量大。正如民谚云“小满小满，江河渐满”。

小满需要吃什么?

◆ 黄瓜炒虾仁

小满时节，雨水增多，湿气渐重，适合吃清淡解腻的食物。黄瓜炒虾仁清爽可口，富含营养。黄瓜富含维生素C、维生素K和膳食纤维，有助于清热解毒、润肤美容和促进消化。黄瓜含水量高，特别适合夏季清凉解暑。虾仁富含优质蛋白质、维生素 B_{12} 和锌，有助于增强免疫力、促进骨骼健康和改善视力。虾仁的脂肪含量较低，是一种非常健康的海鲜。

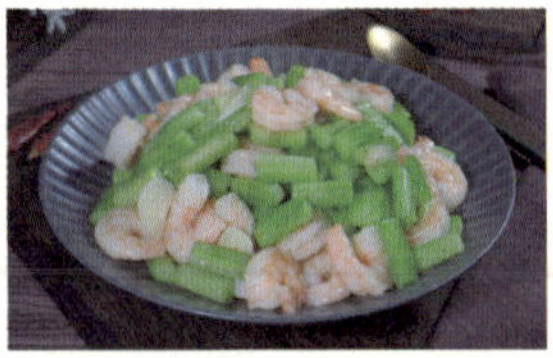

◆ 猴头菇猪蹄盅

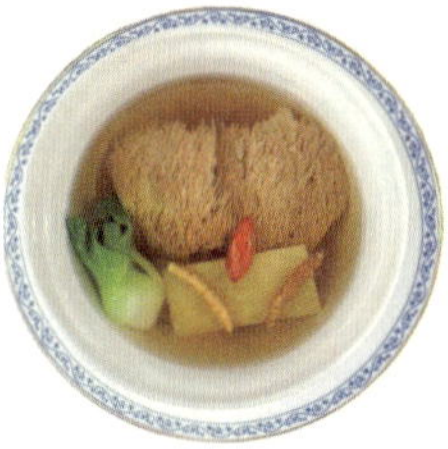

猴头菇味甘、性平，具有益胃健脾、补虚、抗癌的功效。而且，猴头菇是一种对胃部疾病有食疗效果的菌类。搭配益气养阴而不温燥的猪蹄制作此汤，特别适合容易胃痛的人群食用。

◆ 减重食谱

早餐：蒜薹炒豆干(蒜薹 100 克，豆干 50 克)，全麦馒头 1 个，牛奶 200 毫升，提供能量约 330 千卡。

午餐：冬瓜海带汤(冬瓜 100 克，海带 30 克)，蒸饺(猪肉 30 克，白菜 50 克，饺子皮 5 个)，提供能量约 430 千卡。

晚餐：清炒生菜 150 克，玉米 1 根，提供能量约 200 千卡。

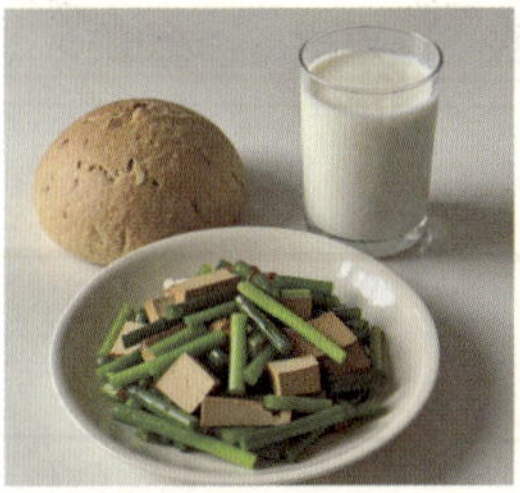

早餐

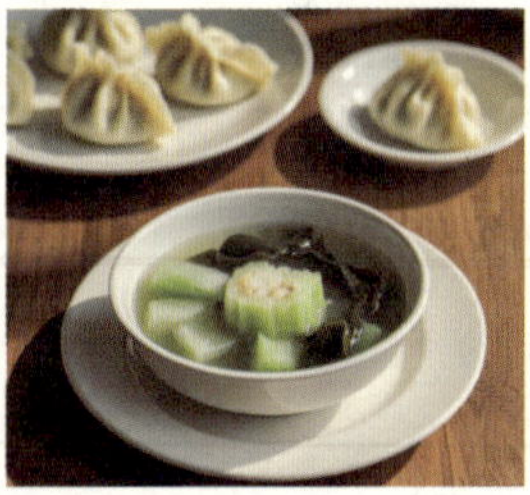

午餐

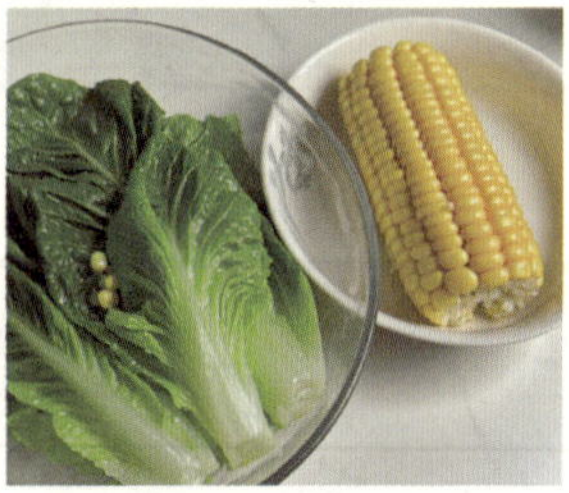

晚餐

3.芒种——芒种芒种，忙收忙种

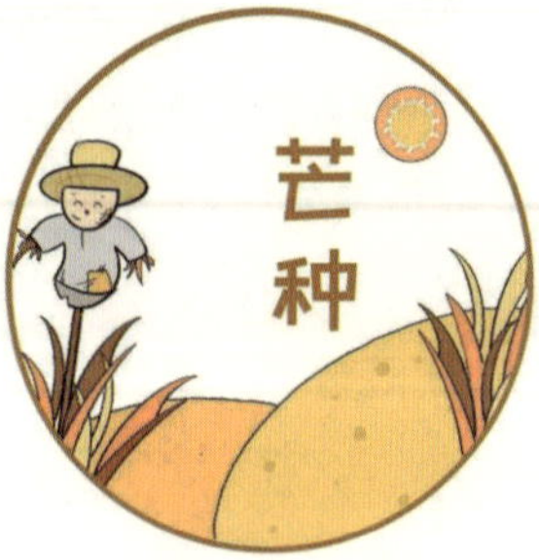

“春争日，夏争时”，这句话完美描述了芒种时节的忙碌景象。芒种为夏季的第三个节气，于每年公历 6 月 5 日至 7 日之间。农事耕种以“芒种”为界，过此之后种植成活率就越来越低。它是古代农耕文化对于节令的反应。芒种后，气温逐渐升高、雨水充沛、空气湿度大。这期间高温天气频发，湿度大且闷热，无论是南方还是北方，都有高温天气出现。

? 芒种需要吃什么？

◆ 苦瓜炒蛋

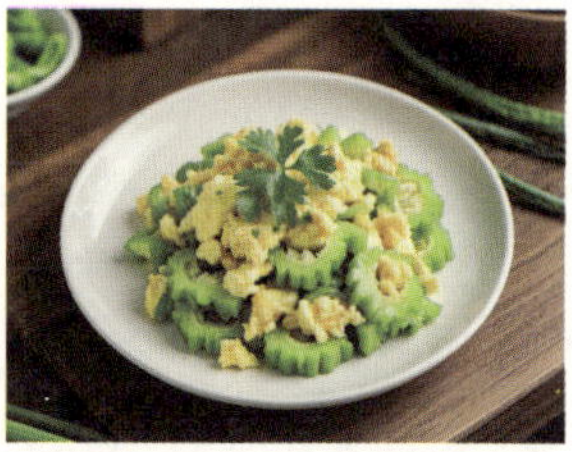

芒种时节，气温升高，适合吃一些清热解暑的食物。苦瓜炒蛋具有清热解暑、润肠通便的功效。苦瓜富含维生素 C、维生素 B_1 和膳食纤维，有助于清热解毒、降血糖和促进消化。此外，苦瓜还有一定的抗氧化作用，可以增强身体抵抗力。鸡蛋是优质蛋白质的来源，含有丰富的维生素 D、维生素 B_{12} 和矿物质，有助于促进肌肉和骨骼的健康。而且，鸡蛋还含有胆碱，有助于提高记忆力和大脑功能。

◆ 佛手石斛健胃盅

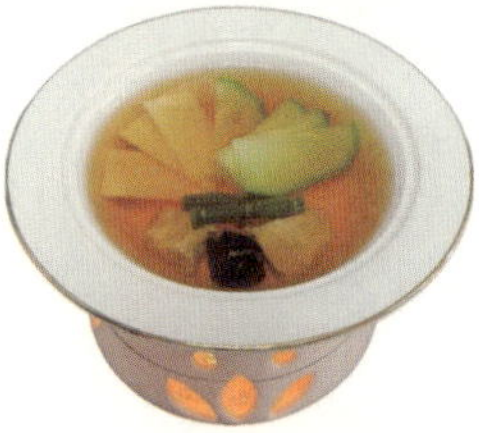

石斛甘凉，能益胃生津、滋阴清热；桂圆肉甘温，能补心脾、益气血、健脾胃，加上理气和胃的佛手制作汤膳，使汤品性味平和，属于益气滋阴又能理气健脾之品，适合一家大小食用，尤其适合平素易情绪紧张而胃胀胃痛、反酸嗳气、胃口不佳的人群。

◆ 减重食谱

早餐：茄子饼（茄子 100 克，面粉 30 克），低脂酸奶 150 毫升，坚果 10 颗，提供能量约 300 千卡。

午餐：番茄鸡肉丸子汤（鸡肉 100 克，番茄 100 克），糙米饭 100 克，清炒西葫芦 100 克，提供能量约 480 千卡。

晚餐：凉拌海带丝 100 克，南瓜粥（南瓜 50 克，大米 25 克），提供能量约 200 千卡。

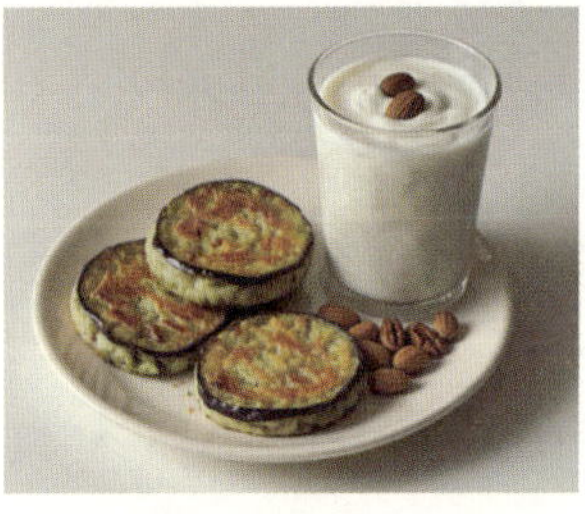

早餐

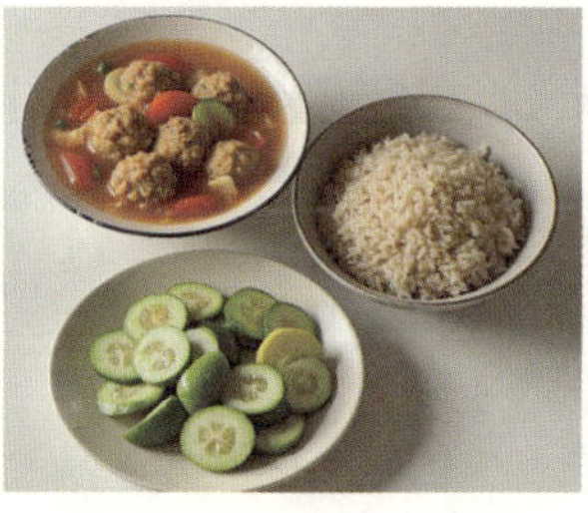

午餐

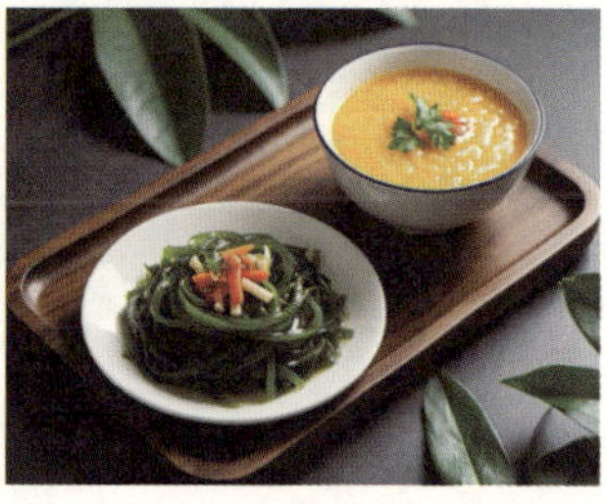

晚餐

4.夏至——夏日已至，热浪滚烫

“星繁伴蝉鸣，盛夏已然至”。夏至是夏季的第四个节气，于每年公历 6 月 21 日至 22 日之间。夏至这天，太阳直射地面的位置到达一年的最北端，几乎直射北回归线，此时，北半球各地的白昼时间达到全年最长。夏至后，气温高、湿度大、不时出现阵雨。夏至虽然阳气较盛，且白昼最长，但未必是一年中最热的一天，此时接近地表的热量仍在积蓄，并没有达到最多的时候。

？夏至需要吃什么？

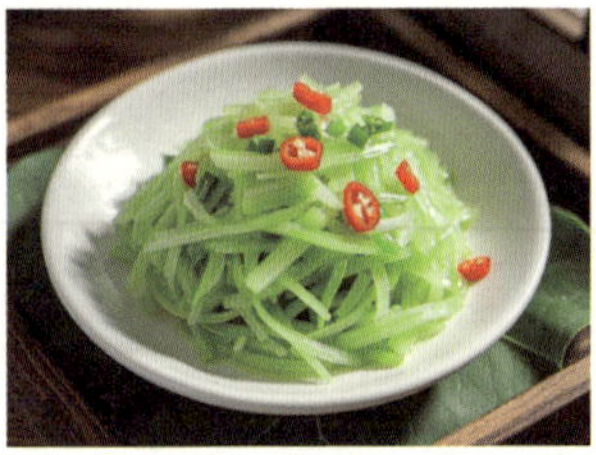

◆ 凉拌莴笋

夏至时节，天气炎热，适合吃一些清凉爽口的凉菜。凉拌莴笋清脆可口，解暑降温。莴苣富含维生素 A、维生素 C 和钾，有助于清热解毒、润肠通便和促进消化。另外，莴苣含有丰富的水分，有助于补充体内水分，特别适合夏季清凉解暑。

◆ 木棉化湿盅

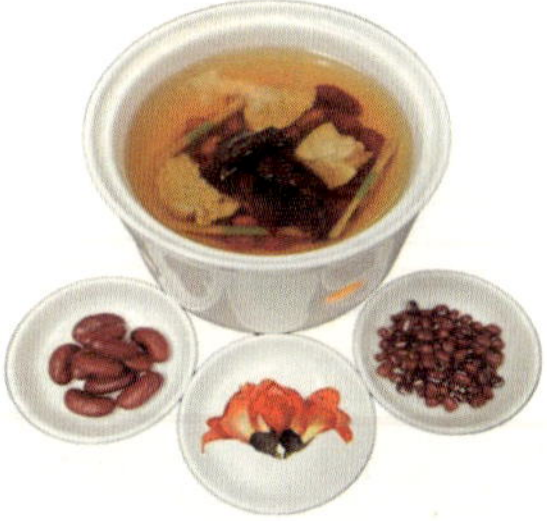

木棉花别名英雄花，味甘淡，性凉，具有清热利湿的功效。赤小豆性平、味酸甘，能利水除湿、消肿解毒。搭配补血利水的红腰豆、益气健脾的陈皮以及温中和胃的生姜，与猪肉同煮，制成汤膳。其味道甘甜，能清热利湿消肿，特别适合湿热或痰湿型肥胖的人群食用。

◆ 减重食谱

早餐：西葫芦鸡蛋饼(西葫芦 100 克，鸡蛋 1 个，面粉 30 克)，柠檬水 200 毫升，蓝莓 30 克，提供能量约 280 千卡。

午餐：凉拌茄子 150 克，香煎鸡胸肉 100 克，绿豆饭 100 克，提供能量约 450 千卡。

晚餐：蔬菜沙拉(生菜 100 克，黄瓜 50 克，番茄 50 克，橄榄油 5 毫升)，酸奶水果捞(酸奶 100 克，草莓 30 克)，提供能量约 230 千卡。

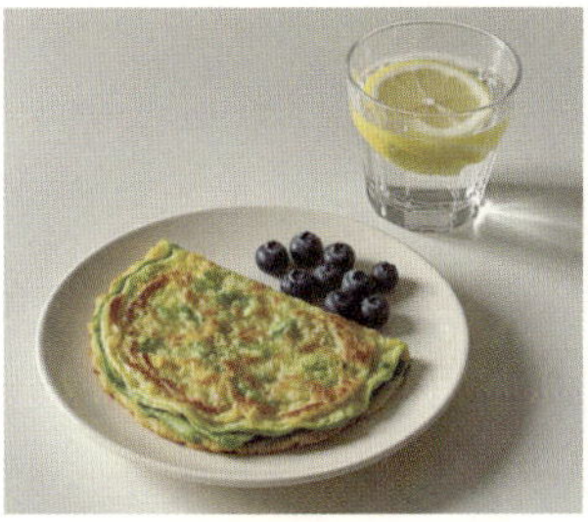

早餐

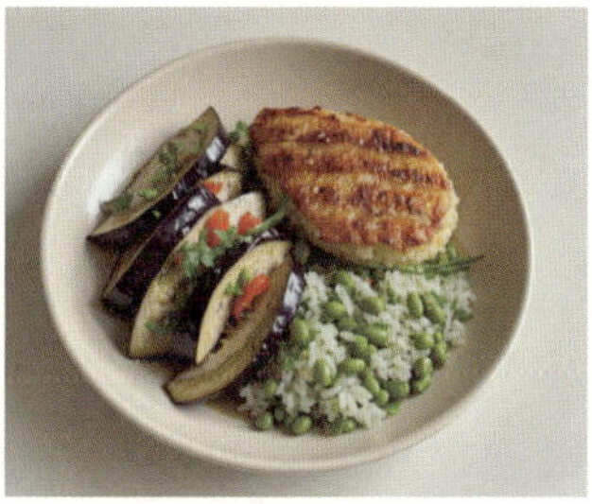

午餐

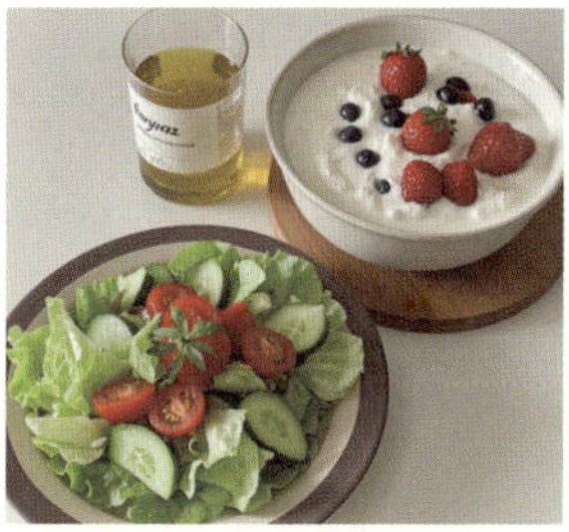

晚餐

5.小暑——荷风送香气，竹露滴清响

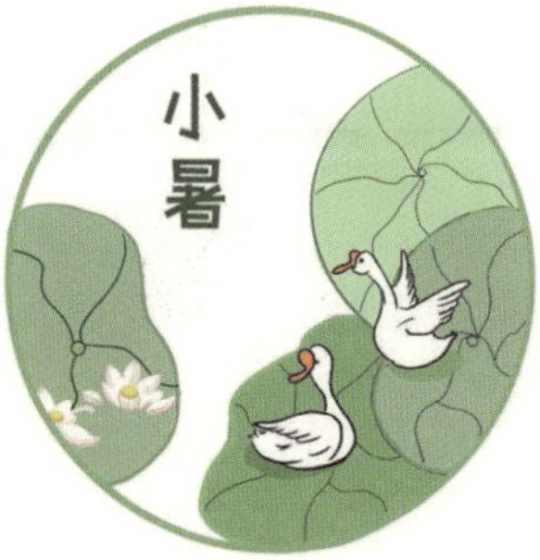

小暑是夏季的第五个节气，于每年公历 7 月 6 日至 8 日之间。民间有“小暑大暑，上蒸下煮”之说。小暑开始进入伏天，所谓“热在三伏”，是一年中气温最高且又潮湿、闷热的时段。小暑前后，中国南方大部分地区进入雷暴最多的季节，有时还有冰雹，容易造成灾害。

？小暑需要吃什么？

◆ 银耳莲子羹

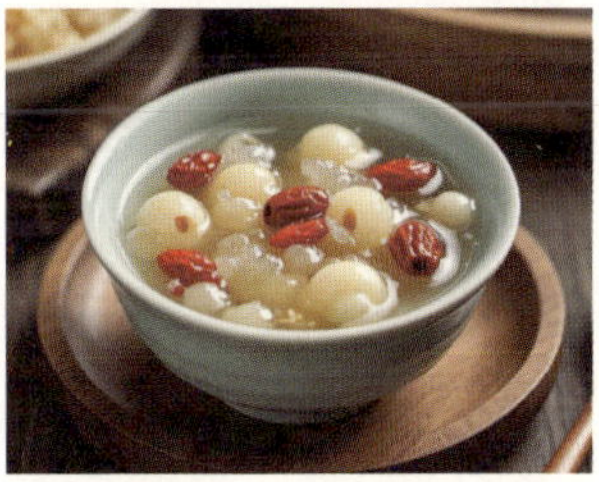

小暑时节，湿热交加，适合吃一些清热祛湿的食物。银耳莲子羹具有滋阴润肺、清热祛湿的功效。银耳富含胶质和膳食纤维，有滋阴润肺、美容养颜的作用，它还能增强免疫力和促进消化。莲子富含蛋白质、维生素和矿物质，具有补脾止泻、宁心安神的作用，还有助于改善睡眠和增强体力。红枣富含维生素 C 和铁，有补血安神、增强免疫力和促进血液循环的作用，也是天然的甜味剂。枸杞富含维生素、矿物质和抗氧化物质，有助于提高免疫力、保护眼睛和延缓衰老。

◆ 罗汉果枇杷瘦肉盅

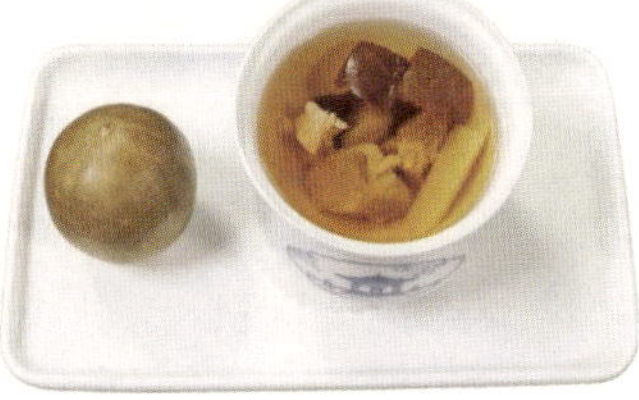

罗汉果味甘、性凉，能清肺利咽、化痰止咳、润肠通便。炙过的枇杷叶能降气清肺止咳，且苦味大为减轻。本汤膳甘甜可口，特别适合肺热咳嗽、肺虚久咳的人饮用。

◆ 减重食谱

早餐：苦瓜汁（苦瓜 100 克），全麦面包 2 片，凉拌黄瓜 50 克，提供能量约 200 千卡。

午餐：番茄牛肉（牛肉 50 克，番茄 150 克），清炒空心菜 200 克，糙米饭 100 克，提供能量约 470 千卡。

晚餐：绿豆芽炒粉条（绿豆芽 100 克，粉条 30 克），冬瓜汤（冬瓜 100 克），提供能量约 200 千卡。

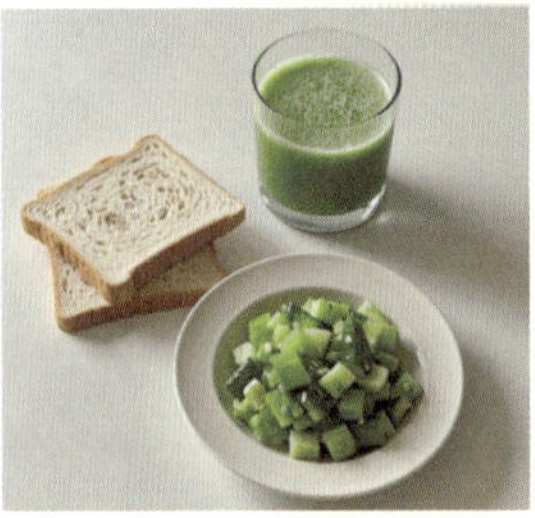

早餐

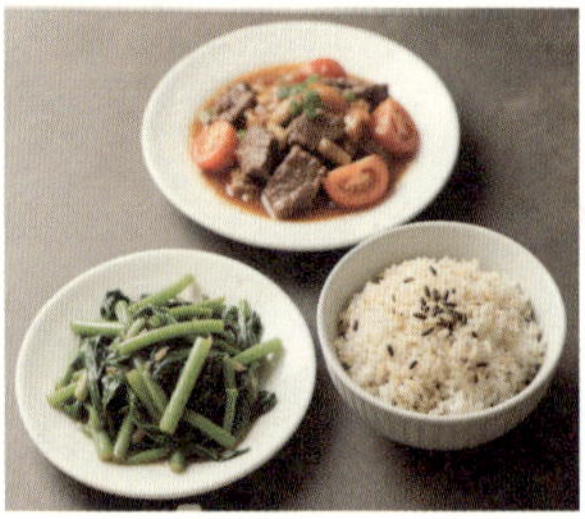

午餐

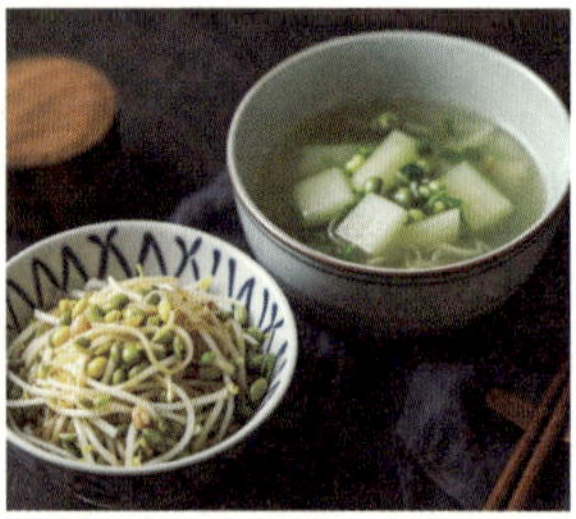

晚餐

6.大暑——夏日炎炎，防暑先行

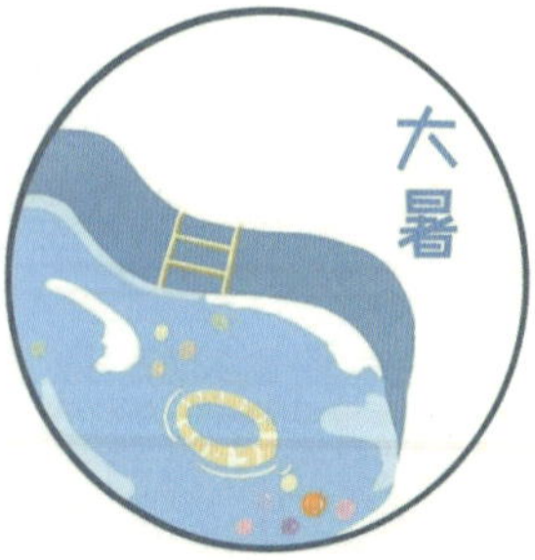

大暑，是夏季的最后一个节气，于每年公历的 7 月 22 日至 24 日之间。大暑比小暑更加炎热，是一年中阳光最猛烈、最炎热的节气。大暑节气正值“三伏天”里的“中伏”前后，“湿热交蒸”在此时达到顶点。同时，大暑也是雷阵雨最多的时节，雨量充沛，高温与多雨时期基本一致，雨热同期。虽不免有湿热难熬之苦，却十分有利于农作物成长，农作物在此期间成长最快。

? 大暑需要吃什么？

◆ 西瓜薄荷沙拉

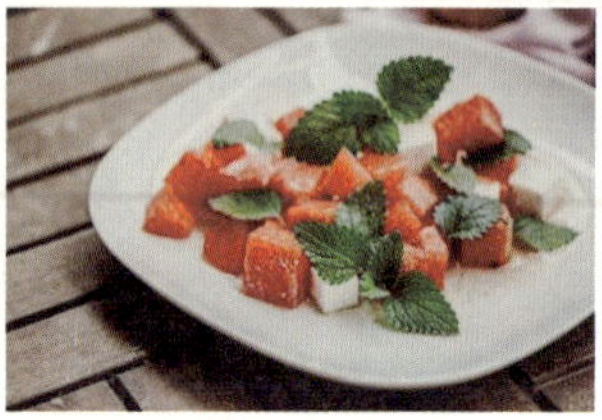

大暑时节，天气最热，适合吃一些清凉解暑的食物。西瓜薄荷沙拉清凉爽口，解暑降温。西瓜富含水分和维生素 C，有助于补充体内水分，增强免疫力，清凉口感还能解暑降温。奶酪提供优质蛋白质和钙，有助于增强骨骼健康。薄荷叶有清凉的口感和提神的作用，有助于促进消化，缓解胃部不适。

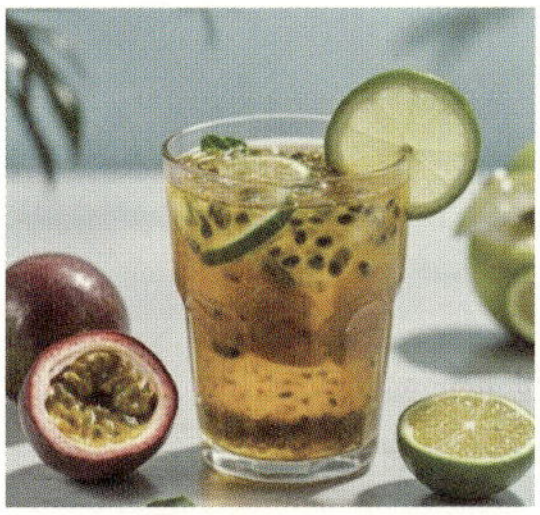

◆ 百香果青柠茶

该茶由百香果、小青柠、薄荷、蜂蜜组成，有清热解暑、化痰的作用。

◆ 黄皮老鸡健胃盅

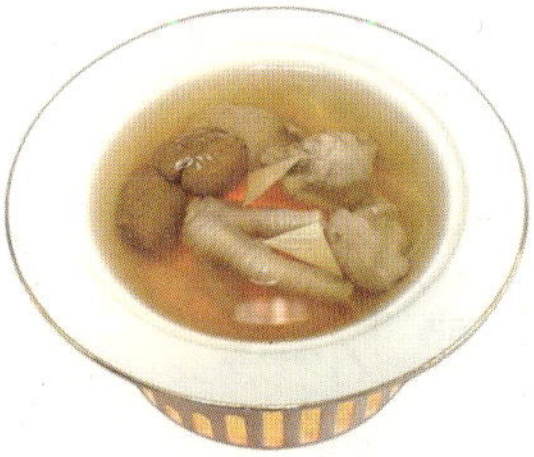

俗话说“饥食荔枝，饱食黄皮”，黄皮具有消食、理气健脾、解暑热、生津液的功效。搭配鸡肉煲汤，其入口甜中带酸、甘甜清爽，瞬感津液顿生、满口清香。该汤膳特别适合夏季感受暑热而胃口欠佳、食积不化、胸膈满痛、口干欲饮的人群食用。

◆ 减重食谱

早餐：冬瓜虾仁粥（冬瓜 100 克，虾仁 30 克，大米 50 克），火龙果半个，提供能量约 260 千卡。

午餐：玉米排骨汤（玉米 1 根，排骨 50 克，胡萝卜 30 克），荷叶饼 2 片，提供能量约 450 千卡。

晚餐：清蒸石斑鱼 100 克，白灼秋葵 100 克，南瓜粥（南瓜 50 克，大米 25 克），提供能量约 240 千卡。

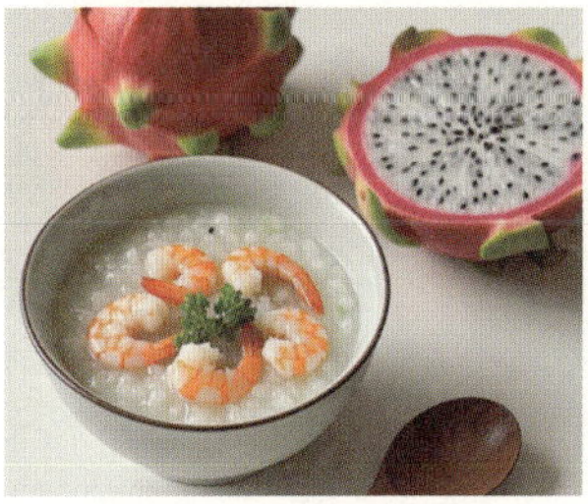

早餐

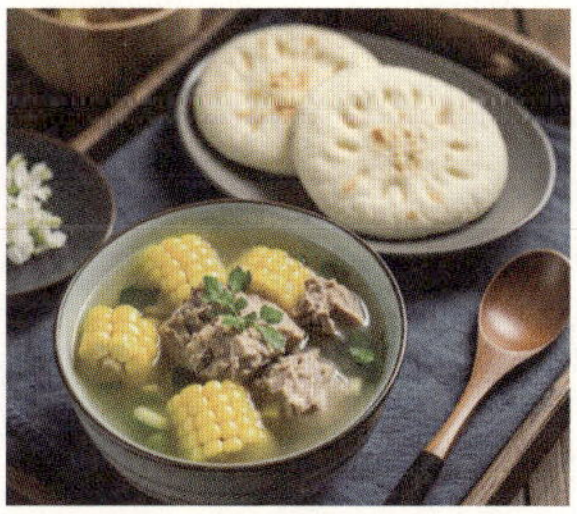

午餐

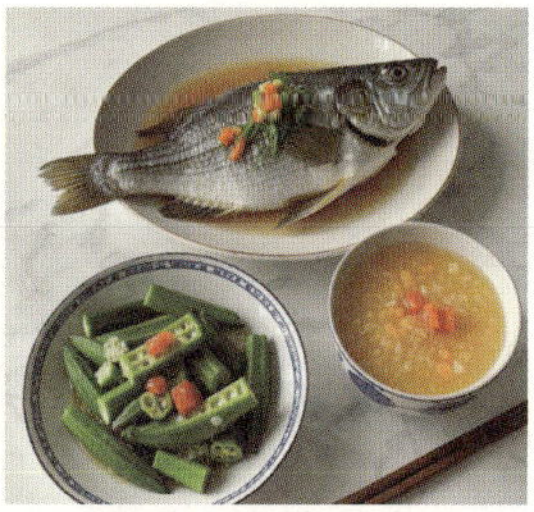

晚餐

（姜进庆　仲明惟　崔丹丹　李娜）

适合夏季节气的特色瑜伽

在传统医学中，夏季节气与人体心脏和小肠经相关联。心脏被认为是主管血液循环的重要器官，而小肠经则与消化吸收息息相关。因此，在夏季节气中，人们需要特别关注心脏健康和消化系统功能。

1.适合立夏、小满的特色瑜伽

这个节气有一条特别重要的经络，即足太阴脾经。俗话说：“脾经畅通，重病难上身。”脾经是足太阴脾经的简称，其循行路线是从大脚趾的末端开始，沿着大脚趾的内侧脚背与脚掌的分界线，向上沿脚内踝前边，上至小腿内侧，然后再沿小腿内侧的骨头，与肝经相交，在肝经之前循行，上股内侧前边，进入腹部，再通过腹部与胸部的间隔，夹食管旁，连舌根，散布于舌下。

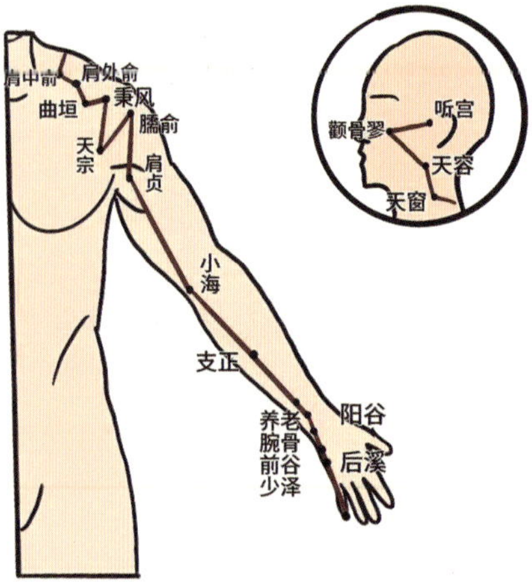

中医认为脾主运化，为后天之本，对于维持消化功能及将食物化为气血起着重要的作用。如果脾经出现问题，会出现腹胀、便溏、下痢、胃痛、嗳气、身重无力等不适。此外，舌根痛，身体的大脚趾内外侧，脚内缘，小腿，膝盖或者大腿内侧，腹股沟等经络循环处出现酸、麻、胀、痛等不适感也提示脾经失调。

这两个节气中，我们主要进行一些健脾祛湿的瑜伽练习，可以跟着下面图文进行练习，**也可扫描本书最后附录中的二维码观看视频。**

◆ 猫式

体式介绍：这个动作可以增加脊柱的灵活性，放松后背。

动作进入：跪立在瑜伽垫上，双手分开与肩宽，双膝分开一个拳头的距离。吸气时脊柱一节一节卷动，抬头，眼睛看向天花板；呼气时低头弓背收尾骨，眼睛看肚脐，反复练习 10 次。

注意事项：注意力放在脊柱的逐节卷动上，刚开始的时候可能脊柱不灵活，不容易找到感觉，随着练习的深入，会越来越灵活。

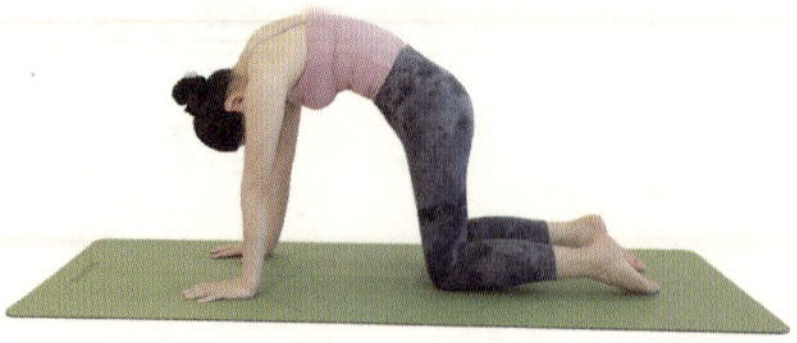

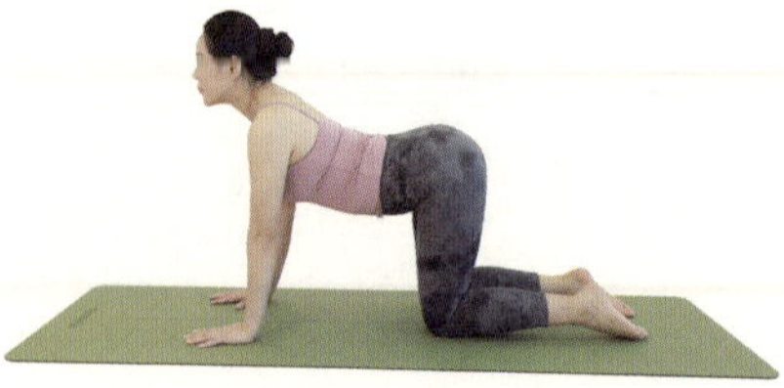

◆ 虎式

体式介绍：这个动作可以增强腰腹部力量，增加脊柱的柔韧性。

动作进入：跪立在瑜伽垫上，双手放在肩关节的正下方，两手分开与肩宽，掌心向下，注意手腕的力量向天花板的方向发力，找到一点后背向上拱的感觉，但是不要拱起来。双膝分开一个拳头的距离，吸气时抬右腿向后，尽量把腿抬高，延展身体的前侧；呼气时屈膝弓背，大腿靠近腹部，鼻尖找向膝盖，反复练习5次，然后换向另一侧。

注意事项：腹部核心需要收紧，手腕不要向地面压。

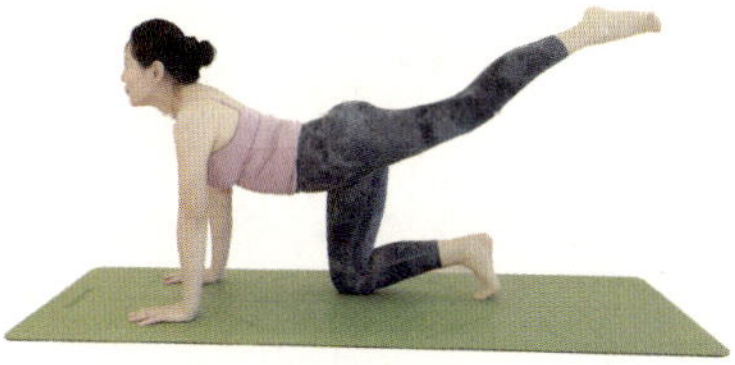
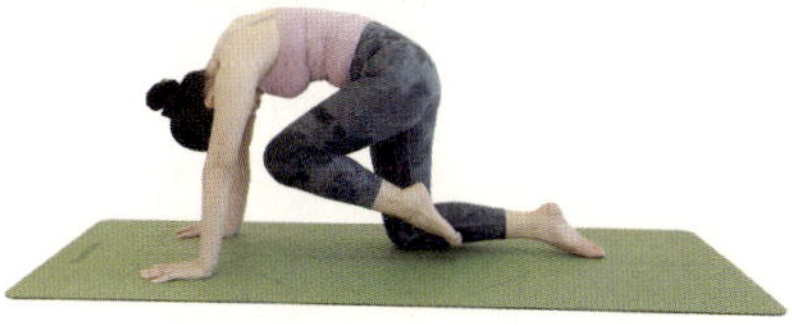

◆ 站立前屈背部伸展式

体式介绍：这个体式可以帮助增加腿后侧的柔韧性，放松后背，缓解颈椎病带来的不适。

动作进入：在山式的基础上站好，双脚分开与骨盆同宽，双手掐腰，吸气时延展脊柱；呼气时屈膝屈髋以髋为中心向下折叠，腹部贴近大腿，双手落在肩膀的正下方，先延展脊柱，找到背部的伸展，保持呼吸，尾骨向上，感受腿后侧的拉伸。可以的话，双手抱住小腿后侧，上半身折叠向下，头颈肩放松，眼睛看向鼻尖，保持5次深长的呼吸。

注意事项：双脚的脚前掌和脚后跟要均匀踩在地板上，大腿肌肉收紧，如果开始练习时腿不能伸直，弯曲膝盖也同样可以找到腿后侧拉伸的感觉。

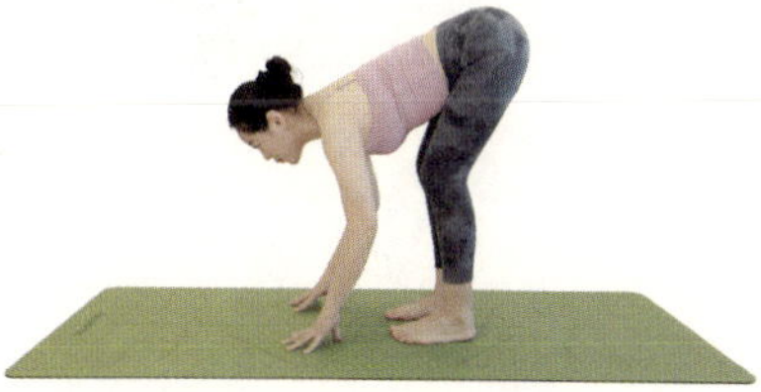
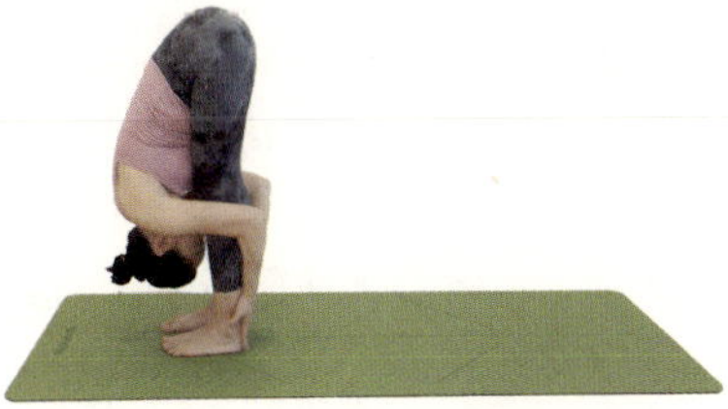

◆ 站立扭脊式

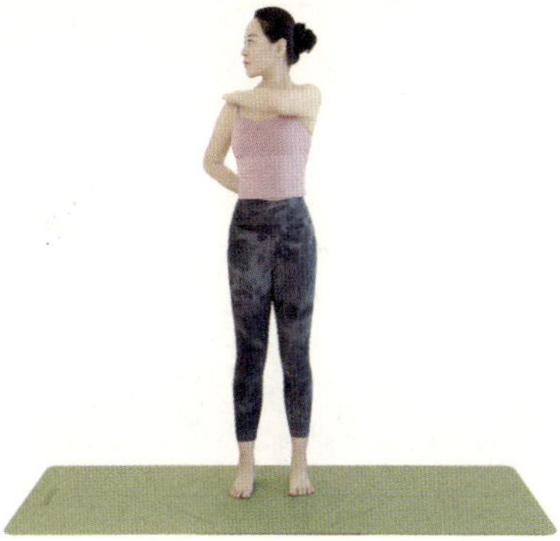

体式介绍：这是一个扭转类的动作，它可以有效提高胸椎的灵活性，带动胃肠的蠕动，也能增加腿部力量，适合中老年人经常练习。

动作进入：山式站好，双脚打开与髋宽，吸气时手臂侧平举，掌心向下；呼气时左手搭右肩，右手背在身后，稳定住骨盆，使之不跟着转动，将脊柱充分向右后方转，眼睛看向右肩的远方。保持8次呼吸，然后用同样的方法进入另一侧的练习。

注意事项：要让骨盆摆正，脊柱延展，双肩下沉放松。

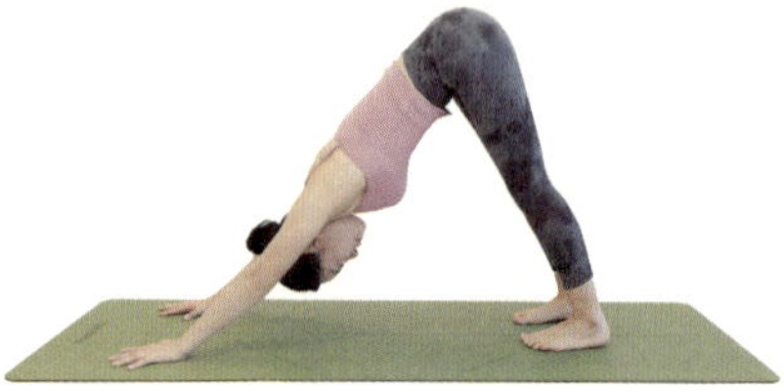

◆ 下犬式

体式介绍：这是一个半倒置的体式，可以充分拉伸腿后侧，帮助展开肩膀的空间，拉伸侧腰。血液会集中到头面部，达到美容养颜的效果。

动作进入：首先跪立在瑜伽垫上，双手手掌放在双肩的正下方，十个手指尽量彼此分开，大鱼际和小鱼际的部位压实垫子，双膝分开一个拳头的距离，脚趾、脚踝与膝盖要在一条线上，找到这个起始位置。吸气时提臀向上，双肩向后推，使胸靠向膝盖，尽量蹬直双腿，找到腰部两侧的拉伸感，保持 5～8 次呼吸。感觉有困难时，可以屈膝跪姿休息片刻，再做一次。

注意事项：手腕不要压地，力量向上推到臀部。刚开始不能伸直腿，完全可以抬起脚后跟或弯曲膝盖来练习，一样可以让身体得到很好的拉伸。注意头尽量下垂，找到颈部的放松。

◆ 幻椅式

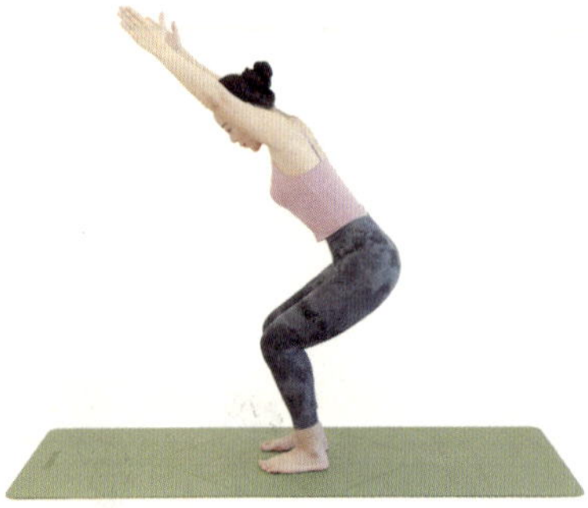

体式介绍：这个动作主要用来建立腿部的力量。膝关节不好者更要加强大腿和臀部的力量，以缓冲膝关节的压力。

动作进入：山式站好，打开两脚的宽度与肩同宽，双手放在骨盆的两侧，注意手肘向内夹紧。吸气时延展背部，呼气时屈膝缓慢下蹲，屁股向后，上半身自然向前倾，感受大腿和臀部发力，腹部收紧。下一次吸气时手臂向上举高，大臂靠近脸颊。保持 3 次呼吸，可以尽量多做几次。

注意事项：膝关节不要超过脚尖，膝盖始终在脚踝的正上方。刚开始练习时可以减小屈膝的幅度。这个动作也可以靠墙练习。

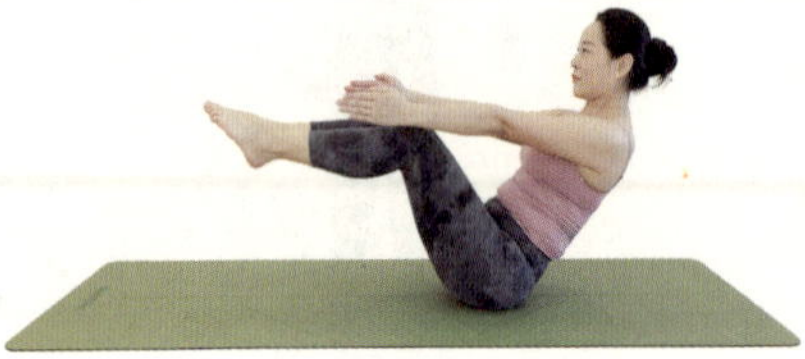

◆ 船式

体式介绍：这个动作主要用来建立腰腹部的力量。

动作进入：坐立在垫子上，屈双膝，双脚踩地，双手扶住膝窝。吸气时延展脊柱，大腿内侧收紧，呼气时重心后移，抬起双腿双脚离地，双腿伸直，大腿尽量贴近腹部。保持 3～5 次呼吸，感受核心收紧。

注意事项：腰痛患者要在专业老师的指导下练习。如果感觉做动作困难，开始时可以弯曲双腿练习。

◆ 双腿除风式

体式介绍：这个动作可以放松紧张的后背，挤压腹部，缓解胃肠胀气带来的肚子胀，舒缓焦虑的情绪。

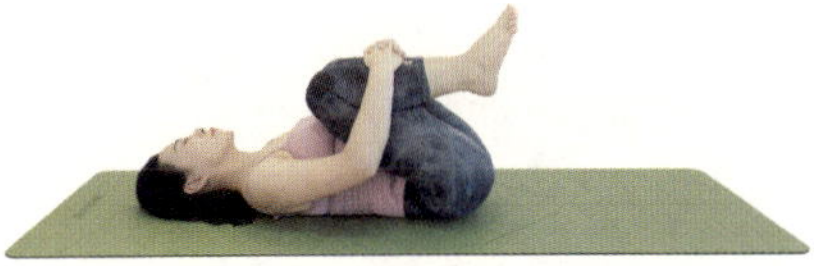

动作介绍：平躺在瑜伽垫或者床上，弯曲双膝，两手环抱住两小腿的前侧，吸气时延展背部，呼气时尽量使手臂用力向下，使大腿挤压到腹部，双肩保持下沉，贴近地面，感觉脖子后侧拉长，保持 3～5 分钟。

注意事项：练习这个动作可能会放屁，不要忍着，释放自己的“毒气”吧，排完肚子会很轻松。尽量每次呼气的时候都要再用力一点。注意大腿内侧始终并拢在一起。

每次练习完都要养成躺着休息 10 分钟的好习惯。按照前面讲的摊尸式休息方法就可以了。

2.适合芒种、夏至的特色瑜伽

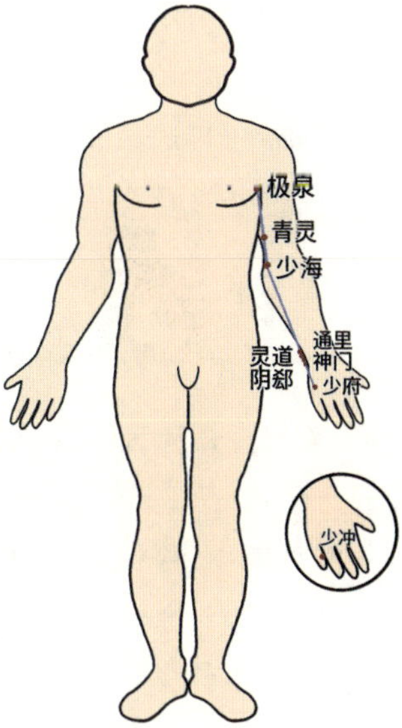

夏季重点为养心，重点关注手少阴心经，可以常按揉腋窝，刺激腋窝的极泉穴。中医认为，心在五脏中为“君主之官”。它统率各个脏器，使之相互协调，共同完成各种复杂的生理活动，如果心发生病变，则其他脏腑的生理活动必然受限，因此，它的气血畅通对身体的整体调节是非常重要的。同时，心经也主宰着我们的思虑、神志、睡眠，以及感情纠葛等方面。这几个方面若出现问题，都可以通过按摩心经来调理。可以说，心经就是一条安定情志的经络。

在这个节气里我们可以做以下的瑜伽练习，**也可扫描本书最后附录中的二维码观看视频。**

◆ 颈部的练习

保持简易交叉坐，吸气时抬下巴向上，呼气时下巴找向锁骨，反复练习3 次，注意速度要慢，配合好呼吸。3 次结束后，下一次吸气保持脖子拉长，呼气时右边的耳朵找向右肩膀，左肩要有意识下沉，停留30秒，在吸气时还原；呼气时左边的耳朵找向左肩膀，右肩下沉，注意保持背部不要动。两边完成以后再次吸气拉长脖子，吸气时下巴找向右肩膀，尽量向右后方扭转，保证头部吸气，呼气时换向左侧扭转。扭转的练习次数也不要少于3次。

注意事项：颈椎要缓慢、有控制，不可以画圈练习。该动作不仅能缓解脖子的疲劳感，还能消除颈纹。

◆ 坐立风吹树

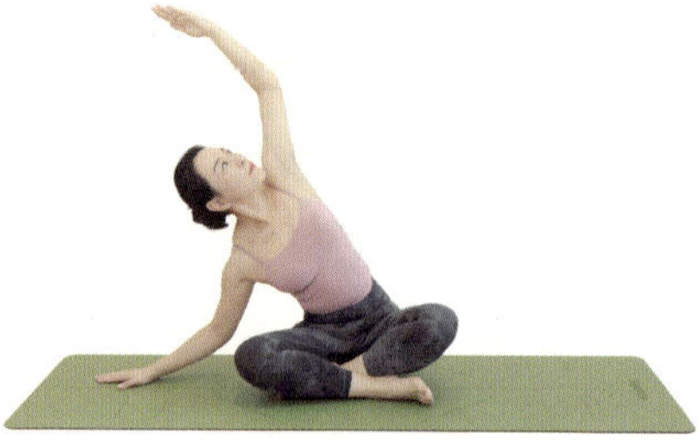

体式介绍：这个动作可有效拉伸腰部两侧，调整体态，减少腹部的赘肉。

动作进入：任意坐姿坐好后，吸气时双手手臂侧平举，呼气时右手轻落在身体右侧，左手手臂向上拉长，身体侧弯向右，眼睛看向左上方。因为是坐姿的练习，可以适当延长停留的时间，保持8次呼吸。

注意事项：臀部依然稳坐地面，不要翘起一边的屁股；不要含胸弓背。不能完全坐到地上的朋友可以坐在椅子上练习。

◆ 融心式

体式介绍：这是一个模仿猫伸懒腰的动作，可以加强脊柱和肩关节的灵活性，伸展腋窝释放压力和情绪。

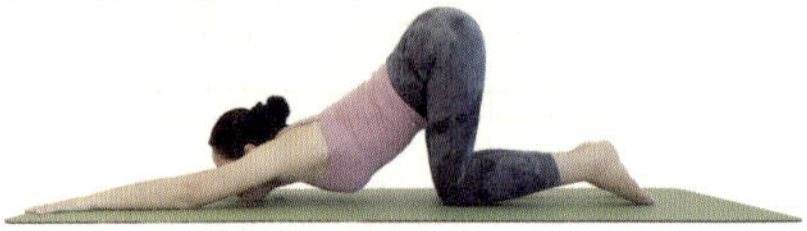

动作进入：跪立在瑜伽垫上，双手向前，当臀部在膝盖正上方的时候，控制臀部不动，双手继续向前伸展，胸口靠近地面，充分把脊柱和腋窝伸展开。下巴贴地，颈椎不好的可以用额头贴地或者头转向一侧，保持3～5分钟。

注意事项：停留时间和伸展幅度根据自己的身体感受适当做出调整，头不能落在地面上，也可以在头的下方垫一个抱枕，不必完全按照口令练习。

◆ 坐角式

体式介绍：这个动作可以帮助拉伸双腿内侧的肌肉，放松后背，缓解背部的紧张，消除疲劳感。

动作进入：坐立在垫子上，双脚打开到自己可以承受的最大距离，吸气时手臂高举向上，呼气时双手落于身体的前侧，随着时间的延长，可以尝试把手肘落下来，保持2～3分钟。

注意事项：如果感觉困难，可以在屁股下面垫一张毛毯，感觉到双腿内侧疼痛时可以缩短一点距离。

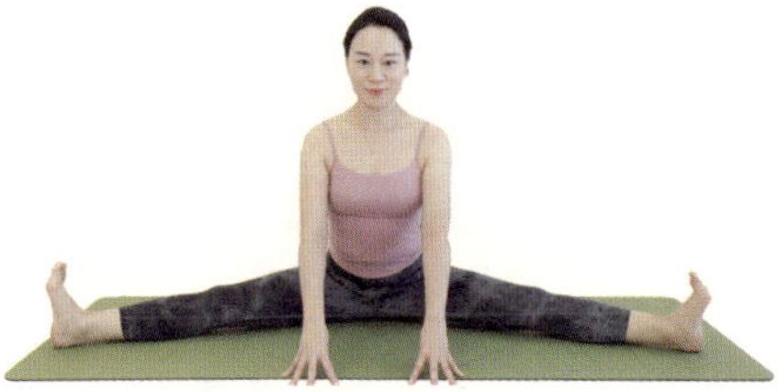

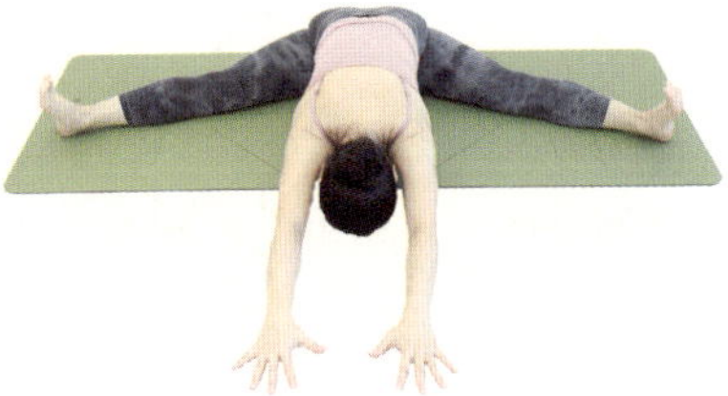

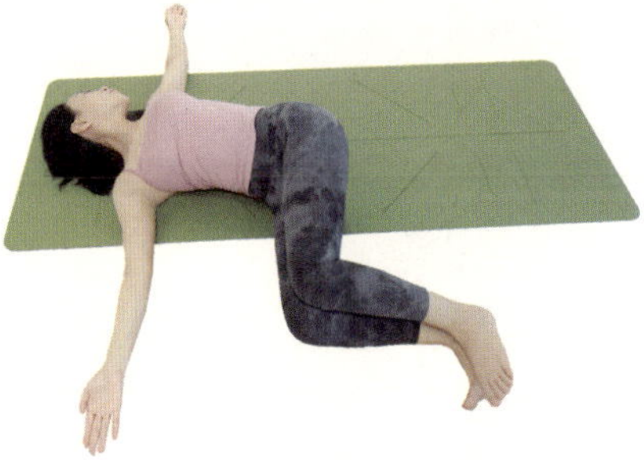

◆ 仰卧脊柱扭转式

体式介绍：扭转类的动作都可以使身体更加放松，可以提高脊柱的灵活性，促进血液循环，消除紧张情绪。

动作进入：仰卧在瑜伽垫上，吸气时双手侧平举放在地板上，弯曲双腿，大小腿呈 90°夹角，腹部和大腿也呈 90°夹角，膝盖并拢。吸气时保持身体中立位，呼气时膝盖倒向右侧，膝盖和脚踝靠向地板但不要落在地板上，眼睛看向左侧。随着呼吸的节奏左右摇摆 3 次，最后停放在一侧，5 次呼吸后换另外一侧。

注意事项：双肩尽量不离开地面，如果腰部感到不适，可以降低扭转的幅度。量力而行不要太过用力，头和膝盖转动的时候保持同频。

◆ 简易蝗虫式

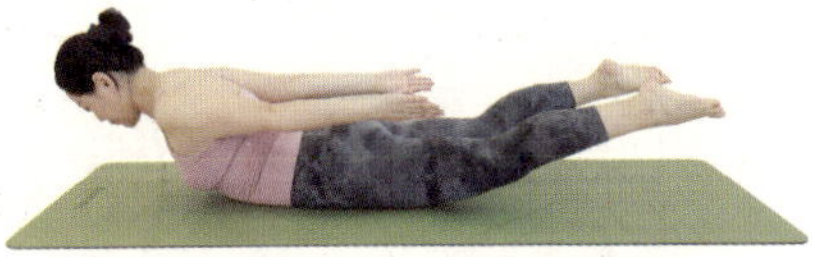

体式介绍：这是一个力量类的动作。通过练习可以增加背部、臀部及腿后侧肌肉的力量，在改善含胸驼背的同时缓解腰部疼痛。

动作进入：趴在垫子或者床上，双手放在身体的两侧，手掌心向上。吸气时收紧后背、臀部，双腿内侧夹紧；呼气时同时抬起胸腔和双腿，尽量离地面高一点，手臂用力向上抬，保持 5 次呼吸，还原到地面上休息。

注意事项：始终保持全身肌肉收紧，收着下巴，不要只抬头，控制自己的脖子后侧是拉长的状态，眼睛看向地板。

完成以上动作后请平躺休息 10 分钟。

若天气非常炎热，不建议大家做太激烈的练习，下文分享一组很简单的适合老年朋友的练习方法：

九转瑜伽

转眼睛：眼球上下、左右，先顺时针转动，再逆时针转动。

转舌头：闭上嘴巴，舌尖沿着牙齿顺时针转动10圈，然后逆时针转动10圈，将产生的口水咽下。

转颈椎：左右前后转动，禁忌平面转动（用上文教过的方法练习）。

转动肩关节：手臂侧平举画圆圈（顺时针和逆时针各10圈）。

转动肘关节：弯曲手臂，上下摆动小臂，大臂保持不动，转动肘关节。

转动腕关节：双手臂伸直握拳，拳心向下，先顺时针再逆时针各转10圈。

转动腰部：双脚分开，脚趾超前，双手掐腰，先顺时针，再逆时针各转10圈，注意幅度不用很大。

转动膝关节：双腿并拢，弯曲双膝，手掌扶住膝盖，做小幅度的屈伸练习（膝关节不要转动）。

转动脚踝：顺时针或逆时针转动踝关节10圈。

3.适合小暑、大暑的特色瑜伽

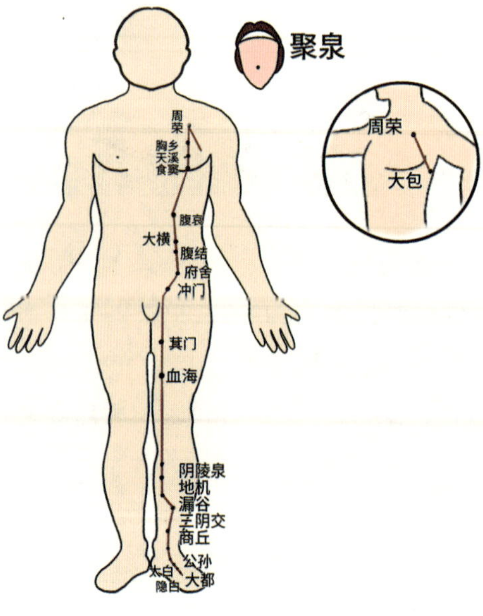

在这个节气里应该侧重于手太阳小肠经的练习。小肠经是人体健康的“晴雨表”，许多颈椎病都是心脏供血不足，小肠经气血虚弱所致。观察一下小肠经的走向就会发现，它从脖子到肩膀，再从胳膊到小手指，正是大多数颈椎病患者容易不舒服的部位。

在这个节气里我们可以做以下的瑜伽练习，**也可扫描本书最后附录中的二维码观看视频。**

◆ 抱膝蹲立式

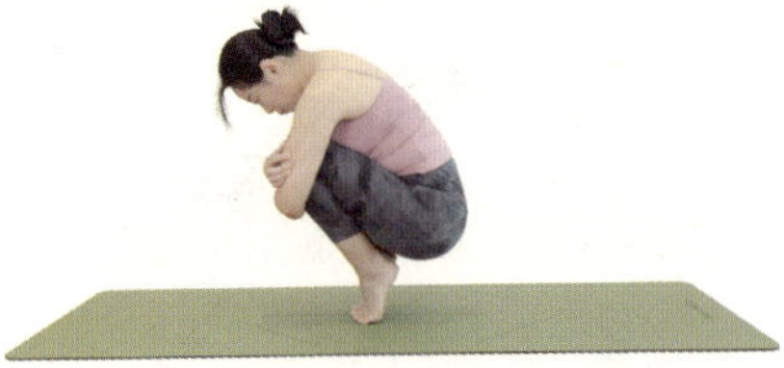

体式介绍：这个动作可以缓解胃肠功能的不适，促进肠蠕动，增加关节灵活性。

动作进入：吸气时山式站好，呼气时弯曲双腿，两手臂环抱自己的双腿，有困难者可以抬起脚后跟，保持5次呼吸。

注意事项：这个动作要随着呼吸不断增加手臂环抱的力量，把注意力放在肚子上，如果感觉到憋气，则提示腹部脂肪过多，需要控制体重了。

◆ 单腿站立扭脊式

体式介绍：这是一个兼具平衡和扭转的练习，不仅可以增加腿部的肌肉力量，还可以扭转脊柱，使后背得到放松。

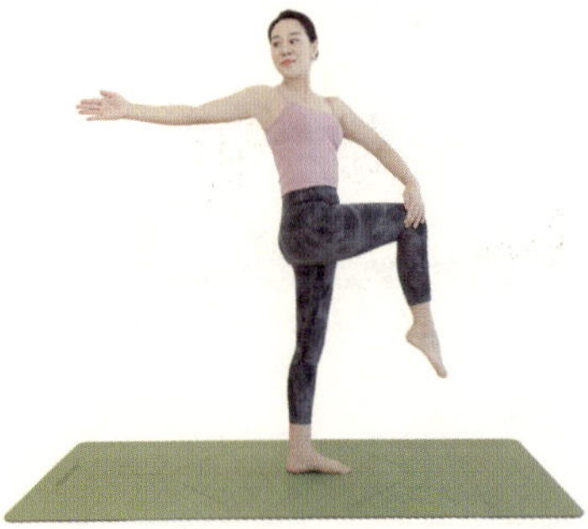

动作进入：山式站立在瑜伽垫上，双手扶腰，吸气时抬右腿，大腿平行于地面，小腿垂直于地面，脚趾冲向地板，膝关节呈90°夹角；双手侧平举，呼气时左手扶住右膝膝盖，右手向后扭转，眼睛看向右手的方向，保持5次深长的呼吸，然后换反方向。

注意事项：站立在地板上的腿膝盖微微弯曲，手和膝盖要有对抗，骨盆保持稳定，双肩下沉。

◆ 半青蛙式

体式介绍：这个动作可以增加腿内侧的柔韧性，坚持练习还能使髋关节更加灵活，放松下腰背部。

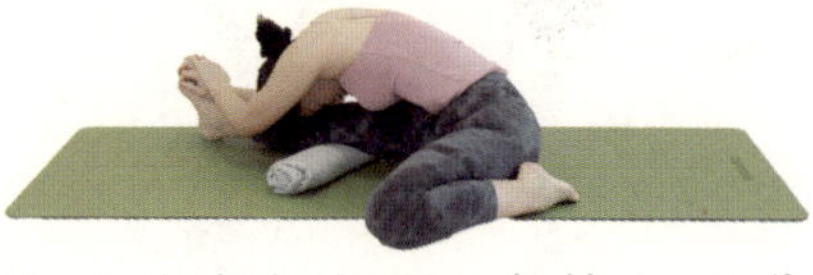

动作进入：坐立在瑜伽垫或者床上，将双腿打开到舒适的宽度，右腿伸直向外侧，左腿弯曲脚背向下，脚掌靠近臀部，坐好使骨盆摆正。身体向前倾斜，双手抓住右脚，上半身自然下沉，保持3～5分钟。收回后休息一下，再换另一侧练习。

注意事项：如果身体不能放到腿上，可以趴在抱枕上练习，腿后侧特别疼时可以在膝盖下方垫一个毛巾卷。

◆ 返台式

体式介绍：这是一个力量型的动作，可以增加臀部、腿部，以及手臂的力量，增加肩关节与脚踝的稳定性。

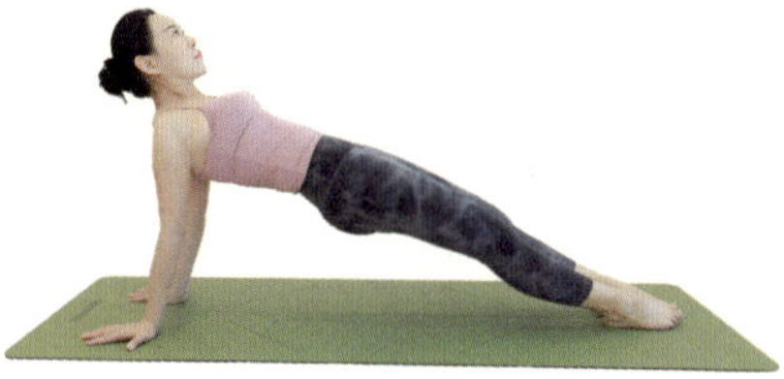

动作进入：首先，坐立在瑜伽垫上，双腿伸直向前，双手放在臀部向后约 20 厘米的位置，双手打开与肩宽，或者略比肩宽。手掌推地，提胸腔向上，双肩充分向两侧展开，吸气时抬起臀部，使身体呈一个斜板，保持背部，臀部持续发力向上，双腿伸直，脚掌尽量踩地，保持 5 次呼吸，呼气时还原。

注意事项：颈椎不好者，眼睛可以看向自己的脚，若颈椎没有问题，可以让头部自然后仰，使身体在一条线上。

◆ 桥式

体式介绍：这个动作可以促进血液循环，增强双腿、臀部及背部的肌肉力量，可以有效塑造身体的线条，同时可以减缓背部疼痛，缓解压力。

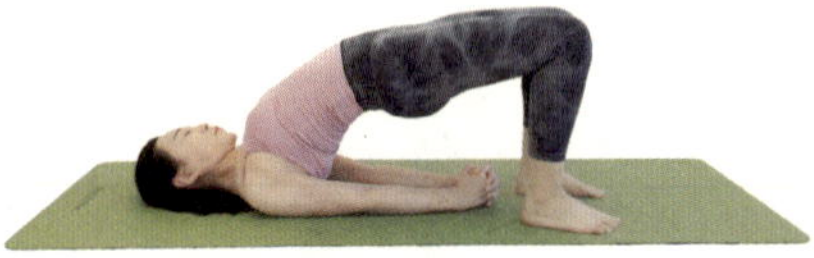

动作进入：仰卧在瑜伽垫子上，双手手臂放在身体两侧。弯曲双腿，脚后跟尽量靠近臀部。吸气时双脚均匀踩地，手压地面，抬起臀部，后背尽量抬高，膝盖不要分开，可以的话双手体后十指交扣，胸腔靠向下巴，保持 5 次呼吸，呼气时身体缓慢落回地面。

注意事项：这个动作要保持膝盖始终朝向大脚趾，腿内侧收紧。

◆ 弓式

体式介绍：这是一个强调后弯的动作，强化身体前侧的拉伸，增加背部肌肉力量，帮助消化，提升身体的能量。

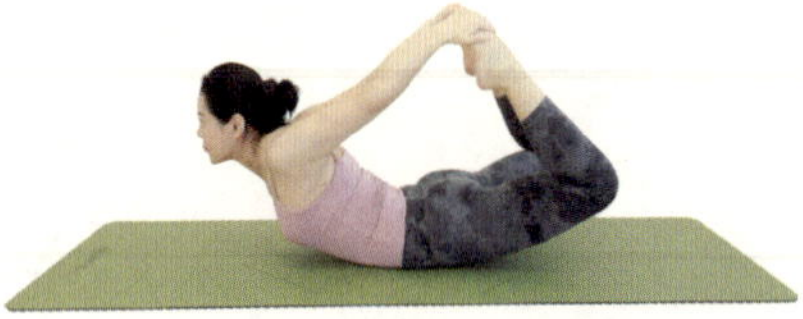

动作进入：趴在瑜伽垫上，屈双膝，双手抓住脚掌或脚踝，双膝分开与髋同宽，吸气抬头，上提胸腔，双肩向后展。吸气时双脚用力向上，带动身体离开地面，将身体拉成“弓”的形状，保持 5 次呼吸。呼气时身体慢慢落下。

注意事项：练习过程要保持呼吸，不要憋气。

◆ 快乐婴儿式

体式介绍：这是一个非常放松的动作。

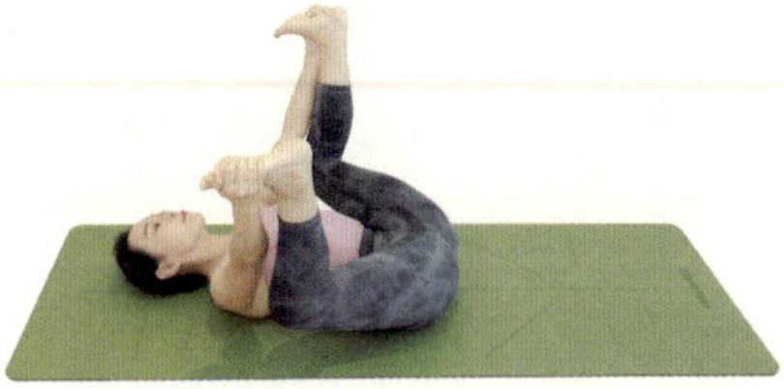

动作进入：仰卧在垫子上，弯曲双腿，两手握住自己的脚外侧，大小腿之间呈 90°夹角，膝盖尽量靠近地面，像个婴儿一样快

乐地左右摇摆、按摩后背。

注意事项：尽量用力抱紧自己，核心发力。

◆ 仰卧束角式

动作介绍：这个动作可以很好地伸展身体的前侧，初学者可以选择在抱枕上练习，过一段时间可以去掉抱枕。

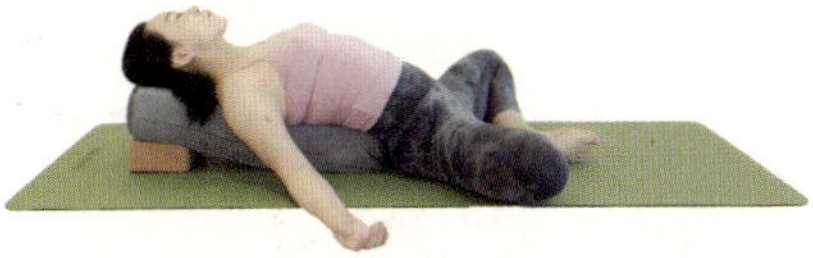

体式进入：平躺在瑜伽垫或者床上，弯曲双膝，脚掌心相对，脚后跟尽量靠近会阴。在身体后侧放一个长形抱枕，抱枕要靠紧腰骶的位置，然后慢慢向后躺在抱枕上，双手放在身体两侧，掌心向上，保持5～10分钟。颈椎不舒服者可以垫高头部。

注意事项：如果髋很紧张，可以将膝盖下方垫高。

（宁夏）

夏季养生操

1.安神养心操

两掌推拉舒缓两侧肋骨：身体坐直或站直，双手掌根摩擦两侧胁肋部位，在吸气时从前向后拉动双手，在呼气时将双手向前推。

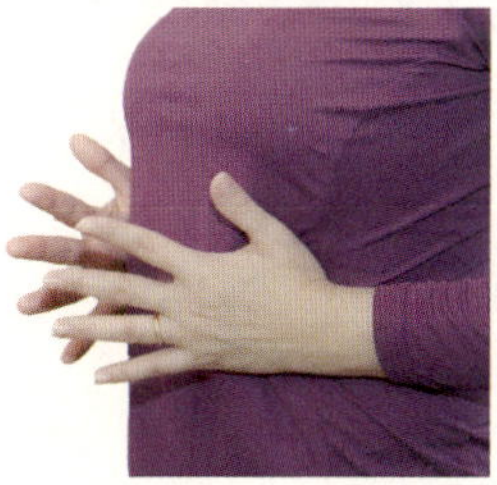

左右交替推按穴位：人体小臂内侧有一条心包经。从肘尖位置开始用手掌沿着前臂内侧由上向下推按这条经络，并左右交替进行10次。

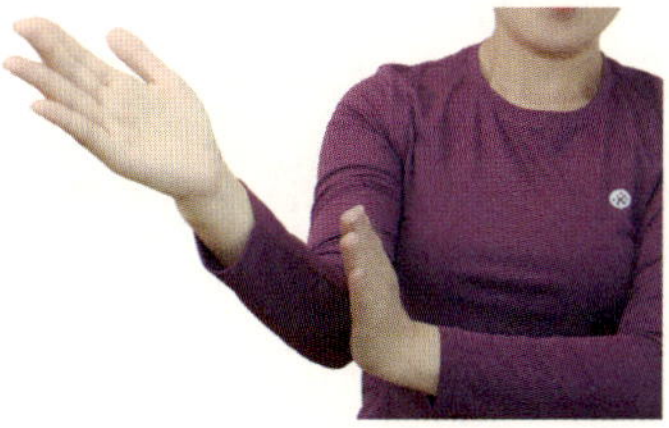

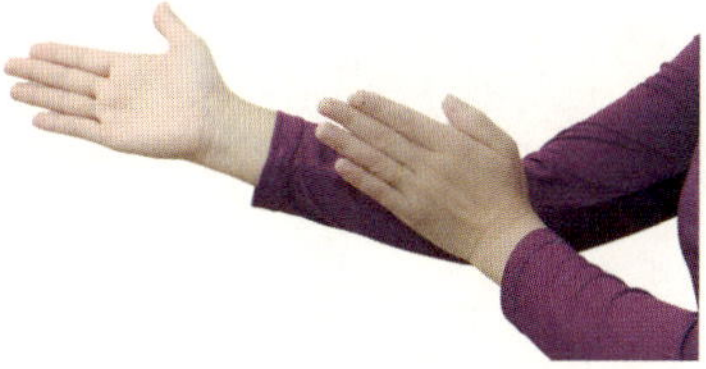

心包经经穴

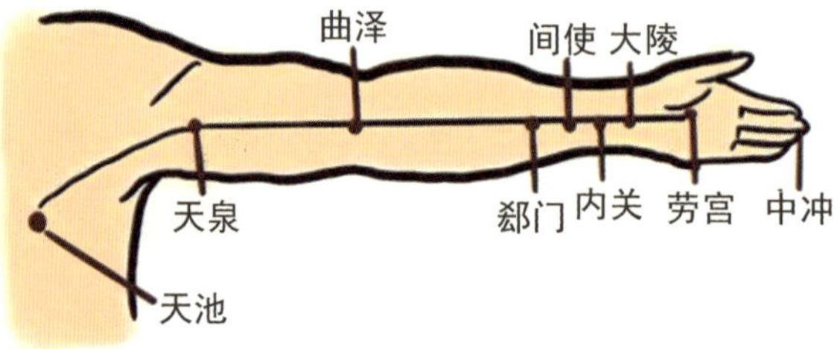

食指屈曲刮拭前额：双手食指弯曲贴在前额上，并从中间向两边推按。前额以及耳朵边缘颞部是胆经循行的部位。肝胆相表里，通过这个动作可以清利头目、泻肝胆之火并宁静养心。

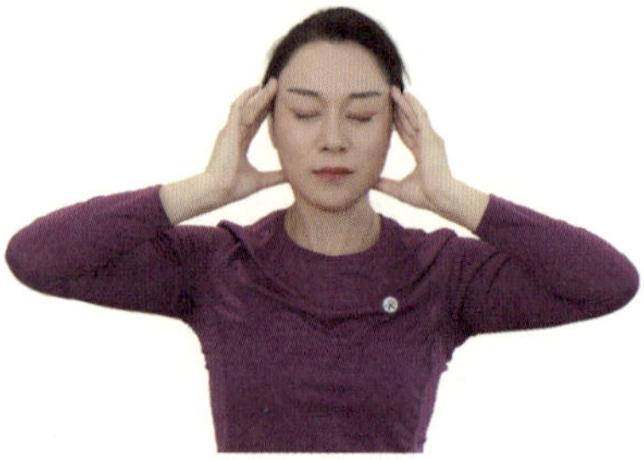

2.坐式游泳健身操

大家可以跟着下文练习，**也可以扫描本书最后附录中的二维码观看视频。**

动作一：弓箭步蛙式有氧。右脚弓箭步，双手合十向前，慢慢划下来，注意手肘低于肩膀，前脚膝盖不要超过脚尖。然后转换方向重复上述动作。一边做1分30秒，一共做3分钟。

动作二：马步自由式有氧。双脚与肩同宽，右手往下划，拉起来，碰到左手。一共做4分钟。

动作三：平行步仰式有氧。双手平举，右手举高往后拉，画一圈，碰左手。在身体允许的情况下，可以适当加大幅度，一共做4分钟。

动作四：前行步蝴蝶式有氧。右脚往前走一点，双手手背碰在一起，之后双手画“葫芦”，向后拉，最后双手向前，一共做4分钟。

（孙康明　孙庆祥）

秋

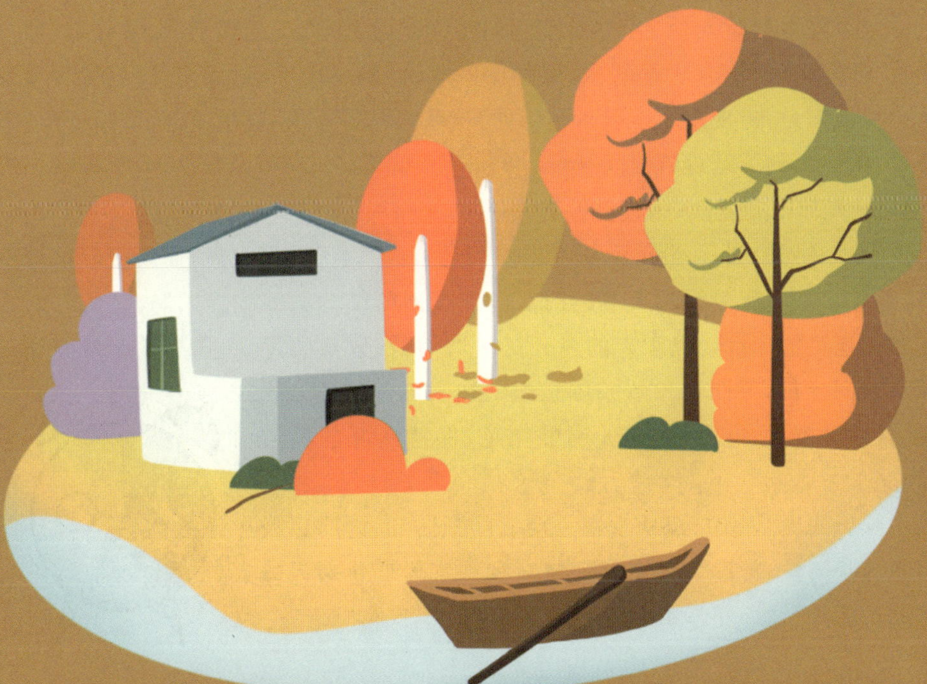

秋

秋季是由热转凉的过渡季节，同样，秋季的气候变化也会对我们的身体产生不同的影响。

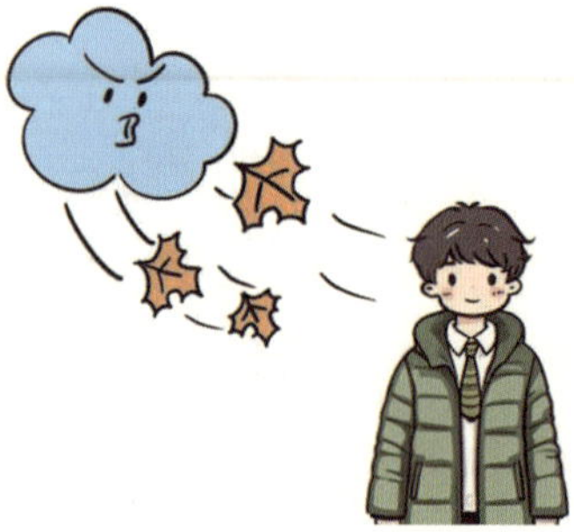

★ 气温逐渐下降，新陈代谢减缓

随着冷空气南下，秋季气温显著降低，尤其是在北方地区，冷空气不断侵入，导致气温骤降。同时，秋季阳气渐收，阴气渐长，是人体阴阳代谢，出现阳消阴长的过渡时期。随着气温的逐渐降低，人体的新陈代谢速度也会有所减缓。皮肤表面的血液循环减弱，手脚容易冰凉，容易感到寒冷。

★ 湿度降低，干燥缺水

秋季降水逐渐减少，空气湿度较低，特别是北方地区，气候干燥，常称为“秋燥”。此时，人体容易干燥缺水，根据中医理论，肺主皮毛，秋燥伤肺，容易导致体内津液不足，出现皮肤干燥紧绷、口唇及鼻咽黏膜干燥、喉咙干涩、眼睛干涩、头发枯燥、大便干结难解等问题。

★ 光照时间缩短，昼夜温差变大

秋季日照时间逐渐缩短，昼夜温差明显增大，白天温度较高，而夜晚温度较低，这种温差变化使得白天蒸腾的水汽在夜间凝结为露或霜。同时，日照时间的减少还可能导致褪黑激素的总分泌量增加，在较长的夜晚，褪黑激素的分泌持续时间延长，可能会导致人体感到更加困倦和嗜睡。因此，人体需要适应这种变化，调整作息，保持良好的精神状态。

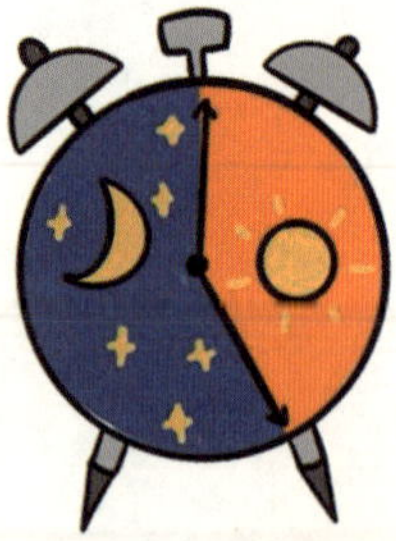

接下来为大家介绍秋季常见疾病的预防和诊疗，以及秋季养护方法，帮助大家更好地应对秋季气候变化对人体带来的影响！

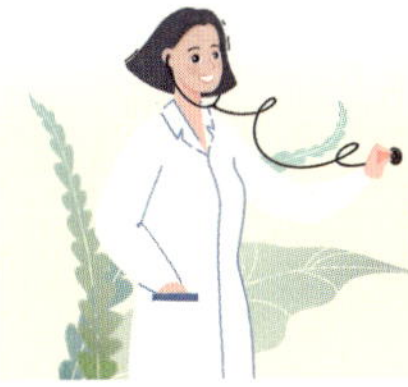

秋季爱闹事的皮肤病——银屑病

秋季来临，气温下降，空气湿度骤减，干燥多风的气候给银屑病患者带来了严峻考验。在这样的环境中，患者皮肤水分流失加速，角质层增厚，屏障功能减弱，病情极易复发或加重。

李女士便是这样一个例子，她在 6 年前首次出现皮肤干燥、红斑、鳞屑的症状，经过诊断，被确认为银屑病。她的症状具有明显季节性，秋冬加重，春夏时节相对减轻。每到 10 月，她的头皮、肘部和膝盖都会出现大片红斑，上覆厚层银白色鳞屑。干燥的秋季让她皮肤瘙痒难忍，还出现裂口和少量出血。李女士表示她常常因此感到困扰，尤其在空调环境下，皮肤干燥和瘙痒加剧，严重影响了她的工作效率与生活质量。

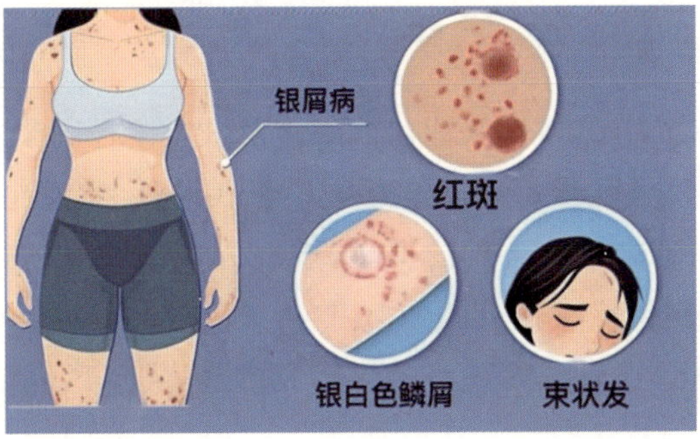

1.什么是银屑病?

银屑病，俗称“牛皮癣”，是一种常见的慢性皮肤病，表现为红斑以及覆盖着银白色的鳞屑。其发病原因复杂，通常与遗传、免疫系统以及环境等因素有关。秋冬季节，由于气温下降和空气干燥，症状容易加重。

2.为什么秋季银屑病易复发?

★ 皮肤代谢受影响

秋季气温降低、空气干燥,人们活动量减少,银屑病患者出汗变少。皮肤在干燥寒冷环境下,水分流失快、毛孔收缩,毒素难以随汗液排出,因此在体内堆积,干扰皮肤代谢,促使银屑病复发或症状加重。

★ 感染概率上升

秋季昼夜温差大,气温不稳定。银屑病患者若不及时添减衣物,易受凉感冒。秋季是传染病的高发季节,患者接触病菌的机会增多。感冒等感染会激活免疫系统,引发炎症,加重皮肤炎症反应,导致病情反复或恶化。

★ 饮食变化的影响

秋季人们常吃火锅、烤肉等温热滋补食物,这些食物会加重胃肠道负担,使体内湿热内生,破坏身体内环境平衡,加剧皮肤炎症,增加银屑病复发风险。

★ 运动量下降

秋季天气转凉,银屑病患者运动量减少。运动不足导致血液循环变慢,皮肤血液供应减少,同时机体免疫细胞活性和数量下降,免疫系统功能相对减弱,身体抵御病菌能力变差,皮肤的自我修复和调节功能受影响,从而诱发或加重银屑病。

3.得了银屑病会有哪些症状?

银屑病的常见症状是皮肤表面覆盖鳞屑、红斑,伴有瘙痒,挠后容易出现脱屑、出血等症状。根据症状又可以分为寻常性、关节性、脓疱性、红皮病性四种。

寻常性银屑病:这是最常见的类型,表现为红色斑块,表面覆盖银白色鳞屑,通常在刮除鳞屑后会有轻微出血。

关节性银屑病:其表现为关节的疼痛和肿胀,类似风湿性关节炎,常见于手、脚等部位。

脓包性银屑病:皮肤上会出现无菌性脓疱,常伴有发热、寒战、关节肿胀等全身症状。

红皮性银屑病:皮肤大面积潮红、肿胀,常因寻常型银屑病在治疗中外用刺激性较强或不适当的药物,或长期大量服用糖皮质激素突然停药或减药过快而发病。

4.如何治疗银屑病?

虽然银屑病不可根治,但可以通过医疗手段控制症状和皮损。

轻度银屑病的患者可以通过外用药物如激素类软膏或维生素 D_3 衍生物来缓解症状。

中、重度银屑病,除了外用药物,还可以考虑光疗或系统性治疗,如口服药物等。银屑病发作一般有明显季节性,出现感冒、扁桃体炎、咽喉炎等呼吸道疾病时,容易诱发或加重病情。

5.如何预防银屑病?

(1)保持积极的心态:研究发现,精神紧张是银屑病发生和加重的诱因之一。因此,患者要保持心情愉悦、心态平和,遇到事情不要急躁。若出现较严重的焦虑、抑郁症状,应积极寻求医生帮助,接受心理治疗。

(2)预防感染:大量研究表明,银屑病与感染关系密切。其中,链球菌感染不仅与斑块型银屑病关联紧密,还与关节病型、脓疱型银屑病相关。一旦出现皮肤感染症状,应及时就医。

(3)保护皮肤屏障功能:银屑病患者本身皮肤屏障功能就受损严重,治疗过程中,不当的护理方式会再次损伤皮肤屏障。因此,患者要在医生指导下选择合适的治疗药物,将修复皮肤屏障作为银屑病治疗的重要环节。

(4)避免物理损伤:银屑病皮损存在同形反应,应避免搔抓、磕碰、切割、烧烫等各种对皮肤的损伤。

(5)不滥用药物:部分药物可能会加重银屑病病情,如β受体阻滞药、非甾体抗炎药、抗疟药等。患者服用这些药物时,要留意自身病情变化,及时调整用药。治疗银屑病不要轻信偏方,不要急于求成,不迷信广告宣传,也不要盲目追求“根治”。

(6)避免受潮和着凉:中医学认为,外感风寒之邪侵袭人体可诱发银屑病。也就是说,居住环境潮湿易使人外感风寒,导致银屑病发生或加重。患者应尽量避免皮肤受到大冷大热的刺激,保持居住场所通风干燥。

6.银屑病患者该怎样吃?

适合银屑病患者的中医食疗小食谱

银屑病患者应多食易消化、富含营养的食物,可适当多食凉性的新鲜水果与蔬菜,如梨、苹果、甘蔗、西瓜等;忌辛辣刺激之品和各种海洋、发物,如辣椒、胡椒、海虾、海鱼、蟹、羊肉等,推荐食疗如下:

★ 马齿苋绿豆粥

食材:鲜马齿苋 120 克,绿豆 60 克。

做法:将马齿苋洗净切碎,同粳米、绿豆煮成粥。

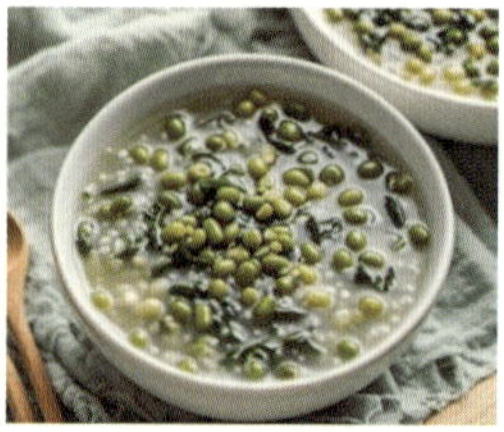

★ 乌梅膏

食材:乌梅 2500 克。

做法:乌梅洗净后去除内核,加水煎,浓缩为膏状物,装瓶备用,每日 3 次,每次 10 克,温水冲服。

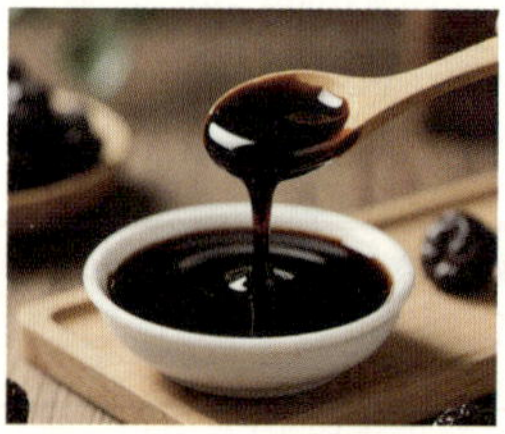

(百赛薇　王杰)

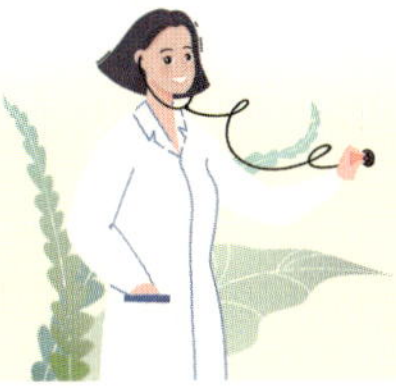

秋日暗影——秋季抑郁症

秋天的风，吹散了夏日的热情，叶子纷纷扬扬地飘落，空气微凉，白昼渐短，黑夜渐长，心情也容易随之变得脆弱而敏感。

小敏性格比较内向，工作压力也较大。每当秋意渐浓，她心中的孤独感便如潮水般涌来，常感到一种莫名的忧伤和无力。她发现起床变得异常困难，即使睡了 8 小时依然感到疲惫；工作效率也大不如前，原本热爱的工作也没有了之前的动力；对朋友、同事的聚会邀约，甚至对平时喜欢的活动也失去了兴趣。

这种情况持续两周后，她决定前往医院就诊，医生在排除其他疾病后，给出了“季节性情感障碍”的诊断。

1.什么是季节性情感障碍?

季节性情感障碍又称“秋季抑郁症”，是一种与季节变化相关的抑郁症。它通常在秋冬季节发作，随着春天的到来而缓解。其发生原因尚不完全明确，但研究表明，这可能与日照时间缩短、光照不足导致的生物钟紊乱有关。秋季抑郁症患者的平均年龄为 24 岁，女性患者的数量是男性的 4 倍。

2.为什么秋季多发抑郁症?

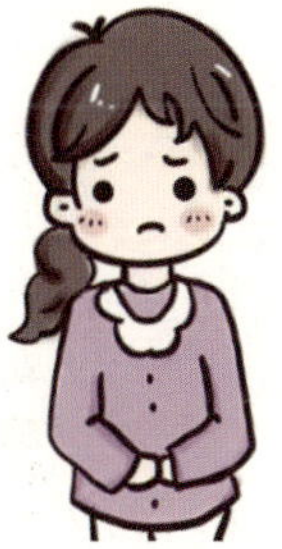

秋郁

秋季抑郁症的发生与日照减少引发的生理变化密切相关：

（1）节律变化：秋季天黑得更早，可能导致昼夜节律失调，生物钟紊乱。

（2）血清素水平变化：血清素是一种影响情绪的大脑化

学物质(神经递质),它的下降可能会诱发季节性情感障碍。日照减少会导致血清素下降,从而引发抑郁症。

(3)褪黑素水平:季节的变化会扰乱人体褪黑素水平的平衡,阳光不足会使褪黑素分泌时间延长(如下午 5 点即开始分泌),导致日间嗜睡、夜间睡眠质量下降,进而影响情绪和睡眠模式。

(4)维生素 D 水平:皮肤在阳光照射下合成的维生素 D 不仅能维持骨骼健康,其受体还密集分布于前额叶皮层、海马体等情绪调控脑区。其水平下降可以影响大脑情绪调控功能。

3.得了秋季抑郁症有哪些症状?

(1)情绪低落:持续感到悲伤、空虚或绝望。

(2)能量下降:感到持续的疲劳,缺乏活力。

(3)兴趣减少:对平时感兴趣的活动失去兴趣,包括社交活动。

(4)睡眠问题:可能表现为过度睡眠(嗜睡)或失眠。

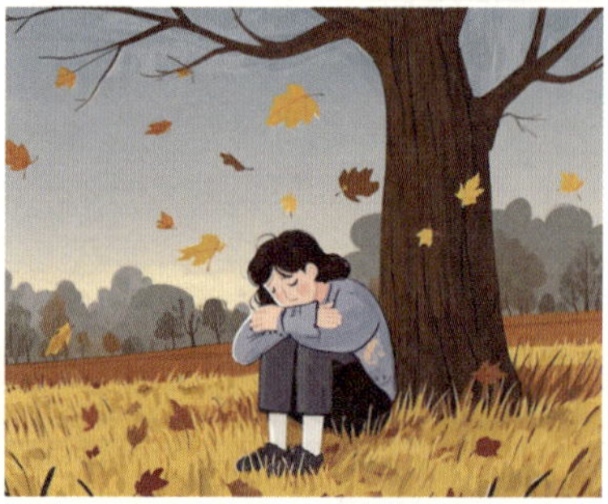

4.如何缓解秋季抑郁症?

日常管理:加强日常的日照和光照;建立良好的生活习惯,如规律作息、均衡饮食、适当运动等;还可以扩大交际圈子,培养兴趣爱好。

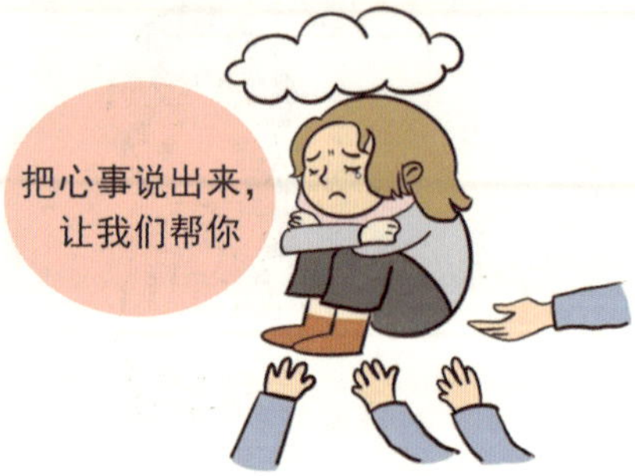

饮食缓解:阴天时,可适当增加糖类摄入以提高血糖水平、增加活力、减轻忧郁(糖尿病患者除外)。多摄入 B 族维生素,复合 B 族维生素、谷维素等可调节精神情绪,咖啡、浓茶等有一定的提神作用,能减轻或消除忧郁现象。

心理治疗：寻求专业的心理医生帮助，使用常见的心理治疗方法。例如，使用认知行为疗法（CBT），通过记录情绪日志识别季节性负面思维，结合行为激活计划（如每日 30 分钟晨间散步）重建积极行为模式。另外，可以使用光照疗法协同干预，每日至少暴露在特定波长、没有紫外线的白色荧光光源中 30 分钟，同步配合 CBT 调整生物钟，可提升治疗应答率。

药物治疗：抗抑郁症的药物治疗需在专业医生指导下进行，常用药物包括选择性 5-羟色胺再摄取抑制剂（SSRIs），如氟西汀、舍曲林等。通过抑制血清素再摄取提升其浓度，改善情绪，但可能引发恶心、失眠或性功能障碍；5-羟色胺和去甲肾上腺素再摄取抑制剂（SNRIs），如文拉法辛、度洛西汀，可同时调节两种神经递质，但可能伴随血压升高或出汗增多。

5.秋季抑郁症患者该吃什么？

适合郁证患者的中医食疗小食谱

郁证治疗的基本原则是理气开郁、调畅气机、怡情易性。患者应避免辛辣刺激性食物，如火锅、烟酒、油炸食品等。

肝气郁结（精神抑郁、情绪不宁）的患者可以食用具有“疏肝解郁，理气畅中”作用的食物，如玫瑰、青皮、香附、佛手、香橼、陈皮、萝卜、莲藕、山楂、金橘、豆蔻等，推荐食疗方如下：

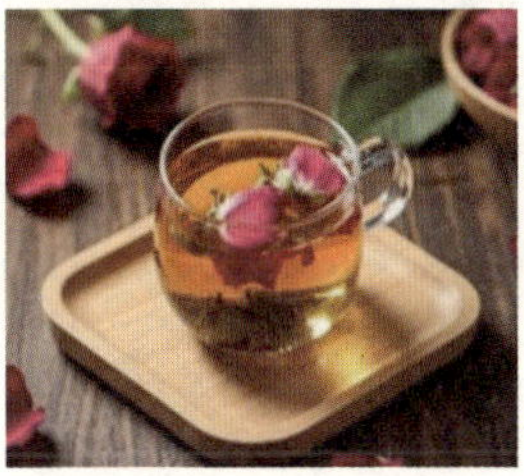

★ **玫瑰花茶**

玫瑰花性温味甘，具有疏肝解郁、理气和血的功效。中医认为，肝主疏泄，肝气郁结会导致情绪低落。玫瑰花能够疏解肝气，调节情绪。

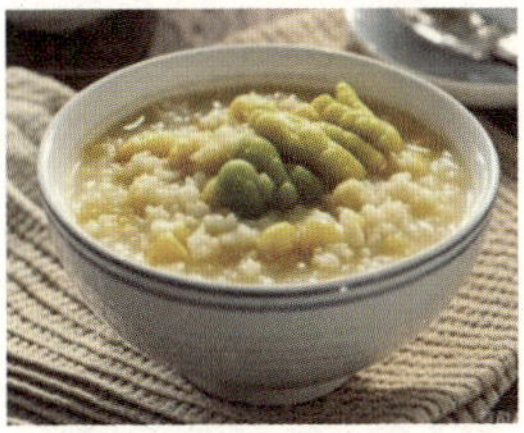

★ **佛手柑粥**

功效：佛手柑味辛酸，性温无毒，具有疏肝解郁、行气通滞、健脾开胃的作用，是中医治疗抑郁症的常用药材。

气郁化火（性情急躁易怒）的患者可以食用具有“疏肝解郁，清肝泻火”作用的食物，如芹菜、菊花、杏仁、苦菜、山楂、苹果、羊肝、玫瑰花等，推荐食疗方如下：

★ **菊花龙井茶**

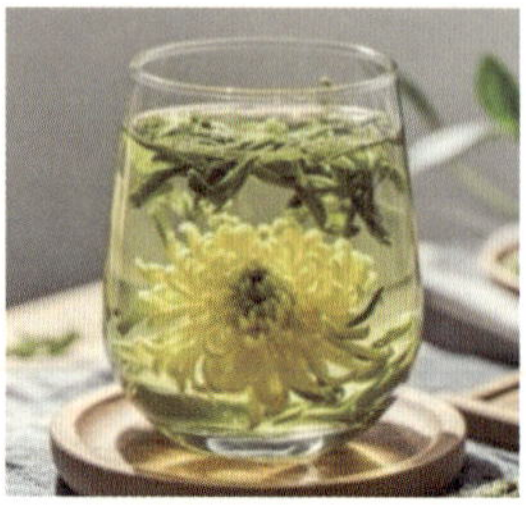

菊花中的黄酮类物质具有镇静安神的作用，可以帮助缓解压力和焦虑，改善睡眠质量。龙井茶中的咖啡因则可以提神醒脑，两者结合可以起到平衡作用，可使人保持头脑清醒，而且不会导致失眠。

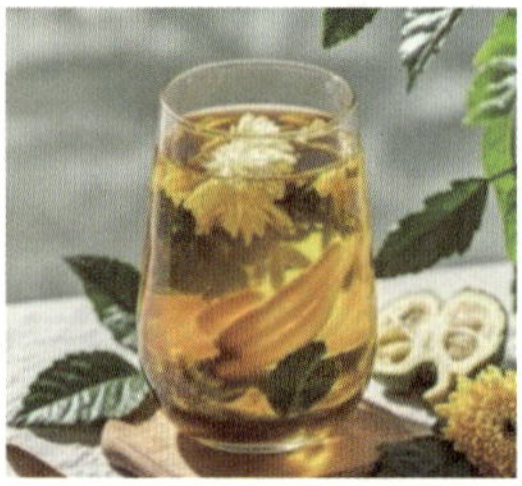

★ **佛手菊花饮**

佛手的香气馥郁，具有安神、舒缓情绪的作用，能够帮助缓解焦虑、紧张、失眠等情绪问题。菊花的清热作用也能减轻因肝火旺盛导致的情绪不稳。

痰气郁结（精神抑郁、胸部闷塞）的患者可以食用具有“行气开郁，化痰散结”作用的食物，如陈皮、莱菔子、佛手、玫瑰花、薤白、橙子等，推荐食疗方如下：

★ **橘红茶**

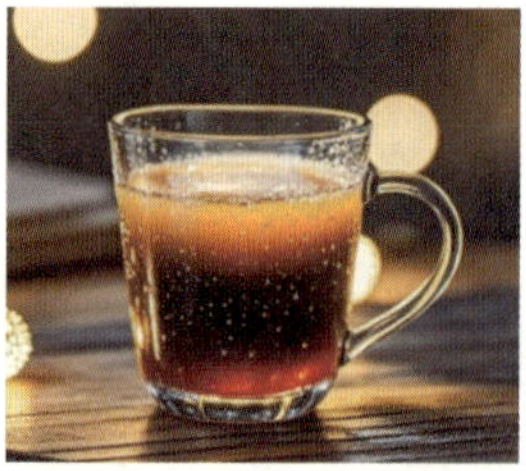

橘红茶中的橘红含有丰富的挥发油和黄酮类化合物，具有理气宽中、化痰散结的功效，能够帮助缓解因情绪不畅引起的胸闷、气滞等问题。此外，橘红的香气能够舒缓神经，起到一定的镇静作用，有助于改善情绪。

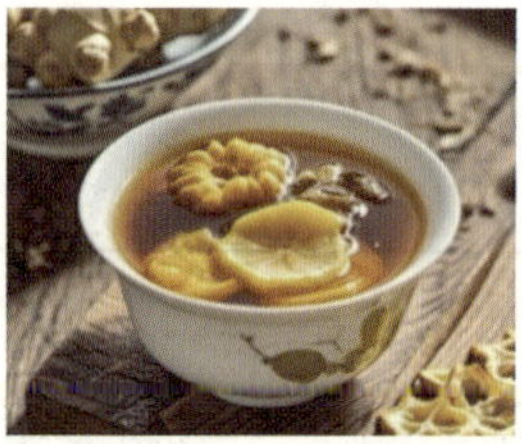

★ **佛手姜汤**

佛手姜汤是一种以佛手和生姜为主要食材的传统汤品，对抑郁症有一定的辅助缓解作用，具有疏肝解郁、行气通滞、和胃止呕的作用。

★ **莱菔子粥**

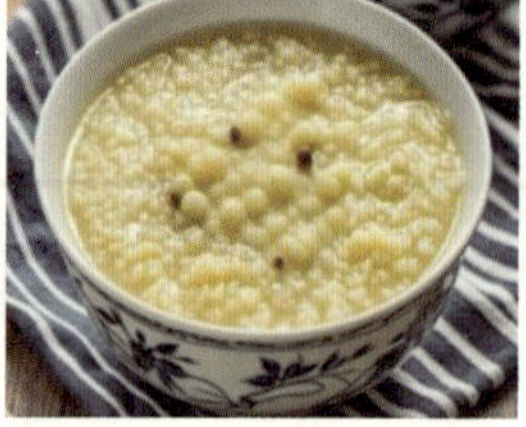

莱菔子粥通过其消食除胀、降气化痰、宽中下气等功效，能够有效缓解多种不适症状。

心神失养（精神恍惚、多疑易惊）的患者可以食用具有“甘润缓急，养心安神”的食物，如莲子、酸枣仁、小麦、百合、龙眼、荔枝、香蕉等，推荐食疗方如下：

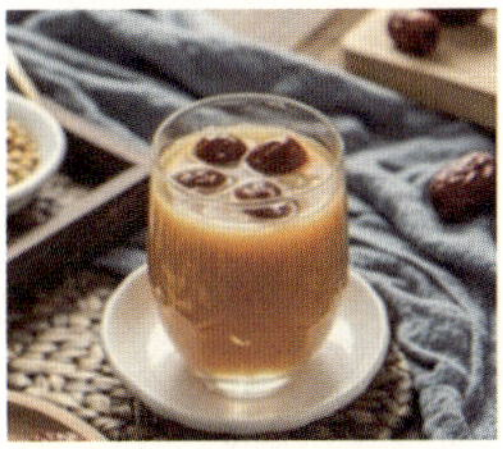

★ **甘麦大枣汤**

甘麦大枣汤是一种传统的中医方剂，主要由甘草、小麦和大枣组成，具有养心安神、和中缓急的功效，能够缓解心神不宁、精神恍惚、心中烦乱以及因情绪波动导致的胃部不适等症状。

★ **酸枣仁粥**

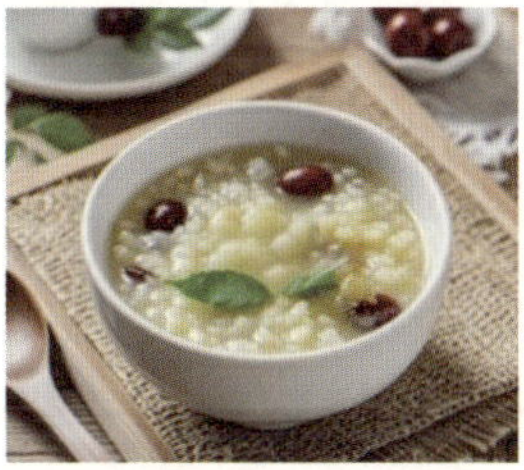

酸枣仁粥中的酸枣仁含有皂苷、类黄酮以及生物碱等成分，这些物质具有显著的镇静、安神作用，能够调节中枢神经系统，缓解焦虑、失眠、多梦等症状。

（季红　凌晖　徐小涵）

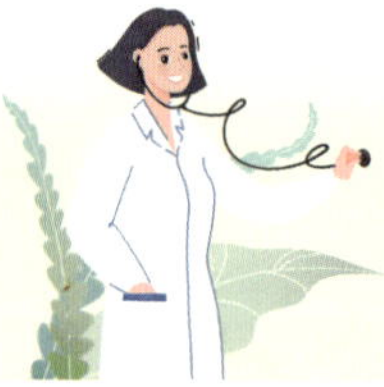

肠道的难言之隐——秋季便秘

小明平日总是作息不规律，也没时间运动，所以经常肚子不舒服。起初，他以为只是偶尔的消化不良，但秋天的到来让问题变得愈发严重，逐渐让他陷入了秋季便秘的困境。

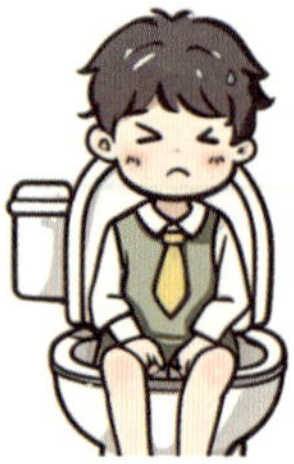
便秘

终于，小明意识到不能再这样下去了。他开始主动调整饮食习惯，减少高油高脂食物的摄入，多吃富含膳食纤维的蔬菜和水果，并且坚持每天喝足够的水。第一周，他发现排便不再那么困难了，腹胀的感觉也有所缓解。第二周，他尝试在工作间隙站起来活动，每天饭后散步半小时……在小明的主动管理下，便秘逐渐得到了缓解。

慢慢地，他的身体发生了变化，整个人感觉更轻松了，精神状态也更好了。这次经历让小明深刻体会到良好的饮食和生活习惯对健康至关重要。而当身体出现问题时，及时调整比一味忽视更重要。

1.为什么秋季容易出现便秘?

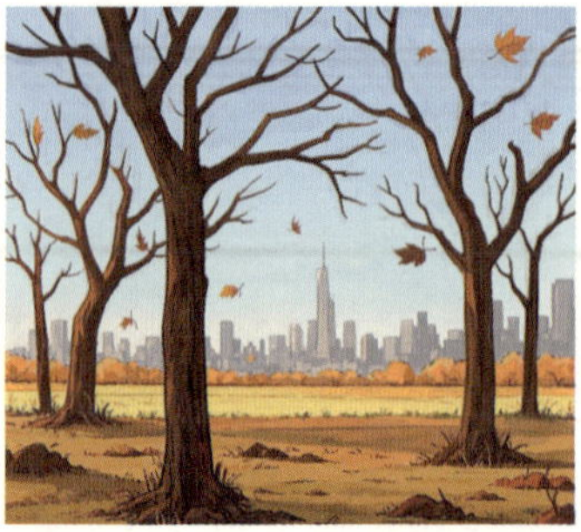

◆ 自然界与身体的“水分博弈”

秋天气候干燥，空气中的湿度低，人体的水分代谢也随之发生变化。为了维持体内的水分平衡，肾脏会通过调节尿液浓缩能力来减少水分流失，同时肠道对水分的吸收也会增加。这一过程中，粪便中的水分被进一步回收，其变得更加干燥、坚硬，从而导致排便困难。此外，秋季气温降低，人体的交感神经兴奋性增强，可能会抑制胃肠道蠕动，使粪便在肠道中的停留时间延长，进一步加重便秘。

◆ 美食的诱惑与肠道的负担

随着气温逐渐下降，我们往往喜欢选择高热量、油腻和高盐的食物，如火锅、炖菜等。这类美食虽然令人垂涎欲滴，但其中的高脂肪含量会减缓胃排空速度，并抑制肠道蠕动，使食物残渣在肠道中的停留时间延长，水分被进一步吸收，从而导致粪便变干、变硬。此外，这些食物通常缺乏足够的膳食纤维来促进肠道蠕动，会使粪便在肠道内堆积，增加排便难度。

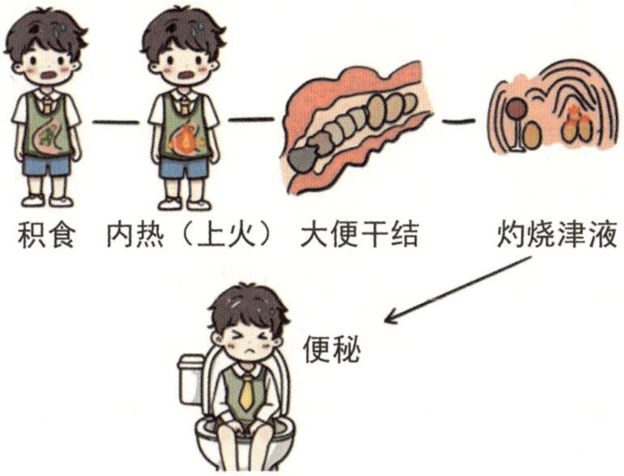

◆ 寒冷季节时的“懒惰”

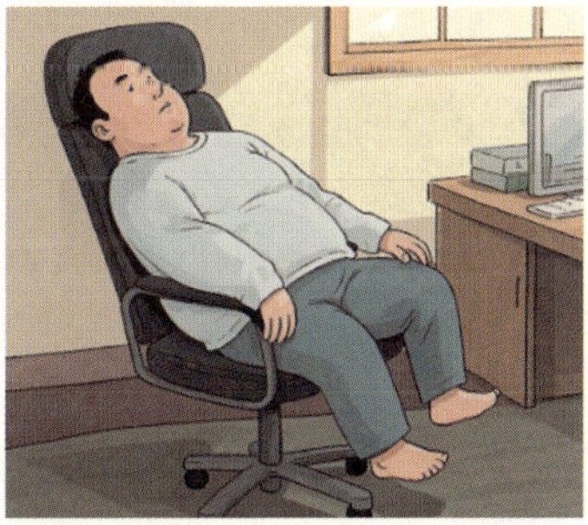

随着秋季的到来，逐渐降低的气温让许多人失去了外出运动的热情。长时间久坐会让肠道失去活力，蠕动变得迟缓，排便变得不畅。此外，低温环境会导致血管收缩，血液循环减慢，使肠道供血减少，进而影响肠道的蠕动能力和消化功能。同时，低温还会降低基础代谢率，使身体的能量消耗减少，肠道的消化和吸收过程变得更为缓慢，从而加重便秘的症状。

2.如何缓解秋季便秘?

为了远离便秘的困扰，我们应当在饮食、运动和生活方式上做适当调整，让肠道在干燥的秋季依旧保持畅通无阻。

◆ 改善饮食习惯

(1)增加膳食纤维摄入：为了帮助肠道维持正常功能，适量摄入不同种类的膳食纤维至关重要。膳食纤维主要分为可溶性纤维和不可溶性纤维，两者在促进肠道健康方面各有作用。

可溶性膳食纤维（如果胶、菊粉等）能够吸水形成凝胶状物质，增加粪便的湿润度，使排便更加顺畅。富含可溶性纤维的食物包括燕麦、苹果、梨、橙子、胡萝卜和豆类等。

不可溶性膳食纤维（如纤维素、木质素等）则能增加粪便体积，刺激肠道蠕动，加快粪便的通过速度，从而减少便秘的发生。全麦食品、糙米、坚果、绿叶蔬菜、芹菜和胡萝卜等都是不错的选择。

合理搭配可溶性与不可溶性纤维的食物，不仅有助于缓解便秘，还能改善肠道微生态环境，促进整体消化系统健康。

（2）补充水分：秋季干燥，保持足够的水分摄入对肠道至关重要，有助于保持肠道湿润，避免粪便过干而导致排便困难。除了每日饮用足够的温开水外，淡茶和富含水分的水果（如西瓜、葡萄等）也是很好的选择。特别需要注意的是，应避免饮用可能引起脱水的饮料，如咖啡和酒精饮品，这些饮料可能加速体内水分流失，反而加重便秘症状。因此，温水和富水水果是维持良好排便习惯的关键。

（3）减少辛辣和油腻食物的摄入：油腻的食物会加重肠道负担，导致便秘加重。辛辣食物也可能刺激肠道，影响肠胃功能。因此，在秋季饮食上，尽量避免过多食用这些食物，保持清淡的饮食习惯。

◆ 适当增加运动量

秋季天气适宜，正是增强身体活力的好时机。每天进行适量的运动，如步行、慢跑、瑜伽等，可以有效促进肠道蠕动，增强消化系统的功能。即便是简单的腹部按摩，或者 10 分钟的轻度运动，也能帮助肠道恢复活力，缓解便秘。

下面是一套助便操，大家一起做起来吧！

西贝助便操

提肛：向上提起肛门，停留 3 秒钟再放松，并重复进行 30 次。

揉脐：将双手掌合在一起并覆盖在肚脐处（即神阙穴），顺时针方向揉按 30 次。

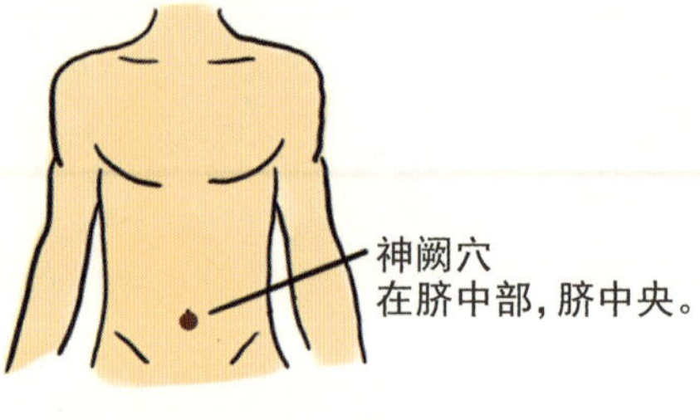

推脊：将两只手背贴在背后并用右手抓住左手拇指，将两只手的第二个关节置于脊柱两侧，从肩胛骨下缘平面开始按压并向下推至尾骨两侧停止，重复进行 30 次。

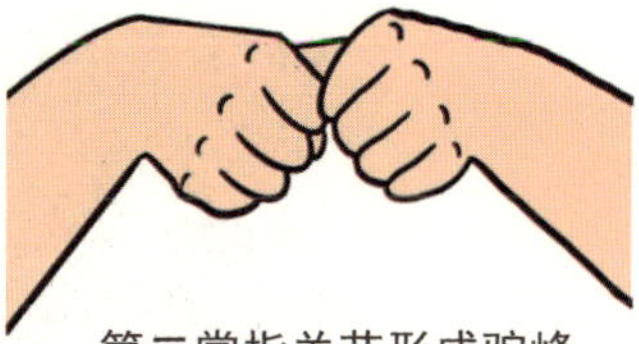
第二掌指关节形成驼峰

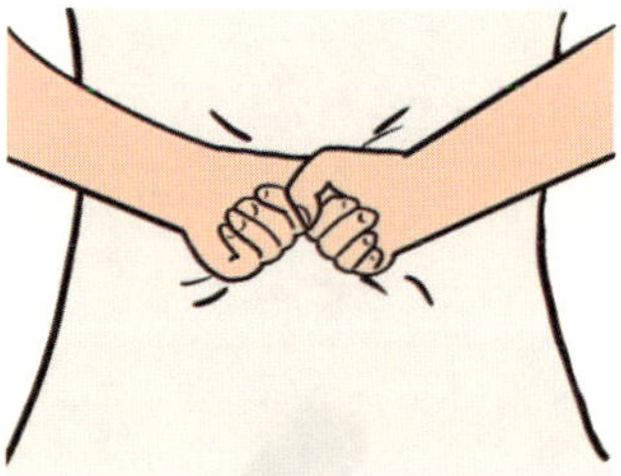

◆ 药物辅助

(1)天然泻药：如果便秘症状较为严重，可能需要药物辅助治疗。天然泻药如番泻叶、芦荟等，在医生的指导下使用可以帮助肠道排便。然而，这类药物应谨慎使用，避免长期依赖，因为长期使用可能会对肠道造成损伤，影响肠道的正常功能。特别是对于老年人、孕妇、慢性病患者等特殊人群，应在医生指导下使用这些天然泻药，避免不当使用引发其他健康问题。

(2)益生菌：秋季气候变化、饮食结构的调整容易打乱肠道菌群的平衡，适当补充益生菌有助于恢复正常菌群，促进肠道健康并改善便秘问题。然而，益生菌补充剂应根据个人情况来选择，尤其是对免疫力低下或有基础疾病的人群，应在医生指导下使用，以确保安全。益生菌的种类繁多，应根据个体需要选择合适的产品。

(3)润滑肠道的药物：此外，润滑肠道的药物，如乳果糖口服溶液、麻仁润肠丸等，可以有效缓解便秘症状。但这些药物应作为短期应急手段，不能长期依赖。同样，严重便秘时可以使用开塞露或肥皂水进行通便治疗，但应谨慎使用，避免过度依赖这些措施，导致肠道功能进一步减弱。对于老年人和特殊人群，使用这些药物时需特别小心，遵循医生的建议。

3.便秘患者该吃什么？

适合便秘患者的中医食疗小食谱

通便为治疗便秘的基本原则。实秘指风寒痰热、食积气滞胃肠等所致便秘，应以清热润肠、顺气导滞为治则；虚秘多因精血津液亏耗所致，应以益气养血、温通干结为治则。便秘者宜多食富含粗纤维的蔬菜和水果，禁忌辛辣、生冷、黏腻不易消化的食物。虚秘者宜食易消化的、油脂含量高的饮食。

实秘的患者推荐食用泄热导滞、润肠通便的食材，如菠菜、香蕉、蜂蜜、香菇、马铃薯、苦菜等，推荐食疗方如下：

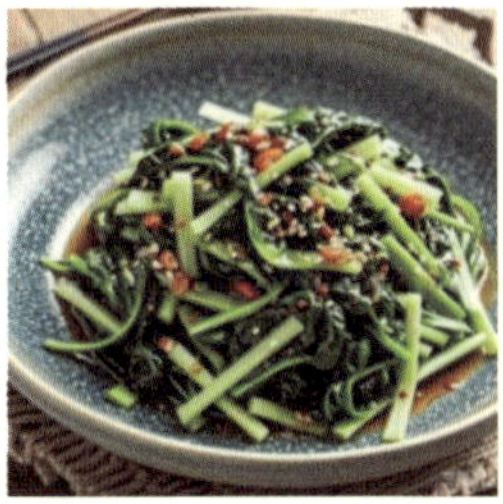

★ 姜汁菠菜

食材：菠菜250克，生姜25克，调料适量。

做法：菠菜去须根留红头，洗净切长段，锅内略焯后捞出，沥水，抖散晾凉，加入姜汁，以及适量食盐、酱油、麻油、味精、醋、花椒油，调拌入味。

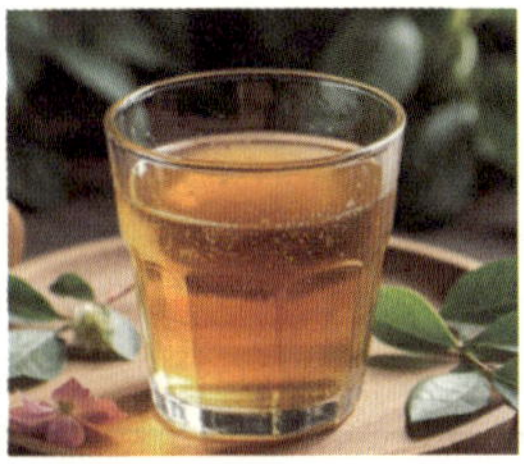

★ 蜂蜜饮

食材：蜂蜜15克，青盐3克。

做法：将蜂蜜和青盐放于杯中，倒入开水冲服，每晨空腹饮。

虚秘的患者推荐食用补气润肠的食材，如黄芪、荸荠、小米、山药、大枣、胡萝卜、鸡肉、菠菜等，推荐食疗方如下：

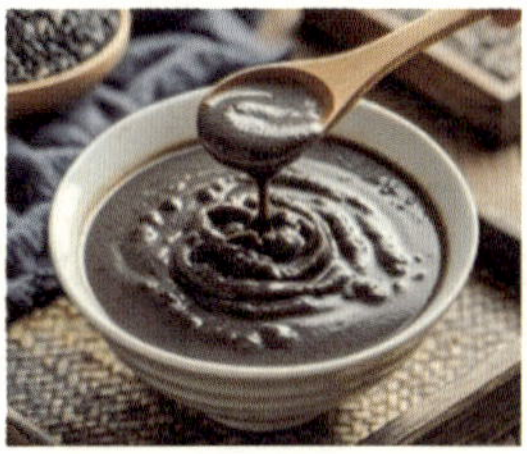

★ 黄芪芝麻糊

食材：黑芝麻60克，黄芪18克，蜂蜜60克。

做法：黑芝麻研末成糊状，调入蜂蜜，用黄芪煎出液冲服，每日1剂，分2次服，连服数日。

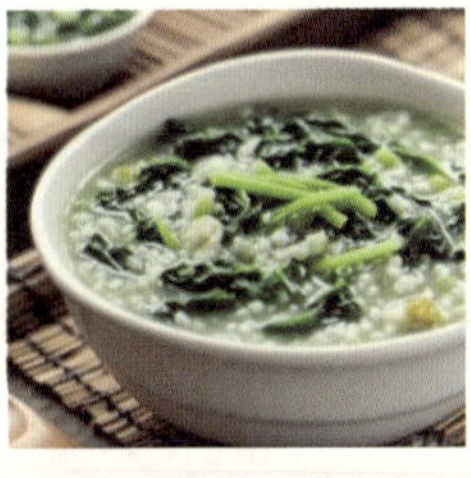

★ 菠菜粥

食材：菠菜250克，粳米50克。

做法：先煮粳米粥，将熟时放入菠菜，几沸即熟，任意食用。

（刘雨欣　徐小涵）

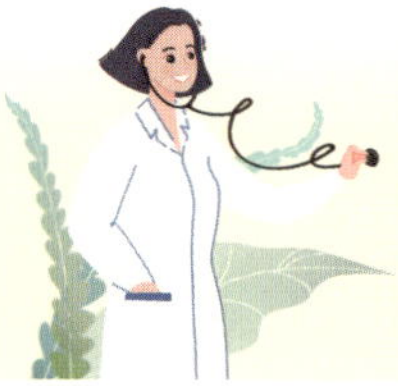

秋季养护

养阴防燥，重在养肺

秋季可以分为两个阶段，初秋时仍然有些闷热，而到了仲秋后则变得干燥凉爽。秋季气候转变，天气从炎热多雨逐渐变为少雨干燥，白天的阳光逐渐减弱，温度逐渐下降，植物也开始凋零，人体随之发生相应改变。中医认为，秋季是阳气渐收、阴气渐长的季节，天气渐凉，秋燥渐显。肺为娇脏，喜润而恶燥，因此，秋季呼吸系统疾病高发。在这寒热交替的季节，我们应适当增加衣物，顺应秋气，防燥养肺。

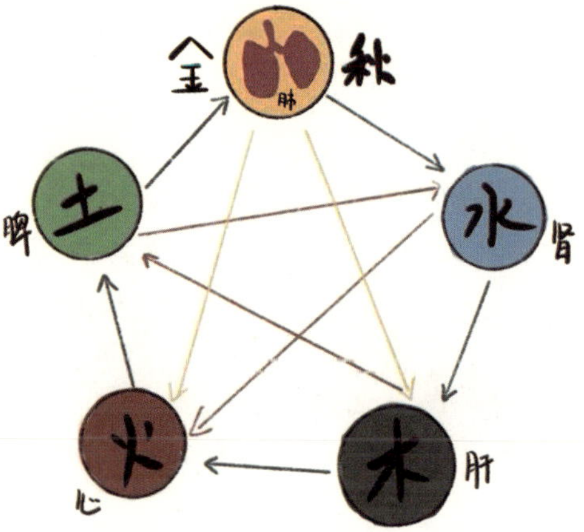

1.秋季应如何合理穿搭?

秋季气温变化无常，昼夜温差加大，合理的穿衣就显得尤为重要。

秋冻，有讲究

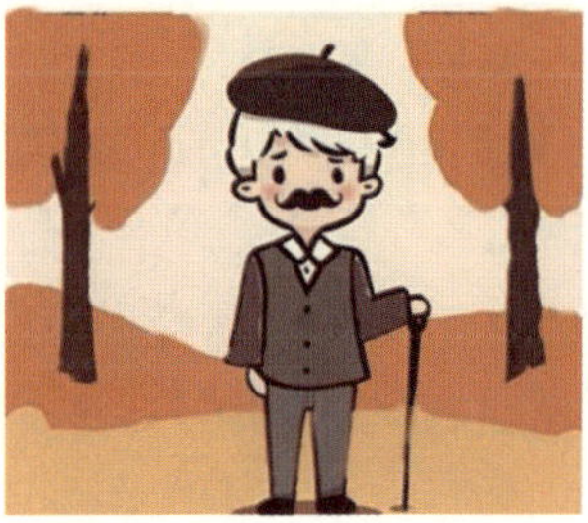

适时增减衣物：早晚温差加大，应随身携带轻薄外套，随时增减衣物，避免受寒。

重点保暖部位：特别关注脚部、脐部和关节的保暖，避免寒气侵袭。

“秋冻”要适度：白露时节，正适宜“秋冻”。一方面，它能让体内阳气逐渐收敛，以适应寒冷的冬季；另一方面，适当的外界刺激可增强机体的自我调节能力，提升免疫力。然而，秋冻并非简单的迎风冒冷，建议要根据个人耐受程度添加衣物。对于年老体弱的老年人、婴幼儿，尤其脾胃虚寒者，注意不要过度“秋冻”。

2.秋季应如何合理饮食？

秋季是一个收获的季节，也是一个适合进补的季节。中医认为，秋季与肺对应，肺为人体的第一道防线，肺气充沛则不易患病。因此，秋季饮食应该以养肺为主，滋养肺阴，温养肺气，增强身体免疫力。饮食应顺时收藏阴津，以温热性食物为主，忌辛辣、寒凉，宜适当食用滋阴润肺的食物。

另外，秋季气候干燥，容易伤害脾胃，因此可选择易消化且具有滋润作用的食物，如小米、南瓜、蜂蜜等，避免过食生冷、油腻和刺激性食物。脾胃虚寒者应减少生食瓜类和水果，以免损伤脾胃。

3.秋季应如何调整作息？

早睡早起：秋季应遵循“早卧早起，与鸡俱兴”的原则，即早睡早起，与自然界的阴阳变化相适应。早睡有助于阳气的收藏，早起则有利于肺气的舒展，可以预防秋季常见的呼吸系统疾病。建议晚上 10 点前入睡，早晨 6 点左右起床，以充分利用清晨凉爽的空气，适量运动。

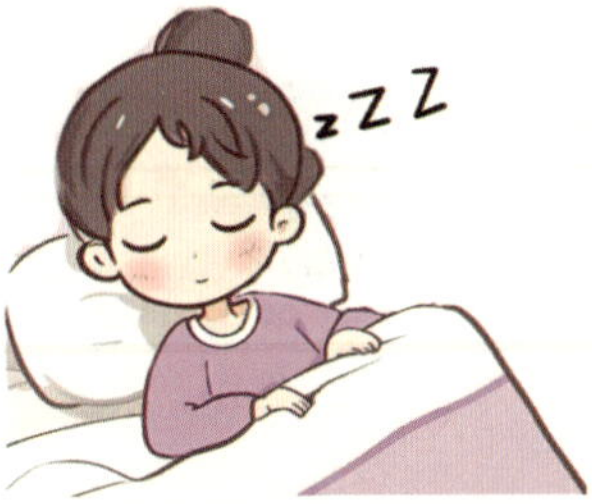

适当午睡：秋季人们容易乏力、困倦，适当午睡可以缓解疲劳，提高下午的工作效率。午睡时间应控制在 30 分钟以内，以免影响夜间的睡眠质量。

4.秋季应如何进行合理运动？

秋季是进行各种运动的好时节，天气凉爽，适合户外活动。根据不同的需求和兴趣，可以选择多种适合秋季的运动方式。

有氧运动是秋季的首选，因为秋季气温适中，湿度较低，人体感觉舒适，运动时不易出汗过多，有助于保持体内水分平衡。慢跑、骑自行车、爬山等都是不错的选择。

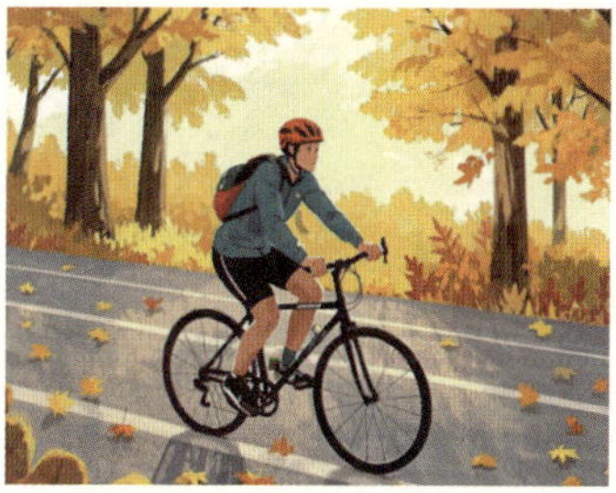

此外，秋季也是进行力量训练的好时机。可以通过哑铃、杠铃等器械或自重训练来增强肌肉力量。瑜伽和太极等柔韧性训练则有助于提高身体的柔韧性和协调性，预防运动损伤。

5.秋季应如何调节情志？

秋季以"收"为主。气温渐降，秋风萧瑟，花草凋零，人们难免触景生情，产生悲伤、抑郁情绪。秋季情绪的养生要以"收"为主，收敛心神，保持心态宁静。

下面有几个情志养护小技巧，快一起学起来吧！

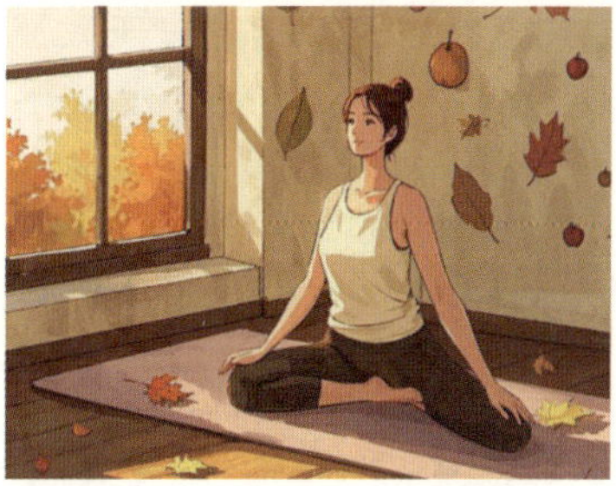

心理调适：学会自我调节，保持乐观积极心态。遇到困难和挫折时，勇敢面对，积极寻找解决方法，不过分焦虑担忧，可以通过冥想、瑜伽等方式来调节身心，使精神状态保持在一个良好水平。

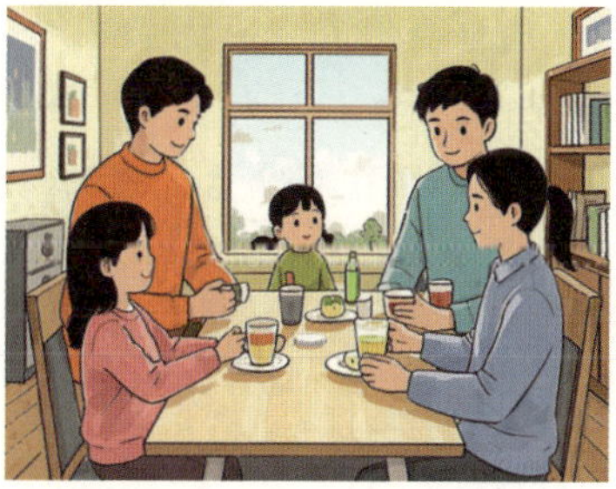

避免悲秋情绪：秋季万物凋零，容易引发悲秋情绪。因此，要以一颗平常心看待自然界的变化，登高望远，转移低落情绪。多参加社交活动，与家人朋友交流沟通，分享快乐和烦恼，增进感情。

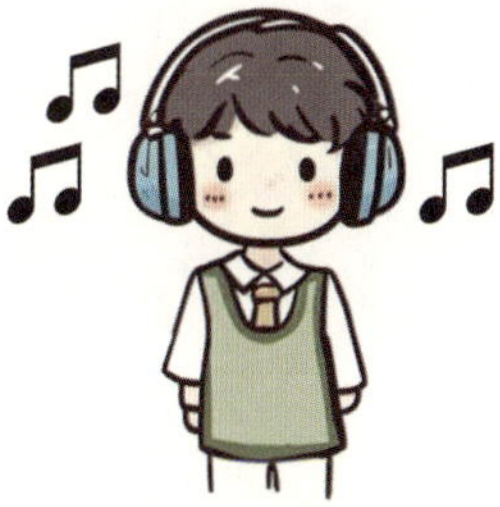

音乐养生：音乐是调整情绪、平衡心态的最有效手段。在中医学理论中，五脏对应五音，五音可以调节五脏。一曲轻快活泼的乐曲能使人精神振奋；一首静雅优美的乐曲能让人心情舒畅，心境平和。在秋风送爽的日子里，忙碌的工作之余，或心情烦闷之际，不妨小憩，听一支快乐的乐曲来平衡肺气。

6.秋季应如何进行中医养护？

秋季是人体由阳转阴、进入休养状态的关键时期，通过穴位按摩可以有效调理身体，增强免疫力，帮助适应季节变化。以下是一些适合秋季进行的穴位按摩方法：

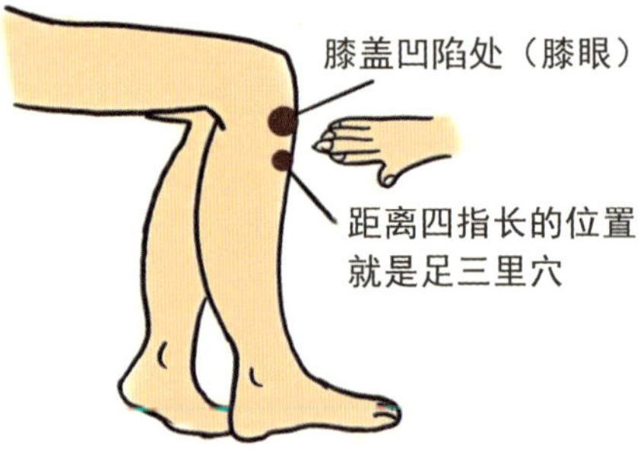

足三里穴：位于小腿外侧、犊鼻（膝眼）下 3 寸，是强身保健穴位之一，常按此穴位可健脾和胃，增强免疫力，调理脾胃功能。按摩方法为用大拇指或中指按揉双侧足三里穴，按揉 30 次为一组，每天早晚各两组。

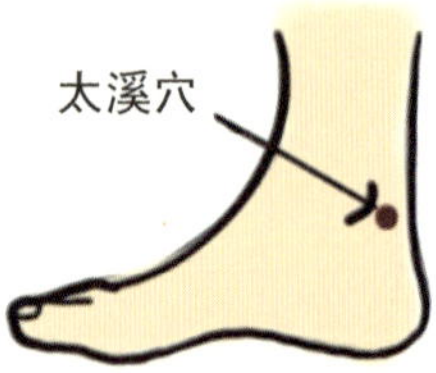

太溪穴：位于足内踝后方，内踝与跟腱之间的凹陷处，左右各一。按摩此穴可以滋补肾阴、润燥生津，增强身体的抵抗力，缓解下肢疲劳和关节疼痛。按摩方法为用拇指指腹按压太溪穴，力度由轻到重，逐渐增加，每次按压 5～10 分钟，左右脚交替进行，每天 2～3 次。

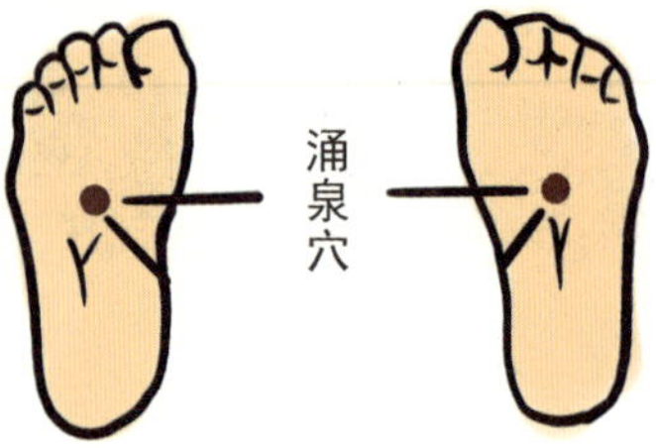

涌泉穴：位于足底，当弯曲脚部踡起脚趾时，位于足心最凹陷中，可以填补肾气，促进血液循环，增强身体的免疫力。按摩方法为睡前用热水泡脚，然后按压涌泉穴，力度以感觉酸胀为宜，以顺时针和逆时针方向各按摩 100～150 次。

这些穴位的按摩方法简单易学，适合日常调理。通过正确的按摩手法，可以有效缓解秋燥带来的不适，并增强体质，迎接寒冬的到来。

（王少丽　李雪晴　厉丹阳　白赛薇）

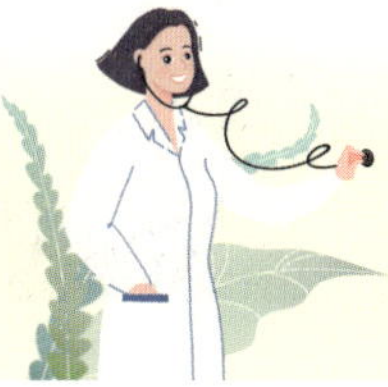

秋季节气的特色养护

秋季节气的特色食谱

立秋后，气温开始逐渐降低，食欲也会增加，帮助人们为即将到来的冬季贮存能量。但是，如何顺应秋季的气候特点，调整饮食结构，在保证饮食营养的充足摄入，增强自身免疫功能的基础上，合理控制热量的摄入，避免走进“贴膘”误区呢？让我们一起来看一看吧！

1.立秋——睡起秋声无觅处，满阶梧叶月明中

立秋，是二十四节气的第十三个节气。它是秋季的起始，为每年的公历8月7日、8日或9日。“立”，是开始之意；“秋”，意为禾谷成熟。立秋意味着降水、湿度等处于一年中的转折点，趋于下降或减少。从立秋开始，阳气渐收，万物内敛。立秋与立春、立夏、立冬并称“四立”，也是古时“四时八节”之一。

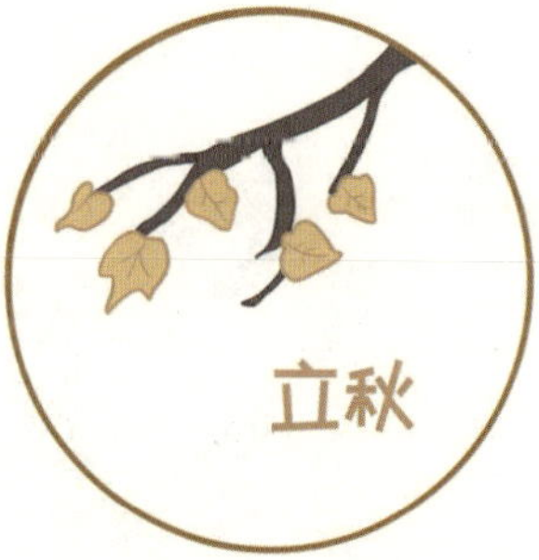

? 立秋养生美食有哪些？

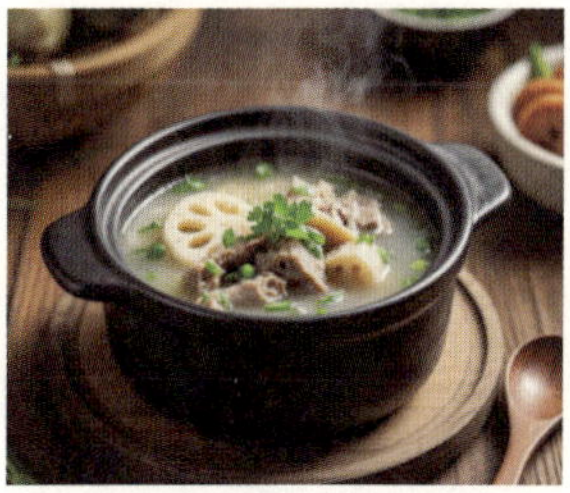

◆ 莲藕排骨汤

立秋时节，阳气渐收，阴气渐长，适合进补。“秋日一碗汤，不劳开药方”，此时正是适合吃莲藕的季节。藕可补中养神，益气力，除百病，久服轻身耐老。熟莲藕性味甘温，有健脾开胃、补益气血的功效。

◆ 雪梨银耳汤

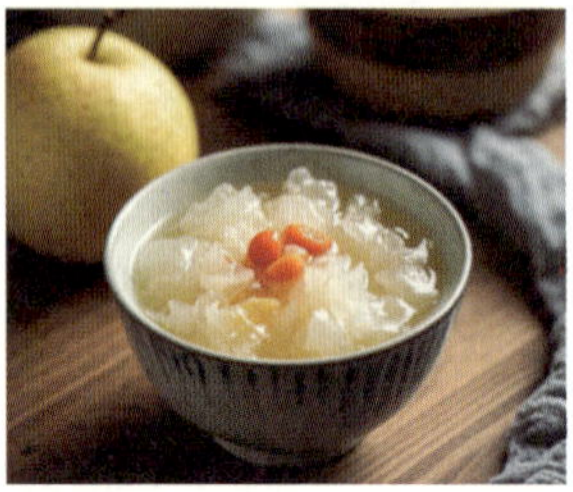

秋风起，天气逐渐干燥，而肺为娇脏，容易受到侵袭。雪梨银耳汤中的银耳富含胶质，雪梨清热润肺，是秋日必备。

◆ 三宝固元盅

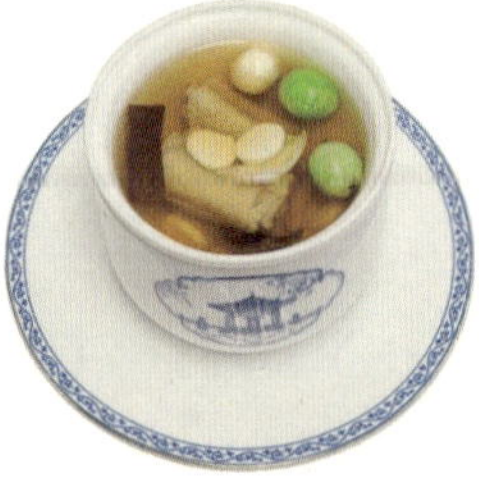

山药性涩，能涩精气、健脾止泻。莲子甘温而涩，有补脾、涩肠、固精的功效，可治脾肾虚所致的便溏、白带多、遗精及崩漏等。其与山药搭配，能更好地发挥补益与固摄的功效。百合在润肺之余，能收敛心神。该汤能缓解心烦失眠、潮热盗汗、便溏、胃纳不佳等不适，既有益于更年期女性，又有益于脾胃虚弱的人群，也是大众养生的不错选择。

◆ 减重食谱

早餐：南瓜粥（南瓜 100 克，大米 50 克），水煮蛋 1 个，凉拌豆芽 50 克，提供能量约 250 千卡。

午餐：百合炒西芹（百合 30 克，西芹 150 克），红烧鸡腿（去皮鸡腿 1 个），黑米饭 100 克，提供能量约 460 千卡。

晚餐：虾仁蒸蛋（虾仁 30 克，鸡蛋 1 个），凉拌生菜 150 克，小米粥（小米 50 克），提供能量约 230 千卡。

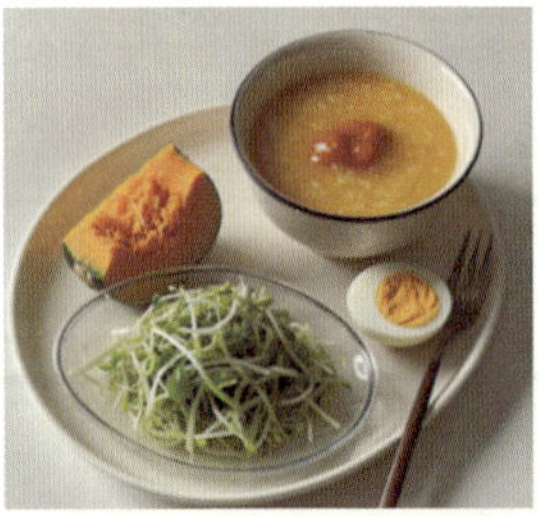

早餐

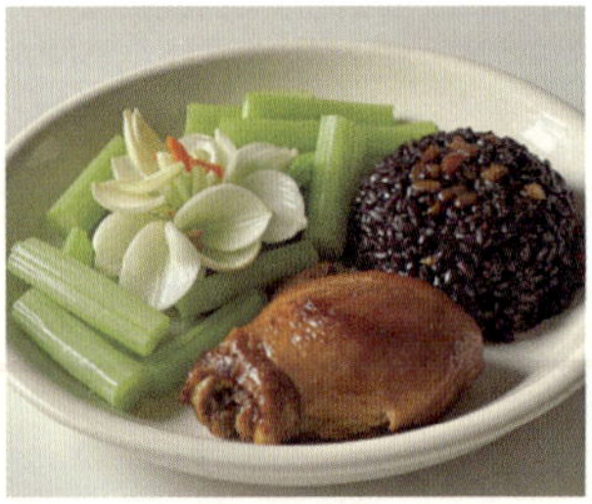

午餐

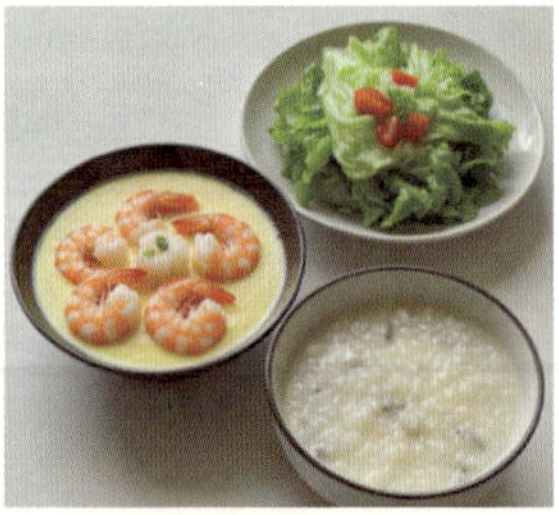

晚餐

2.处暑——离离暑云散，袅袅凉风起

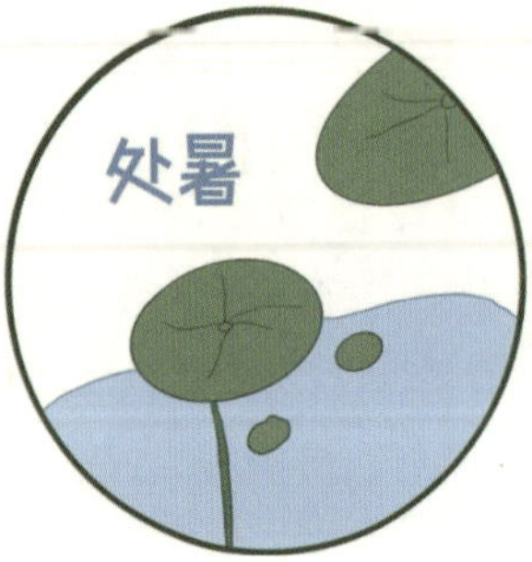

处暑是二十四节气中的第十四个节气，也是秋季的第二个节气，于每年公历 8 月 22 日至 24 日交节。处暑已到了“三暑”之“末暑”，意味着酷热难熬的天气接近尾声。处暑时节，高温将逐渐退场，白天气温仍会很高，早晚温度较低，温差较大。处暑后雷暴活动不及炎夏那般活跃，暴雨趋势逐渐减弱。

处暑养生美食有哪些?

◆ 处暑百合鸭

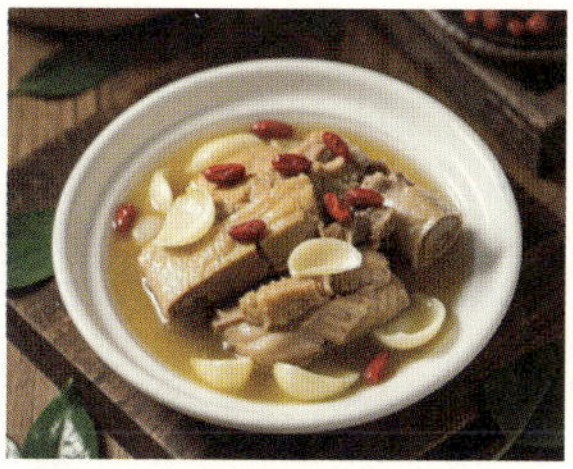

"处暑送鸭,无病各家",鸭肉性凉、味甘,有养阴润肺、健脾益肾、理气化痰的功效。

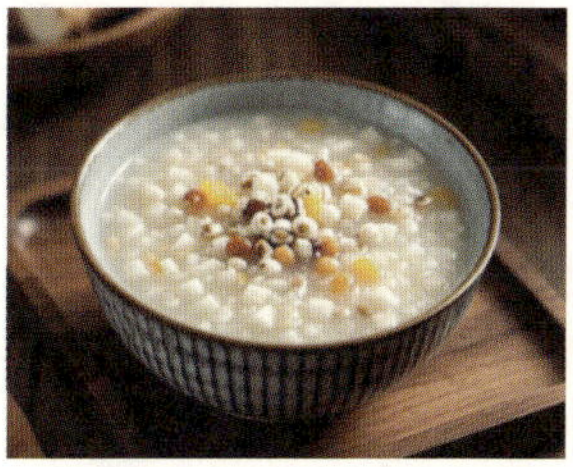

◆ 山药薏米粥

山药具有补肺益气、健脾补虚、固肾益精、益心安神、滋润血脉等功效。

◆ 黄精黑豆补肺盅

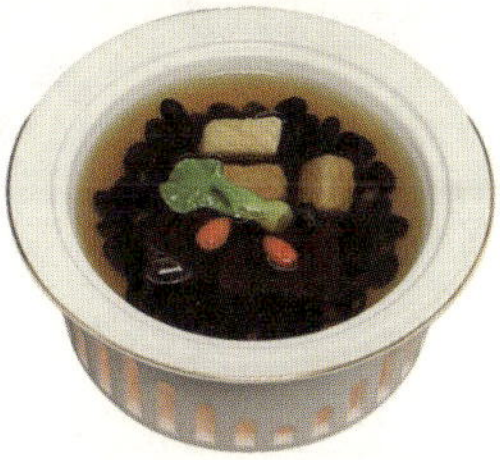

黑豆可补肾活血,能黑发与抗衰老,是常用保健食品。黄精如春雨,"润物细无声",滋养脏腑且有益筋骨。搭配健脾促运化的陈皮,整个菜品能调理肝肾、乌发、养颜与强筋壮骨,适合久病体弱的中老年人,或白发早生者食用。

◆ 减重食谱

早餐:莲藕燕麦粥(莲藕 50 克,燕麦 30 克),苹果半个,坚果 10 颗,提供能量约 280 千卡。

午餐:茶树菇老鸭汤(茶树菇 50 克,鸭肉 50 克),清炒花菜 200 克,红薯 100 克,提供能量约 460 千卡。

晚餐:南瓜浓汤(南瓜 100 克),全麦面包 2 片,提供能量约 200 千卡。

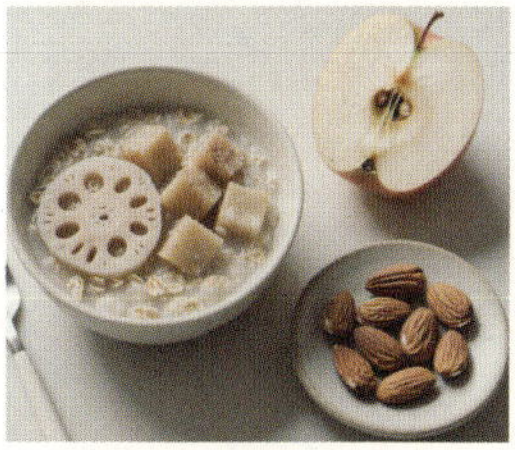

早餐

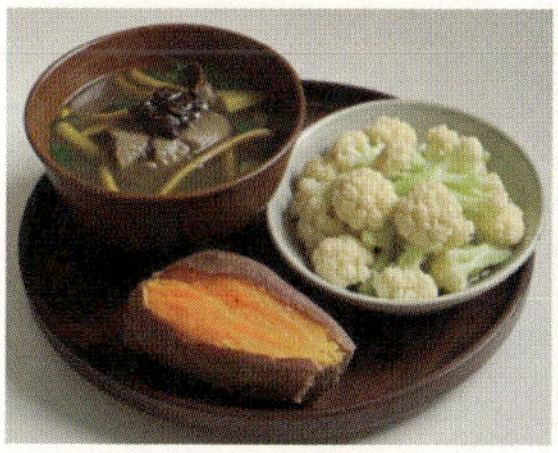

午餐

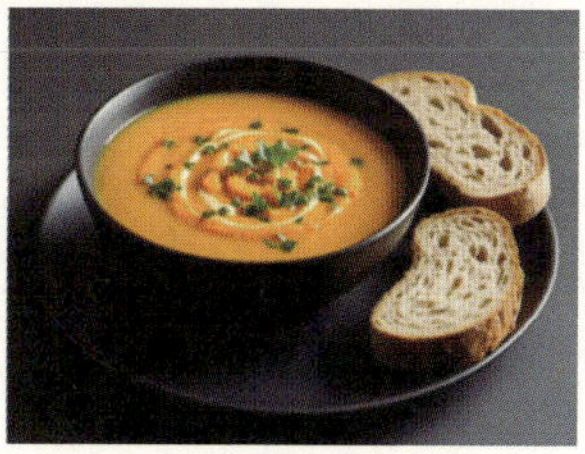

晚餐

3.白露——白露暖秋色,月明清漏中

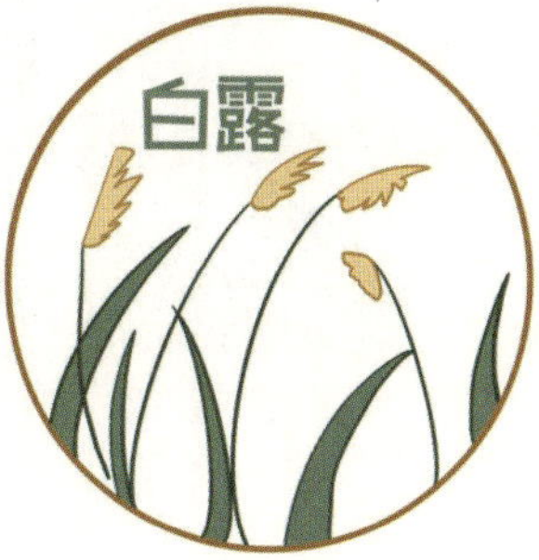

白露是二十四节气的第十五个节气,秋季的第三个节气,于每年公历的 9 月 7 日至 9 日交节,表示孟秋时节的结束和仲秋时节的开始。白露时节,气温逐渐降低,昼夜温差变大,白天热、晚上凉,空气也比较干燥。此时,正是中国各地大忙时节,如东

北地区开始收获谷子、高粱和大豆，一些地方开始采摘新棉，西北地区开始播种冬小麦。

白露养生美食有哪些?

◆ 虾仁豆腐抱蛋

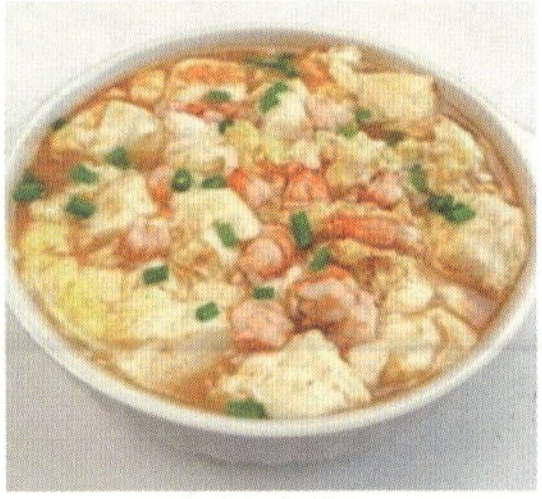

“金秋豆腐似人参”，豆腐性凉、味甘，归脾、胃、大肠经，有宽中益气、补脾和胃、清热润燥的功效。

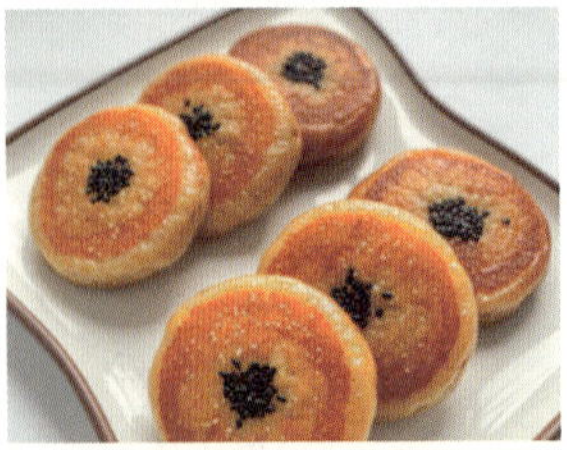

◆ 红薯饼

红薯可以补虚乏，益气力，健脾胃，强肾阴。

◆ 五宝乳鸽盅

乳鸽味甘平，有清热解毒、愈疮止渴、息风的功效。绿豆性凉味甘，能清热解毒。莲子可补脾止泻、益肾固精、养心安神。糯米可补中益气、健脾养胃、止虚汗。红枣益气养血。枸杞子能养肝肾之阴。两味凉性的食材与四味温补食材搭配，药膳味道鲜美之余，不寒不燥，能缓解疲倦乏力、食欲差、气短汗多、便溏等症状，适合虚不受补、脾胃虚弱的人群食用。

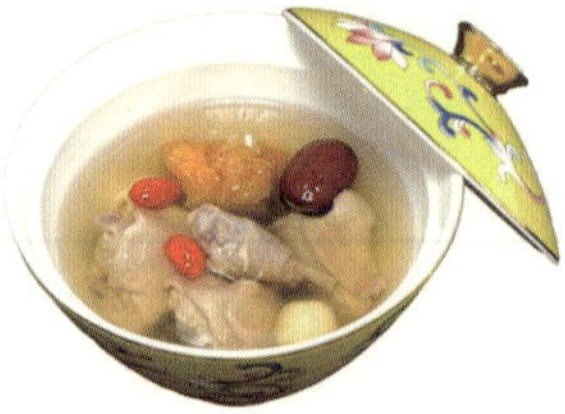

◆ 减重食谱

早餐：花菜鸡蛋饼（花菜 100 克，鸡蛋 1 个，面粉 30 克），豆浆 200 毫升，提供能量约 300 千卡。

午餐：胡萝卜炖牛腩（胡萝卜 100 克，牛腩 50 克），清炒芥蓝 150 克，玉米饭 100 克，提供能量约 470 千卡。

晚餐：白菜猪肉饺子（白菜 50 克，瘦肉 30 克，饺子皮 5 个），紫菜汤（紫菜 10 克），提供能量约 200 千卡。

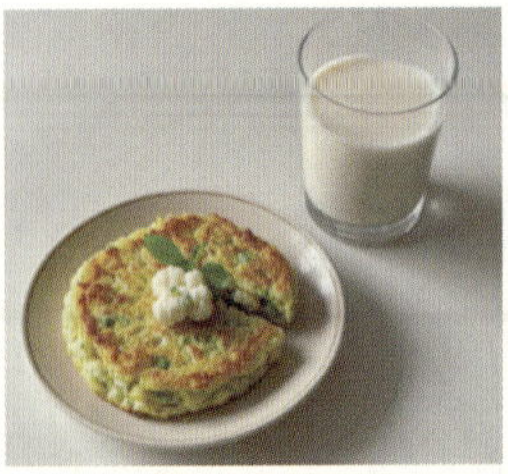

早餐

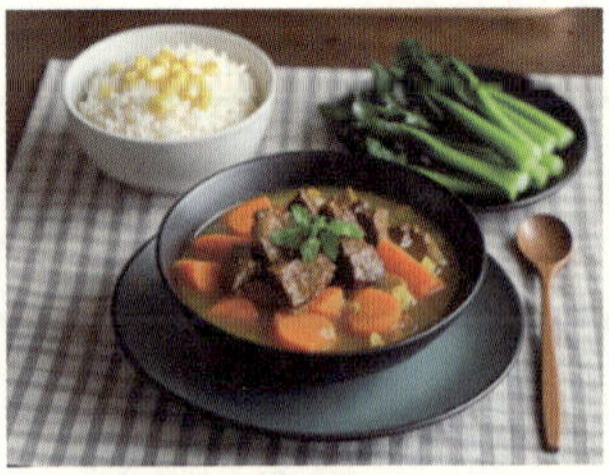

午餐

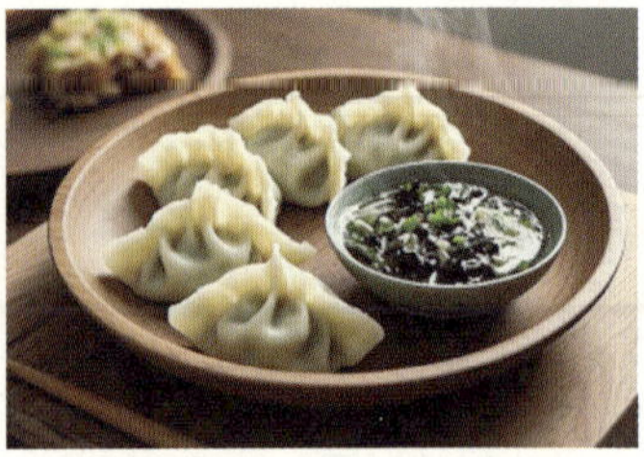

晚餐

4.秋分——暑退秋澄气转凉，日光夜色两均长

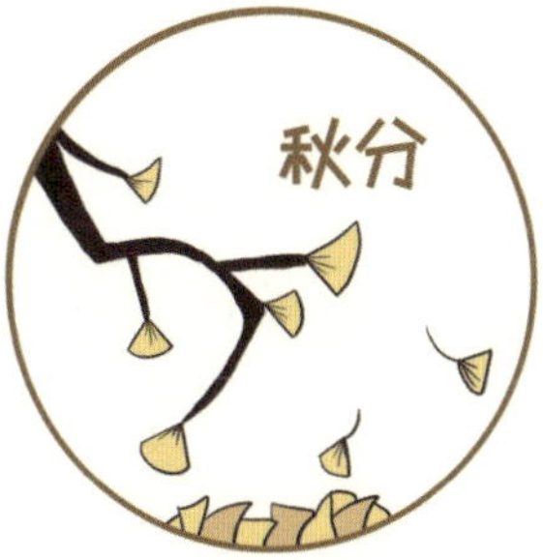

秋分是二十四节气中的第十六个节气，也是秋季的第四个节气，于每年的公历 9 月 22 日至 24 日交节，在现代也是“中国农民丰收节”。秋分后，整体气温逐渐开始下降，我国南方大部分地区雨量明显减少，降雨天数反而有所增加，常常阴雨连绵，夜雨率也较高。

? 秋分养生美食有哪些?

◆ 香拌苋菜

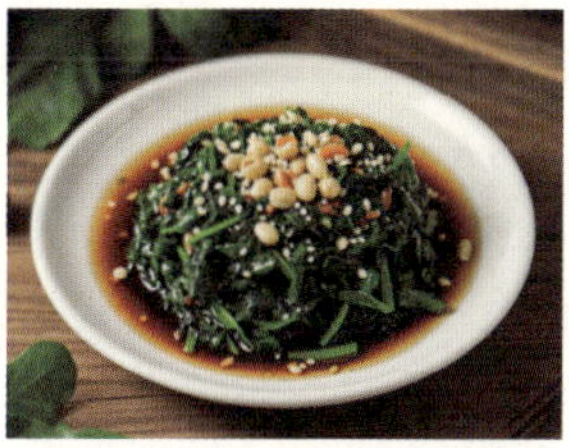

秋分时节，昼夜平分。此时应调节饮食，顺应天时，以“秋菜”滋养身心，缓解秋燥。其中苋菜富含铁、钙、维生素 K 等营养成分，具有清热解毒、利尿除湿的功效，可缓解秋分时节的燥热与湿气。

◆ 菜干润燥滋补盅

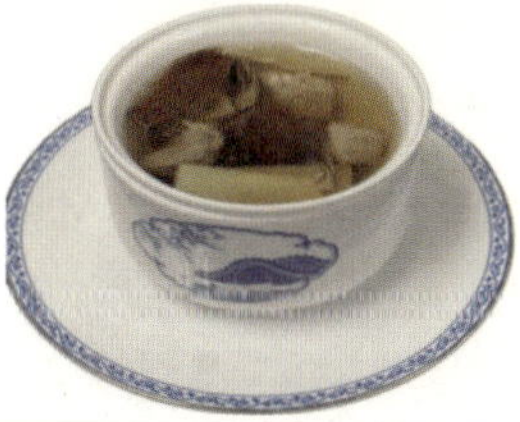

菜干有清肺热、除烦渴、利肠胃的作用，配以生姜、陈皮和中药材，制约菜干的寒凉，加以蜜枣调味，成就一锅滋润靓汤。该汤品能缓解咽干咳嗽、皮肤干燥、大便干结、口干多饮等症状，适合长期熬夜、吸烟、阴虚的人在秋季保健食用。

◆ 减重食谱

早餐：芋头粥（芋头 100 克，大米 50 克），水煮蛋 1 个，蜂蜜水 150 毫升，提供能量约 260 千卡。

午餐：百合炒西芹（百合 30 克，西芹 150 克），红烧鸡腿（去皮鸡腿 1 个），黑米饭 100 克，提供能量约 460 千卡。

晚餐：虾仁蒸蛋（虾仁 30 克，鸡蛋 1 个），凉拌豆芽 150 克，小米粥（小米 50 克），提供能量约 230 千卡。

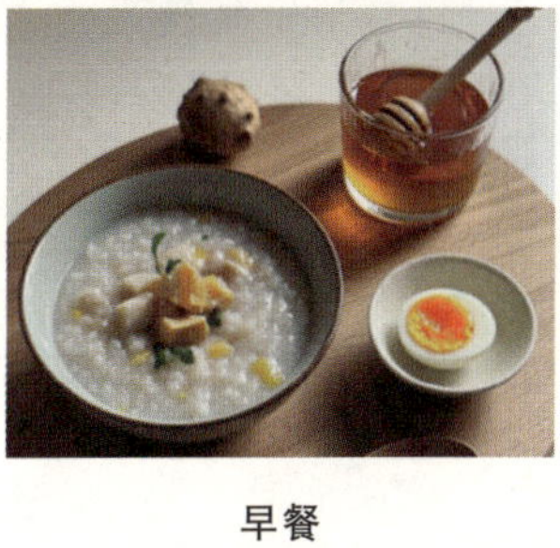

早餐

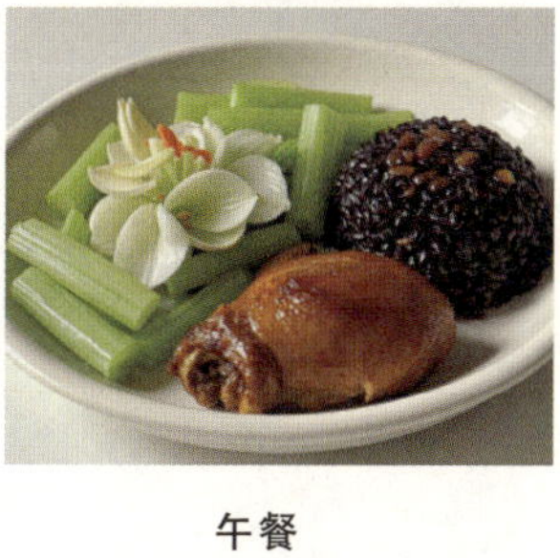

午餐

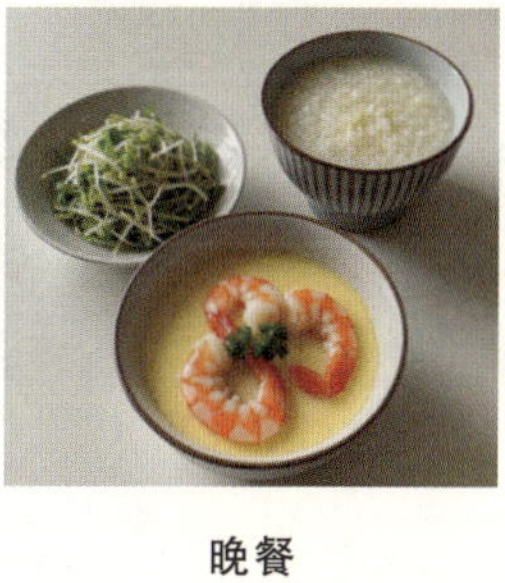

晚餐

5.寒露——红叶深秋凝景象，蝉尽荷残偶见霜

寒露是二十四节气的第十七个节气，秋季的第五个节气，于每年公历的10月7日至9日交节。寒生露凝，因而称为“寒露”。寒露节气后，昼渐短，夜渐长，日照减少，热气慢慢褪去，寒气渐生，昼夜温差较大。

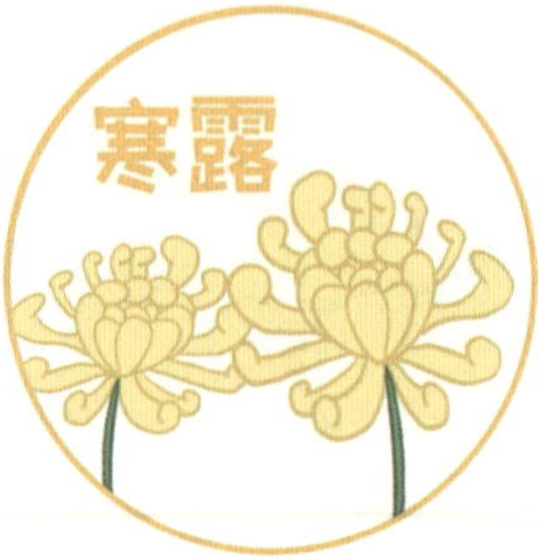

寒露养生美食有哪些？

◆ 黑芝麻燕麦米糊

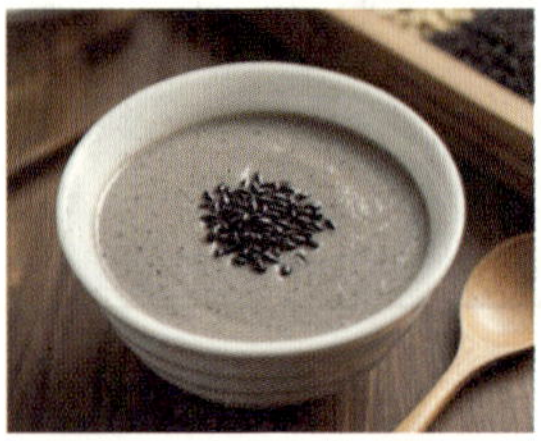

民间自古就有寒露吃芝麻的习俗。黑芝麻富含油脂、蛋白质、维生素E、B族维生素、钙、铁等营养成分，具有补肝肾、益精血、润肠燥的功效，可滋养肝肾之阴，对于肝肾不足引起的头晕眼花、须发早白等有一定改善作用。其丰富的维生素E还有抗氧化作用，能延缓衰老，滋润肌肤，所含的油脂可润肠通便，缓解秋季便秘。

◆ 板栗药膳滋补盅

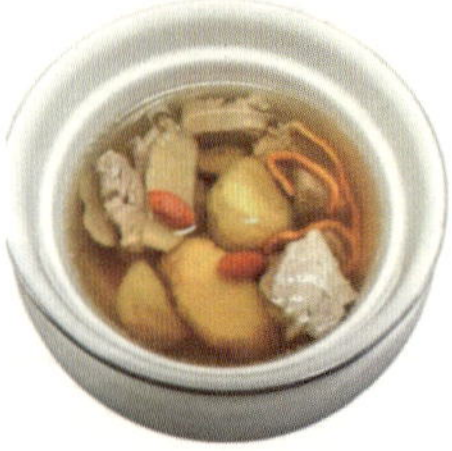

板栗是上等果品，具有养胃健脾、补肾壮腰的功效，搭配补肝肺而去虚火的沙参，补中益气、润心肺的玉竹，可缓解咽干咳嗽、口鼻干燥、皮肤瘙痒、大便干结、腰酸腰痛等症状，适合长期熬夜、吸烟者在秋季食用。

◆ 减重食谱

早餐：菠菜蛋花汤面（菠菜100克，鸡蛋1个，面条30克），梨1个，提供能量约300千卡。

午餐：清蒸鲈鱼200克，清炒豆芽200克，红薯100克，提供能量约460千卡。

晚餐：凉拌菠菜200克，蒸山药100克，提供能量约200千卡。

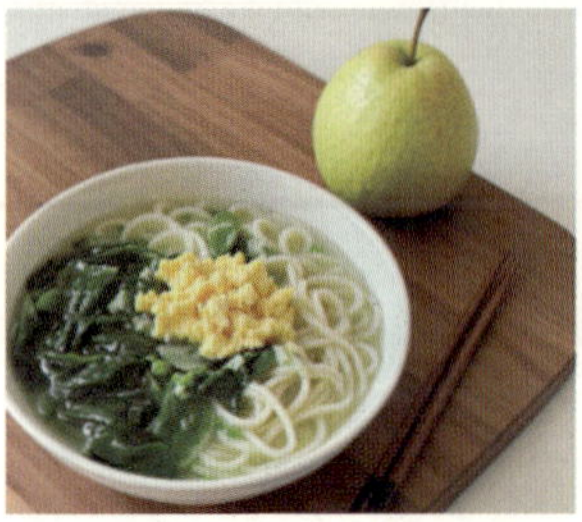

早餐

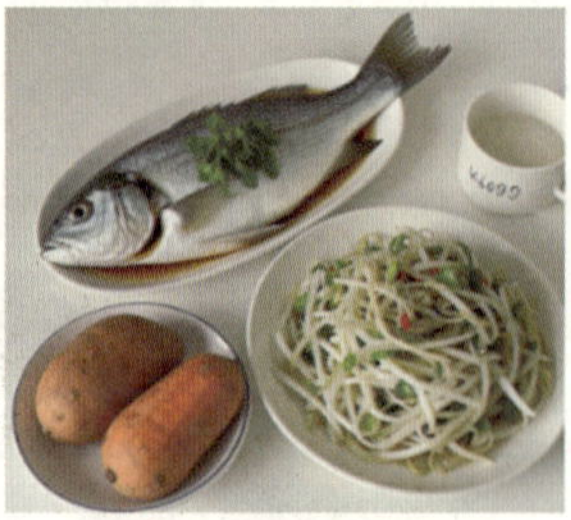

午餐

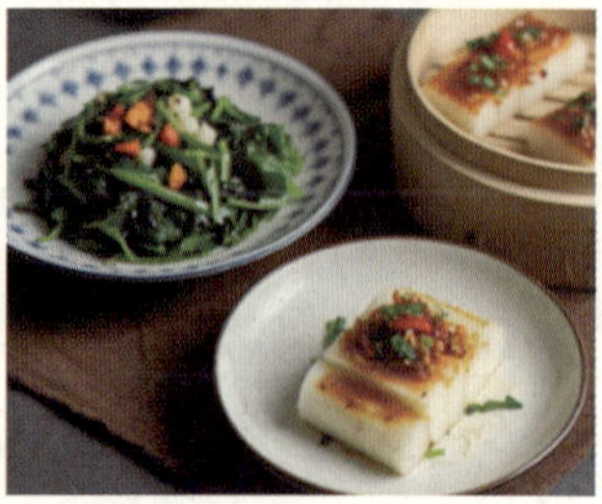

晚餐

6.霜降——时逢秋暮露成霜，几份凝结几份阳

霜降是二十四节气的第十八个节气，秋季的最后一个节气，通常出现在10月23日左右。由于“霜”是天冷、昼夜温差变化大的表现，故以“霜降”命名这个节令。霜降是一年中昼夜温差最大的时节，进入霜降节气后，冷空气活动越来越频繁，尤其是江南、华南地区，气温的起伏愈发明显，而西北、东北的部分地区已呈现出一派“寒风落叶”的初冬景象。

? 霜降养生美食有哪些?

◆ 紫薯银耳露

霜降，秋天最后一个节气。民间有“补冬不如补霜降”的说法，因而饮食以调理脾胃、润肺养阴为主。紫薯银耳露有健脾润肺、滋阴安神的功效。紫薯富含膳食纤维、维生素（如维生素A、维生素C、维生素B族等）、矿物质（如钾、铁、锌等），还含有丰富的花青素，具有滋阴润肺，润肠通便的作用。银耳是一种营养丰富的食用菌，含有蛋白质、多种氨基酸、银耳多糖、膳食纤维等。银耳多糖具有提高免疫力、滋阴润肺、养胃生津等作用，膳食纤维有助于促进肠道蠕动，预防便秘。

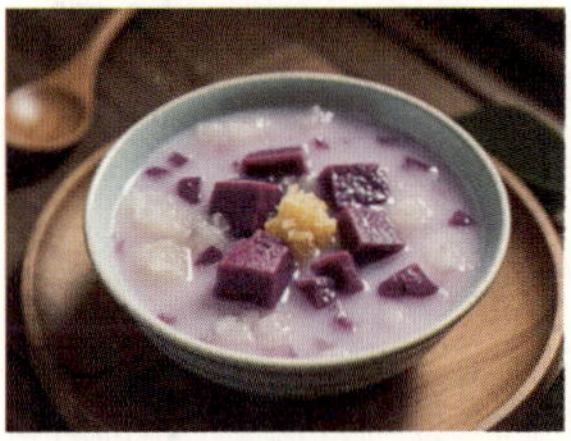

◆ 霸王花煲脊骨盅

霸王花味甘、性微寒，清心润肺、除痰止咳，入汤后其味清香、汤甜滑，是极佳的清补汤料，搭配健脾顺气的陈皮、甘甜的蜜枣，能缓解皮肤干燥、咽干咳嗽、心烦失眠、大便秘结、情绪烦躁等症状，适合阴虚、湿热体质人群秋季防燥食用。

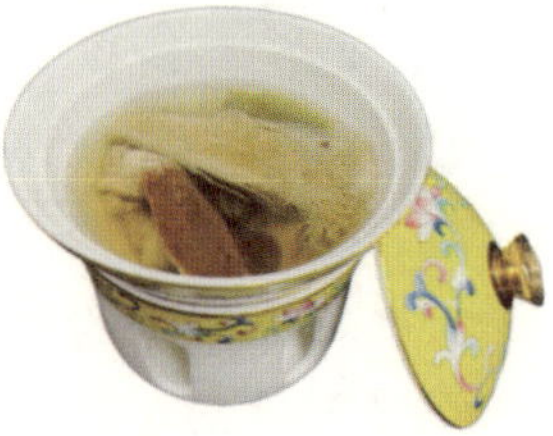

◆ 减重食谱

早餐：萝卜丝饼（萝卜100克，面粉30克），豆浆200毫升，葡萄干10克，提供能量约300千卡。

午餐：胡萝卜炖牛肋条（胡萝卜100克，牛肋条50克），清炒油菜150克，杂粮饭100克，提供能量约470千卡。

晚餐：白菜猪肉饺子（白菜50克，瘦肉30克，饺子皮5个），紫菜汤（紫菜10

克），提供能量约 200 千卡。

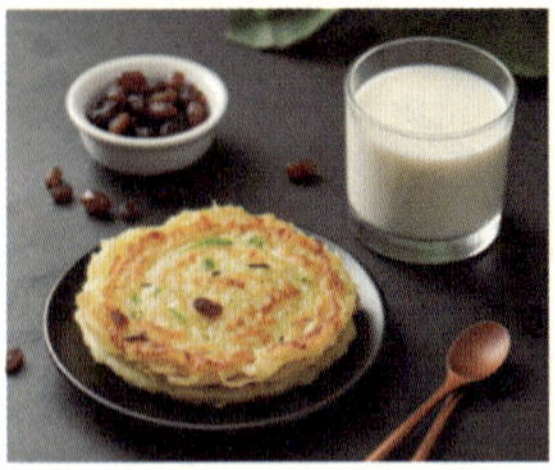

早餐

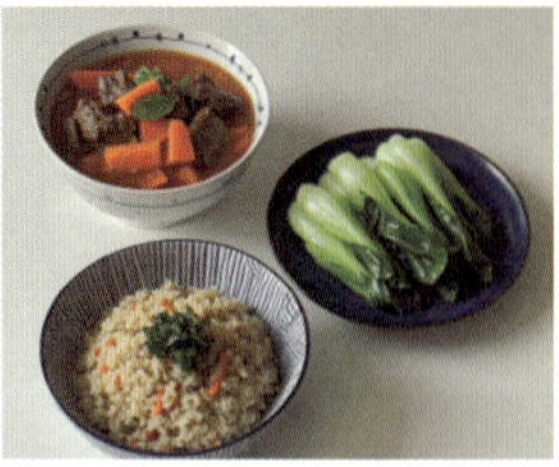

午餐

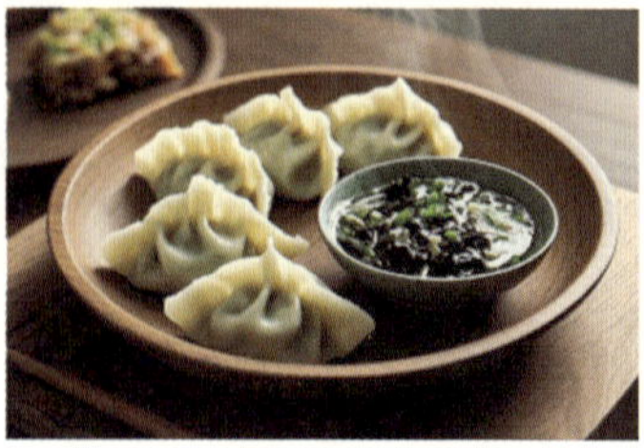

晚餐

（姜进庆　崔丹丹　杨俊杰　张苗苗　李雪　潘婷）

适合秋季节气的特色瑜伽

1.适合立秋、处暑的特色瑜伽

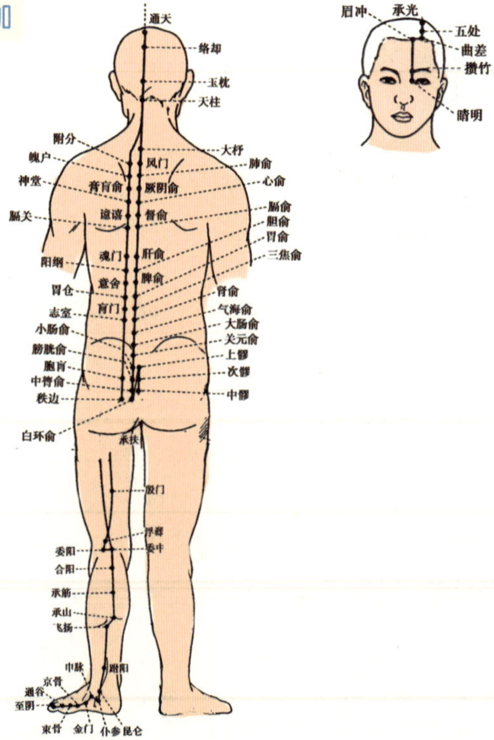

在这两个节气里，我们应该关注足太阳膀胱经。膀胱经是身体中最大的一条排毒通道，调理它，能够起到排除毒素、美容养生的作用，对于女性大有益处。

膀胱经也是身体抵御外界风寒的重要屏障，所以我们一定要打通膀胱经。所谓“打通”就是让更多的气血流入这条经络。膀胱经上的穴位在所有经络中是最多的，主要部分都在人体的后背和腿后侧。因此，推动膀胱经还可以缓解腰背疼痛、背部僵硬的症状。

瑜伽中很多体式都可以刺激到膀胱经、脾经，尤其以下文提到的毛毛虫式、悬挂式为主的前屈类体式最为直接，**大家也可扫描本书最后附录中的二维码观看视频。**

◆ 毛毛虫式

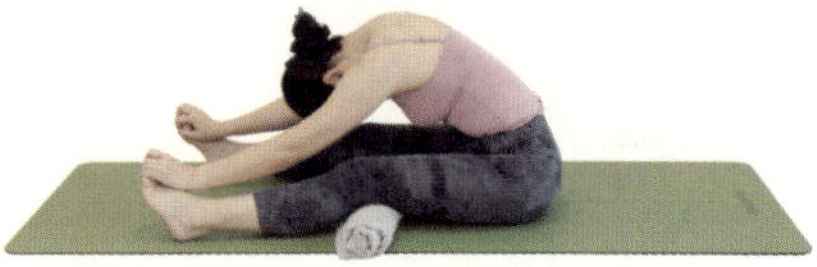

体式介绍：该动作可伸展到腿部后侧和后背，是一个很好的修复动作，也是进入静心态的必要练习。

动作进入：坐立在床上或瑜伽垫上，将双腿伸直，微微弯曲双膝，双脚分开与髋宽，将下巴收向胸口，使头后侧的肌肉和韧带得到伸展。向前倾斜，双手试着握住脚掌或抓住脚踝，尝试把双腿蹬直，但是不要太用力，应该让身体完全放松下来，保持 3～5 分钟。

注意事项：如果感觉腿后侧特别疼痛，可以在膝盖处垫一张卷起来的毯子。

◆ 单腿背部前屈伸展式

体式介绍：这个动作能很好地拉伸身体的后侧，增加身体的柔韧性，还能美化腿部线条。

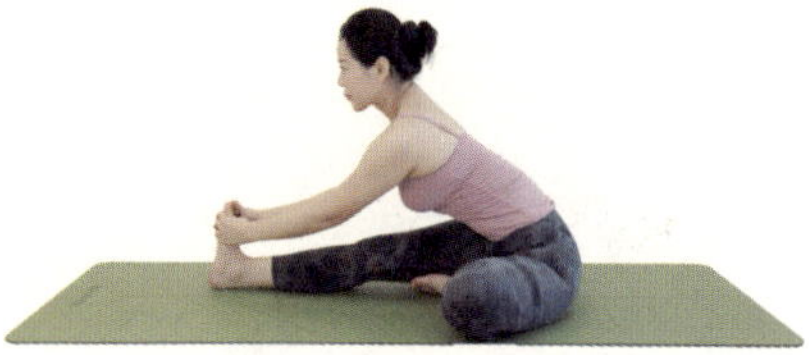

动作进入：坐在瑜伽垫上，右腿伸直，脚跟向前，脚趾向后。屈左腿，左脚踩在右大腿的根部，脚跟靠紧会阴，左侧膝盖自然落在地板上。吸气时双手向上举高到头顶，呼气时前屈，双手抓住左脚脚掌，腹部、胸腔、额头依次贴向左腿，闭上眼睛感受身体的拉伸，保持 8 次呼吸。然后换相反的方向练习。

注意事项：如果双手抓不住脚，可以抓裤腿或者双手放在腿的两侧，伸直的那条腿要保持大腿肌肉收紧，膝盖压向地面。

◆ 踝碰膝式

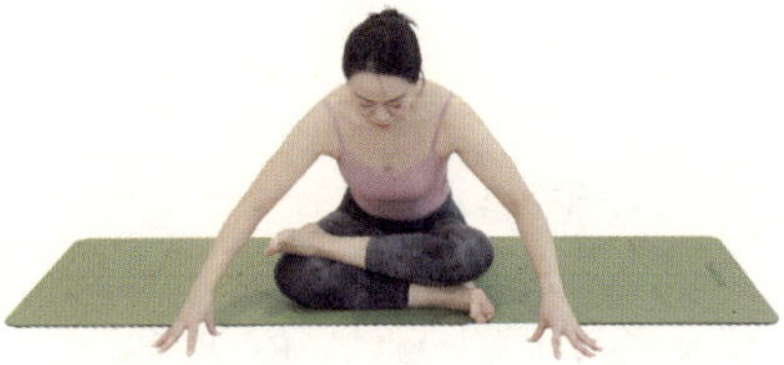

体式介绍：这个动作能伸展髋部和大腿，修正由于跷二郎腿导致的骨盆歪斜，同时也能伸展背部，缓解腰肌劳损带来的背部疼痛。

动作进入：坐立在瑜伽垫上，双腿弯曲，将左脚抬起，脚踝放在右膝膝盖上，左膝自然落在右脚脚踝上。吸气时上手臂向上举高到头顶，呼气时身体前倾，双手搭在双腿的前侧，俯身向下，保持 3 分钟。

注意事项：这个动作对于髋部较紧的人来说可能非常困难，可以在臀部下方垫毛毯。

◆ 针孔式

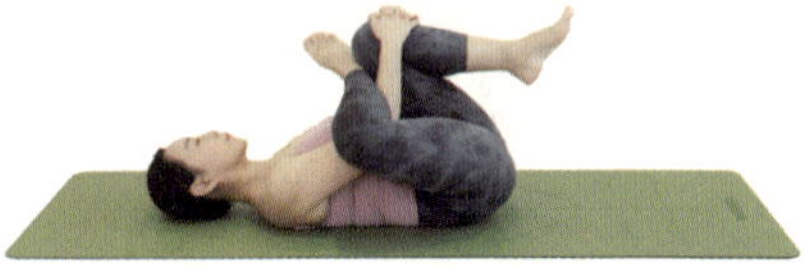

体式介绍：这个动作可以拉伸到臀部后侧和大腿外侧，非常适合睡觉前练习。

动作进入：平躺在垫子上或床上，双腿弯曲，大小腿呈 90°夹角。把右脚脚踝放在左膝膝盖上，抬左腿向上，双手环抱住左大腿后侧（或者左小腿前侧），尽力让腿靠近肚子，吸气时伸展背部，呼气时抬头，鼻子靠近膝盖，再吸气时还原，反复多练习几次以后换另一侧练习，也可以保持 5 次呼吸后再放下来。

注意事项：若腹部脂肪过多，会感觉憋气，可以在一次动作结束后，停留一次呼吸后再次练习。

◆ 狂野式

体式介绍：这是一个伸展类的动作，有利于稳定肩关节，增加背部肌肉的力量，帮助减脂塑形。

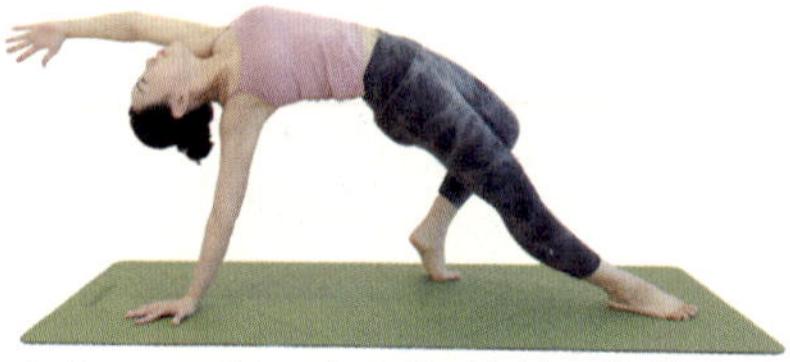

动作进入：坐立在垫子上，双腿伸直，屈左膝，将左脚踩在右大腿内侧，脚跟尽量靠向臀部，将右手掌放在臀部后侧大约 20 厘米的地方。吸气时伸直左手臂，提胸腔向上；呼气时右脚外转，脚外侧压地，臀部向上推到最高，眼睛看向右手，左手臂尽量贴向耳朵，指尖延伸到头顶的方向，保持 5 次呼吸，然后换反方向练习。

注意事项：在身体舒适的范围内练习就好，如果不能完成，可进入下一个动作。

◆ 蜗牛式

体式介绍：这个动作会伸展整个脊柱，是一个放松练习。

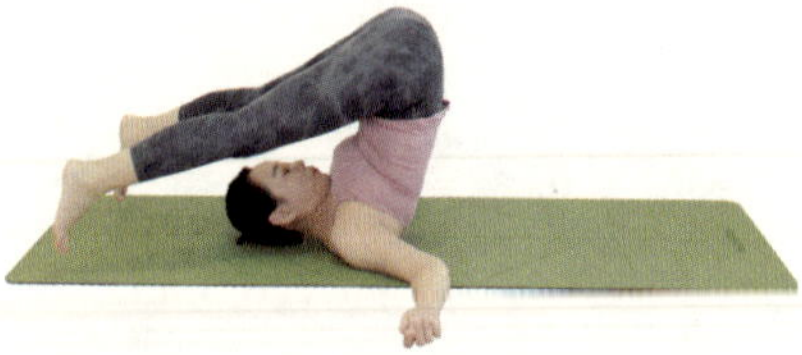

动作进入：先平躺在地板上，将双手贴地，双腿抬起超过头部，双脚悬空保持。初学者尽量把腿伸直，可以用手托着后背直到稳定。练习一段时间以后可以尝试着把双脚落在头后方的地面上，手自然放在身体的两侧，保持 3 分钟左右。

注意事项：这个动作一定要在空腹时练习，处于生理期的女性及颈椎不好者应避免该动作的练习。

◆ 靠墙的倒箭式

体式介绍：这个动作对下肢静脉曲张、腿容易水肿的人非常有帮助，经常练习还可以塑造腿部的线条。

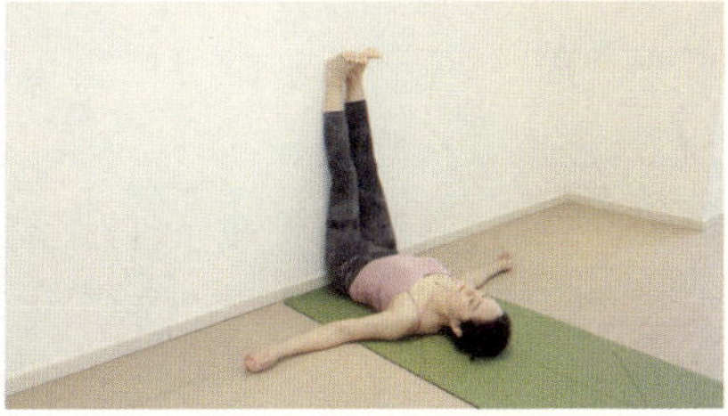

动作进入：找到一面墙躺下来，把双腿放到墙上，屁股要紧紧靠近墙面，使腿后侧完全贴在墙上，有困难的话可以在腰骶的位置垫一个小抱枕，保持深长的呼吸，停留 3～5 分钟或者更长时间。

注意事项：屁股要靠近墙面，练习时专注在自己的身体感受和呼吸上。

◆ 快乐婴儿式

具体动作要求如第 150 页所述。

2.适合白露、秋分的特色瑜伽

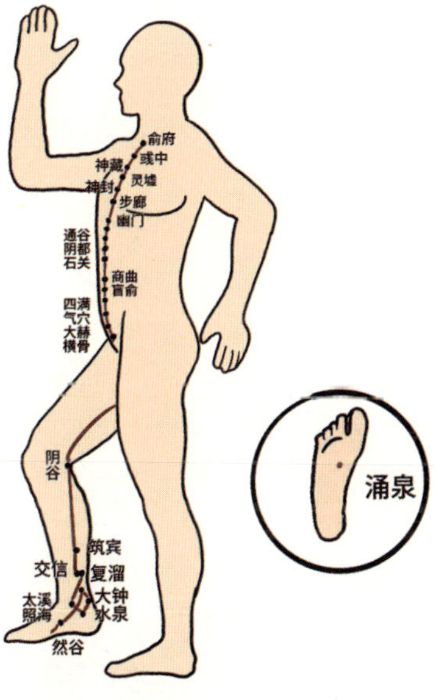

白露时节是一年中温差最大的时节，而秋分时皮肤、嘴巴和咽喉都会明显感觉到干燥。因此，这个时节应重点养肾。

肾经全称是足少阴肾经，它起于小脚趾之下，斜行走向脚心附近的涌泉穴，在脚内踝的舟骨粗隆处分成两个分支，一支进入脚跟之中，另一支沿着小腿内侧向上循行，经过窝内侧、大腿内后侧，通过脊柱，进入人体内部，内属肾，并联络膀胱。直行的主干脉，从肾向上通过肝和横膈膜，进入肺中，沿着喉咙，挟于舌根部，从肺部出来，联络心，流注于胸中，与手厥阴心包经相接。

保养肾经的瑜伽方法如下，**或扫描本书最后附录中的二维码观看视频。**

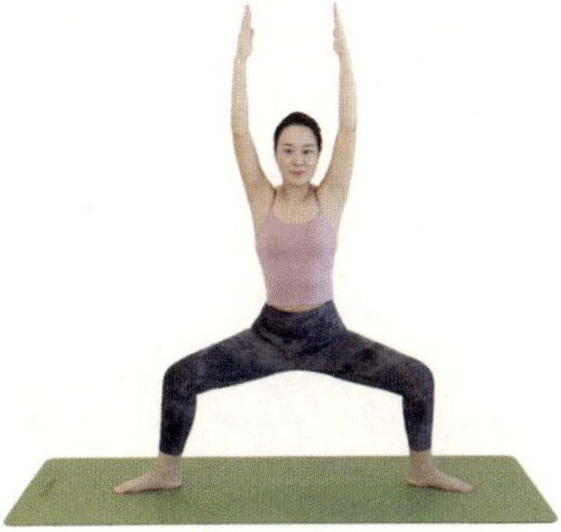

◆ 女神式

体式介绍：这个动作可以增加髋关节的灵活度，增加腿部肌肉的力量，去除大腿内侧多余的赘肉。

动作进入：山式站立在瑜伽垫上，双脚打开一条腿的长度，双脚脚趾自然向外转，呈“外八脚”。吸气时双手向上举高到头顶，掌心相对，双手打开与肩宽；呼气时屈膝，膝关节冲向脚趾的方向，尽量使大腿平行于地面，感觉到困难时可以把下蹲的幅度做小一点。保持脊柱立直，眼睛看前方，停留 5 次呼吸。

注意事项：膝盖要冲向脚趾，脊柱要立直，不翘屁股，手臂向上拉伸，双肩要放松，大腿肌肉要收紧。

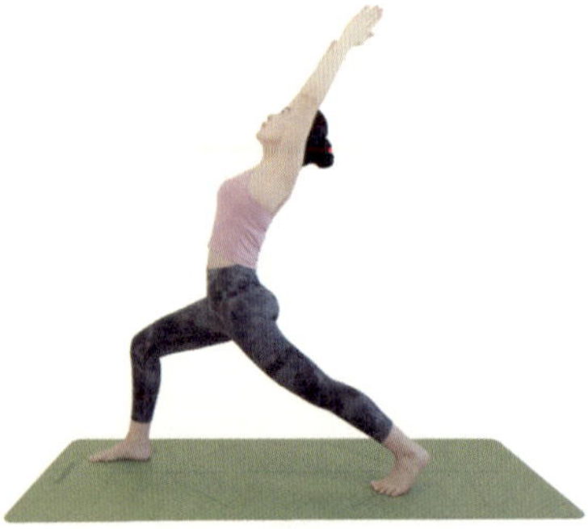

◆ 战士一

体式介绍：这个动作可以帮助建立腿部力量，改善肩关节僵硬，提升气质。

动作进入：山式站立在瑜伽垫上，双脚打开一条腿的长度，双手掐腰，左脚内扣，右脚外转，身体同时转向右侧，右脚再向外挪 15 厘米。吸气时双手从身体两侧举高向上，大臂靠近耳朵，双肩下沉；呼气时屈右膝，使膝关节刚好在右脚脚踝的正上方，后面的腿蹬直，脚跟立起来，保持 5 次深长的呼吸。

注意事项：前面的脚一定要向外挪一点，确保骨盆摆正，膝盖不要超过脚踝，上半身垂直于地面或轻微向后仰，后面的腿要用力蹬直。

◆ 狂野式

具体动作要求如第 182 页所述。

◆ V 式

具体动作要求如第 67 页所述。

◆ 大 V

体式介绍：这个动作是拉伸与平衡相结合的练习，能够增加核心力量，提高髋关节的灵活性，美化腿部线条。

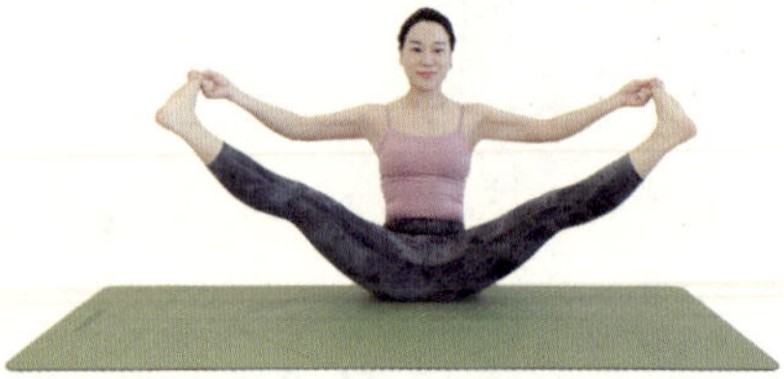

动作进入：坐在瑜伽垫上，屈双膝，双手的手指抓住大脚趾，吸气时收紧腹部，保持脊柱延展，身体重心向后移；呼气时保持核心稳定，向两侧蹬直双腿，手和脚相互对抗，保持 5 次呼吸。

注意事项：做这个练习时肩膀要放松，不能耸肩，保持手脚对抗可以帮助保持平衡。

◆ 双腿背部前屈伸展式

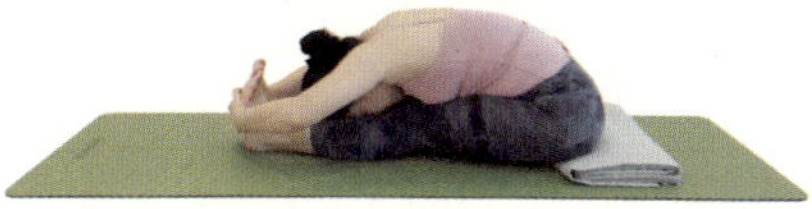

体式介绍：这个动作可以拉伸腿后侧和背部，经常练习可很好地缓解疲劳。

动作进入：坐在瑜伽垫上，双腿并拢，向前伸直，脚跟向前蹬，脚趾向后，保持大腿收紧。吸气时双手臂向上举高到头顶；呼气时以髋为中心折叠向下，可以的话双手抓住双脚，有困难时可以用一条伸展带辅助，保持5～8次呼吸。

注意事项：保持脚尖回勾，或者借助伸展带来完成。如果感到腿后侧特别疼，可以微微弯曲膝盖，循序渐进练习。

◆ 蝴蝶式

体式介绍：这个动作可以帮助伸展背部和腹股沟的位置，能放松身体，缓解疲劳。生理期疼痛或更年期的女性可以多练习这个动作。

动作进入：坐立在垫子上，脚掌心相对，脚跟靠向会阴，双手抓住脚趾，呼气的时候缓慢俯身向下，延长脊柱，感受脊背的挺拔，停留3～5分钟。

注意事项：呼吸要深长缓慢，感受大腿内侧和后背明显的拉伸感。

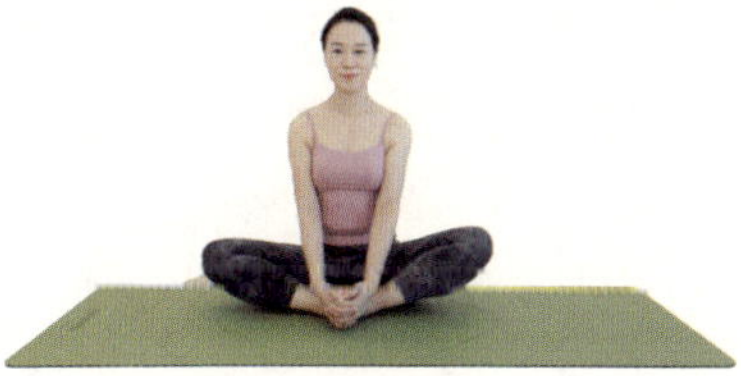

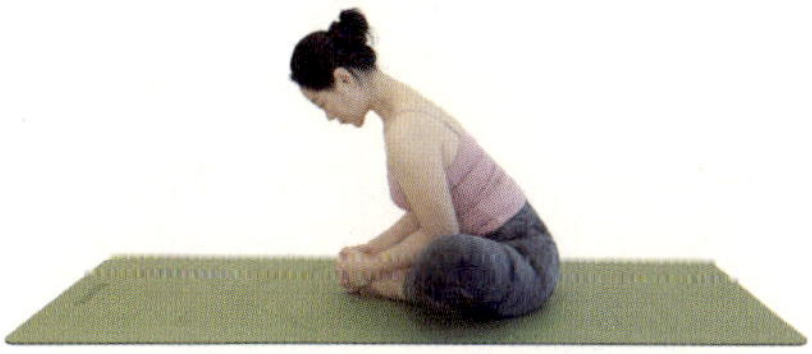

◆ 仰卧手抓大脚趾

体式介绍：这个动作可以帮助拉伸大腿内侧的肌肉，促进骨盆区域的血液循环，久坐或者有静脉曲张者可以多加练习。

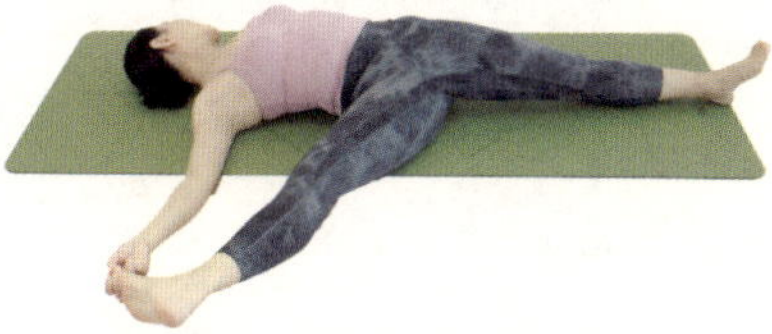

动作进入：仰卧在瑜伽垫或床上，双腿伸直，双手臂侧平举，弯曲右腿，右手抓住右脚大脚趾。吸气时右腿向天花板的方向蹬直，呼气时手带着脚向右落，落到自己可以做到的最低点，眼睛看向左侧。左手压住左边的骨盆，尽量让身体不离开垫子，保持8次呼吸，然后换另一侧练习。

注意事项：要用力压住伸直的那条腿，注意身体的稳定，骨盆保持中立位。

3.适合寒露、霜降的特色瑜伽

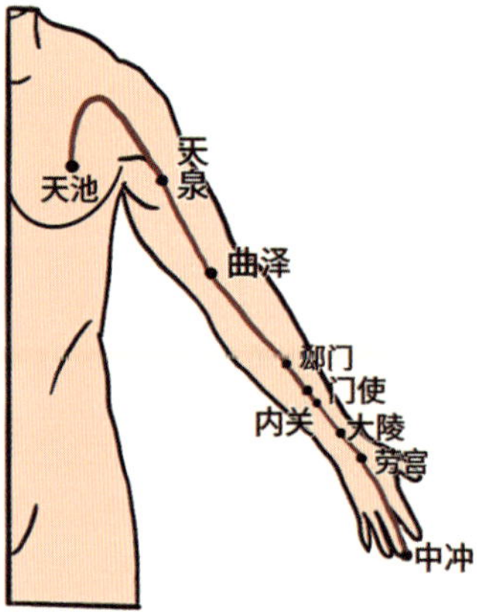

霜降是秋季的最后一个节气，也是秋季过渡到冬季的节气。这个节气里我们要重点养护心包经。心包就是心外面所包的一层薄膜，它能代心受过，替心受邪，也就是说，当外邪侵犯人体时，它要代替心去承受外邪的侵袭。心包经起于人体左右乳头外的天池穴，直到中指的指尖。

养护心包经的瑜伽练习如下，**或扫描本书最后附录中的二维码观看视频。**

◆ 牛面式

体式介绍：这个动作可以提高肩背柔软度，增加肩关节的灵活度，适合长期久坐的人练习，可改善驼背、扣肩的不良习惯。

动作进入：坐在瑜伽垫上，背部保持向上延展。吸气时右手臂向上举高到头顶，弯曲右肘，手掌贴近肩胛骨中间；呼气时弯曲左手臂向背后，双手手指紧紧扣在一起。若抓握不到，可以加一条毛巾来辅助练习，或者左手直接抓住右手手肘向后伸展。眼睛看向正前方，保持 5 次呼吸。

注意事项：保持背部直立的同时双肩要放松。脚背疼的话可以在脚踝的位置垫一个毛巾卷。

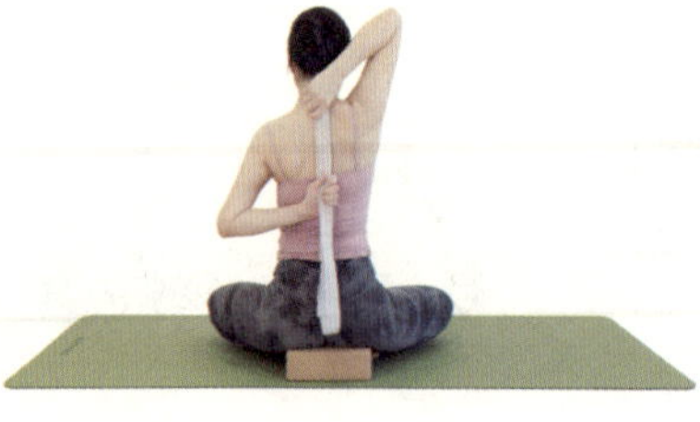

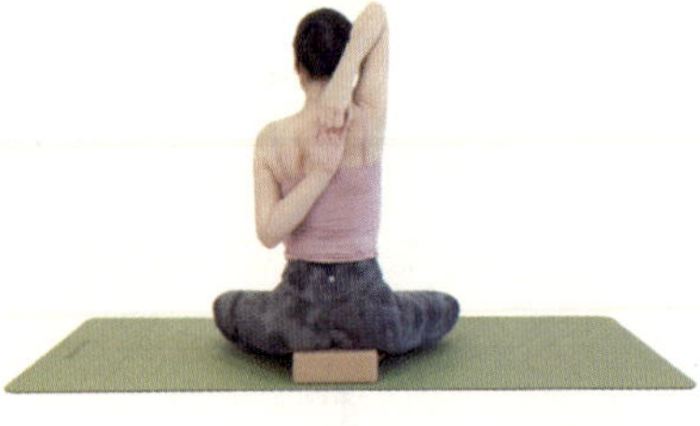

◆ 舞蹈式

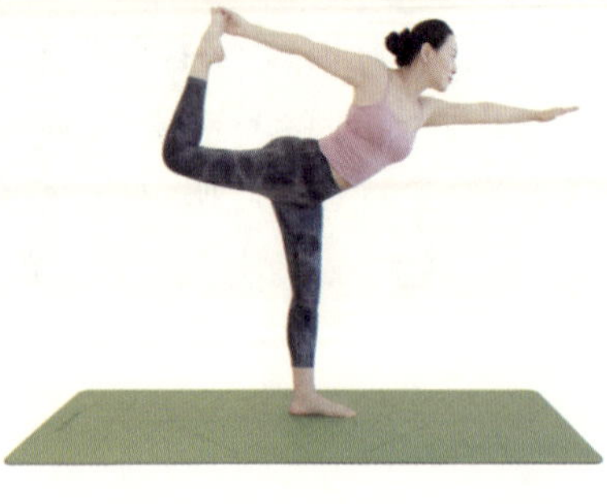

体式介绍：这是一个增加身体平衡的动作，能够增加腿部的肌肉力量，紧致双腿线条，同时帮助打开肩膀，改善扣肩、驼背等不良习惯。

动作进入：山式站好，重心移到左脚上，弯曲右腿，脚后跟靠近臀部，右手向外反手抓住右脚内侧。吸气时延伸脊柱，左手向上举高，呼气时身体向前倾，右手、右脚同时向上，直到大腿平行于地面，眼睛平视前方，保持5次呼吸。呼气时还原，换反方向练习。

注意事项：支撑的腿要保持膝关节不超伸，手和脚要有对抗的力量，以稳定身体的平衡。

◆ 下犬式

体式介绍：这是一个伸展类的动作，主要拉伸腿后侧肌肉群，有助于改善头部血液循环，增强肩关节的稳定。

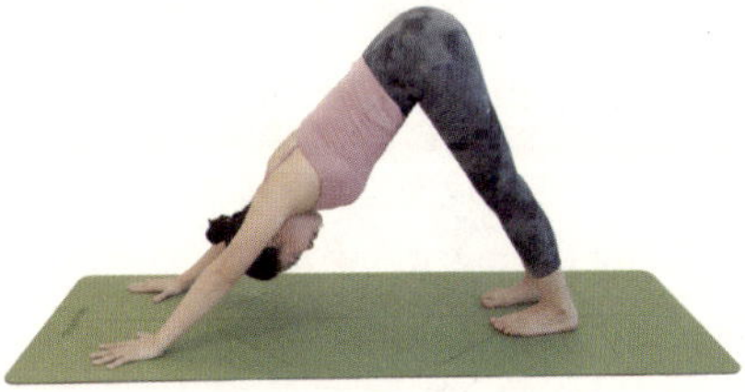

动作进入：跪立在垫子上，双手放在双肩的正下方，两手打开一个肩膀的距离，双膝分开与骨盆同宽，勾脚趾。吸气时推臀向上，呼气时手臂和躯干形成一条直线，努力使腋窝靠近膝盖，保持脖子放松，头部自然下垂。双腿蹬直，脚跟踩在地板上，如果感觉到腿后侧很紧，可以考虑踮起脚跟，弯曲膝盖来练习，保持5～10次深呼吸。

注意事项：双手的十指要大大张开，大鱼际压地，力量沿着手臂推向臀部。注意手腕不要过度向下压，脊柱和侧腰要有拉伸感，肩关节也要尽量伸展开。

◆ 单腿下犬式

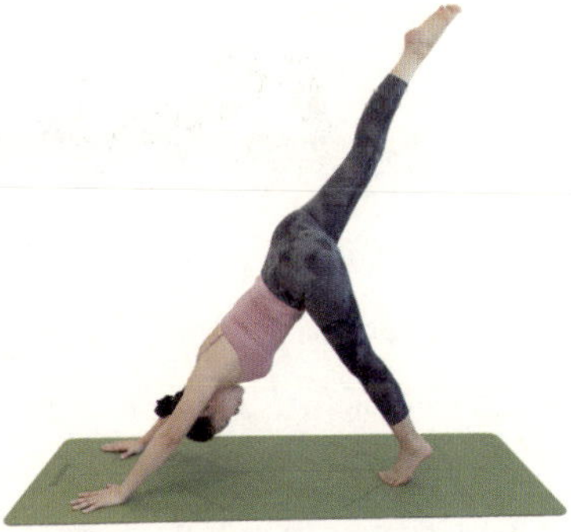

体式介绍：经常练习这个动作可以锻炼腿部柔韧度，美化腿部线条，同时帮助灵活肩关节，伸展腰背部。

动作进入：先呈下犬式，吸气时抬起右腿向上，绷脚，使右腿和身体躯干在一条线上，耳朵应该位于双手臂的内侧。停留一会儿，感受呼吸，呼吸时间可以尽量长，或者两侧交替练习。

注意事项：不要翻髋，要保持骨盆摆正，双手压地的力量尽量相同，不要发生明显的重心偏移。

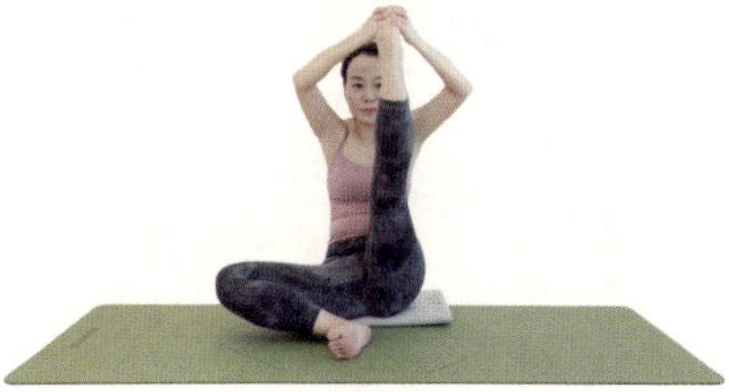

◆ 苍鹭式

体式介绍：这个动作可以比较温和地拉伸腿的后侧，非常适合初学者。

动作进入：坐在瑜伽垫上，保持双腿向前伸直，弯曲右腿，右脚脚背放在左大腿的下面，弯曲左腿，双手抓住左脚。吸气时延伸脊柱，呼气时抬左腿向上，脚后跟尽量向远处蹬，大腿发力，眼睛看着自己的左脚，保持5次呼吸。呼气还原，然后换另一侧练习。

注意事项：注意勾起脚趾，双肩下沉，如果可以，尽力让脚踝靠近额头。

◆ 龙式

体式介绍：龙式是一个深度拉伸的动作，能够充分拉伸大腿的前侧和后侧，提高髋关节的灵活性，增加脊柱的柔韧度，塑造腿部线条。

动作进入：先呈下犬式，右腿向前一大步，右脚落在右手的外侧，左膝自然地落在垫子上。吸气时延伸脊柱，呼气时弯曲左腿，左膝落地。右手像推门一样把右侧膝关节向外推，感受髋关节的展开。如果可以，弯曲左腿，左脚绷脚，右手抓住左脚的外侧，呼气时尽量向后扭转，眼睛看向右肩。转胸转肩的同时，左脚脚跟靠近臀部，髋关节下沉。眼睛看向右侧，保持5次呼吸，然后还原到下犬式，身体调整好了即进入到左侧的练习。

注意事项：落在垫子上的膝盖如果疼，可以垫毛巾保护，不要驼背，努力使胸腔向前伸展，脊柱要参与扭转。

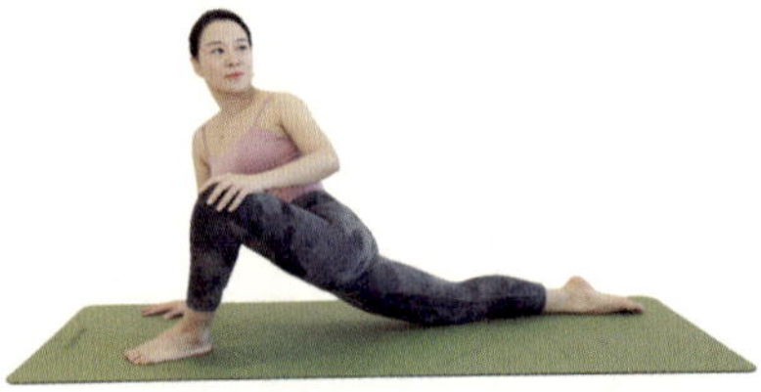

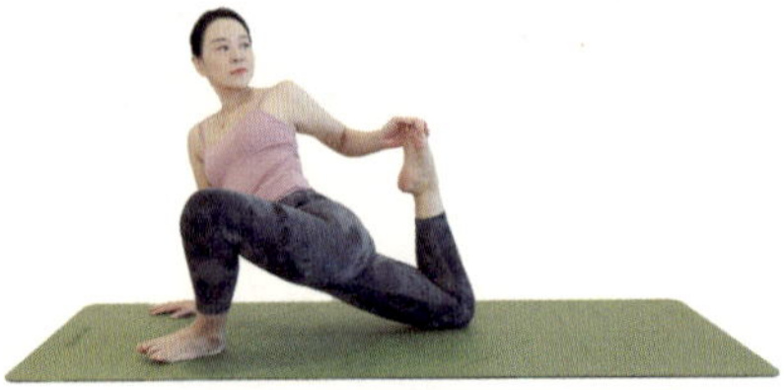

◆ 人面狮身式

体式介绍：这是个简单的后弯练习，可以伸展胸椎、颈椎，非常适合脊柱僵硬、腰部紧张的人群练习。

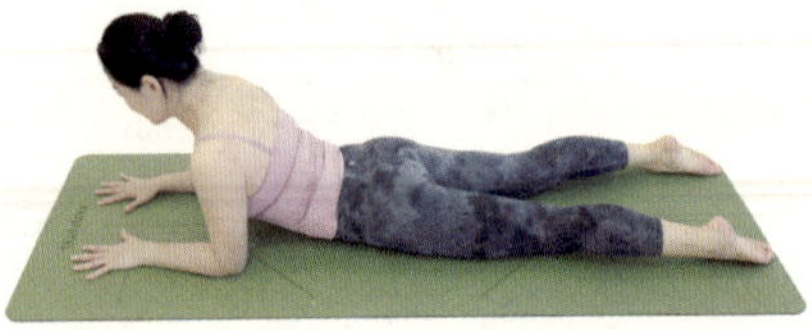

动作进入：俯卧在瑜伽垫或床上，双手放在额头的两侧，指尖向前。吸气时抬起胸腔，两手肘内收至小臂平行并向下压实地面，大臂垂直于地面，呼气时肩部下沉，头部微后仰，随着呼吸调整自己的胸腔，不断向前、向上推，保持6～8个呼吸。呼气时还原，可以多练习几次。

注意事项：两臂打开与肩宽，胸腔要有延展，腹部贴近地面。

（宁夏）

秋季养生操

1.养肺经络拍打操

秋季重在养肺，肺经入属肺脏，拍打肺经可刺激血液循环，提高肺部含氧量，增强肺功能，治疗咳嗽、气逆、心烦不安、肺闷等肺部病变。下面介绍一套养肺经络拍打操，通过拍打刺激经络和穴位达到疏通气血、强身壮骨、提高免疫力的作用。此拍打操配合中医的五行音乐的商乐，还能调畅肺的呼吸功能，提升人体的卫气，以达到养肺阴、补肾水的功效。**本书最后的附录中有视频二维码，大家可以扫码观看。**

第一节——拍拍头：掌从前额印堂打至大椎，拍打四个八拍。

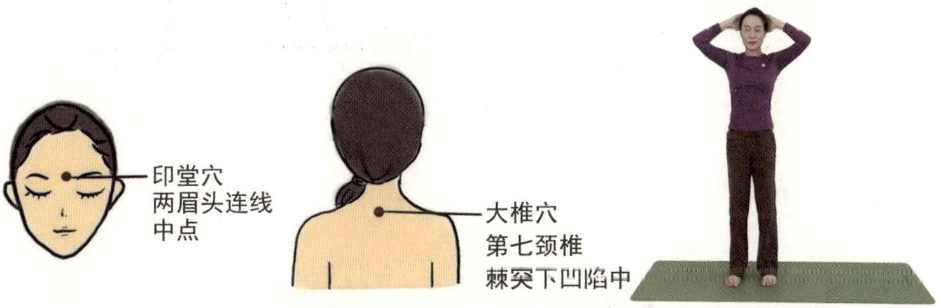

第二节——拍拍臂：以空心拳捶打胸部，而后以空心掌由近心端至远心端拍打手臂内侧，最后来回揉搓列缺至少商以至皮肤微微发红。同法拍打对侧，拍打频次为四个八拍。

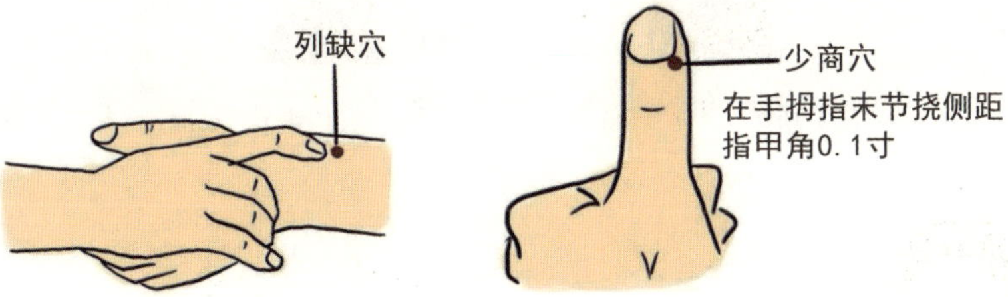

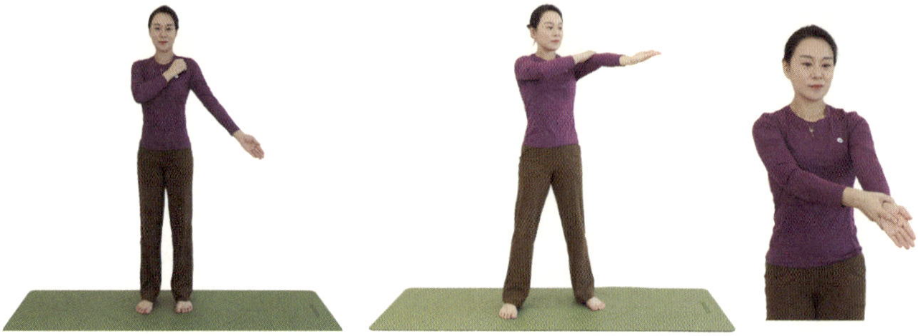

第三节——拍拍头内臂：左手上举，用右手空心掌拍打腋下，从少海拍打至章门，再拍对侧，每次拍打四个八拍。

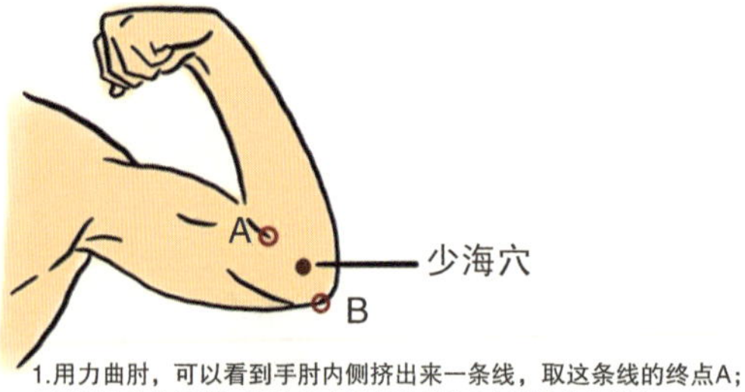

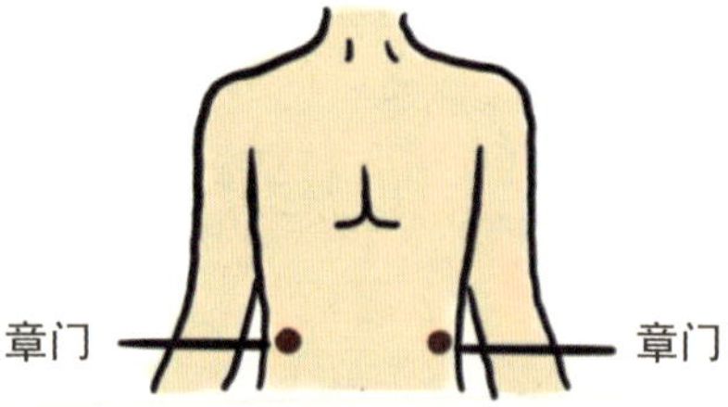

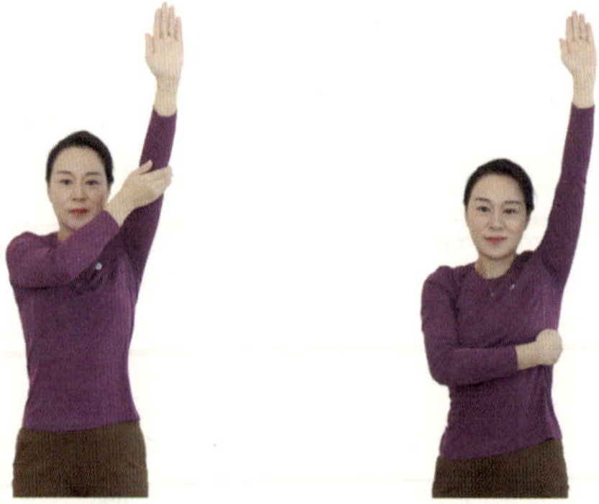

第四节——拍拍胸腹：双手握空心拳，从天突穴由上往下拍打至神阙穴，拍打四个八拍。

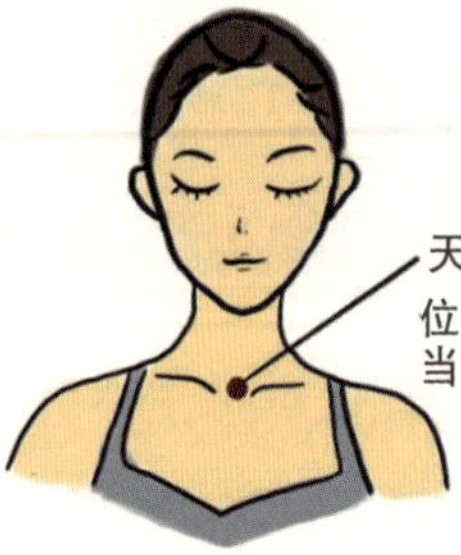

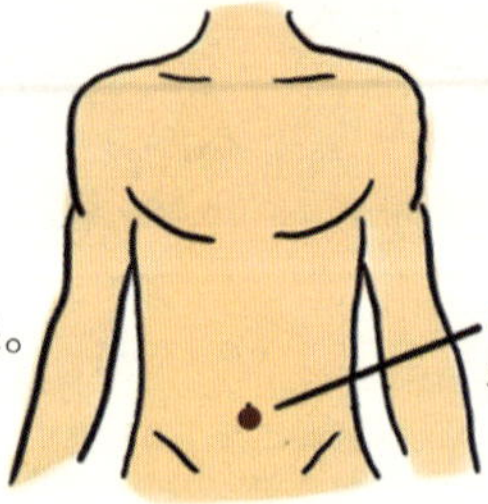

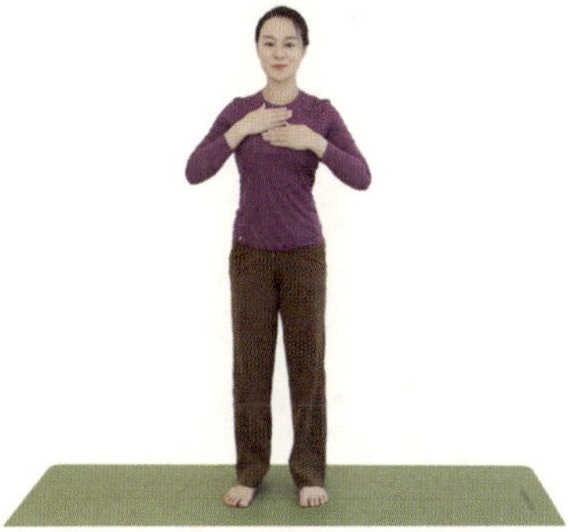

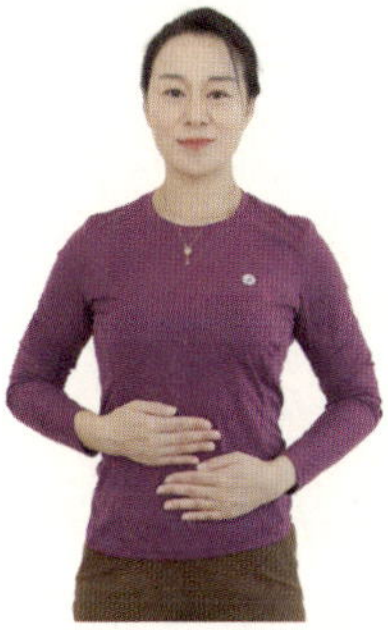

第五节——拍拍腿：身体站位弯腰，两手握空心拳，连续拍打四个八拍。

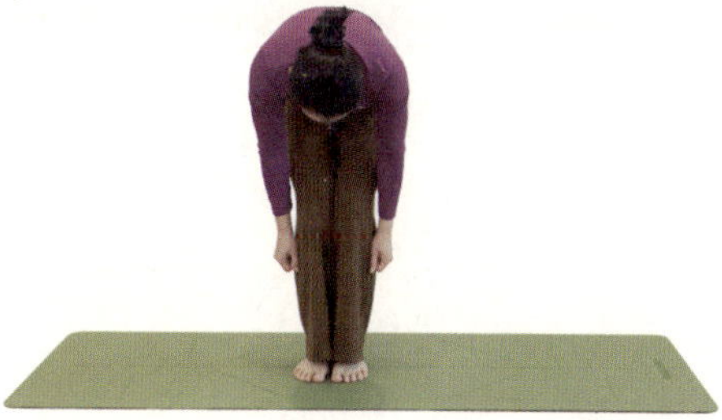

2.六字诀

六字诀是一种传统的中医养生功法，历史悠久，它通过“呬、呵、呼、嘘、吹、嘻”六个字的不同发音口型，通过唇齿喉舌的不同用力，来调节人体的气息，以牵动不同的脏腑、经络、气血的运行。

预备式：两足开立，与肩同宽，头正颈直，含胸拔背，松腰松胯，双膝微屈，全身放松，呼吸自然。

呼吸法：顺腹式呼吸，先呼后吸，呼气时读字，同时提肛缩肾，体重移至足跟。

调息：每个字读六遍后，调息一次，以稍事休息，恢复自然。

◆ 嘘字功平肝气

嘘：口型为两唇微合，有横绷之力，舌尖向前并向内微缩，上下齿有微缝。

呼气念嘘字，足大趾轻轻点地，两手自小腹前缓缓抬起，手背相对，经胁肋至与肩平，两臂如鸟张翼向上、向左右分开，手心斜向上。两眼返观内照，随呼气之势尽力瞪圆。屈臂两手经面前、胸腹前缓缓下落，垂于体侧。再做第二次吐字。如此动作六次为一遍，进行一次调息。

◆ 呵字功补心气

呵：口型为半张，舌顶下齿，舌面下压。

呼气念呵字，足大趾轻轻点地；两手掌心向里由小腹前抬起，经体前至胸部两乳中间位置向外翻掌，上托至眼部。呼气尽吸气时，翻转手心向面，经面前、胸腹缓缓下落，垂于体侧，再行第二次吐字。如此动作六次为一遍，进行一次调息。

◆ 呼字功培脾气

呼：口型为撮口如管状，舌向上微卷，用力前伸。

呼字时，足大趾轻轻点地，两手自小腹前抬起，手心朝上，至脐部，左手外旋上托至头顶，同时右手内旋下按至小腹前。呼气尽吸气时，左臂内旋变为掌心向里，从面前下落，同时右臂回旋掌心向里上穿，两手在胸前交叉，左手在外，右手在里，两手内旋下按至腹前，自然垂于体侧。再以同样要领，右手上托，左手下按，进行第二次吐字。如此交替，六次为一遍，进行一次调息。

◆ 呬字功补肺气

呬：口型为开唇叩齿，舌微顶下齿后。

呼气念呬字，两手从小腹前抬起，逐渐转掌心向上，至两乳平，两臂外旋，翻转手心向外成立掌，指尖对喉，然后左右展臂宽胸推掌如鸟张翼。呼气尽，随吸气之势两臂自然下落，垂于体侧，重复六次，进行调息。

◆ 吹字功补肾气

吹：口型为撮口，唇出音。

呼气读吹字，足五趾抓地，足心空起，两臂自体侧提起，绕长强、肾俞向前划弧并经体前抬至锁骨平，两臂撑圆如抱球，两手指尖相对。身体下蹲，两臂随之下落，呼气尽时两手落于膝盖上部。随吸气之势慢慢站起，两臂自然下落垂于身体两侧，共做六次，进行调息。

◆ 嘻字功理三焦

嘻：口型为两唇微启，舌稍后缩，舌尖向下，有喜笑自得之貌。

呼气念嘻字，足四、五趾点地。两手自体侧抬起如捧物状，过腹至两乳平，两臂外旋，翻转手心向外，并向头部托举，两手心转向上，指尖相对。吸气时五指分开，由头部循身体两侧缓缓落下并以意引气至足四趾端，重复六次，进行调息。

（董静　边令梓　徐小涵）

冬

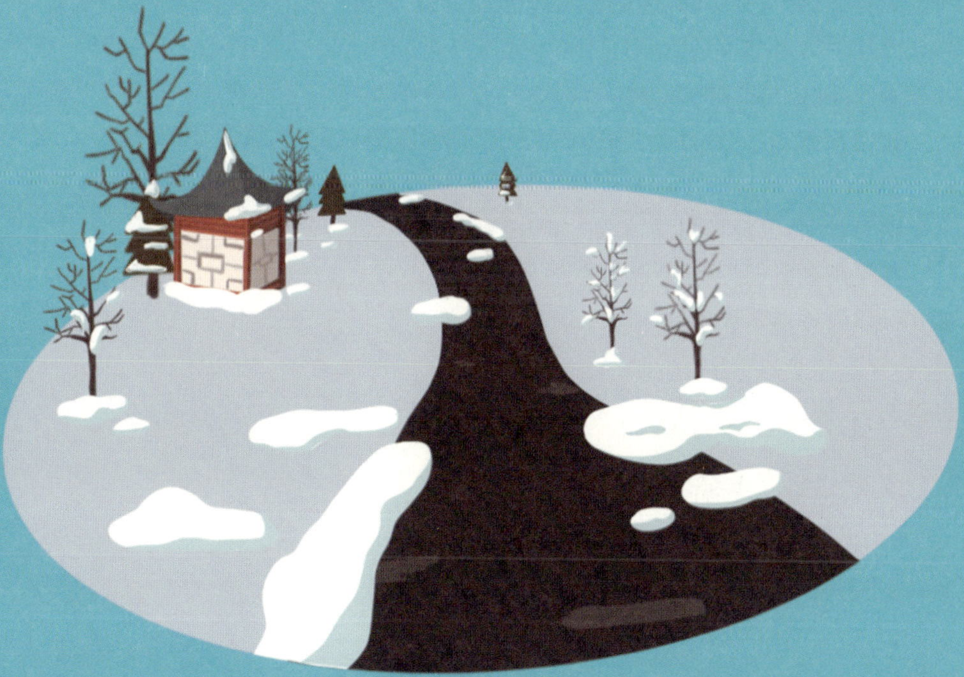

冬

冬季是大自然进入休眠的季节，寒风凛冽、白雪皑皑，给人一种宁静而肃穆的感觉。同时，冬季也是人体健康养护的重要时刻，在这个寒冷而安静的季节，我们应该更加关注自身的健康和养护，以应对冬季气候变化对人体产生的影响。

◆ 冬季气候特点

气温低：冬季气温下降，这时人体需要消耗更多能量来保持体温，所以大家会更想吃肉、喝热汤。

湿度低：皮肤和呼吸道会干燥；应多喝水，补充体内水分，用加湿器使室内保持一定湿度，减少呼吸不适。

风大：出门时戴围巾、帽子，保护颈部和头部；穿防风外套，避免冷风钻进衣服；若遇到寒潮，应尽量减少外出时间。

白天短，黑夜长：日照少导致褪黑素分泌增加，会让人感觉疲倦和无精打采。

◆ 人体会发生哪些变化

代谢变慢：为节省能量，人体的基础代谢会下降，许多人感觉疲倦，想睡觉。

免疫力波动：冷空气会抑制免疫系统的活力，使病毒易侵入。

血管收缩：低温使血管收缩，血压升高，有心脑血管问题的人要小心。

接下来让我们一起探索冬季健康养护的奥秘，为自己和家人创造一个温暖、健康、美好的冬天吧！

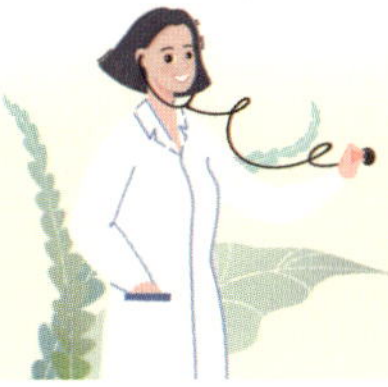

冬季咳不停？“咳”不容缓！

今年68岁的王大爷已经有40年的烟龄，每天都要抽上一包。近几年，王大爷总是频繁咳嗽、咳痰，且咳得都是白色的黏痰，有时剧烈活动后，还会感觉喘不上气。但是王大爷并没有放在心上，以为是感冒了、年龄大了等原因导致的，没有去医院进行系统的检查与治疗。

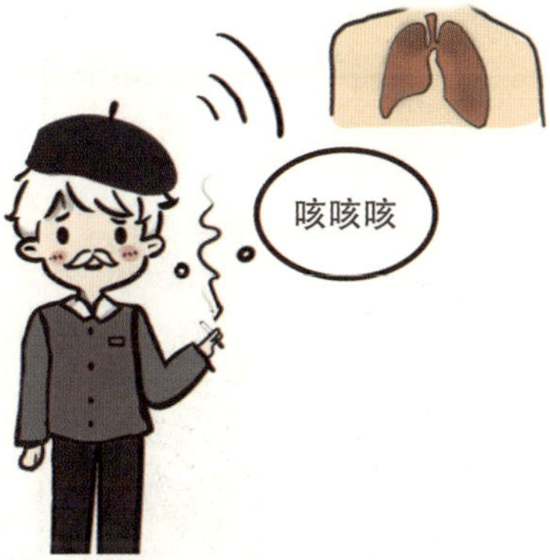

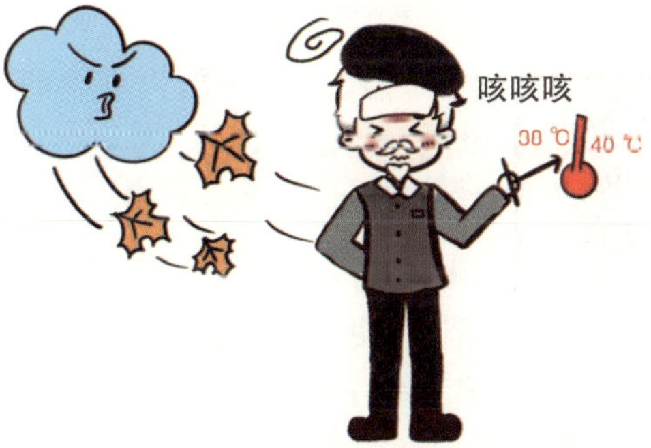

今年初冬，随着气温逐渐下降，王大爷的症状逐渐加重了，出现了发烧、咳黄痰、气短加重的情况，服用普通的感冒药效果也不佳。在家人的劝说下，王大爷终于来到了医院，那么王大爷究竟是得了什么病呢？

经过呼吸内科医生的详细检查，发现王大爷的症状符合慢性阻塞性肺疾病（简称“慢阻肺”）的典型表现，经过胸部X线、肺功能、血液检查和痰液检查等检查项目，并结合王大爷既往的病情，医生做出了明确的诊断，即王大爷得了肺炎和慢性阻塞性肺疾病。

慢性阻塞性肺疾病也就是老百姓常说的“慢阻肺”，往往由慢性支气管炎，也就是“老慢支”发展而来。“老慢支”发展为慢阻肺的过程，就像是气管和肺部的“管道”逐渐被破坏的过程。长期吸烟或反复感染会让气管内壁发炎、变窄，同时肺里的小气囊（肺泡）也会失去弹性，就像气球被戳破了一样。时间一长，空气进出肺部的阻力越来越大，呼吸变得越来越困难，最终发展成慢阻肺。如果不及时控制，肺功能会越来越差，以至严重影响日常生活。这时，王大爷才恍然大悟，原来几年前自己就已经生病了，但亡羊补牢，犹未为晚，便听从医生的建议，立马办理了住院。

咳咳！咳个不停的慢性支气管炎

1.什么是慢性支气管炎？

其实，慢性支气管炎就是老百姓所说的“老慢支”，它是一种气管、支气管黏膜及周围组织的慢性炎症。

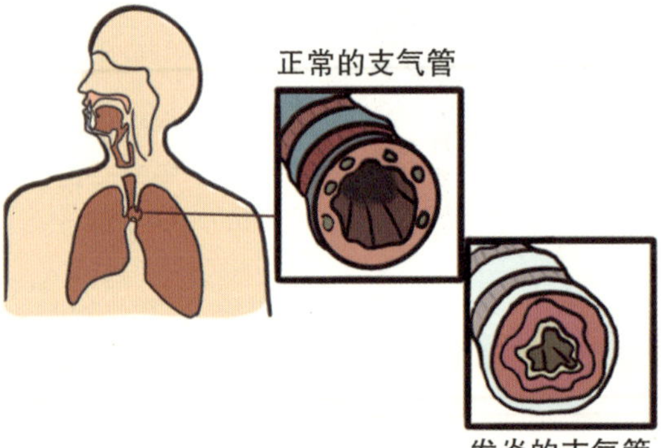

在寒冷的冬季，中老年人最容易发生呼吸道感染，导致“老慢支”发作甚至病情加重。严重的患者则一年四季都会咳嗽，迁延难愈，还有可能发展为慢阻肺、肺心病等，对患者的健康造成更大危害。在我国，50 岁以上男性“老慢支”的发病率较高。

“老慢支”起病缓慢，病程较长，以咳嗽、咳痰为主要症状，或有喘息。该疾病有一个很大的特点，就是每年会至少持续发病 3 个月，并且连续发病 2 年及以上。当病毒或细菌感染呼吸道时，会导致“老慢支”急性发作而加重病情。以下是该病各类症状的具体表现：

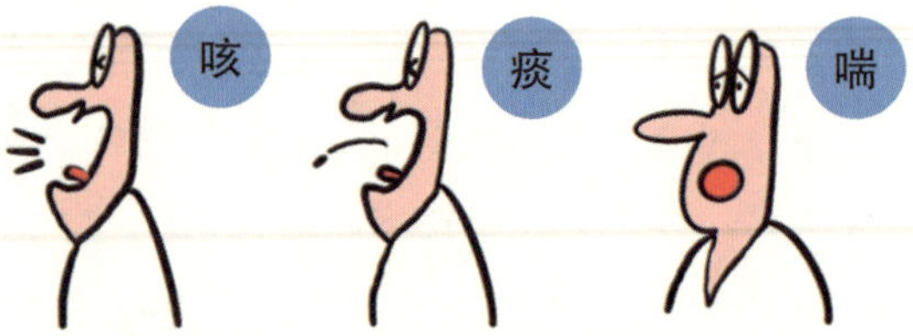

（1）咳嗽：以晨间咳嗽为主，睡眠时会有阵咳伴排痰。

（2）咳痰：咳白色黏痰或浆液泡沫性痰，偶尔痰中带血。清晨起床时因体位改变，排痰较多。

（3）喘息或气急：活动后气促、喘息，可能存在小气道功能受损。

2.为什么会患上“老慢支”？

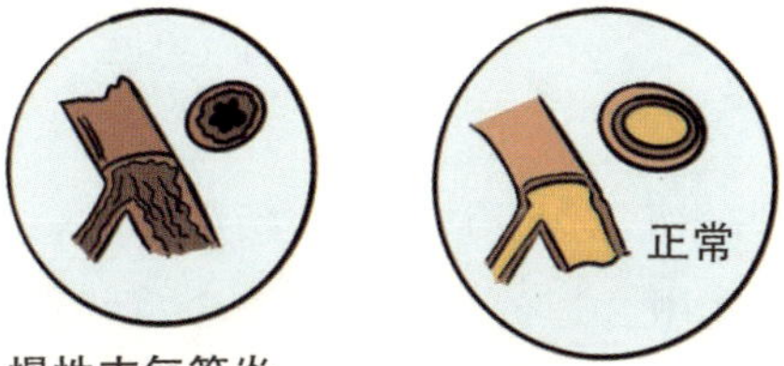

慢性支气管炎

若支气管上皮细胞反复受到损伤，会导致细胞变性、坏死、脱落，支气管管壁也会慢慢变得充血、肿大，产生大量的黏液。当支气管处于不断的“受伤”和“自我修复”的过程中，“老慢支”也就形成了。

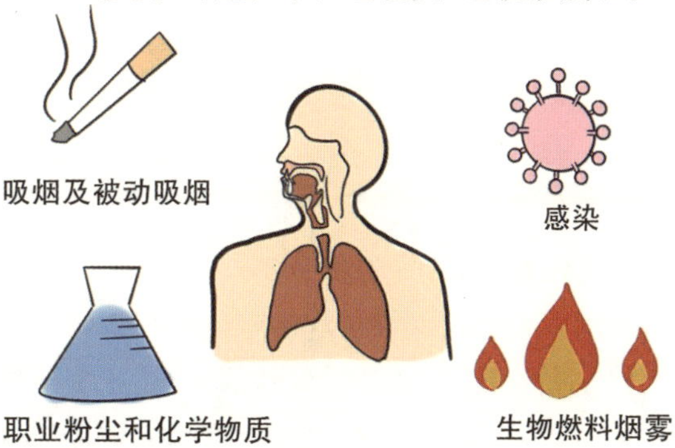

以下多种因素长期相互作用都有可能引发“老慢支”：

(1)吸烟：烟草中的多种有害成分会损伤气管，是“老慢支”的重要发病因素。吸烟者“老慢支”的患病率比不吸烟者高 2～8 倍。

(2)接触职业粉尘和化学物质：长期接触烟雾、粉尘、工业废气等，均可能引起“老慢支”发病。

(3)吸入空气中的污染物：大气中的有害气体如二氧化硫、二氧化氮、氯气等也会损伤气管，导致疾病发生。

(4)受到感染：病毒、支原体、细菌等感染是“老慢支”发生发展的重要原因之一，如流感、肺炎等，这些都会引起气管损伤，造成慢性炎症。

(5)其他：如免疫功能紊乱、气道高反应性、年龄增长、气候因素等，都与“老慢支”的发生和发展有关。

3.如何区分“老慢支”与其他呼吸系统疾病？

支气管哮喘：部分支气管哮喘的患者以刺激性咳嗽为主要症状，如灰尘、油烟、冷空气等易诱发咳嗽。此类患者常有过敏性疾病的病史，并且抗生素对哮喘无效，支气管激发试验呈阳性。

肺结核：肺结核患者常有发热、乏力、盗汗、消瘦等症状，痰液中能检出抗酸杆菌，或通过胸部 X 线检查进行鉴别。

支气管肺癌：肺癌的患者可存在顽固性的刺激性咳嗽，或过去有咳嗽史，近期咳嗽性质发生改变，常有痰中带血。通过痰脱落细胞学、胸部 CT 及支气管镜等检查可以明确诊断。

支气管扩张：典型者表现为反复大量咳脓痰或反复咯血，通过胸部 X 线、CT 可以帮助诊断。

4.如何治疗“老慢支”？

急性加重期：在疾病的急性期，建议尽快就医，对症用药，控制疾病的发展。

(1)抗感染：在疾病急性加重期，首先要使用合适的抗生素控制炎症，防止疾病进一步发展，如阿莫西林、左氧氟沙星、头孢氨苄等。

(2)镇咳药：如果咳嗽特别频繁，影响休息，可以使用镇咳药，如右美沙芬，帮助减少咳嗽。

(3)祛痰药：如果痰多，不容易咳出来，可以用祛痰药，如溴己新或氨溴索，它们能让痰变稀，更容易咳出。如果痰特别多，还可以配合雾化治疗，直接把药物送到气管里，效果更快。

(4)平喘药：如果出现喘息或呼吸困难，医生还会开一些平喘药，如氨茶碱、沙丁胺醇等，它们能放松气管的肌肉，让气道变宽，呼吸更顺畅。

(5)药物的特殊使用场景：抗生素只能对付细菌感染，如果是病毒感染引起的急性加重，抗生素就没用了。若患者有心脏病或高血压，使用氨茶碱时要特别小心，因为它可能会引起心跳加快。而对于老年患者或痰特别多的患者，要慎用镇咳药，因为咳嗽是排痰的重要方式，过度镇咳可能导致痰液堆积，加重病情。因此，一定要在医生指导下使用药物，不能自己随便吃药。

5.得了“老慢支”，应如何调养？

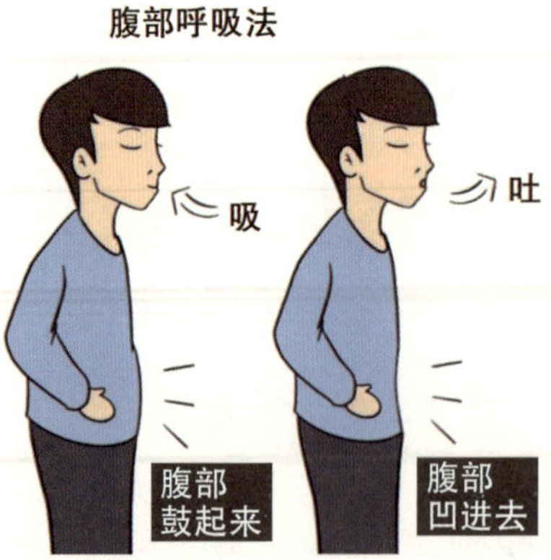

◆ 运动调养

运动可以促进人体血液循环、加快新陈代谢，增强人体对外界温度、环境变化的适应性，进而增强体质，预防感冒等疾病。患者可以根据自己的体力、耐力、兴趣，选择适合自己的、较为温和的运动形式，如打八段锦、打太极拳、游泳、散步等；也可以做相关的呼吸操、扩胸运动、腹式呼吸等练习，改善肺脏的功能。

◆ 情志调养

“老慢支”病情迁延，易反复发作，导致患者产生焦虑、恐惧情绪。可以让患者培养一些兴趣爱好，如听音乐、读书，以分散注意力。家属也应多多关心患者，鼓励患者积极治疗，增强其治疗信心，保持良好的心态。

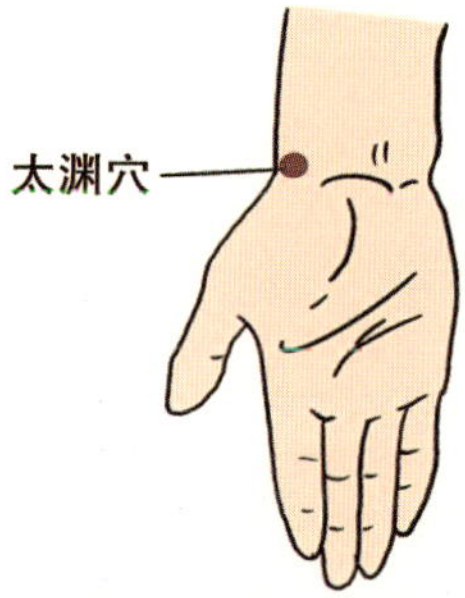

◆ 穴位按摩

（1）太渊穴：位于腕前区，桡骨茎突与舟状骨之间，拇长伸肌腱尺侧凹陷中。每天按摩太渊穴 80～100 下，每天 2 次，有助于缓解咳嗽、气喘等。

（2）列缺穴：位于前臂，腕掌侧远端横纹上 1.5 寸，拇长屈肌腱沟的凹陷中。每天按摩列缺穴 80～100 下，每日 2 次，有缓解咳嗽、气喘、咽喉肿痛等功效。

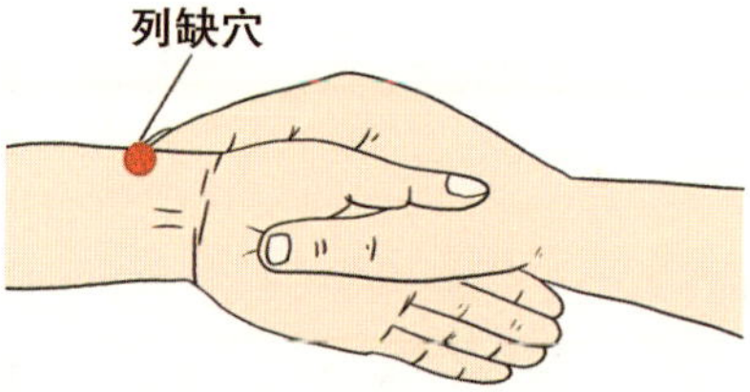

（3）肺俞穴：位于脊柱区，在第 3 胸椎棘突下，后正中线旁开 1.5 寸，每天按摩肺俞穴 80～100 下，每日 2 次，有改善咳嗽、气喘、鼻塞、咯血等功效。

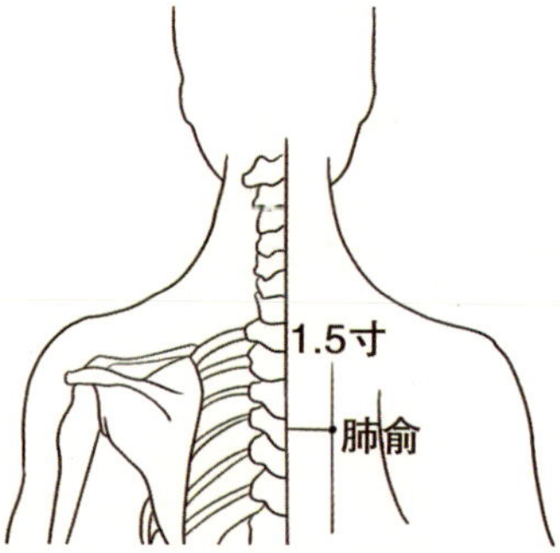

◆ 饮食禁忌

（1）忌寒凉食物：“老慢支”患者一般病程较长，大多又脾、肺、肾阳不足，故应少吃寒凉食物，如荞麦、黄瓜、丝瓜、冬瓜、菠菜、芹菜、苦瓜、马齿苋、茭白、荸荠、螃蟹、蛤蜊等。

（2）忌油炸及辛辣刺激食物：油炸等油腻食品不易消化，易生内热，煎耗津液，可助湿生痰、阻塞肺道，导致咳嗽、气喘加重。而辛辣食物如辣椒、洋葱、生蒜、胡椒粉等，吃后可助热生痰，并可刺激支气管黏膜，使局部水肿、咳喘加重。

6.长期咳嗽的患者应吃什么?

适合咳嗽患者的中医食疗小食谱

咳嗽者在饮食上应选择温热性质的食物，如姜、葱、蒜、山楂、红枣等，有助于祛寒、宣肺、止咳。同时，搭配适量的寒凉性质食物，如梨、荸荠、西瓜等，以增强清热止咳的效果。

外感风寒的患者可以食用具有“疏风散寒宣肺”功效的食物，如紫苏、杏仁、生姜、干姜、红糖、桂枝等，推荐食疗方如下：

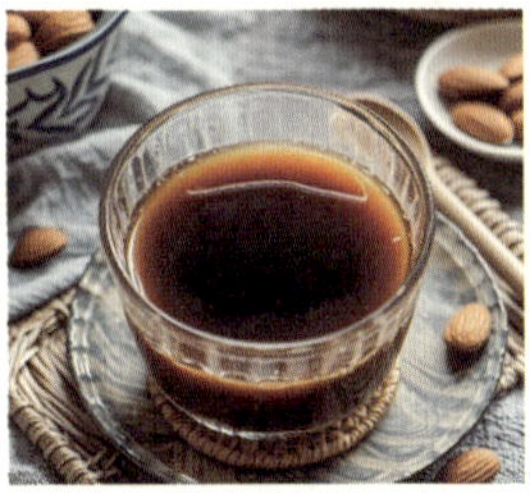

★ 苏杏汤

食材：紫苏 10 克，杏仁 10 克，生姜 10 克，适量红糖。

做法：紫苏、杏仁捣成泥，生姜切片，煎后取汁去渣，调入红糖再稍煮片刻，令其溶化。一日分 2～3 次饮用。

★ 姜汁糖

食材：生姜 10 克，适量红糖、素油。

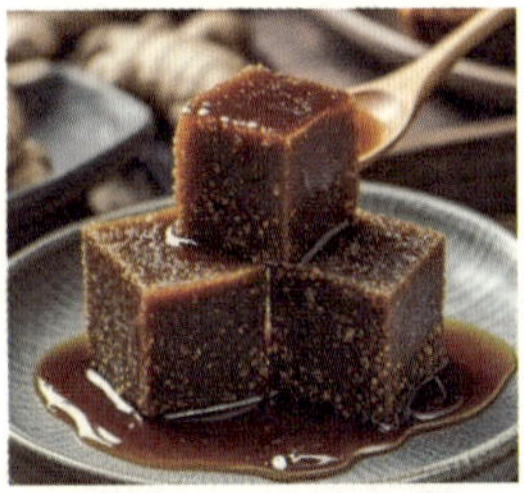

做法：生姜洗净切片，用白纱布绞汁去渣。将红糖放入锅内，加入姜汁，添少许水。将锅置文火上，烧至红糖溶化、黏稠起丝时停火。在一搪瓷盆内涂上热素油，再将熬化的糖汁倒入搪瓷盆内摊平，稍冷后用小刀划成 2 厘米见方的小块即成。每日空腹时服 2 次，每次 5 块。

★ 甘草干姜汤

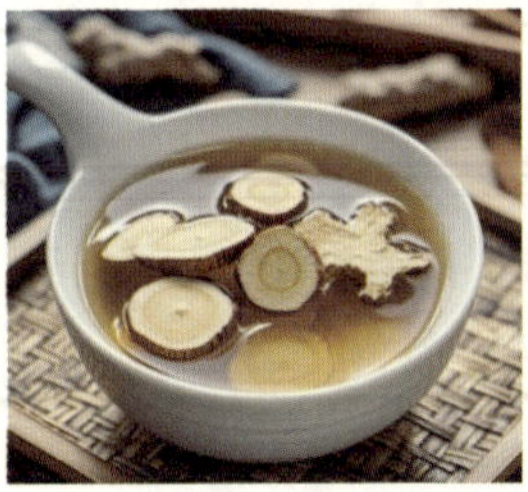

(1)食材：甘草 10 克，干姜 5～10 克。

(2)做法：将甘草、干姜共煎取汁，一日分 3 次饮用。

外感风热的患者可以食用具有“疏风、清热、肃肺”功效的食物，如桑叶、菊花、梨、杏仁、葫芦茶等，推荐食疗方如下：

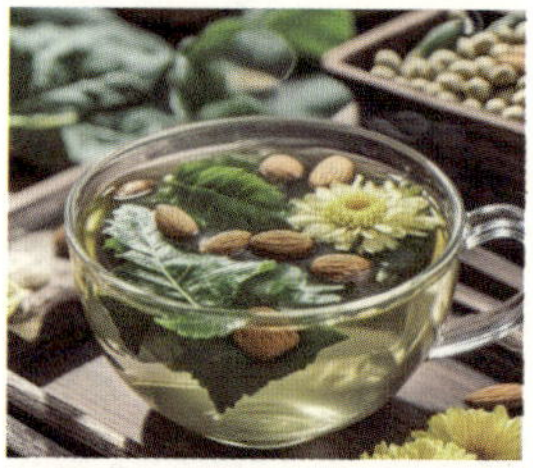

★ **桑菊杏仁饮**

食材：桑叶10克，菊花10克，杏仁10克，白砂糖适量。

做法：桑叶、菊花、杏仁共煎取汁，再调入白砂糖。酌量代茶饮。

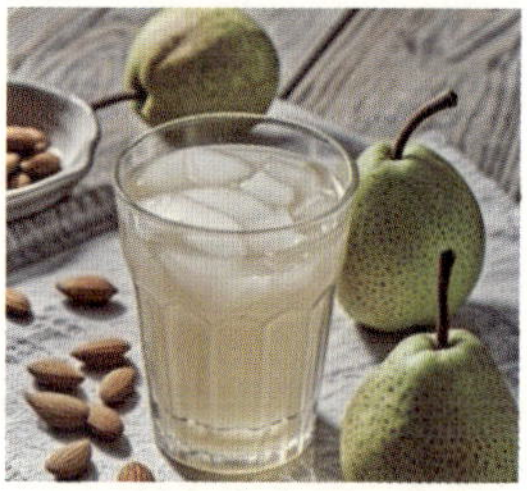

★ **杏梨饮**

食材：杏仁10克，梨1个，适量冰糖。

做法：杏仁去皮尖，除去杂质洗净，梨去皮、去核，洗净切片，冰糖捶成屑。将梨、杏仁、冰糖碎放入锅内，加清水适量，用武火烧沸后，转用文火煮30分钟即成，随时饮服。

外感风燥的患者可以食用具有"疏风清肺润燥"功效的食物，如桑叶、白萝卜、胡萝卜、蜂蜜、麦冬、杏仁等，推荐食疗方如下：

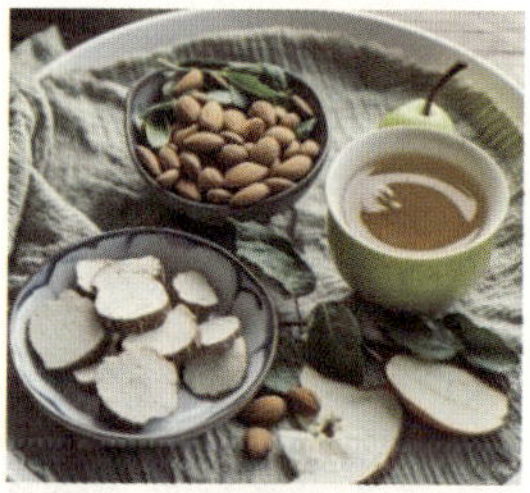

★ **桑杏饮**

食材：桑叶10克，杏仁6克，天花粉10克，梨皮20克。

做法：桑叶、杏仁、天花粉、梨皮共煎汤取汁，热服，每日服3次。

★ **红白萝卜蜜膏**

食材：白萝卜200克，红萝卜200克，蜂蜜100毫升。

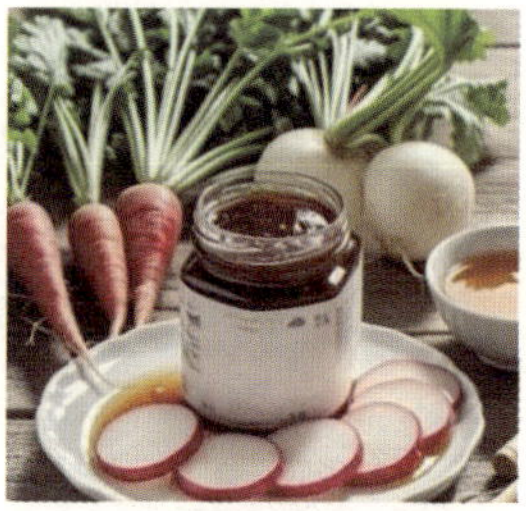

做法：白萝卜、红萝卜洗干净，切细丝，用纱布绞挤汁液，放入锅内用中火煎，煮沸。加入蜂蜜100毫升，继续熬至稠即成，每日服2～3次，每次5克。

内伤肝火的患者可以食用具有"清肺平肝降火"功效的食物，如丝瓜、蜂蜜、菊花、杏仁等，推荐食疗方如下：

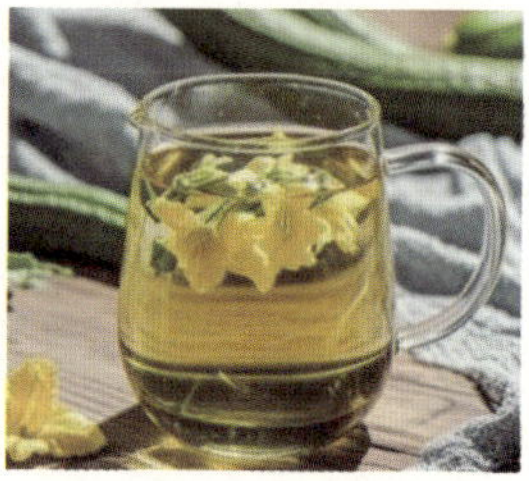

★ **丝瓜花蜜饮**

食材：丝瓜花10～20克，适量蜂蜜。

做法：丝瓜花洗净，放入茶杯内，以沸水冲泡，密闭10分钟，调入蜂蜜，趁热顿服，每日3次。

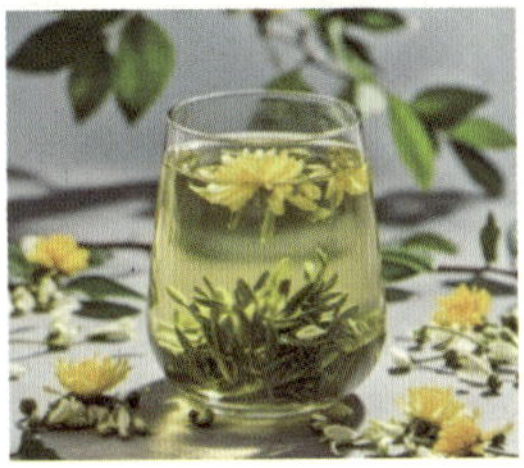

★ **菊花绿茶饮**

食材：菊花3克，槐花3克，绿茶3克。

做法：菊花、槐花、绿茶放入瓷杯中，以沸水冲泡，密闭5分钟，每日数次。

★ **杏菊饮**

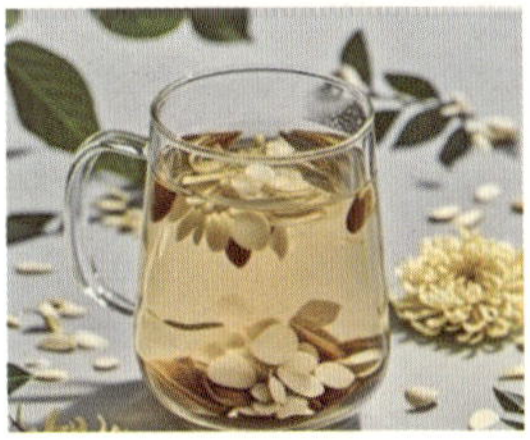

食材：杏仁6克，菊花10克，适量白糖。

做法：杏仁去皮尖，菊花洗净，一起放入砂锅内，加水适量，置中火煎熬10～15分钟，滤去渣滓，倒出汁液，另加水再熬取汁液，合并两次汁液，过滤，加入白糖，煮沸即成。

痰湿蕴肺的患者可以食用具有"健脾燥湿化痰"功效的食物，如橘红、柚子、半夏、蜂蜜、山药等，推荐食疗方如下：

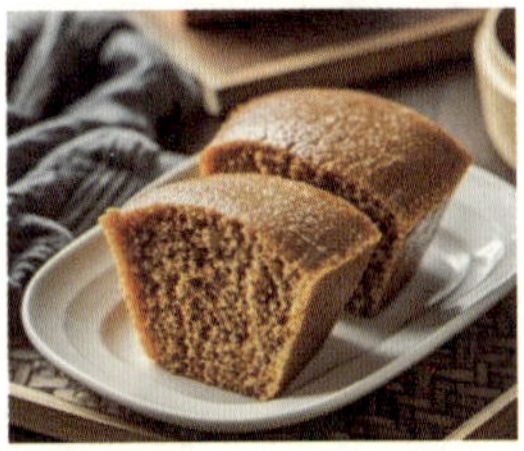

★ **橘红糕**

食材：橘红10克，白糖200克，米粉500克。

做法：橘红研成细末，与白糖和匀为馅，米粉以水少许润湿，放蒸屉布上蒸熟，后压实，切为夹心方块米糕。

★ **柚子炖鸡**

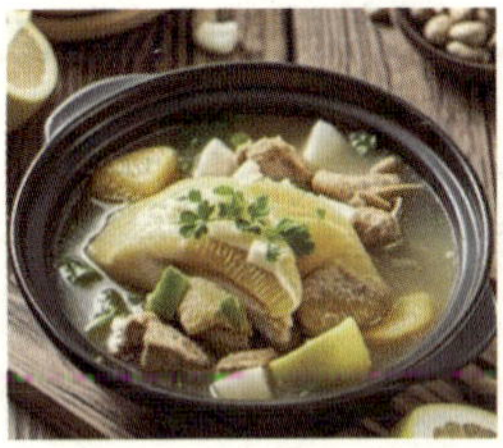

食材：柚子1个，雄鸡1只，生姜、葱、食盐、味精、料酒等各适量。

做法：鸡去皮毛、内脏，洗净。柚子去皮，留肉，将柚肉装入鸡腹内，放入砂锅中，加入葱、姜、料酒、食盐、水。将盛鸡的砂锅置于有水的锅内，隔水炖熟，即可食用。

痰热郁肺的患者可以食用具有"清热化痰肃肺"功效的食物，如芦根、竹茹、荸荠、雪梨、藕、白萝卜等，推荐食疗方如下：

★ 三鲜汁

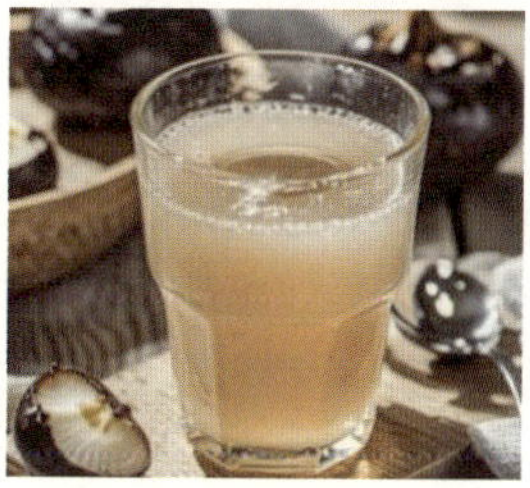

食材：藕 500 克，荸荠 500 克，梨 500 克，白糖 50 克。

做法：藕去皮洗净，切丝；荸荠洗净去皮，切薄片；梨洗净去皮、核，切薄片。一起用洁净纱布挤绞出汁液，汁液中加入白糖，再加凉开水适量，搅匀即成，不拘时频饮之。

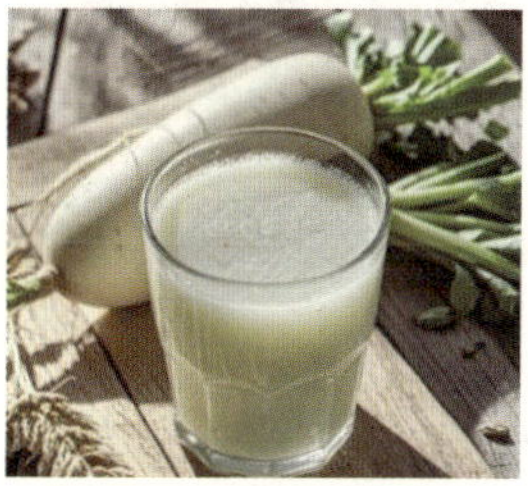

★ 白萝卜汁

食材：白萝卜 500 克，白糖 50 克。

做法：取新鲜白萝卜洗净去皮，切成 2 厘米方块，用洁净的纱布绞挤汁液，将白糖放入白萝卜汁液中，拌匀即成。

寒饮犯肺的患者可以食用具有"温肺化饮"功效的食物，如干姜、生姜、茯苓、甘草、甘蔗等，推荐食疗方如下：

★ 加味干姜粥

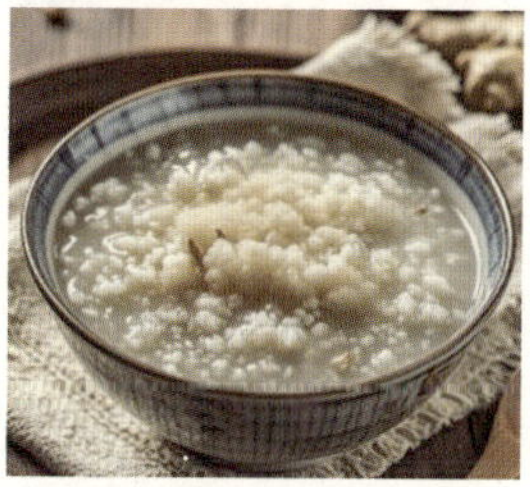

食材：干姜 5 克，茯苓 10 克，甘草 3 克，粳米 100 克。

做法：干姜、茯苓、甘草一起入锅煎，取汁去渣，再与粳米同煮为稀粥，每日分 2 次服。

★ 姜汁甘蔗露

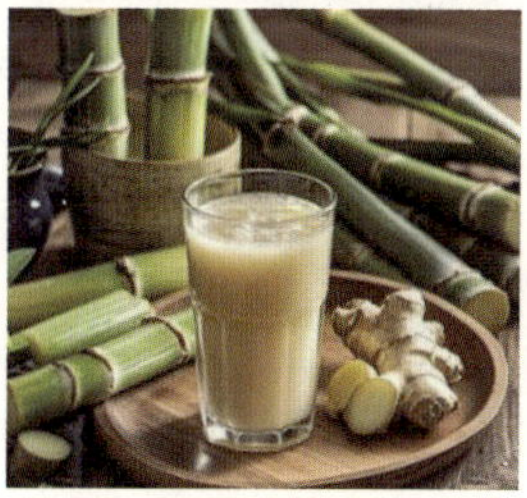

食材：生姜汁一茶匙，甘蔗汁一杯。

做法：取生姜汁、甘蔗汁混合，炖至温热即成。趁热服下，每日服 2 次。

肺阴亏损的患者可以食用具有"养阴润肺"功效的食物，如玉竹、沙参、麦冬、老鸭、白藕、百合、杏仁等，推荐食疗方如下：

★ 玉参焖鸭

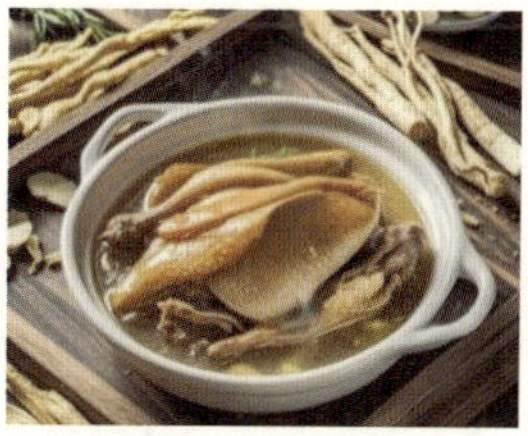

食材：老鸭 1 只，玉竹、沙参。

做法：将老鸭宰杀后，除去毛和内脏，洗净放砂锅内，放入玉竹、沙参，加水适量。先用武火烧沸，再用文火焖煮 1 小时以上，待鸭肉炖烂时，放入调料即成。食鸭肉喝汤。

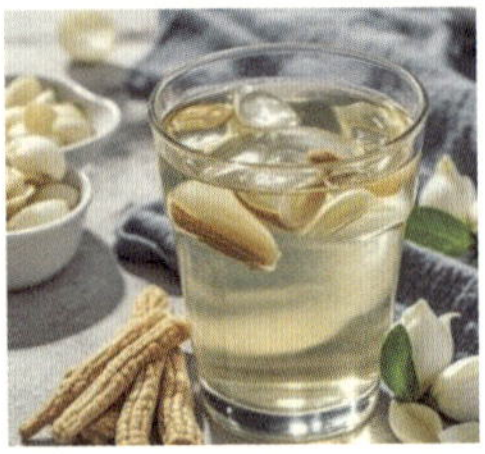

★ 沙参百合饮

食材：沙参 10 克，百合 15 克。

做法：沙参、百合共煎取汁。酌量缓缓饮用。

肺气不足的患者可以食用具有“补益肺气”功效的食物，如山药、人参、猪肺、杏仁、胡桃肉等，推荐食疗方如下：

★ 人参胡桃汤

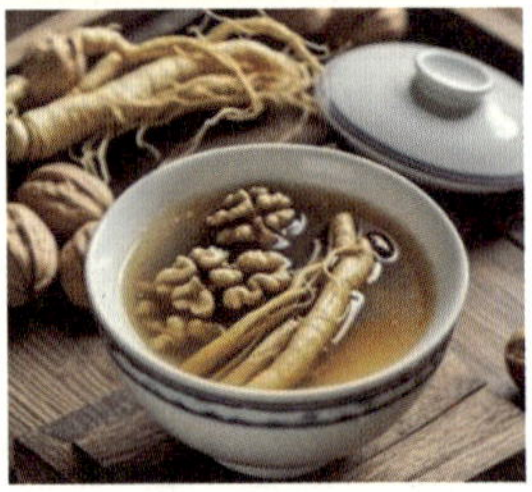

食材：人参 5 克，胡桃肉 10 克。

做法：人参、胡桃肉放于碗内，加适量清水浸泡 40 分钟，将碗置锅中隔水蒸炖 1 小时即成。食用时喝汤吃胡桃肉。人参可连用 3 次，第 3 次时连同人参一并食之。

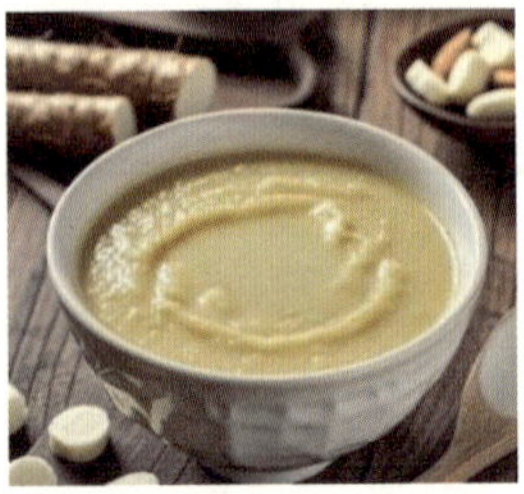

★ 山药杏仁粥

食材：山药 500 克，粟米 250 克，杏仁 100 克。

做法：山药去皮，切片煮熟，晒干碾成粉；粟米炒香，磨成细粉；杏仁炒令过熟，去皮去尖，切碎为末，将三者一起混匀。食用时取混合粉放入适量酥油，每次用 10 克煮粥，空腹时服。

★ 杏仁猪肺粥

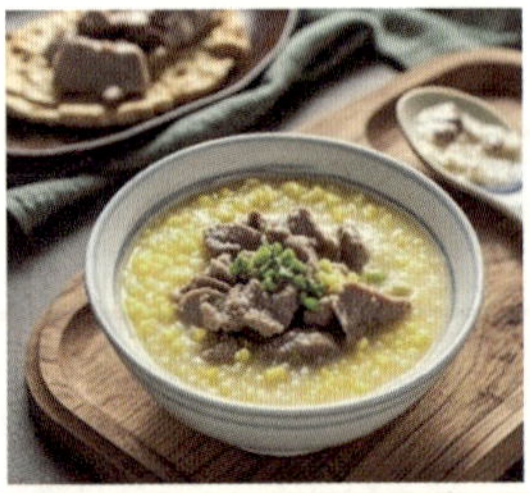

食材：杏仁 10 克，猪肺 50 克，适量粟米。

做法：杏仁去皮尖，捣为泥；猪肺加水煮至七成熟，捞出切碎。将粟米、杏仁泥、猪肺加水同煮为粥，每日内分 2 次食用。

“沉默的杀手”——慢阻肺

1.什么是慢阻肺？

慢阻肺是慢性阻塞性肺疾病（COPD）的简称，是一种因支气管病变导致支气管发炎、狭窄或者肺气肿导致气流受限的呼吸系统疾病，属于可以预防和治疗的疾病。

慢阻肺患者在早期症状表现为咳嗽、咳痰、气短等，随着疾病的发展，会出现呼吸急促、胸闷、呼吸困难、剧烈咳嗽等症状，到了疾病晚期，肺部会出现严重病变，逐渐发展为呼吸衰竭。

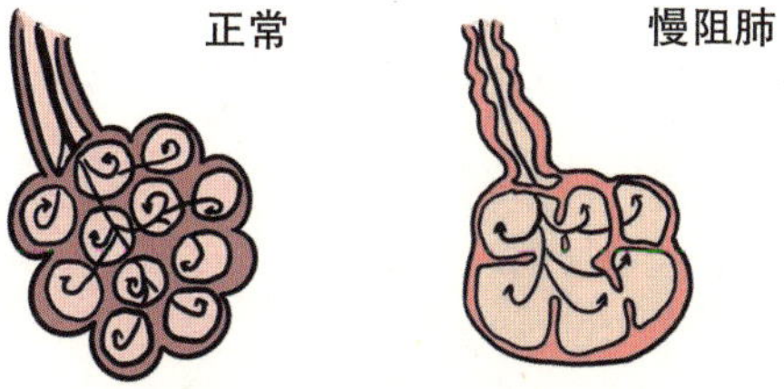

气道变狭窄了，肺泡弹性回缩力降低了，从而出现呼吸不畅

它是一个进行性发展的疾病，前期症状不明显，非常容易被忽视，但随着病情的发展，会逐渐影响患者的日常生活，甚至危及生命。因此，慢阻肺也被称为“沉默的杀手”。

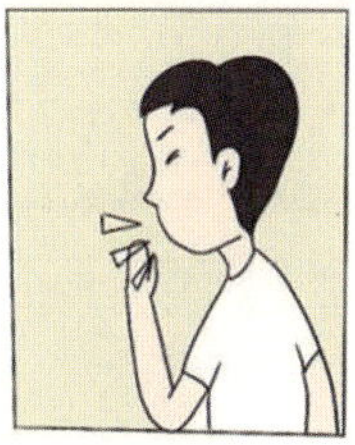
慢性咳嗽

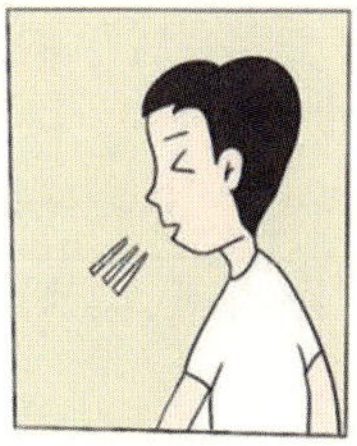
咳痰

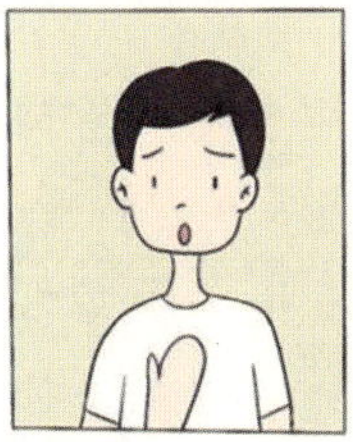
呼吸困难、气短

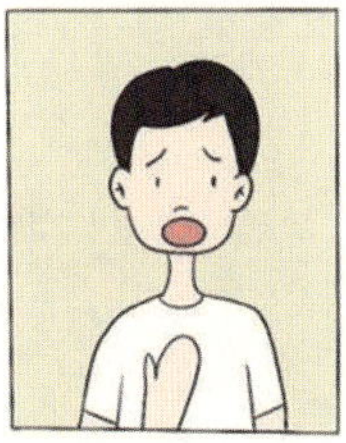
喘息和胸闷

2.如何通过症状区分“老慢支”与慢阻肺？

“老慢支”患者主要表现为常年咳嗽、咳痰，尤其是早上起床时特别明显，活动时可能会有点喘，但平时呼吸还算顺畅。而慢阻肺患者则是在此基础上更加严重，不仅咳嗽、咳痰更频繁，喘气也变得更加明显，严重时休息时也会感到呼吸困难，就像“被人掐住了脖子”一样。简单来说，“老慢支”是“咳嗽为主，喘气较轻”，而慢阻肺则是“喘气严重，影响生活”。

3.为什么慢阻肺患者要进行血气分析？

血气分析与我们常见的抽血不太一样，平时抽血大多是在肘窝进行，并且

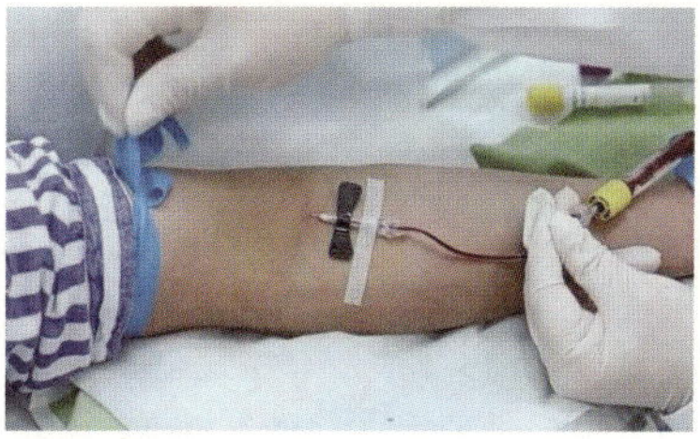

进针较浅，取的是静脉血，一般是检查血常规、血生化、凝血功能等项目。而血气分析检查则需要抽取动脉血，动脉血气分析能客观地反映人体的呼吸功能和代谢功能。通过对动脉血液中 pH 值、氧分压和二氧化碳分压

等指标进行测量，从而对呼吸功能和血液酸碱平衡状态作出评估，对慢阻肺患者的进一步治疗具有重要的指导意义。血气分析一般选择在手腕部的桡动脉或腹股沟区的股动脉进行采血。因为动脉比静脉更深，所以抽血时疼痛感会更明显。

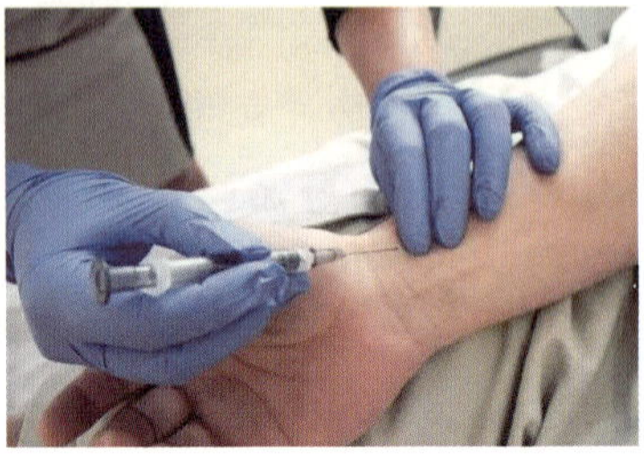

4.如何治疗慢阻肺？

◆ 药物治疗

（1）支气管扩张剂：其是现有控制症状的主要措施，主要作用是舒张支气管平滑肌，解除气道痉挛，缓解气流阻塞症状，常见药物包括沙丁胺醇气雾剂、如福莫特罗气雾剂、异丙托溴铵气雾剂、氨茶碱等。

（2）糖皮质激素：吸入糖皮质激素具有局部抗炎的作用，与部分支气管扩张剂合用还可增加运动耐量、减少急性加重发作频率、提高生活质量，常见剂型包括沙美特罗加氟替卡松、福莫特罗加布地奈德等。

（3）祛痰药：痰多不易咳出者可使用，如盐酸氨溴索、乙酰半胱氨酸等。

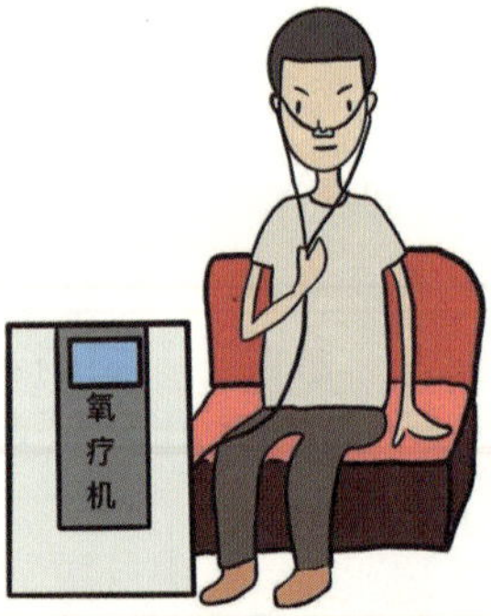

◆ 长期家庭氧疗

在家进行氧疗可提高慢阻肺并发慢性呼吸衰竭者的生活质量和生存率，对血流动力学、运动能力和精神状态均会产生有益的影响。一般用鼻导管吸氧，氧流量为 1～2 升/分钟，吸氧时间大于 15 小时/天。

如果慢阻肺急性加重，则需要根据病情给予抗生素等治疗，甚至使用机械通气设备，如无创呼吸机、有创呼吸机等。

5.得了慢阻肺应如何调养？

◆ 戒烟

吸烟是慢性支气管炎和慢阻肺的头号敌人，戒烟是最有效的预防措施。

◆ 避免有害气体吸入

在雾霾天或空气污染严重时，佩戴口罩。在室内可以使用空气净化器，定期开窗通风，避免使用煤炉或生物燃料。如果工作环境中粉尘或化学烟雾较多,一定要佩戴防护口罩或面罩。

◆ 预防感冒

慢阻肺患者一旦发生呼吸道感染,病情就会加重,常常需要住院治疗。因此,应根据天气变化及时增添衣物,避免去人流量大的公共场所,定期注射流感疫苗、肺炎球菌疫苗。

◆ 定期检查肺功能

对于高危人群(如长期吸烟者、职业暴露者),建议每年进行一次肺功能检查。这项检查可以早期发现肺部问题,及时干预,避免病情恶化。

◆ 适当运动

病情缓解期可适度运动来增强体质,提高机体免疫力。运动量要根据自身情况而定,以不感到劳累为适宜,量力而行,不能强行运动。可以进行散步、太极拳、八段锦、呼吸功能锻炼等。

◆ 穴位按摩

(1)定喘穴:位于后正中线上第七颈椎棘突下,旁开 0.5 寸处。用大拇指指腹推按定喘穴 80～100 下,每日 2 次;也可以用艾条温和灸治定喘穴,5～10 分钟,每天 1 次,可缓解哮喘、支气管炎、慢阻肺等呼吸道疾病,减少发作次数。

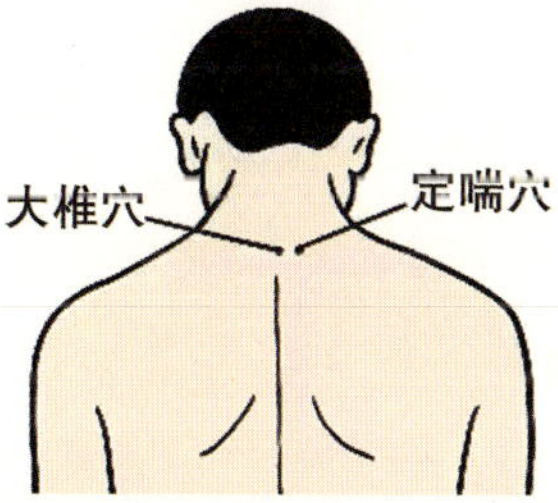

(2)肺俞穴:位于脊柱区,在第 3 胸椎棘突下,后正中线旁开 1.5 寸。按摩肺俞穴 80～100 下,每日 2 次,可以有效缓解久咳不愈、咳嗽痰多等呼吸道症状。

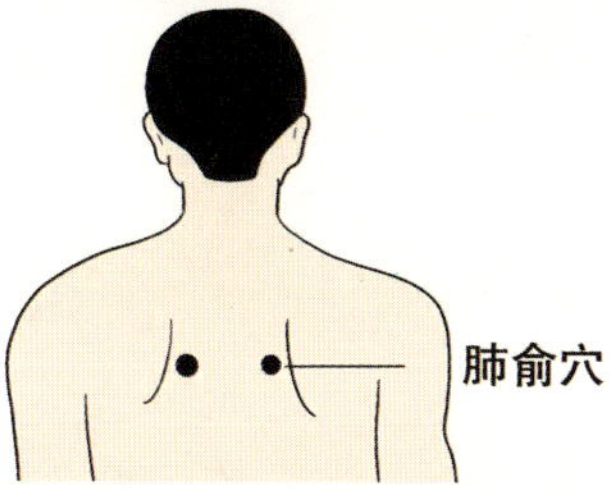

(3)天突穴:位于颈前正中线上,两锁骨中间,胸骨上窝中央。按摩天突穴 80～100 下,每日 2 次,具有理气化痰、清咽开音、宣通肺气、消痰止咳等作用。

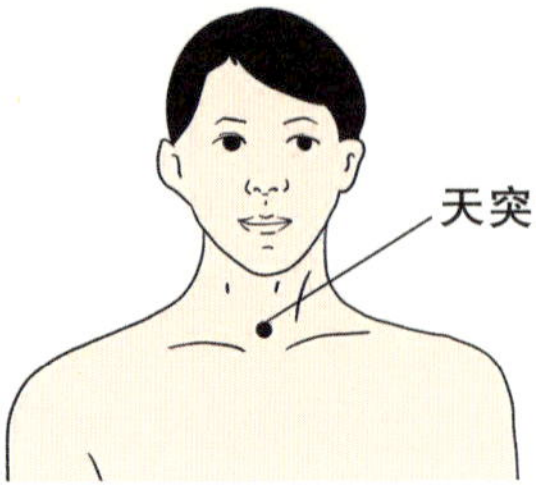

6.慢阻肺患者该怎样吃?

适合慢阻肺患者的中医食疗小食谱

在发作期,饮食应清淡,易消化。饮食不可太咸,否则水钠潴留可致支气管更加充血、水肿,产生咳嗽、气喘等症状,忌油炸、易产气的食物,推荐食疗方如下:

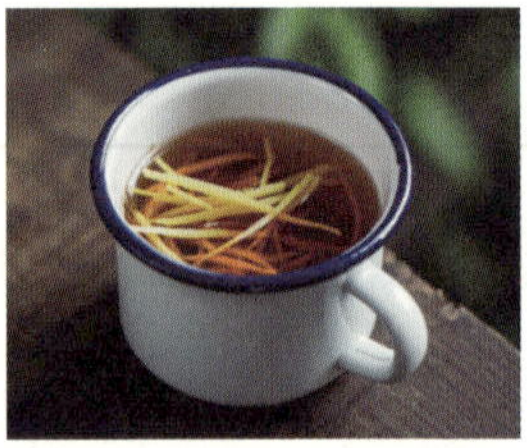

★ **姜糖饮**

食材:生姜10克,饴糖15克。

做法:洗净生姜,切丝,放入搪瓷杯中,以沸水冲泡,盖上盖温浸5分钟,再调入饴糖即可。

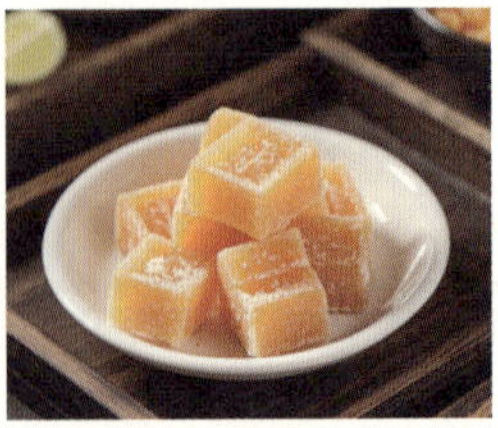

★ **姜豉饴糖**

食材:干姜30克,淡豆豉15克,饴糖250克。

做法:干姜洗净,与淡豆豉一同加入适量水煎煮;每30分钟取液1次,加水再煎;共取2次后合并煎液小火浓缩,至稠厚时加饴糖250克调匀;再熬至用铲挑起成丝而不甚粘时停火;趁热搅拌,倒在表面涂过食用油的大盘中,待稍冷,分割成100块即成。

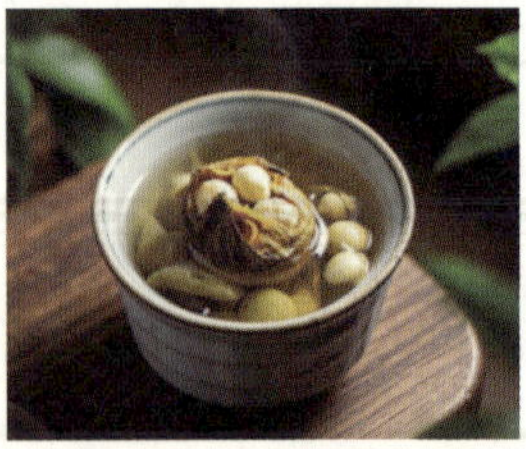

★ **罗汉果蒸川贝**

(1)食材:罗汉果1个,川贝母10克。

(2)做法:罗汉果敲破,川贝母捣碎,共同放入瓷碗中,加水200毫升,盖好,隔水蒸熟,分1～2次服。

(姚晨丝雨)

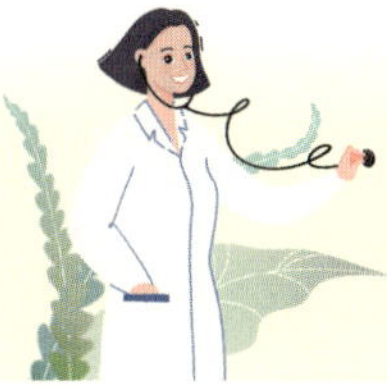

腿疼腰疼找上门

严酷的冬季对全身的每一个器官来说都是考验，很多人一到冬季，腿疼腰疼就找上门来。

张大爷今年69岁，但不知从何时开始，他时不时会觉得膝盖疼，尤其是上下楼梯的时候，不过休息一会儿就好了。尽管膝盖疼，但他仍然坚持日常活动，没有大惊小怪。

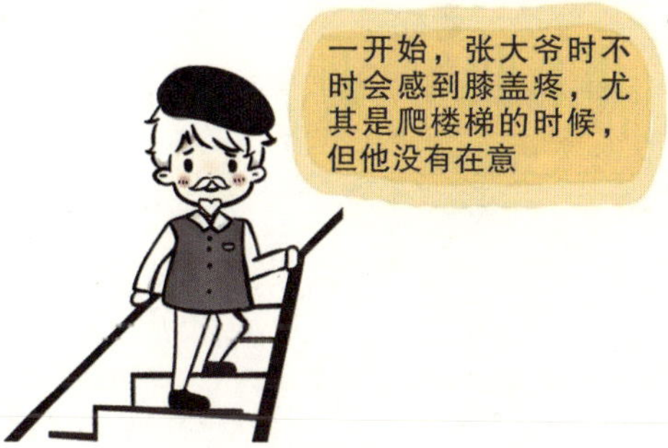

听说隔壁邻居王大爷因慢阻肺住院了，张大爷表示非常担心，决定前往医院看望。两位老大爷见面感到无比亲切，像往常一样聊天说笑。但当张大爷准备站起回家时，感觉膝盖又开始僵硬了，活动困难，疼痛加重。张大爷说："入冬之后，随着天气越来越冷，风越来越大，感觉膝盖疼得厉害、更频繁了。有时早上起来就感觉膝盖硬硬的，不如以前灵活，但不到半小时就缓解了……"

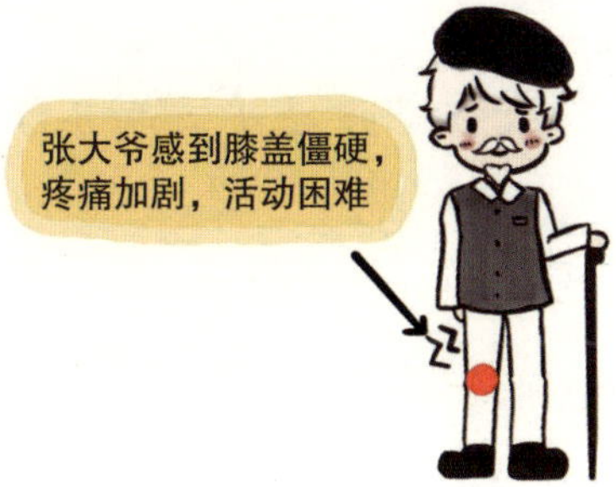

王大爷听后劝张大爷吸取他的教训，别再拖了，赶紧找医生看看。张大爷决定等明天再去医院挂号。不料，张大爷刚进医院大门，便滑倒在地。幸好有个护士看到了，把他送到了急诊。

经过一系列的检查，张大爷没有出现骨折等严重损伤，结合张大爷描述的症状，急诊医生建议他去骨关节科看看，经过骨关节科医生判断，张大爷患有膝关节骨性关节炎，也就是常说的膝骨关节炎。

腿疼又犯了——膝骨关节炎

1.什么是膝骨关节炎?

先说一下骨性关节炎,它是一种退行性病变,通俗来说就是关节老化,常发生在膝、髋等负重或活动较多的关节,而膝关节骨性关节炎是其中最常见的。常说的“老寒腿”,打个比方,膝关节就像是自行车的轮胎,而软骨就是轮胎表面的橡胶,一开始轮胎光滑有弹性,骑行比较顺利,但随着使用时间及次数的增加,轮胎表面会磨损,橡胶也会老化,表面会出现裂纹与磨痕,再骑车时轮胎与地面的摩擦会增加,就感觉骑得没那么平稳顺畅了。

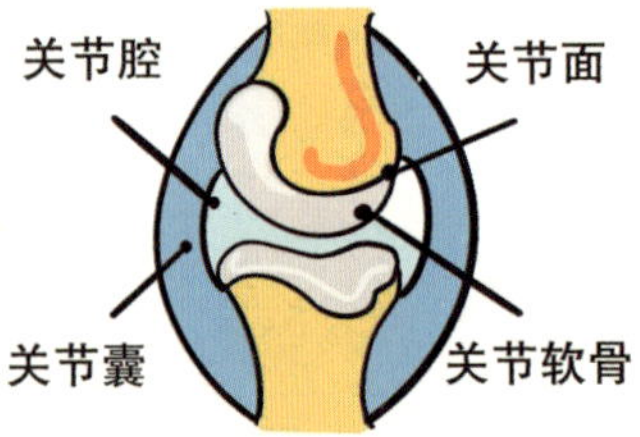

当膝关节的软骨受损时,骨头之间的摩擦会增加,随着软骨的磨损,关节中的液体会减少,关节润滑减少,导致骨头摩擦时更加疼痛。其实,现在很多人患有膝骨关节炎,在40岁人群中患病率为10%~17%,60岁以上增至50%,而75岁以上更高,达80%。

2.得了膝骨关节炎会有哪些症状?

(1)关节疼痛:这是本病最常见的表现,常在活动时加剧,通常休息后可缓解,疼痛反复发作,持续时间大于1个月。

(2)关节僵硬:会出现在早上起床或长时间不活动后,晨僵时间一般为数分钟至十几分钟,很少超过半小时,活动后会缓解。

(3)关节活动受限:关节活动范围减小,日常活动如屈膝、上下楼梯、步行等会变得困难。

(4)关节肿胀:关节可能会在活动后出现肿胀、疼痛,伴有局部温度升高或关节积液。

(5)关节摩擦感(音):随着骨赘的形成与关节的进一步磨损,膝盖来回屈伸或走路时可能会听到响声。

(6)关节畸形:在病情严重的患者中,由于膝关节过度磨损和骨质增生,可能出现内翻或外翻畸形。因此,此病也是一种高致残性关节疾病,同时还可能影响糖尿病、脑梗等其他疾病的康复进程,影响老年人的生活质量。另外,膝骨关节炎分期标准如下表：

膝骨关节炎分期标准

分期	疼痛	活动	肿胀	畸形	X线
初期	偶发疼痛	可正常进行日常活动	无膝关节肿胀	无明显关节畸形（或原有畸形）	关节间隙可疑变窄，可能出现骨赘
早期	经常出现疼痛	日常活动基本不受影响，少数患者平路行走偶受影响，常于起立、下蹲或上下楼梯时疼痛，活动轻微受限	偶发肿胀	无明显畸形（或原有畸形）	关节间隙轻度狭窄，有明显的小骨赘
中期	经常出现严重疼痛	日常活动因为疼痛而受限	复发性膝关节肿胀	可能出现明显的膝关节轻度内翻或者外翻畸形	有明确的关节间隙狭窄，有中等量骨赘，软骨下骨骨质轻度硬化，可能出现膝关节骨性畸形
晚期	疼痛非常严重	日常活动严重受限	可能经常出现膝关节肿胀	可能出现严重的内翻、外翻畸形或屈曲挛缩畸形	有严重的关节间隙狭窄，大量骨赘，明显软骨下骨硬化，明显膝关节骨性畸形

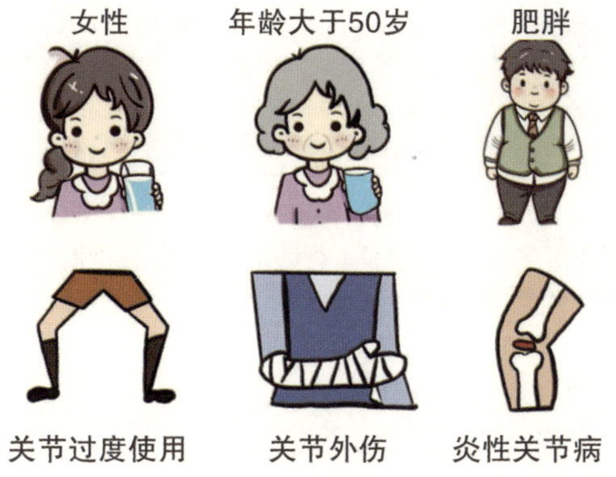

3.哪些人群易患膝骨关节炎?

(1)中老年人:特别是65岁以上的老年人,随着年龄的增长,供应关节血流的减少,以及软骨营养的减少,膝关节软骨逐渐损耗。但是,现在此病也呈现年轻化趋势。

(2)女性:女性更年期后,激素水平明显下降,影响骨代谢,从而易患骨关节炎;另外,经常穿高跟鞋也会增加患病风险。

(3)肥胖者:大体重增加了关节承受的负荷。

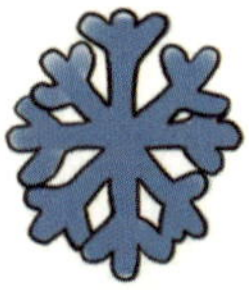
受凉寒冷

(4)过度使用:如长期从事重体力劳动或运动过度会增加关节压力,造成慢性损伤。

(5)有外伤者:膝盖受到严重损伤(如撞击、摔倒、扭伤),会损害关节内的骨骼和软骨,引发骨关节炎。

(6)腿型不好者:如O型腿、X型腿,加重关节负担。

4.如何治疗膝骨关节炎?

一般,医生会根据患者病情的发展阶段进行阶梯化治疗,并制定个性化治疗方案,且根据疾病进展灵活调整治疗力度与方案。

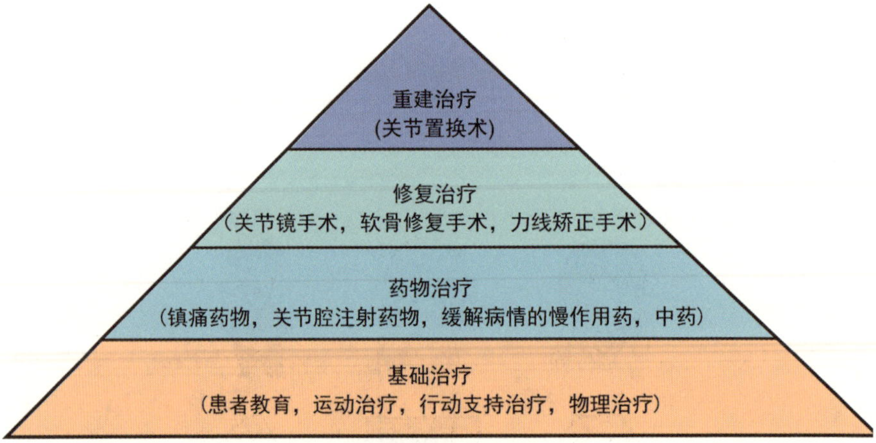

骨关节炎的阶梯化治疗

下面为大家重点介绍一些在家就能做的治疗。

◆ 运动疗法

(1)锻炼股四头肌：

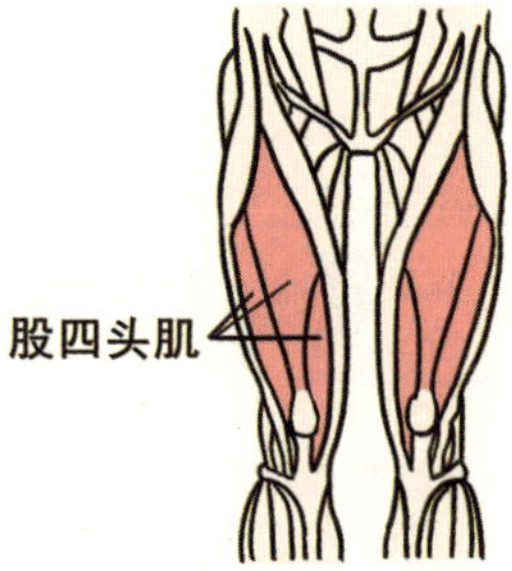

1)勾脚抬腿练习：坐在椅子上，将双足平放在地上，然后逐渐将左(右)膝伸直，并保持勾脚直腿姿势 5～10 秒，再慢慢放下。双腿交替进行，重复练习，每天 2～3 组。

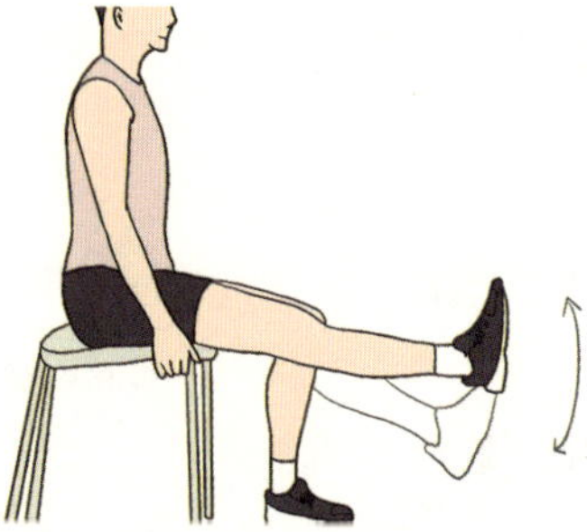

2)直腿抬高练习：膝关节伸直至最大范围后将脚抬离床面，高度为 15 厘米左右，保持 5 秒左右再维持原动作放下。双腿交替，重复练习，每天可练 2～3 组。

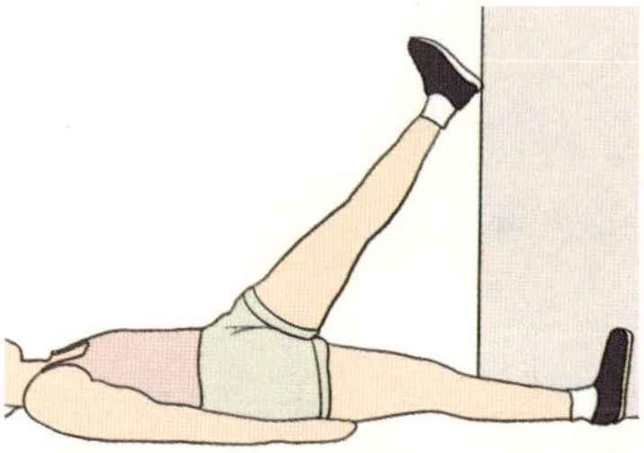

(2)低强度有氧运动：做一些对关节友好的运动，如散步、游泳、骑自行车等。每天散步 30 分钟，或者每周进行 3 次 30 分钟的游泳，都有助于关节活动范围的维持。

◆ 行动支持治疗

这主要指在日常生活的细节方面注意膝关节的保护，具体如下：

(1)不要“三久”，即久坐、久站、久蹲。

(2)要“三少”，即少爬楼梯、少爬山、少做跳跃性的运动，尤其是在有负重的情况下，日常也尽量不久走，尽可能不让膝关节受到过大负重和暴力冲击。

(3)注意膝关节的保暖，避免受凉，可佩戴护膝。

(4)控制体重，减轻膝关节负担。

(5)借助膝关节辅具，如手杖、拐杖、助行器、膝关节减压支具等可分担关节应力，特别是针对因减重效果不佳而导致膝关节压力过大的患者，可辅助缓解膝关节症状。

◆ 物理治疗

(1)中药泡脚：将一些舒筋活血、消肿止痛的中药，如红花、川芎、薏苡仁等研磨成粉末，或者买现成的药包，加入足浴桶中，用热水泡脚，让草药的药性渗透到足部，起到促进血液循环、缓解疼痛和舒缓肌肉的效果。

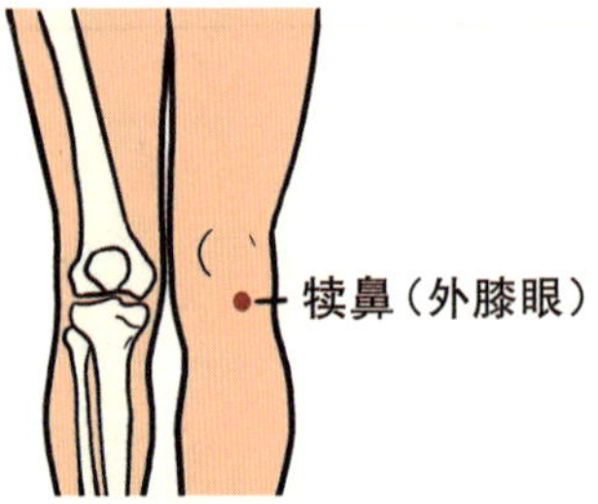

(2)按摩穴位：

1)犊鼻穴(又名“外膝眼”)

取穴：坐位，下肢用力蹬直，膝盖下面外侧凹陷处即是犊鼻穴。

功效：祛风化湿，疏利关节，通经活络，消肿止痛。揉按犊鼻 5 分钟，可减轻剧烈运动造成的膝关节疼痛。长期坚持用中指指腹按摩犊鼻，每次1～3 分钟，可以改善膝部疼痛、酸软等症状。

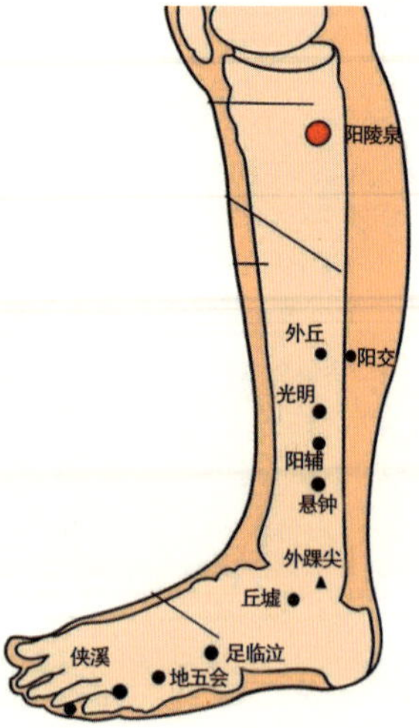

2)阳陵泉穴

取穴：在小腿部，膝关节外下方，可见一明显凸起(腓骨小头)，在该凸起处可触及一凹陷，即为本穴。

功效：可清肝利胆、疏肝解郁、活血通络，能治疗膝肿痛、下肢麻木等下肢膝关节疾患。按摩阳陵泉穴的最佳时间是夜间 11 点或者睡前，每次 3～5 分钟。

3)委中穴

取穴：腘窝横纹中点，一般在横纹下1～2 寸附近，股二头肌腱与丰腱肌腱的中间，压痛取穴，效果更好。

功效：舒筋通络、散瘀活血、清热解毒。主治腰背痛、下肢痿痹等腰及下肢病证。此外，委中是非常有名的大穴，是膀胱经的合穴。常说“腰背委中求”，有腰椎病以及一部分颈椎病时，主要针对委中穴就够了。

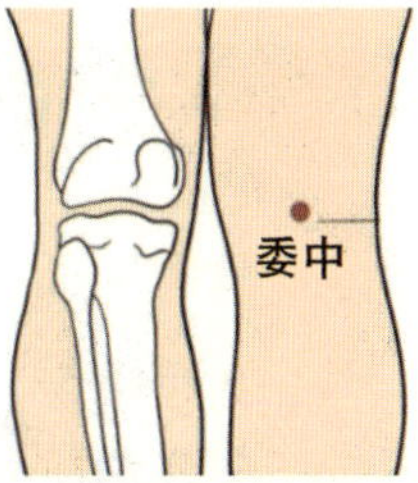

5.跌倒时如何将伤害降到最低呢？

积极自救：预感到自己要跌倒时，要保护好头部并顺着力的方向顺势倒地。

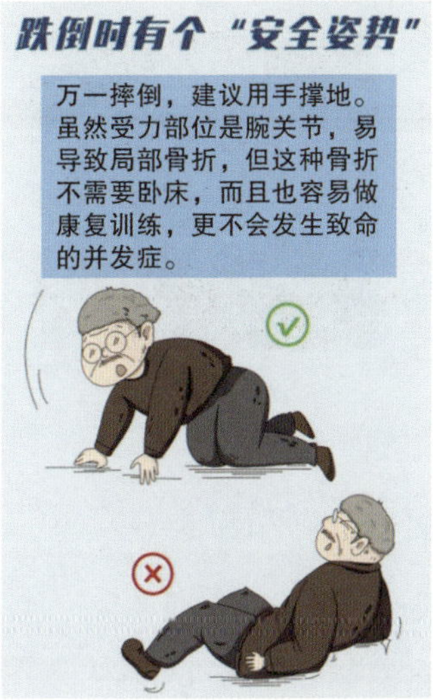

摔倒后，不要慌张，不要过快起身，因为摔倒后，骨骼和肌肉可能处于错位的情况，如果过快起身，很有可能造成更严重的伤害。

自行评估：看看有无受伤、受伤部位、程度，能否自行站起。若可以起身：首先应将身体变为俯卧位，利用身边的支撑物慢慢起身，不要盲目突然站起，以免加重伤情。起身后先休息片刻，恢复部分体力后再寻求救援或治疗。无论跌倒后受伤与否，都应告知家人或医务人员，并根据情况进行进一步检查。如自己无法起身，不要强行站起，可以拨打“120”进行求助，或者寻求路过行人的帮助。

6.得了膝骨关节炎该吃什么？

适合膝骨关节炎患者的中医食疗小食谱

此类患者在饮食上应忌吃生冷性凉、黏糯滋腻的食物，可适当多吃些具有温通经络、祛风散寒、利湿化湿作用的辛热温暖的食物，推荐食疗方如下：

★ 双桂粥

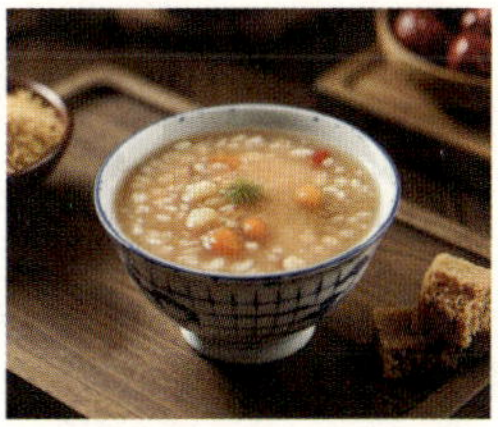

食材：肉桂 2～3 克，桂枝 10 克，粳米 50～100 克。

做法：将肉桂、桂枝共煎 2 次，每次 20 分钟，合并煎液，去渣。用淘洗净的粳米，加适量水煮粥，待粥煮沸时，加入二桂煎汁和红糖，同煮成粥，每日早晚温热服。

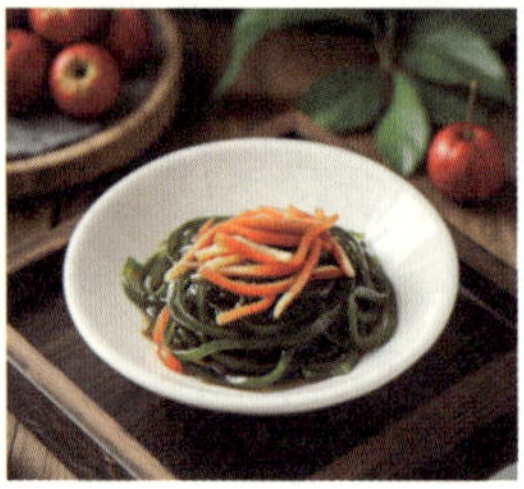

★ **山楂海带丝**

食材：水发海带300克，鲜山楂100克，白砂糖30克，葱、生姜、料酒适量。

做法：将海带洗净，放入锅中，加葱、姜、料酒、清水，先用旺火烧开，再用小火炖烂，捞出，切成细丝；山楂去核，也切成丝。将海带加白糖拌匀，装入盘内，撒上山楂丝，再撒上一层白糖。

★ **海带绿豆汤**

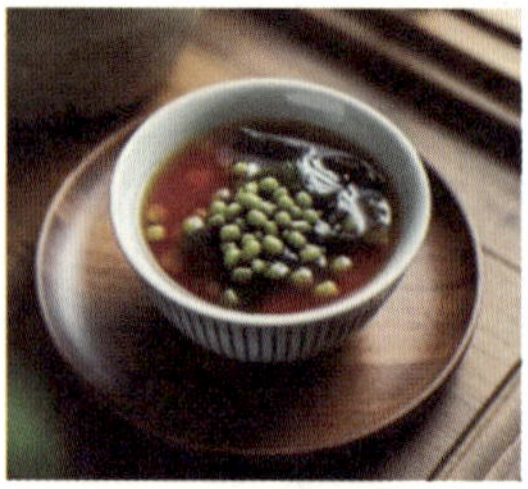

食材：海带20克，绿豆15克，甜杏仁9克，玫瑰花6克，红糖适量。

做法：将海带、绿豆、甜杏仁、玫瑰花用水洗净，其中玫瑰花用纱布包扎，一同入锅内，加适量水，煮熟，然后去除玫瑰花，加红糖搅拌即可，可作为饮料常饮。

不"突出"，做自己——腰椎间盘突出症

1.什么是腰椎间盘突出症？

腰椎间盘突出症其实是腰椎的"缓冲垫"——腰椎间盘的一部分突出到正常位置之外，压迫到周围的神经根，从而引发腰痛、下肢疼痛、麻木等症状。

腰椎间盘好比汽车的避震垫，它有一定的弹性，可以承受和缓冲日常活动中的压力。但当这个"垫子"损耗严重或受压过度时，就容易"鼓包"，甚至"破裂"，压到神经。

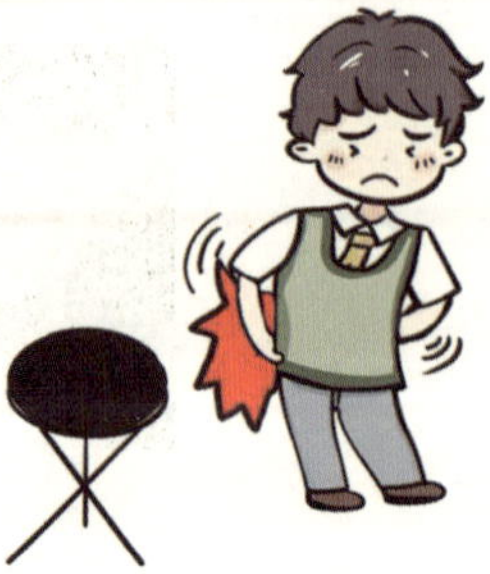

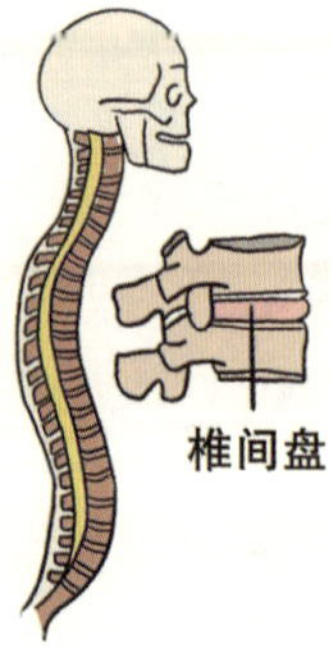

2.为什么会得腰椎间盘突出呢?

年龄因素:随着年龄的增长,椎间盘会逐渐失去水分和弹性。就像一个充满水的气球,随着时间的推移,水分减少,气球会变得干瘪,容易破裂,这就使得椎间盘更容易突出。

体重因素:超重或肥胖会增加腰椎的压力,就像背着一个重重的背包一样,腰部负担加重,时间久了,腰椎间盘就容易受伤。

生活习惯:缺乏运动、长期坐着不动、不良的坐姿和站姿都会对腰椎产生不良影响。

遗传因素:如果家族中有人患有腰椎间盘突出症,那么自身患病的风险也会相对较高。

疾病影响:一些疾病如糖尿病和骨质疏松等,会影响椎间盘的健康状态,使其更容易受伤。

3.得了腰椎间盘突出会有哪些症状?

腰痛:这是腰椎间盘突出症最常见的症状之一。疼痛可能是钝痛或剧痛,通常会在活动后加剧,休息时有所缓解。这是由于突出的椎间盘压迫到周围的神经或肌肉组织所引起的。

坐骨神经痛:疼痛从腰部沿着一侧的大腿和小腿一直放射到脚部,感觉像是电击或灼烧。这是由于突出的椎间盘压迫到坐骨神经,引发放射性疼痛。

感觉异常:患者可能会感觉到腿部或脚部发麻、刺痛,甚至感觉减退或丧失。这主要是椎间盘突出的压迫影响到神经信号的传导,导致感觉异常。

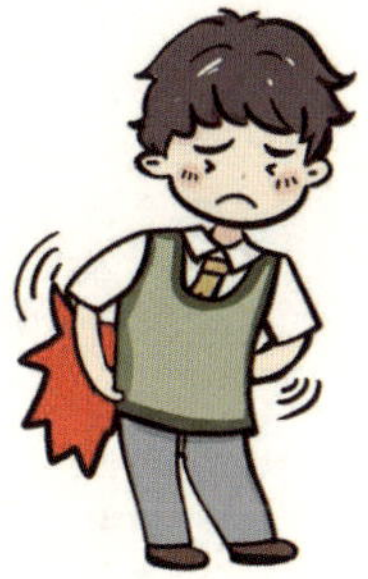

肌肉无力:部分患者可能会感觉到下肢肌肉无力,行走时感到腿软无力,严重时甚至会导致运动困难。这是由于神经受到压迫,导致肌肉力量减弱。

动作受限:弯腰、扭腰、久坐等动作会加重疼痛,还会导致起立和行走困难。

4.如何治疗腰椎间盘突出症?

◆ 保守治疗

多数腰椎间盘突出症患者的症状经保守治疗6～12周得到改善。因此,对无显著神经损害的病例，一般推荐保守治疗，具体方法如下：

（1）卧床休息：卧床休息一直被认为是腰椎间盘突出症保守治疗最重要的方式之一。但越来越多的循证医学证据表明，与正常的日常活动相比，卧床休息并不能降低患者的疼痛程度及促进患者功能恢复。对疼痛严重、需卧床休息的患者，应尽量缩短卧床时间，且在症状缓解后鼓励其尽早恢复适度的正常活动，同时需注意日常活动姿势，避免扭转、屈曲及过量负重。

（2）药物治疗，常见药物有：①非甾体抗炎药：是治疗腰背痛的一线药物。②阿片类止痛药：在减轻腰痛方面短期有益。在坐骨神经痛患者的症状改善和功能恢复方面，阿片类药物的效果仍不明确，同时应关注药物长期使用的不良反应及药物依赖。③糖皮质激素：全身应用可短期缓解疼痛，但全身使用激素会带来不良反应，不推荐长期使用。④肌肉松弛剂：可用于急性期和亚急性期腰痛患者的药物治疗。⑤抗抑郁药：抗抑郁药对慢性腰背痛和坐骨神经痛有一定疗效，但目前相关的研究较少。

（3）运动疗法：包括核心肌群肌力训练、方向特异性训练、腰痛训练等，应在康复医学专业人员的指导下进行针对性、个体化的运动治疗。

（4）硬膜外注射：硬膜外类固醇激素注射（ESI）可用于腰椎间盘突出症的诊断和治疗。对根性症状明显的腰椎间盘突出症患者，ESI 短期内可改善症状，但长期作用并不显著。

（5）手法治疗：手法治疗可改善腰背部疼痛和功能状态。对没有手术指征的轻中度腰骶神经痛患者，可改善腰椎间盘突出所致的根性症状，但应注意手法治疗有加重腰椎间盘突出的风险。

（6）其他：热敷、针灸、按摩、中药等对缓解腰椎间盘突出症的症状均有一定的效果，但一定要到正规医院接受治疗。

◆ 手术治疗

与非手术治疗相比，手术治疗通常能更快及更大程度地改善症状，并发症的发生率也较低。

5.日常生活中，腰椎间盘突出者应如何锻炼？

游泳：游泳是一种低冲击力的运动，适合腰椎间盘突出患者。在水中，身体在浮力作用下变得轻盈，有助于减少腰部的负担。建议选择自由泳或蛙泳，这些姿势可以在水中较为自由地移动，同时减少对腰部的压力。

小燕飞：俯卧在床上，将上肢放置于背后，然后用力将头胸部和双腿挺起，使之离开床面，使身体呈反弓形。这个动作可以加强腰部肌肉，减轻腰部的压力，建议每次锻炼 20～50 次，每天早晚各做 1 次。

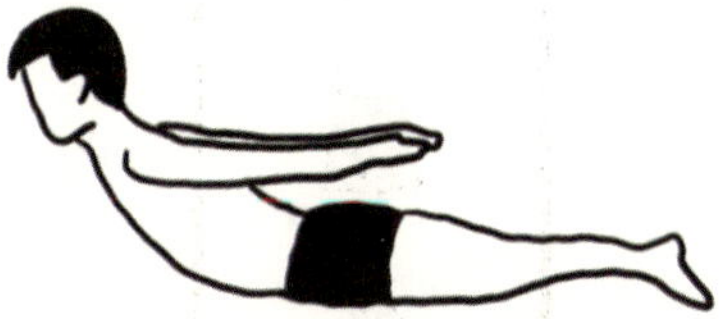

头、上肢及背部后伸

五点支撑：仰卧在床上，用双肘、双足及头支撑身体，用力向上挺腹，坚持片刻，然后放下。这个动作有助于加强腰部肌肉，提高腰部的稳定性，建议每天早晚各做 1 次。

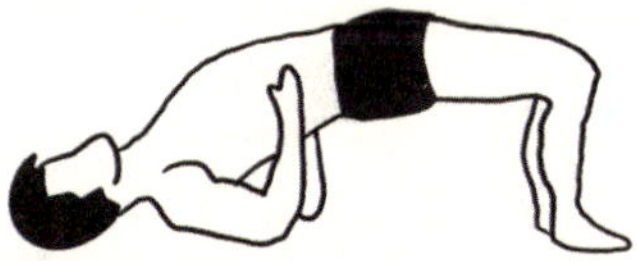

仰卧蹬车：仰卧在床上，双腿向上做蹬自行车状的动作。这个动作可以增强腰部和下肢的力量，同时促进血液循环，建议每天早晚各做 1 次，每次 10～15 分钟。

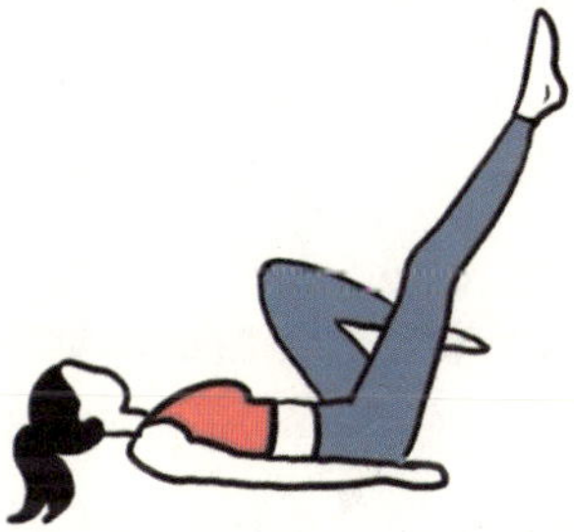

屈滚法：仰卧在床上，屈膝屈髋，双手抱膝。通过腰骶部向上屈滚使脊柱过屈，这个动作有助于放松腰部肌肉，减轻腰椎间盘的压力，建议反复操作 5～6 次。

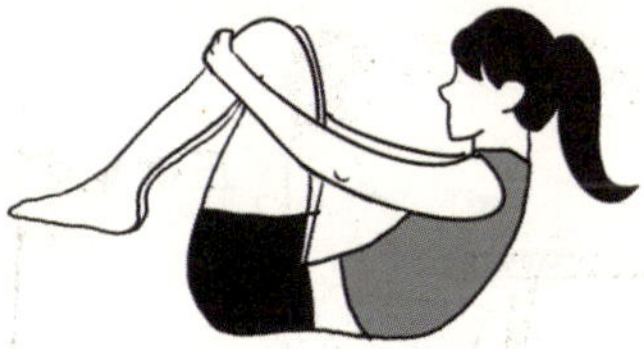

引体向上：身体素质好的人可以在单杠上做引体向上，身体素质差点的人也可以双手握着单杠两脚悬空吊一会儿。这个动作可以加强背部和腰部肌肉的力量。

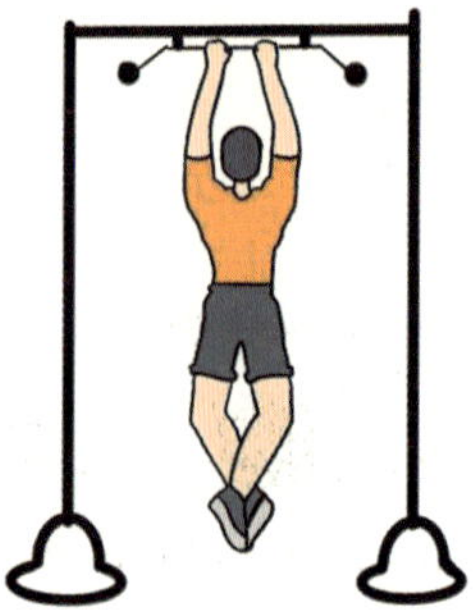

注意：在进行这些锻炼时，请根据自己的身体状况适当调整强度和次数，避免过度劳累。如果腰部疼痛加重，请立即停止锻炼并咨询医生。

6.如何保持正确的姿势？

◆ 坐姿

上半身呈直立状态，保持头颈、腰背和臀部在同一直线上。坐下时，臀部下方和后方紧贴椅子的坐垫和后面的靠背，用坐垫和靠背这两个接触点来支撑全身的重量，如果此时腰后背处有悬空，可以摆放一个头枕或者靠垫做支撑。放松腰背部和臀部的肌肉，身体呈微微后仰姿态，上半身保持在同一垂直线上，以维持人体正常的脊椎生理曲线，切记不要将脖子前倾，或形成含胸驼背的姿态。双腿自然下垂，膝关节放松，足底全部接触地面，大腿自然弯曲，和小腿弯曲的角度保持在 90°～110°之间。如果足底无法全部够到地面，可以在椅子前方地面放一个合适的垫子，然后将双脚放在垫面上。如果椅子两侧带扶手，调整扶手高度，使得双臂可以轻松自然地摆放在扶手背上，放松肩膀和手臂肌肉，让手臂自然弯曲，保持在 90°左右。

当从椅子上站立起来时，应该用双手扶住两侧的把手，靠双手和双腿同时发力，不要采用全身前倾的发力姿势。防止突然发力，以免拉伤腰背部肌肉。

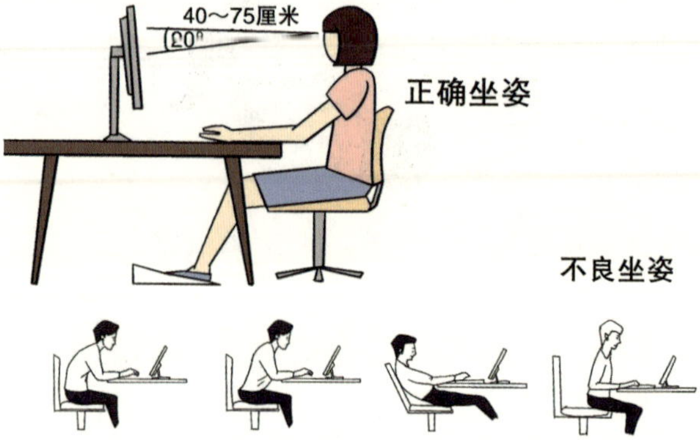

◆ 睡姿

(1)仰卧位：平躺在床上，放松身心，保持四肢的自然伸展。选择大约一拳高的枕头放在颈部，使颈部完全贴合枕头，在腰部后面放一个中等大小的枕头做支撑，或者在脚后跟放一个支撑物，抬高脚部。

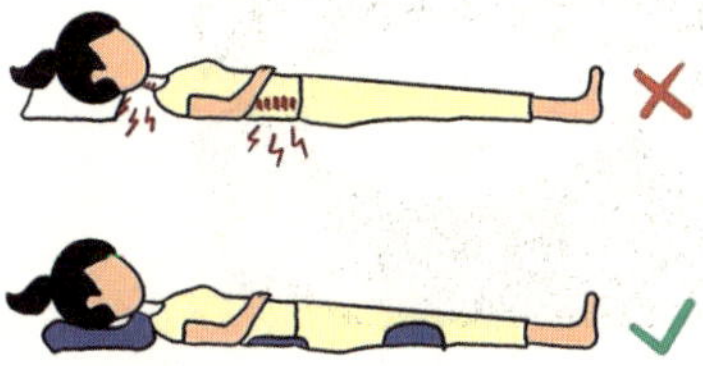

(2)侧卧位：先平躺在床上，然后翻身侧卧，选择与肩同高的枕头，保证脊柱不侧弯。肩膀以及身体其他部分与床接触，在膝盖之间放一个合适大小的枕头。腰和床之间如果还存在空隙，可以在腰部放一个枕头。

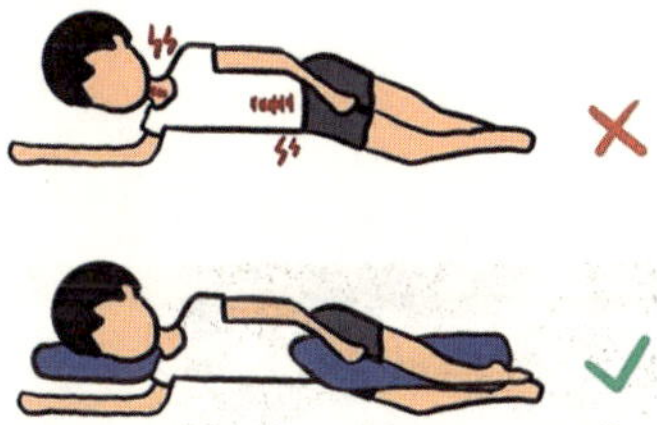

◆ 站姿

两眼平视，挺胸，直腰，两腿直立，两足距离约与骨盆宽度相同，这样全身重力可均匀地从脊柱、骨盆传向下肢，再由两下肢传至足，成为真正的“脚踏实地”。

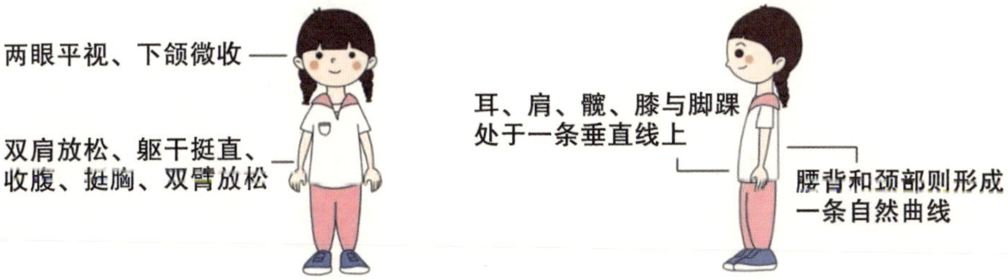

7.腰椎间盘突出症的患者该吃什么？

腰椎间盘突出中医食疗小食谱

食疗应以补肾壮腰、调养气血、活血化瘀、散寒除湿为主，推荐食疗方如下：

★ 桂枸茶

(1)食材：肉桂 5～10 克，枸杞子 15～30 克。

(2)做法：将肉桂、枸杞子放入杯中，泡水代茶饮。

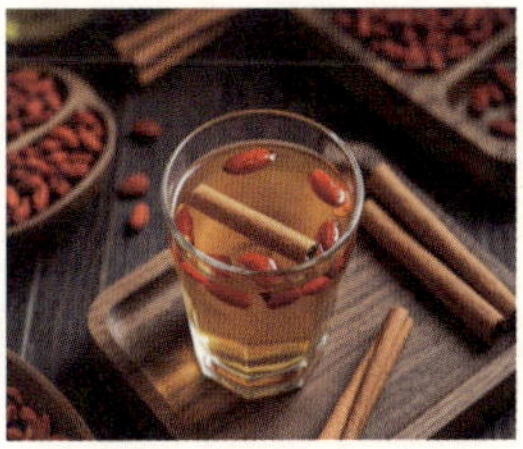

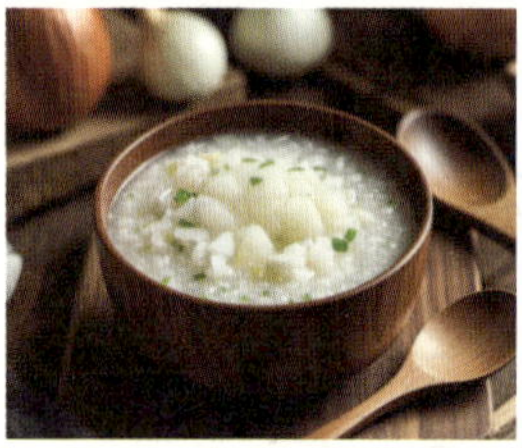

★ 葱耳蒜粥

(1)食材：洋葱 50～100 克，大蒜 1 头，桃仁 15～30 克。

(2)做法：将洋葱、大蒜、桃仁放入锅内煎煮 30 分钟以上，用煎煮后的汁液煮羊肉食用。

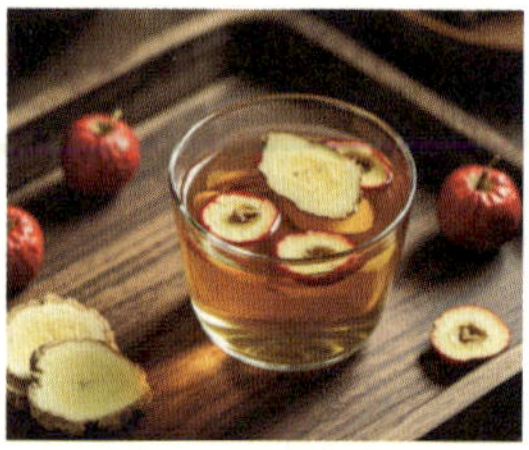

★ 姜楂茶

(1)食材：生姜 15 克，山楂 10 克。

(2)做法：将生姜洗净切片，与山楂一同放入杯中泡水代茶饮。

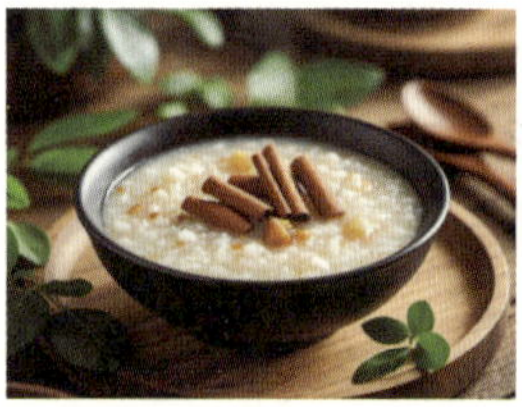

★ 桂山枸杞粥

食材：肉桂 10 克，山茱萸 15～30 克，枸杞子 15～30 克，刀豆 50 克。

做法：将肉桂、山茱萸、枸杞子、刀豆等放入锅内煎煮 30 分钟以上，用煎煮后的汁液煮粥同食。

（季红　陈毓卓　李娜）

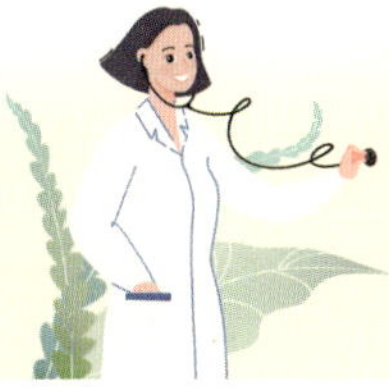

胸闷、头晕真吓人

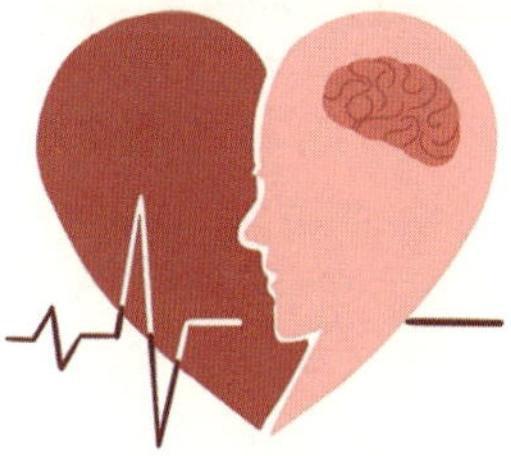

冬季来临，随着气温下降，心脑血管病的发病率逐渐增高，呈现明显的季节性。心脑血管疾病主要包括心血管疾病（如冠心病、心肌梗死）和脑血管疾病（如脑卒中、脑出血）。人体血管就像水管，使用时间久了，管道容易堆积一些“垃圾”，如脂肪、胆固醇，慢慢堵住血管，血流缓慢，久而久之就出问题。

原来，小王以前是个社交活动较为频繁的人，经常约三五好友“酣畅淋漓”，工作上的应酬也比较多。前天，他和同事们在饭桌上洽谈，突然胸口一阵疼痛，持续了大约3秒，很快就恢复了，小王也没在意。第二天早上，小王早起去跑步，但在跑步过程中胸口传来一阵紧绷感伴有疼痛，持续时间比昨天更久，并且感觉心跳得厉害，喘不过气来。小王立马坐在马路边休息，并拨打了“120”。

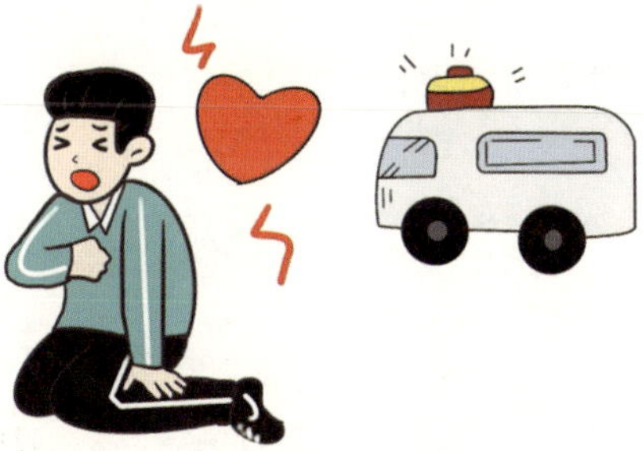

医生询问病情后，得知小王患有高血压、高血脂、糖尿病，也有长达一二十年的吸烟史和饮酒史。通过检查，小王确诊冠心病。医生建议他马上住院，尽早规范治疗。

冬季是道坎儿——冠心病

1.什么是冠心病?

冠心病全称冠状动脉粥样硬化性心脏病，是指心脏的冠状动脉因粥样硬化导致血管狭窄或阻塞，进而影响心脏供血。

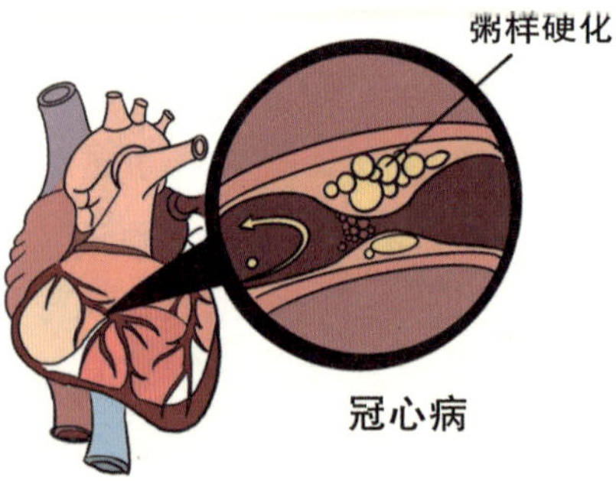

通俗地说，心脏就像人体的“发动机”，负责输送血液。冠状动脉是为心脏供血的血管。粥样硬化则是指血管内壁堆积脂肪等物质，形成斑块，使血管变窄或堵塞。血管冠状动脉或者冠状动脉延伸出来的分支血管造成堵塞，无法正常为心脏供血，心脏因缺血而引发一系列症状。

2.为什么冬季冠心病的发病率会增加?

冬季温差会刺激血管收缩，直接导致冠心病的发病率上升。

血管对温度比较敏感，而冬季早晚温差较大，当血管受到低温刺激时，容易出现回缩的现象；当中午气温回暖时，又开始出现扩张，很容易导致血管出现痉挛，血压升高，慢慢就会引发心脑血管疾病。

3.得了冠心病有哪些症状?

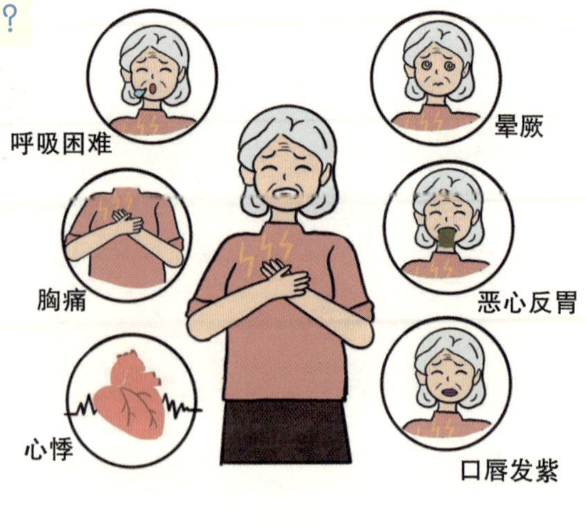

胸痛：这是最常见，也是最典型的症状，通常表现为胸骨后压榨性疼痛，可能放射到左臂、肩部、背部、颈部或下巴。这种疼痛通常在体力活动、情绪激动或寒冷时加剧。

呼吸困难：由于心脏泵血功能下降，患者可能在轻微活动后就感到呼吸急促。

恶心和呕吐：这些症状可能伴随心绞痛出现，尤其是在心绞痛发作时。

疲劳：由于心脏无法有效泵血，患者可能会感到异常疲劳，即使在休息时也难以缓解。

心悸和心律不齐：冠心病患者可能会感到心跳不规则或异常快速。

其他不典型症状：如牙痛、颈部或下颌疼痛，尤其是老年人，可能不那么明显或典型。

4.冠心病有什么诱发因素?

年龄因素：40 岁以上的人群是冠心病的高发人群，男性多于女性，但女性在绝经后风险增加。女性进入围绝经期后，卵巢功能逐渐衰退，雌激素水平逐渐降低，雌激素对心脑血管、神经、血脂等方面的保护作用逐渐减弱，是女性冠心病易感期。

慢性病影响：高血脂，特别是低密度脂蛋白（LDL）升高，是冠心病的独立危险因素，血液中胆固醇和甘油三酯水平升高，会促进斑块形成。高血压是冠心病最主要的致病因素之一，高血压患者患冠心病的概率比血压正常的人要高。长期高血压可损伤动脉内皮，加速动脉粥样硬化。糖尿病患者患冠心病的风险显著增加，尤其是 40 岁以上的糖尿病患者，血糖控制不佳可加速动脉硬化进程。

吸烟者：吸烟与冠心病有很大的关系，是冠心病的独立危险因素。烟草中的有害物质会损伤血管内皮，促进动脉粥样硬化。

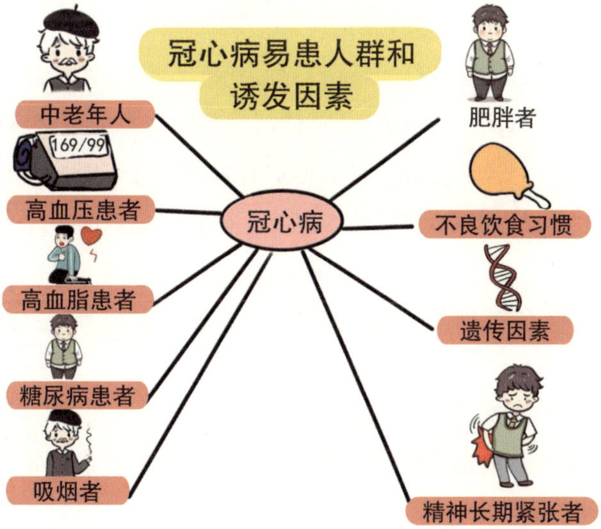

肥胖者：体重超标准者易患冠心病。

不良饮食习惯：高脂、高盐、高糖饮食会增加冠心病风险。

精神长期紧张：具有争强好胜、性情急躁等性格特征的人易患冠心病，长期压力也可能导致高血压和其他心血管疾病。

遗传因素：有冠心病家族史的人群，尤其是家族中有早发冠心病史(男性小于55岁,女性小于65岁发病)者,冠心病的发病风险明显增高。

5.如何治疗冠心病?

冠心病的治疗主要包括药物治疗、手术治疗。

◆ 药物治疗

(1)冠心病治疗:常用药物包括阿司匹林、β受体阻滞剂(如美托洛尔)、钙通道阻滞剂(如地尔硫䓬)、硝酸酯类药物等。这些药物用于控制症状、降低血压和改善心脏功能。

(2)心肌梗死治疗:在心肌梗死发生后,通常会使用抗血小板药物(如阿司匹林、氯吡格雷、替格瑞洛)来防止血栓再次形成。同时,会使用溶栓药物或冠状动脉介入手术(PCI)来尽快恢复心肌的血液供应。

◆ 手术治疗

(1)冠状动脉介入手术(PCI):通过导管在冠状动脉中植入支架,以恢复血液流动。这是一种常用于治疗严重冠状动脉狭窄的手术。

(2)冠状动脉旁路移植(CABG)手术:当冠状动脉狭窄严重到无法通过支架植入治疗时,可能需要进行CABG手术。这种手术通过移植健康的血管段到狭窄的冠状动脉区域,以改善心脏的血液供应。

6.如何预防冠心病?

(1)保持良好的情绪:冠心病患者必须要对自己所患的疾病有客观全面的认知,形成正确心态,才能使后续病情防控质量得到保障。

(2)选取适合自己的运动方式并坚持,如散步,在冬天保暖措施达标的基础上在室内多动,使身体始终处于健康状态。

(3)饮食规律,严格按照医嘱进食,多吃新鲜的蔬菜、水果,适当食用鱼类、豆制品、瘦肉等优质蛋白含量高的食品。另外,老年人容易发生便秘,大便时的屏气动作会诱发冠心病发作,为了避免便秘的发生,建议多食富含纤维素的食物,如香蕉、芹菜及粗粮。

(4)冠心病患者要随时随身携带硝酸甘油片、速效救心丸等药物,避免自身生命安全受到威胁。家属也应在医生指导下掌握基本的冠心病急救方法,具体如下:

1）当冠心病患者心绞痛发作时，应立即停止所有活动，坐下或躺下休息。

2）如果随身携带硝酸甘油，应立即舌下含服一片。硝酸甘油通常在2～5分钟起效，能够缓解心绞痛。

3）如果条件允许，可以尽快吸氧，以帮助改善心脏供氧。

4）尽快拨打“120”，或前往医院进行急救治疗。

（5）定期检查：在医生的指导下定时复查，定期测量血压、血糖以及血脂等。

（6）中医预防：坚持按摩灵道穴、内关穴和神门穴，可以疏通经脉、活血、振奋胸阳，对缓解由气滞、胸痹所致的冠心病极为有效。

1）灵道穴

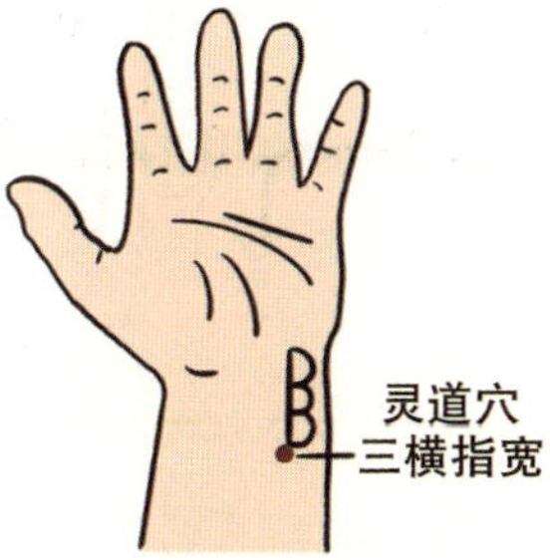

位置：灵道穴位于人体的前臂掌侧，当尺侧腕屈肌腱的桡侧缘，腕横纹上1.5寸。

方法：用拇指先轻揉灵道穴1分钟，然后重压按摩2分钟，最后轻揉1分钟，每天上午、下午各揉1次。

2）内关穴

位置：内关穴在腕部，腕掌侧横纹尺侧端，尺侧腕屈肌腱的桡侧凹陷处。

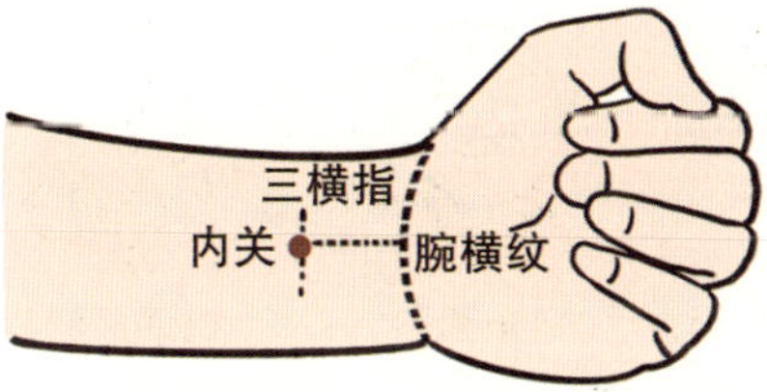

方法：以右手拇指按压左手内关穴，食指托住外关穴（在与手臂内关穴相对的另一面），两指相互按压，一捏一松50下，换另一只手再重复50下，对心脏有保健作用。

3）神门穴

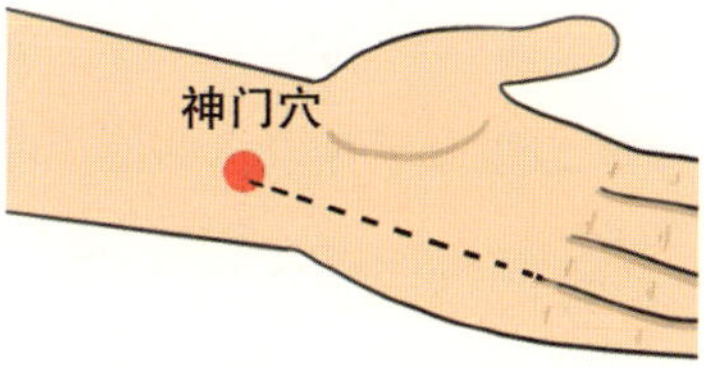

位置：神门穴在腕部，腕掌侧横纹尺侧端，尺侧腕屈肌腱的桡侧凹陷处。

方法：将一只手的拇指置于另一只手的神门穴上，向下点压用力，在压力不变的前提下，旋转揉动。当产生酸胀感时，继续点揉约1分钟后缓缓放松结束，两手交替进行，点揉每侧各1分钟。

气温骤降，谨防脑梗

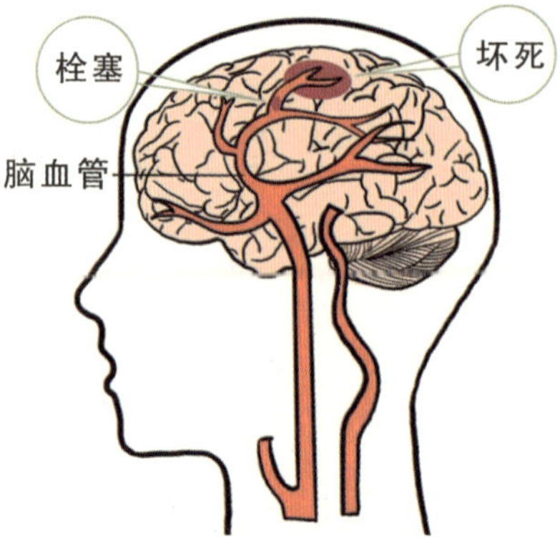

1.什么是脑梗?

大脑就像人体的“总指挥部”，负责指挥身体的一切活动，如说话、走路、思考等。脑血管像为大脑供血的“输油管道”，负责输送氧气和营养。而脑梗则是为大脑供血的某根“输油管道”突然堵住，大脑的某一部分就会因为“断粮”而停工，导致身体相应的功能出问题。

2.得了脑梗会有哪些症状?

脑梗的症状通常是突然出现的，以下是常见的脑梗症状，可以使用“FAST”口诀来帮助记忆：

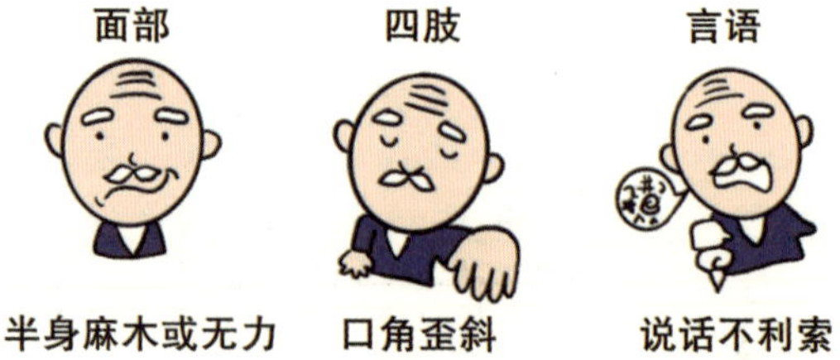

F(face，面部)：面部不对称，比如一侧嘴角歪斜、笑不起来。

A(arm，手臂)：一侧手臂或腿无力、麻木，抬不起来。

S(speech，说话)：说话不清楚、含糊，或者听不懂别人说话。

T(time，时间)：如果出现以上症状，应立即拨打“120”，抓紧时间送医。

3.如何预防脑梗呢?

(1)饮水与饮食：冬季干燥，身体丢失水分偏多，可能导致血液浓缩，增加血管堵塞风险。日常应当保持充足水分摄入，避免血液浓缩，每日饮水1500～2000毫升，每天多次、每次少量多样饮食，合理搭配，多吃蔬果、奶类、全谷、大豆，适量吃鱼、禽、蛋、瘦肉，少盐少油，控糖限酒。

(2)运动：避免剧烈运动导致水和电解质失衡，但若长期坐卧不动，会导致血糖、血脂升高，增加脑梗死风险。应当评估自身状态，选择适合的运动方式如快走、瑜伽等。

（3）取暖：科学取暖，避免室内外温差过大。对于患有高血压、动脉硬化的中老年人来说，忽冷忽热的气温变化会使脑血管反复收缩舒张，造成脑部血液循环障碍而引发脑血栓。

（4）心理：应当保持乐观的心态，积极向上，参与社交。但社交活动中应避免情绪剧烈波动，更不要因沉迷某项活动而影响正常的饮食、活动、睡眠。

4.脑梗患者该吃什么？

适合脑梗患者的中医食疗小食谱

辛辣食物易上冲于脑，油腻食物助湿生痰，难以消化，所以患者应尽量选用清淡的食物，如空心菜、芹菜、菠菜、萝卜、荸荠、茭白、冬瓜、黄瓜等。

肝阳上亢证（眩晕耳鸣、头痛且胀）的患者可以食用具有“平肝潜阳，补益肝肾”功效的食物，如芹菜、绿豆衣、荷叶、菊花等，推荐食疗方如下：

★ 芹菜粥

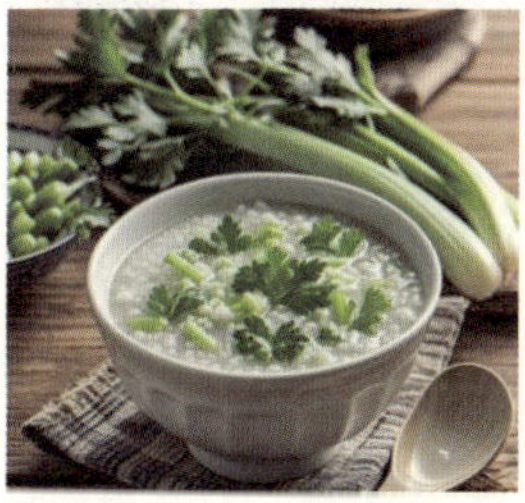

食材：芹菜50克，粳米100克。

做法：将芹菜（连根）洗净，切碎，与粳米入砂锅内，加水600毫升左右，同煮为菜粥。

★ 绿豆衣茶

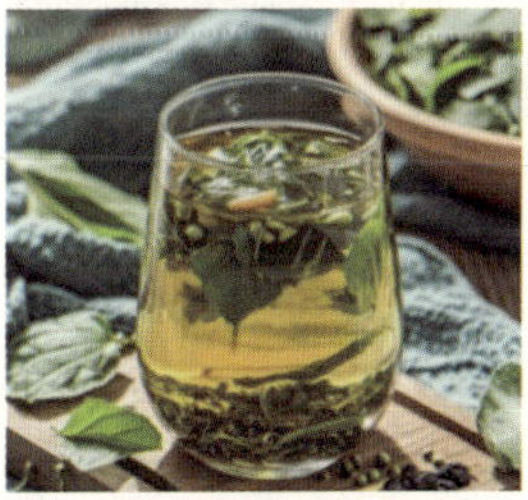

食材：绿豆衣10克，鲜桑叶50克，鲜荷叶50克。

做法：将绿豆衣、鲜桑叶、鲜荷叶洗净晾干。加水一起煎煮，代茶饮。经常饮用。

气血亏虚证（气血亏虚、头晕目眩、动则加剧、遇劳则发）的患者可以食用具有“补益气血”功效的食物，如母鸡、当归、党参、蜂蜜等，推荐食疗方如下：

★ 归参炖母鸡

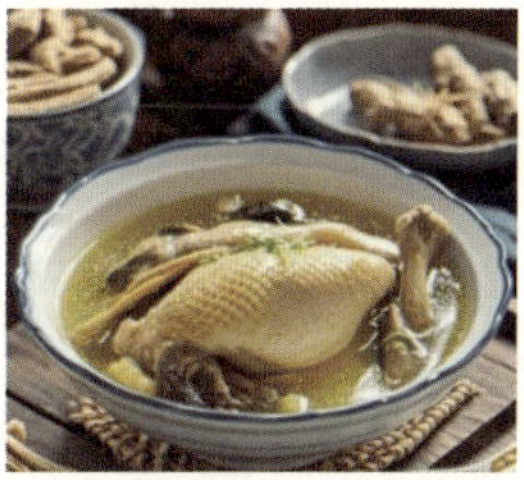

食材：母鸡1只，当归15克，党参15克，葱、姜、黄酒、食盐适量。

做法：将母鸡去毛及内脏，腹腔内置当归、党参、葱、姜、黄酒、食盐适量，将母鸡放入砂锅内，加水以小火煨炖，烂熟即可食用。

★ **芝麻胡桃泥**

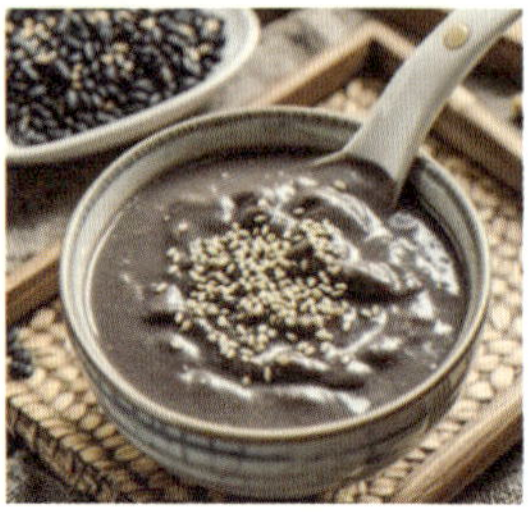

食材：黑芝麻100克，胡桃肉100克，鲜桑叶100克，蜂蜜。

做法：黑芝麻文火炒熟，鲜桑叶去叶脉络，与胡桃肉共捣烂如泥，加入适量蜂蜜调匀。

肝阳化风的患者可以食用具有“平肝潜阳，息风通络”功效的食物，如荸荠、海蜇头、芹菜、天麻、菊花、全蝎、蝉等，推荐食疗方如下：

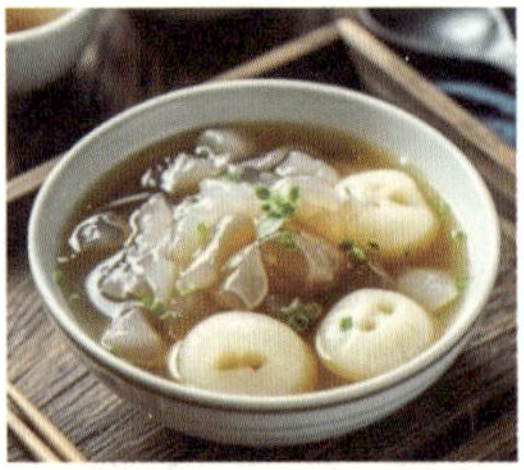

★ **雪羹汤**

食材：海蜇50克，荸荠4枚，适量食盐。

做法：海蜇用温水洗净，切成丝备用；荸荠去皮洗净，切成片备用。海蜇、荸荠放入锅中，加清水以大火烧开，再改用小火，继续煮10分钟，以食盐调味即成。

★ **全虫闹金蝉**

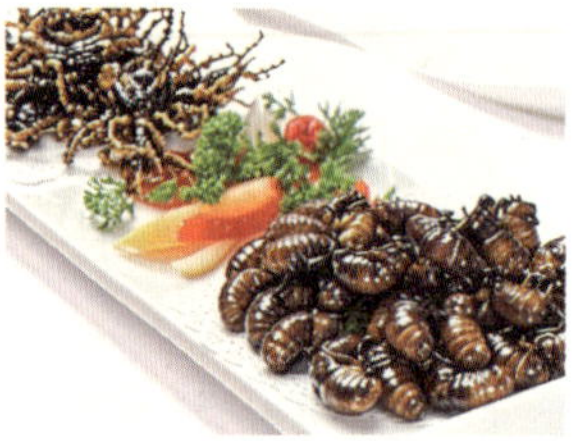

食材：全蝎30克，金蝉30克。

做法：将全蝎、金蝉放入六成熟油中炸酥，摆在盘内，撒少许精盐，每日分3次食用。

气虚血瘀的患者可以食用具有“益气活血通络”功效的食物，如羊肚、黄芪、粳米、葱白、花椒等，推荐食疗方如下：

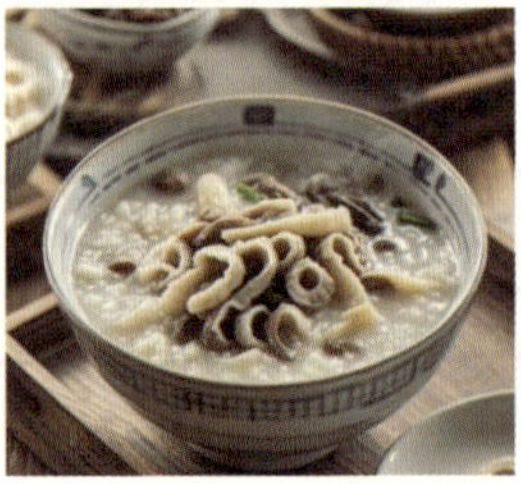

★ **羊肚粥**

食材：羊胃1具，粳米100克，葱白、生姜、豆豉、花椒、盐等调料适量。

做法：羊胃洗净、切丝，先煮待熟，入粳米100克，葱白、生姜、豆豉、花椒各适量，煮粥，加盐少许调味。

★ **参枣米饭**

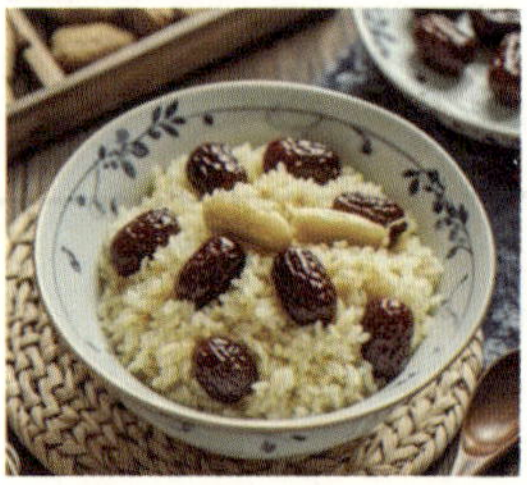

食材：党参15克，糯米250克，大枣30克，白糖50克。

做法：先将党参、大枣煎取药汁备用，再将糯米淘净，置瓷碗中，加适量水，煮熟，扣于盘中，然后将煮好的党参、大枣摆在饭上，最后加白糖于药汁内，煎成浓汁，浇在枣饭上即成。

肝肾阴虚的患者可以食用具有“益阴养血，潜阳息风”功效的食物，如银耳、黑木耳、黑豆、黑芝麻等，推荐食疗方如下：

★ **双耳汤**

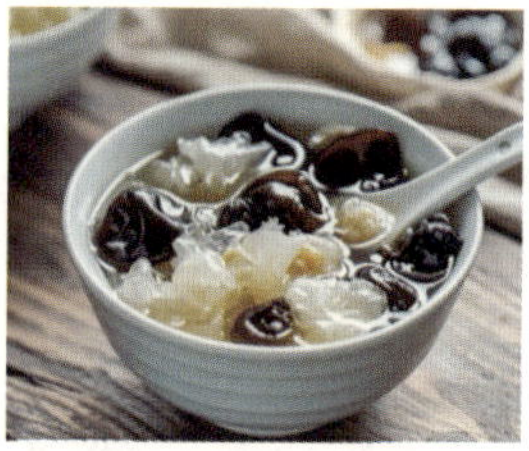

食材：银耳10克，黑木耳10克，冰糖30克。

做法：银耳、黑木耳用温开水泡发，并摘除蒂柄，除去杂质，洗净，放入碗内；将冰糖放入，加水适量。然后，将盛木耳的碗置锅中蒸1小时，待木耳熟透即成。

阳闭的患者可以食用具有“清热化痰，醒神开窍”功效的食物，如薄荷、麻仁、竹沥、决明子等，推荐食疗方如下：

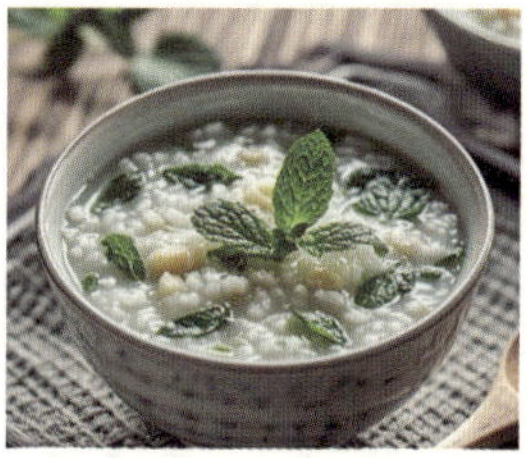

★ **薄荷荆芥粥**

食材：鲜薄荷叶、鲜荆芥穗各30克，麻仁50克，粳米50～100克。

做法：将鲜薄荷叶、鲜荆芥穗洗净切碎，煎汤取汁，入炒麻仁50克，粳米50～100克，共煮稀糜粥，粥成过箩，鼻饲，可加入竹沥以化痰开窍。

阴闭的患者可以食用具有“温阳化痰，醒神开窍”功效的食物，如远志、菖蒲、葱白、猪肾等，推荐食疗方如下：

★ **人参粥**

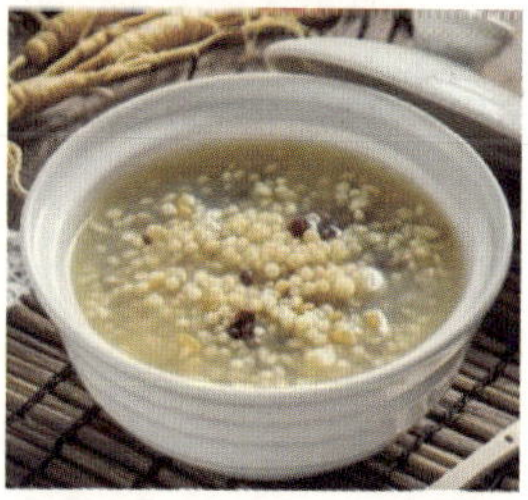

食材：人参3克，粳米100克，适量冰糖。

做法：人参打粉备用，粳米洗净，放入锅中，加水适量，加入人参粉煮粥，把熬成汁的冰糖加入粥中拌匀食用。

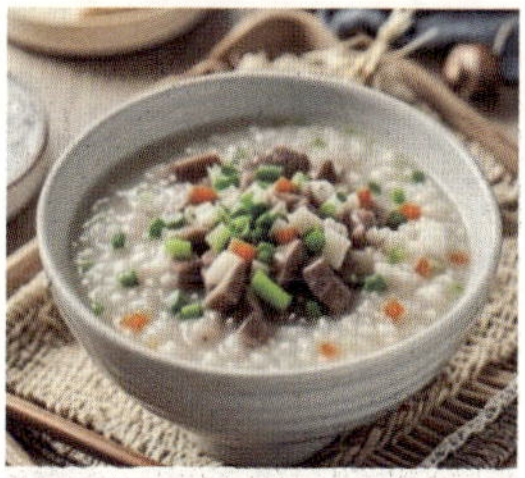

★ **菖蒲羹**

食材：菖蒲10克，猪肾1对，粳米150克，葱白10克。

做法：菖蒲洗净，水煎去渣留汁，猪肾去除筋膜、切碎，加入粳米、葱白共煮稀糜粥。

脾肾两虚的患者可以食用具有“健脾温肾”功效的食物，如羊肉、山药、胡桃肉、银耳、粳米等，推荐食疗方如下：

★ **复元汤**

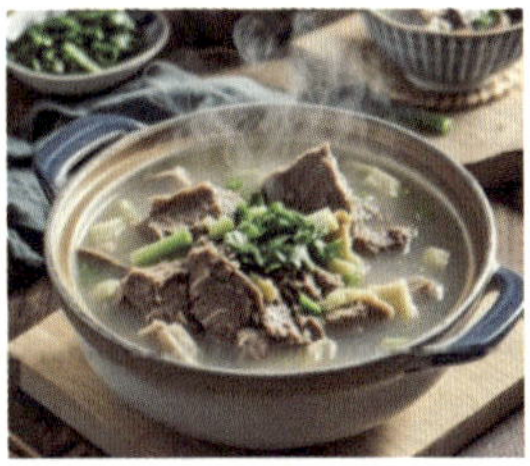

食材：羊脊骨1具，羊肉500克，山药50克，肉苁蓉20克，菟丝子10克，胡桃肉2个，葱白3茎，粳米100克，花椒、胡椒粉、八角、黄酒各20克，姜、葱适量。

做法：将羊脊骨砍成数块，用清水洗净，羊肉洗净后入沸水锅内焯去血水，再洗净切成条块。姜、葱洗净拍破，山药、肉苁蓉、菟丝子、胡桃肉、葱白用纱布袋装好扎口，与粳米同时下入砂锅内，注入清水，武火烧沸，打去浮沫，再下入花椒、胡椒粉、八角、黄酒，改移文火上继续炖至肉烂骨酥为止，装碗后用食盐调味即成。

★ **清脑羹**

食材：杜仲50克，干银耳50克，冰糖250克。

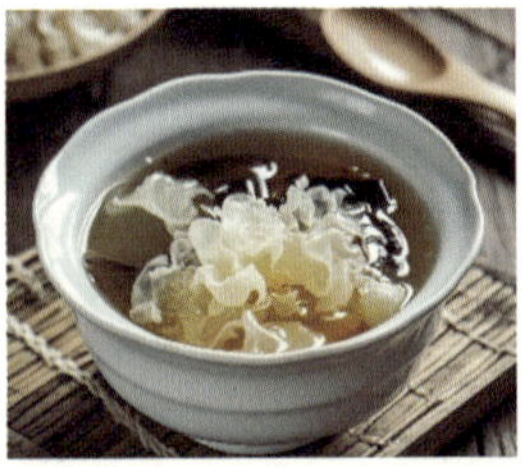

做法：将杜仲煎熬3次，收取药液4000毫升待用。干银耳用温水发透择去杂质，揉碎，淘洗干净。冰糖250克，用水溶化后，置文火上煎至色微黄时过滤待用。取一洁净的锅，倒入杜仲汁，下入银耳，并视银耳胀发情况再加适量清水，置武火上烧沸后，移文火上久熬至银耳熟烂，3～4小时，再冲入冰糖水熬稠即成。

气虚血瘀的患者可以食用具有“益气活血，化瘀通络”功效的食物，如生姜、大枣、粳米、黄芪等，推荐食疗方如下：

★ **大枣粳米粥**

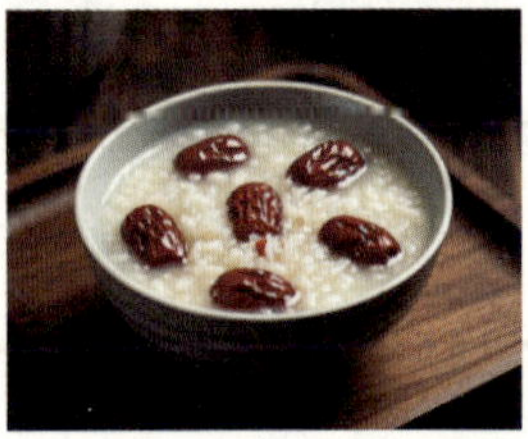

食材：黄芪15克，生姜15克，桂枝10克，白芍10克，粳米100克，红枣4枚。

做法：黄芪、生姜、桂枝、白芍加水浓煎取汁，去渣。取粳米、红枣加水煨粥，粥成后倒入药汁，调匀即可。

（季红　王青　陈毓卓）

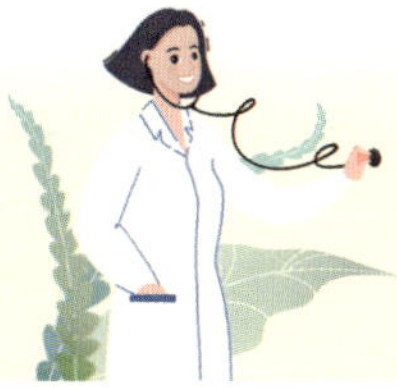

冬季养护

养肾防寒，补肾扶阳

《黄帝内经》强调："冬三月，此为闭藏，水冰地坼，勿扰乎阳。"冬季寒风凛冽，是万物归藏、积蓄能量的时期。藏，是整个冬季的养生核心。中医认为，肾为封藏之本，可封藏精气、增强纳气，与冬季相应。在阴寒渐显的冬季，温补肾之阳气尤为重要。因此，人体当顺应自然之气，调养肾脏，收敛阳气，加强保暖，适当进补，为来年春天的生机储备能量。

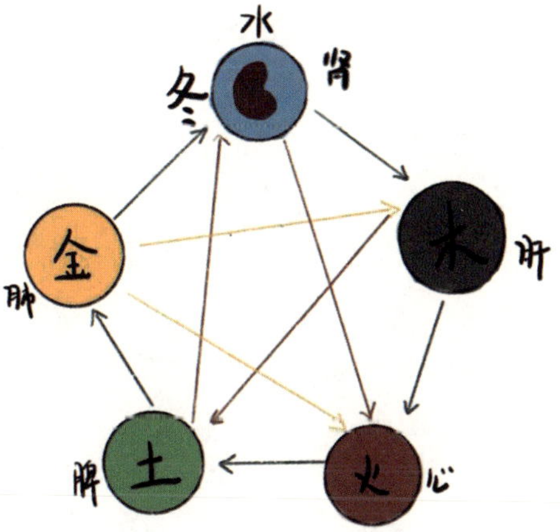

1.冬季保暖妙招

醒来暖——被窝里的小确幸：冬日的早晨，温暖的被窝让人留恋。但你知道冬季适当赖床有诸多好处吗？冬季早上醒来，在被窝里赖上一会儿，可以让尚处在松弛状态的肌肉逐渐恢复到自然紧张状态，使缓慢流淌的血液逐渐加速，让大脑从睡梦中逐渐清醒过来，增强四肢的灵活性并避免受伤。因此，醒后可以躺一会，在被窝中做些简单的伸展动作，让身体逐渐适应外界的温度，再慢慢起床，给身体一个"开机"时间。

洗漱暖——温水唤醒肌肤：洗脸刷牙时，选择温水而非冷水，可以唤醒沉睡的肌肤，避免牙齿受到骤冷或骤热的刺激。

如厕暖——夜间的温暖守护：夜间如厕，记得穿上暖和的睡衣，防止受凉感冒。

外出暖——全副武装的“冬日战士”：冬季晨练不宜过早，外出时记得戴上手套、帽子、围巾，穿上大衣，抵御寒风的侵袭。

洗澡暖——浴室里的温暖序曲：洗澡前，可以用浴霸等设备让浴室充满热气，等温度上升后再入浴，这是冬日洗澡的小智慧。

2.冬季重点防护部位

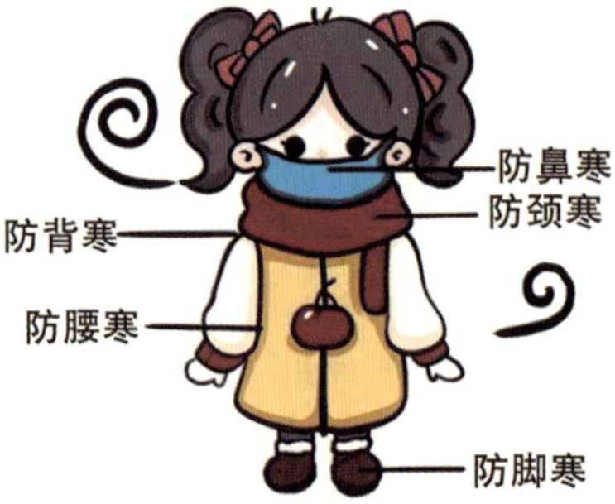

防鼻寒：立冬后，鼻炎成了许多人的大麻烦。外出时应注意鼻部保暖，减少冷空气的刺激。

防颈寒：冬季是颈椎病的高发季节。颈部是人体的“要塞”，要做好颈部的保暖，可以佩戴围巾或穿高领衣服。

防背寒：中医认为，背部经络包括督脉及足太阳膀胱经，督脉统领全身阳气，应注意保暖。除了增加衣物保暖，还可以晒背。晒背可以养督脉之气，督脉被称为“阳脉之海”，可温通经脉，壮养人体的阳气。

防腰寒：肾喜温恶寒，常按摩能温煦肾阳、畅达气血。平时可以将手掌搓热在腰部摩擦 5～10 分钟，将腰部擦热为止，此法可以暖肾强腰。

防脚寒：“寒从脚下起”，足部穴位较多，与气血阴阳密切相关，所以应注意足部保暖，每晚睡前用温水或中药泡脚。泡脚时可用手指搓揉脚跟、脚掌、脚趾和脚背，可起到疏通经络、平衡脏腑、祛除病邪、扶正固本的作用。

3.冬季穿衣指南

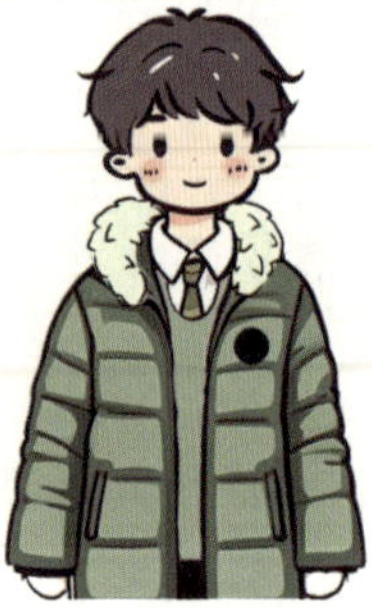

◆ 衣料的选择

衣料的导热性非常重要，导热性越低，保暖性越高。在众多的衣料中，羊毛、氯纶、腈纶、蚕丝的导热性最低，所以保暖性最高，而锦纶、丙纶、涤纶的导热性较高，因此它们的保暖御寒作用也较低。吸收太阳辐射的热量与衣料的表面状态有关。表面光滑的吸收热量少，表面粗糙的吸收热量多。各种表面粗糙的厚大衣是良好的冬令外衣。

◆ 衣服色彩的选择

外套衣料的颜色也很重要，因为衣料的颜色与吸收日光辐射热量有密切关系。其中，黑色衣料吸收的热量为太阳辐射热量的88%，绿色为57%，白色为20%。因此，深色外衣的保暖效果更佳。

◆ 多层次叠穿

衣料内的空气几乎是静止的，而静止的空气导热性最低，其保暖性也最好。因此，冬季穿衣可多层次，层次越多，衣服与体表之间的空气层也越多，其保暖效果也就越好。因此，衣料中所含的空气越多，保暖性就越好。

4.冬季饮食原则

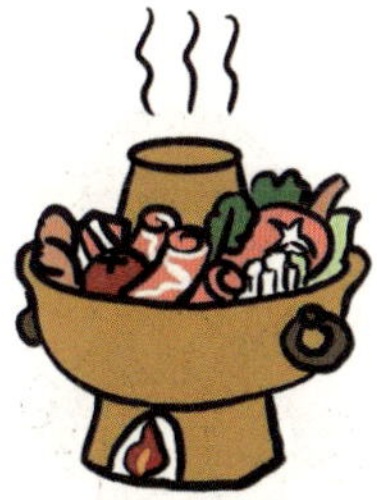

温补御寒：冬天，气温不断降低，吃些温热的食物才能保暖、补阳气，如羊肉、牛肉、胡椒、姜等食材。在寒冷雪天，三五好友相聚来上一顿牛羊肉火锅，可以赶走寒意，岂不美哉！

滋阴润燥：冬天时，皮肤和嗓子总喊"渴"，多吃点润燥的食物，如银耳、雪梨、蜂蜜，不仅能"锁水"，还能让皮肤重现光泽。

均衡搭配：虽然冬天主打"补"字，但也要注意营养均衡，尽量别吃太油腻的东西，避免给肠胃带来负担，还要补充足够的维生素和矿物质。除了应该适当多进食一些五谷杂粮外，还应该注意补充足够的蛋白质、维生素、矿物质及适量的脂肪。

5.冬季应如何调整作息?

俗话说："春困秋乏夏打盹，睡不醒的冬三月。"这主要是因为冬天天气寒冷，自然界阳气不足，人体随之也会出现阳气不足，从而表现得没有精神。

冬天夜长昼短，顺应冬季闭藏的特性，应做到早睡晚起，让阳气得到充分的闭藏，生命得到充分的休养。夜晚早睡，可以避免接触深夜严寒之气，从而养护人体阳气；早晨晚起，最好等太阳出来以后再起床，可以避严寒，减少损耗体内潜伏的阳气，以应对天迟亮，阳气升发之晚。理想的睡眠时间是晚上10点至次日早晨6点，这有助于敛收体内阳气。大家可以根据自己的具体生物钟及工作生活时间适当调整。

6.冬季运动原则

俗话说:“冬练三九,夏练三伏。”适量的冬季运动可以加快机体新陈代谢,提高机体免疫力,促进气血流通,帮助我们抵御寒冷,振奋体内阳气。在冬季运动应注意以下几点:

(1)“微汗即止”:选择一些低强度、温和的运动,如散步、瑜伽、慢跑等,能舒展筋骨、促进血液循环,同时有助于保持体温,但不至于过度消耗体力,并可防止因体表出汗过多而导致寒气入体。

(2)运动前做好热身:冬季肌肉和关节较僵硬,运动前充分热身能防止拉伤和扭伤。

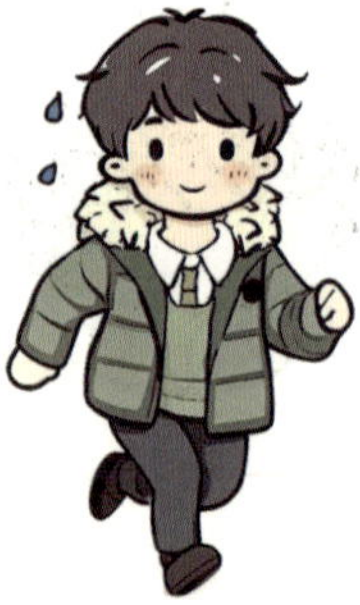

(3)运动时间安排在白天:冬季昼短夜长,气温低,建议选择在日出后或午后气温较高的时间段进行户外运动,减少寒气对身体的影响。

(4)注重保暖:在冬季户外运动时,应穿着适量衣物,选择透气但保暖的衣服,运动后也要及时更换湿衣物,防止着凉。

7.冬季应如何进行情志调整?

冬季昼短夜长,天气转凉,万物凋零,易引起心理波动。故冬季情志内藏、易恐、易滞、易郁,表现为多疑惊恐、胡思乱想、情绪低落。

《黄帝内经》中提出“使志若伏若匿,若有私意,若已有得”,即冬季应精神安宁,情绪稳定,秘而不宣,将情绪深藏于内,避免情绪波动,减少精气外泄。

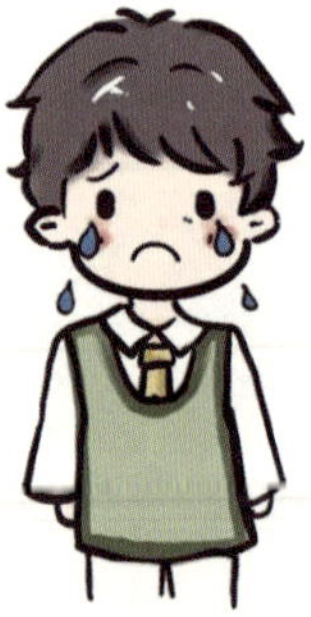

情绪“保暖”:就像身体需要羽绒服和热巧克力一样,情绪也需要保暖。找到能让你心情回暖的活动,如听音乐、看电影等以抵御冬季抑郁。

情绪“运动”:冬季适当运动可促进血液循环,增强身体活力,改善情绪。

情绪“营养”:可经常食用菠菜、猕猴桃、牡蛎、橘子、黄豆和深绿色的蔬菜,因为这些食物中都含有叶酸,可以帮助抵抗抑郁。另外,全麦面包、粗面粉制品、谷物、酵母、动物肝脏及水果等都是富含 B 族维生素的食物,有利于改善不良情绪及抑郁症。

情绪“交流”：多与家人、朋友交流沟通，参加社交活动，尤其老年人，可以参加老年俱乐部、社区活动等。

情绪“茶饮”：中医认为诸花气味芳香，芳香可解郁，如玫瑰花、素馨花、月季花、合欢花、茉莉花、桂花等花类，气味芳香，都有很好的行气解郁的效果，可以选择配上菊花、陈皮、酸枣仁、佛手、茯苓、莲子等一二味，开水沏代茶饮，有疏肝理气、养心安神的效果。

情绪“穴位”：对相应穴位进行刺激，能有效改善情绪不佳，常选用印堂、内关、太阳穴等。因此，闲暇时不妨动起来，按摩一下这些穴位，有利于保持情绪稳定。

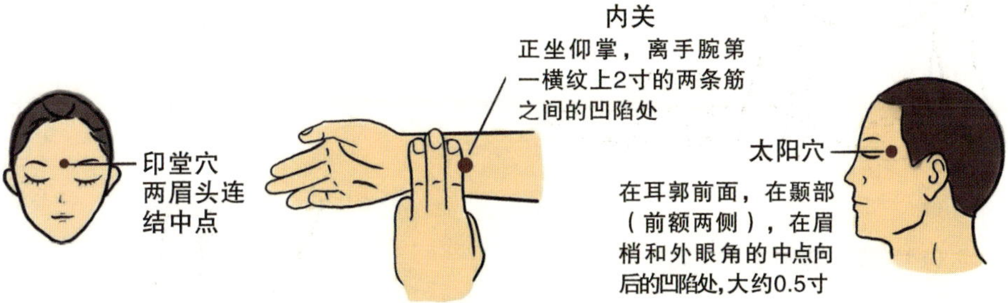

8.在冬季应如何通过穴位调理身体?

冬季阳气虚弱，可以通过按揉穴位或者穴位艾灸调理身体，帮助驱散寒气、疏通经络，增强抗病能力：

◆ 大椎穴

(1)功效：益气壮阳，解表通阳，补虚宁神，清热解表。

(2)取穴：坐位低头，项后上背部脊柱最上方突起之椎骨（第七颈椎），其下缘凹陷处即是本穴。

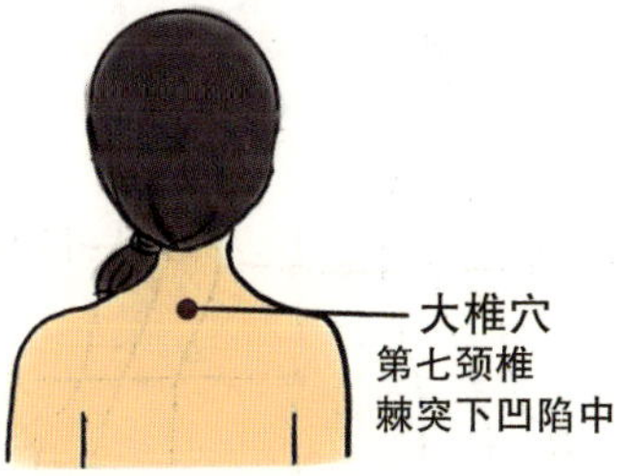

◆ 神阙穴

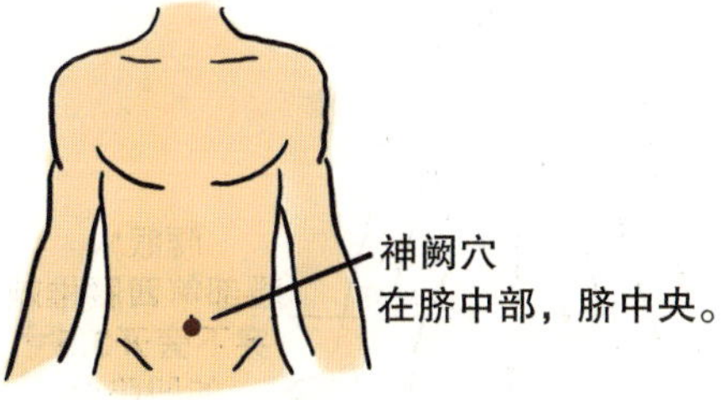

(1)功效：神阙穴若是遭到寒气入侵，四肢便会发冷，若是肚脐温暖，全身也会变暖。因此，艾灸此穴具有温补元阳、健运脾胃、复苏固脱、益气延年的作用。

(2)取穴：位于肚脐，肚脐中央即是本穴。

◆ 涌泉穴

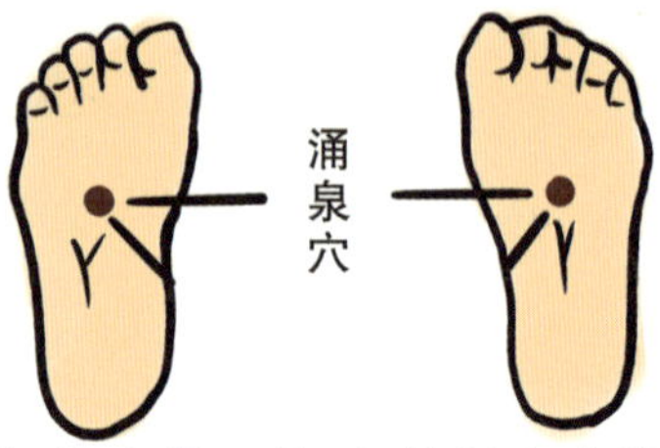

(1)功效：涌泉穴是位于脚底非常重要的一个穴位。经常按摩涌泉穴有助于发阳保暖，滋肾阴、促进气血畅通、引气下行，从而起到降血压的作用。

(2)取穴：仰卧或俯卧位，5个足趾屈曲，屈足掌，足底掌心前面(约足底中线前1/3处)正中之凹陷处即是本穴。

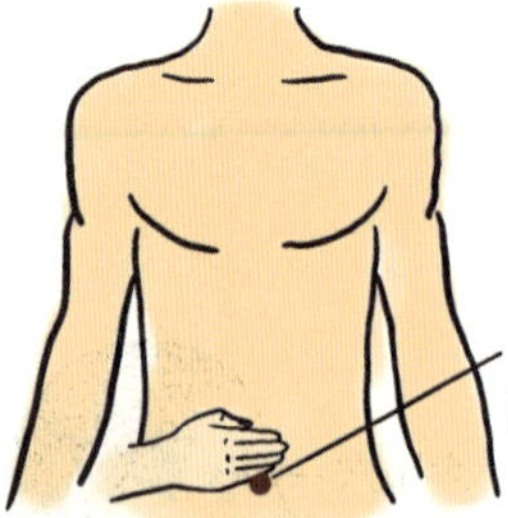

◆ 关元穴

(1)功效：培元固本、补益下焦，对元气亏损导致的高血压有较好作用。

(2)取穴：脐中直下四横指处即是本穴。

◆ 三阴交穴

(1)功效：健脾养血，调肝补肾。

(2)取穴：位于小腿内侧，内踝尖上3寸处。以手四指并拢，小指下边缘紧靠内踝尖上，食指上缘所在水平线在胫骨后缘的交点，即是本穴。

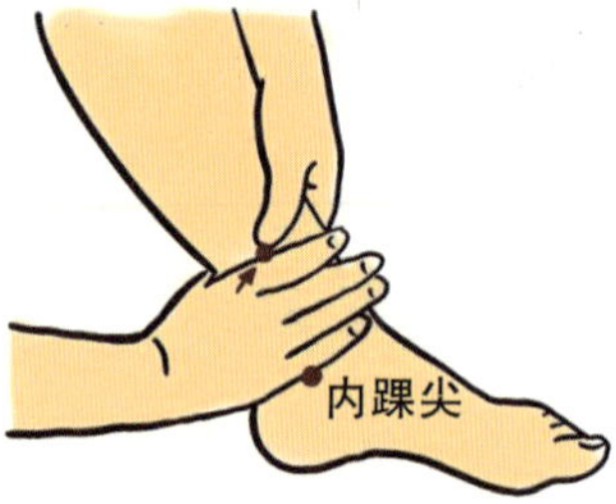

◆ 命门穴

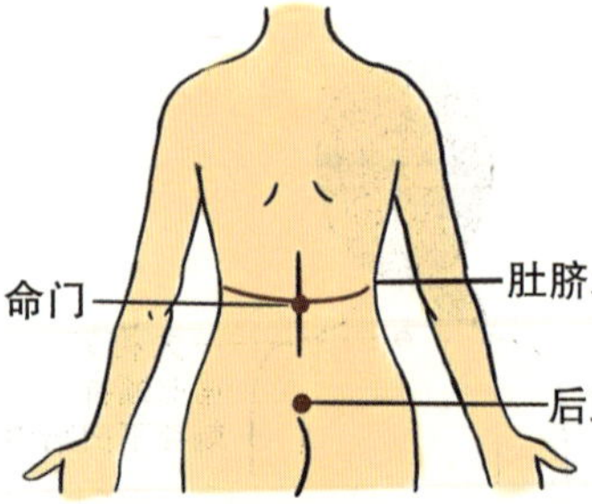

(1)功效：命门穴是生命的门户，是元气的根本，也是最容易受到寒气入侵的地方。按摩命门穴，有助于驱寒补肾，缓解因寒冷出现的身体畏寒、关节疼痛等症状。

(2)取穴：直立，由肚脐中作线环绕身体一周，该线与后正中线之交点即是本穴，位于第二三腰椎棘突间。

◆ 腰眼穴

(1)功效：腰眼穴位于“带脉”(环绕腰部的经脉)之中，为肾脏所在部位。肾喜温恶寒，常按摩腰眼处，能温煦肾阳、畅达气血。用掌搓腰眼和尾闾，不仅可以疏通带脉和强壮腰

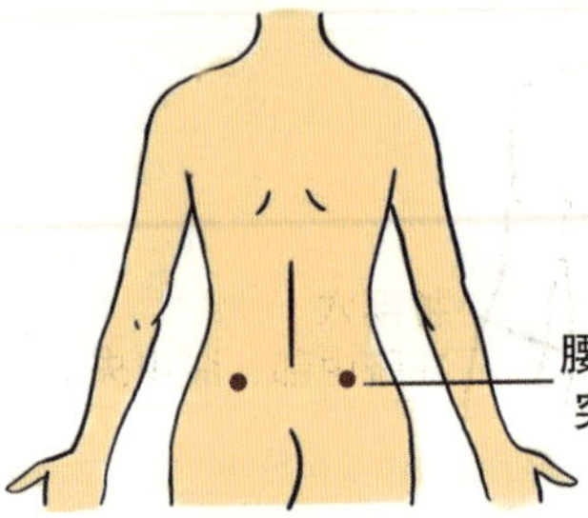

脊，还能起到固精益肾和延年益寿的作用。

（2）取穴：坐位或俯卧位，取一线过两侧髂前上棘绕腰腹一周，从该线与脊柱交点旁开量 1 横掌处即是本穴。

◆ 迎香穴

（1）功效：迎香是人体腧穴之一，属于手阳明大肠经，按摩此处可疏散风热、通利鼻窍，主要用于缓解鼻塞、喷嚏等症状，有预防感冒的作用。

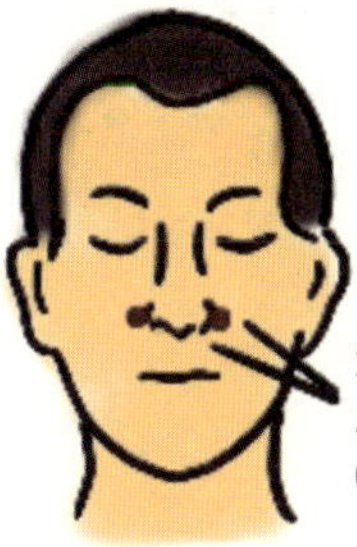

（2）取穴：仰靠位，鼻唇沟平鼻翼外缘中点处即是本穴。

（王少丽　李雪晴　白赛薇　李雪）

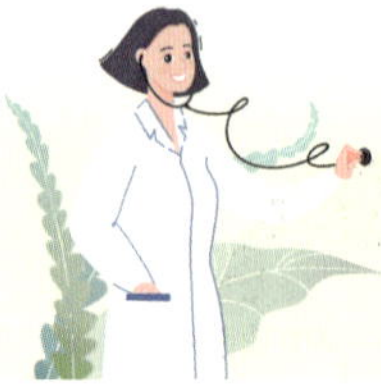

冬季节气的特色养护

冬季节气的特色食谱

冬天气温低,身体需要更多的热能。因此,冬季菜谱强调温补气血和驱寒暖身。

1.立冬——一点禅灯半轮月,今宵寒较昨宵多

立冬是二十四节气中的第十九个节气,也是冬季的第一个节气,在公历每年 11 月 7 日前后到来。立冬后气温明显下降,北方地区开始出现初雪,冷空气活动频繁,昼夜温差进一步拉大。自然界万物活动趋向休止,草木凋零,蛰虫休眠。

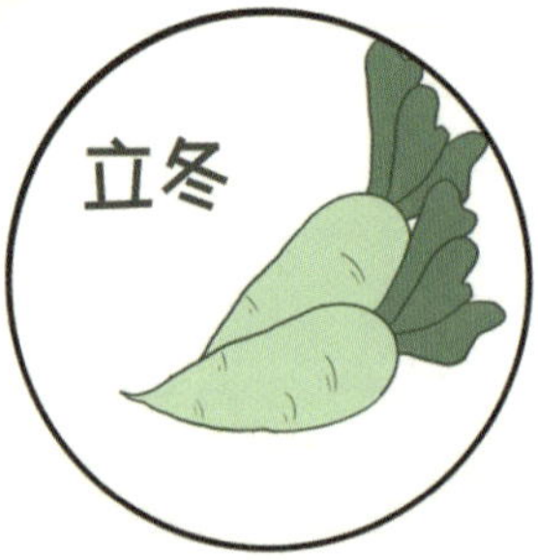

? 立冬养生美食有什么?

◆ 白萝卜羊肉汤

羊肉、白萝卜、姜片等食材有补虚温中、降气消痰、增强人体御寒能力的功效。

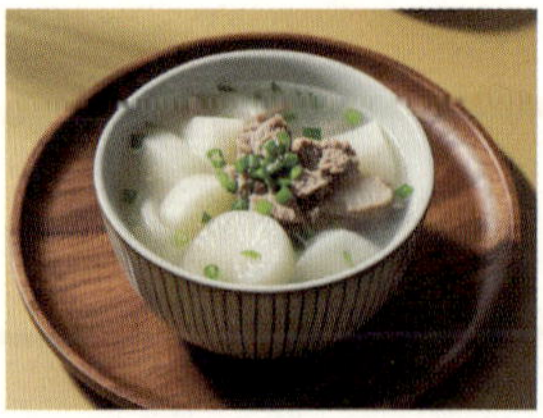

◆ 黑芝麻粥

黑芝麻有补益肝肾,滋养五脏的功效。

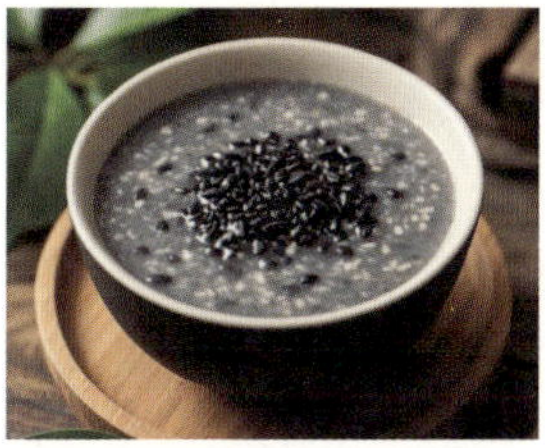

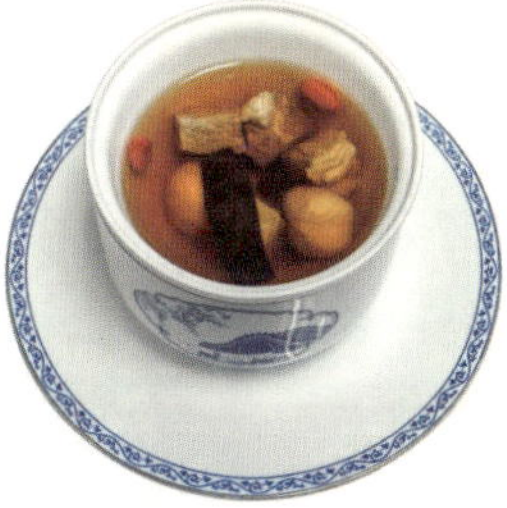

◆ 温阳补血汤

该汤由猪瘦肉、巴戟天、枸杞子、桂圆肉、陈皮、栗子组成。巴戟天性微温、味辛甘，具有补肾阳、强筋骨、祛风湿的功效；枸杞子滋肾养肝；桂圆肉养血安神。整个汤品温阳补肾，尤其适合头晕耳鸣、腰酸膝软、夜尿频多的肾虚人士食用。

◆ 减重食谱

早餐：白菜炖豆腐汤（白菜 100 克，豆腐 50 克），红薯 100 克，水煮蛋 1 个，提供能量约 280 千卡。

午餐：当归生姜羊肉汤（羊肉 50 克，当归 3 克，生姜 3 片），清炒西蓝花 200 克，糙米饭 100 克，提供能量约 450 千卡。

晚餐：蔬菜豆腐煲（豆腐 50 克，白菜 50 克），馒头 1 个，提供能量约 220 千卡。

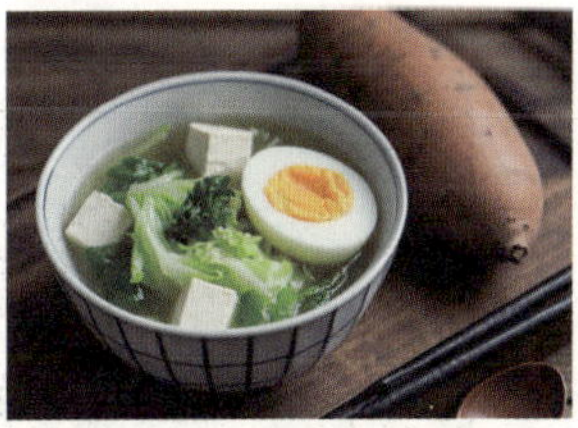

早餐

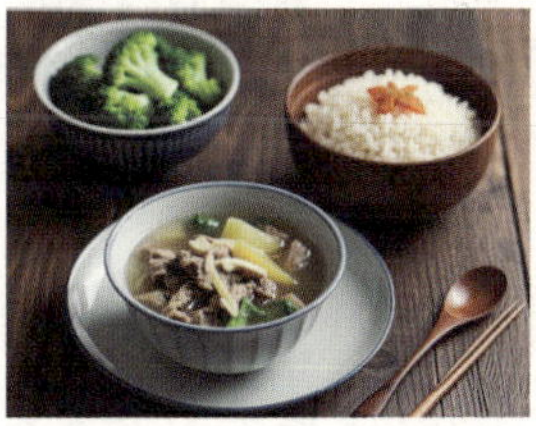

午餐

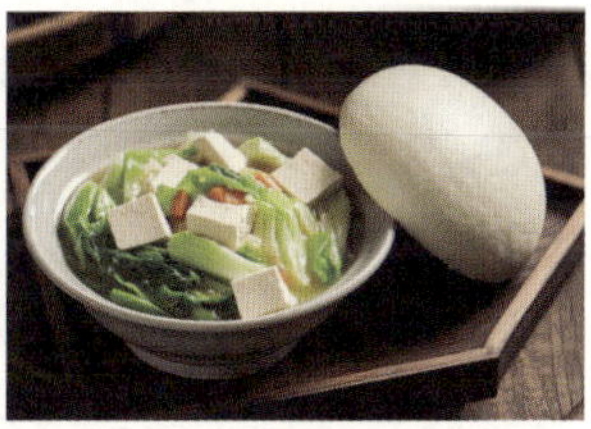

晚餐

2.小雪——晚来天欲雪，能饮一杯无？

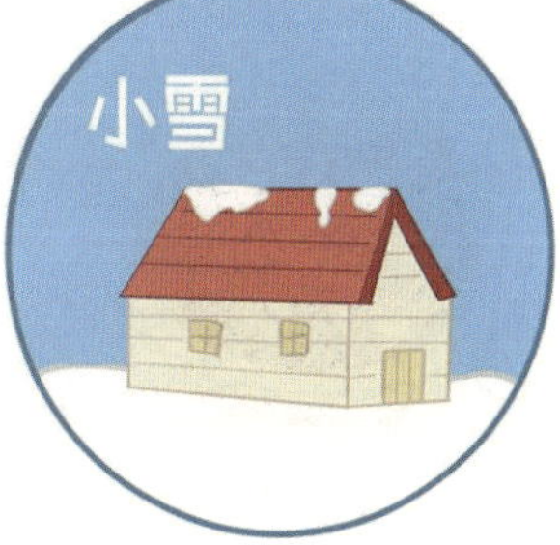

小雪，作为中国传统二十四节气中的第二十个节气，通常在每年公历的 11 月 22 日或 23 日到来，标志着冬季的悄然临近。气温持续走低，开始下雪，但雪量一般不大。天气时常阴冷晦暗，降水形式由雨变成雪，但雪常落地即化。与此相关的民俗谚语也很多，像“小雪现晴天，有雪到过年”“小雪不落雪，大雪满天飞”“小雪雪满天，来岁定丰年”等，这些谚语都充分表达了人们希望小雪之后能下雪，以便滋养小麦、冻死害虫。

小雪养生美食有什么？

◆ 姜糖茶

姜有温胃散寒的功效。

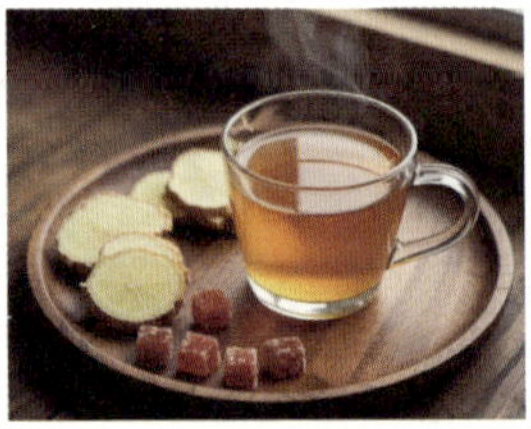

◆ 枸杞子桂圆茶

桂圆和枸杞子有滋阴养血、补益心肾的功效。

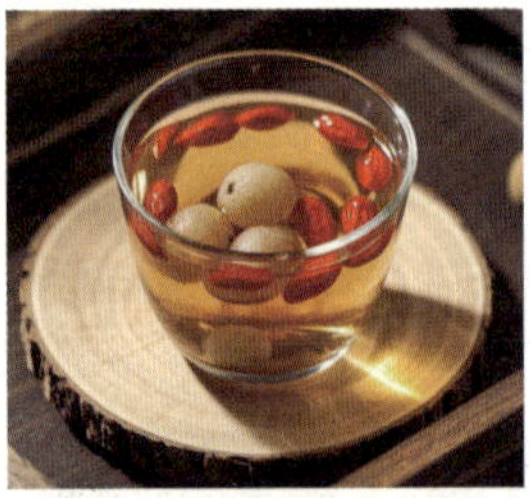

◆ 五色养生粥

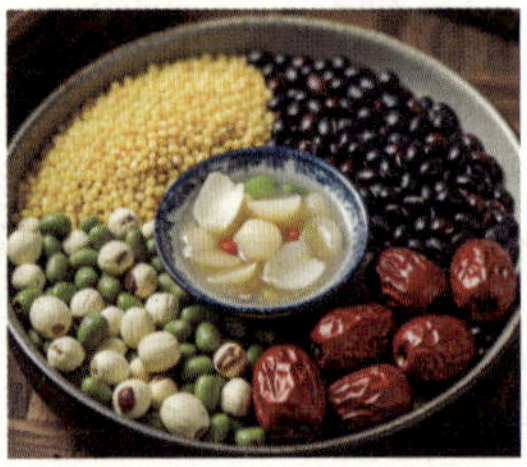

该粥由大黄米、黑豆、红豆、眉豆、绿豆、莲子、百合、红枣组成，可补中气，滋肺肾，安心神。五色养生粥取青、红、黄、白、黑五色与五脏相应，最适合秋冬之交胃肠功能偏弱、容易上火等不宜大补的人群食用。

◆ 百年花雕乌鸡盅

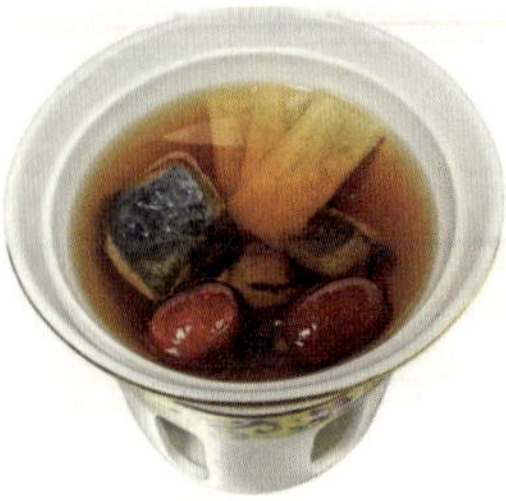

功效：乌鸡具有补虚、养血益精的功效。黄酒性大热、味苦甘辛，能通经络、行血脉、散湿气。饮用黄酒不仅可以增进食欲，让人心情愉悦，还有助于血液循环，促进新陈代谢。本食膳能补血养颜、舒筋活血、健身强体，特别适合术后体虚、产后及冬天手足不温的人群食用。

◆ 减重食谱

早餐：荸荠炒虾仁(荸荠 100 克，虾仁 30 克)，全麦面条 30 克，青菜汤(青菜 50 克)，提供能量约 330 千卡。

午餐：土豆烧牛肉(土豆 100 克，牛肉 50 克)，清炒豌豆尖 150 克，黑米饭 100 克，提供能量约 470 千卡。

晚餐：胡萝卜玉米排骨汤(胡萝卜 30 克，玉米半根，排骨 30 克)，蒸南瓜 100 克，提供能量约 230 千卡。

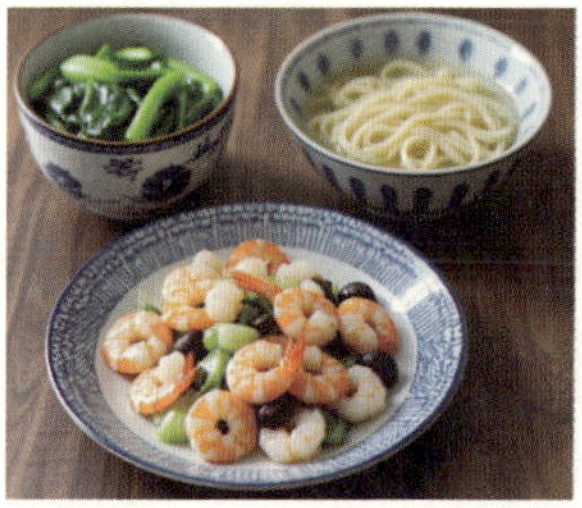

早餐

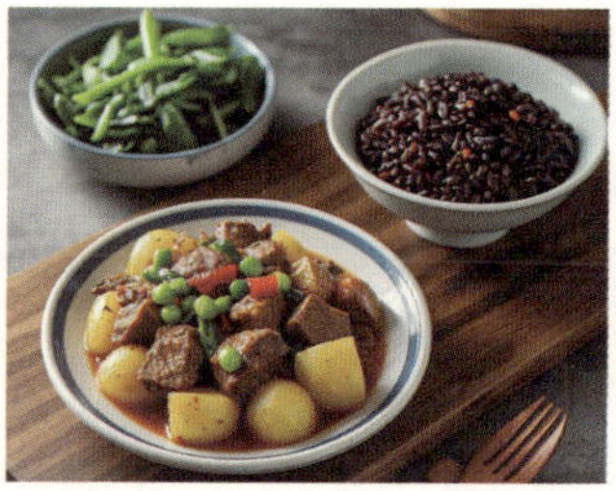

午餐

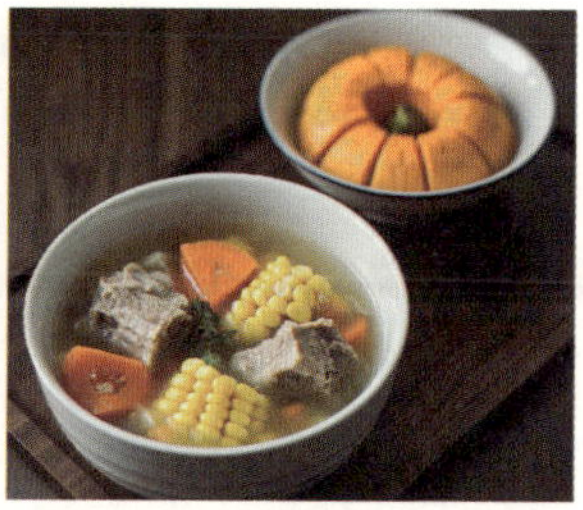

晚餐

3.大雪——千山鸟飞绝，万径人踪灭

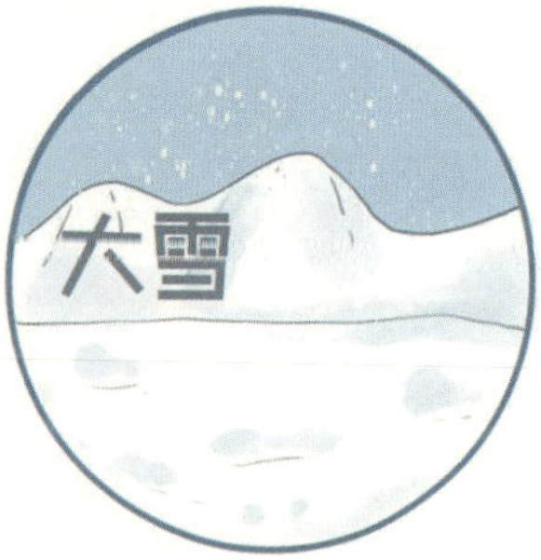

大雪是中国二十四节气中的第二十一个节气，通常在每年公历的 12 月 7 日或 8 日到来。这个节气标志着天气进一步变冷，降雪的可能性增加。此时，仲冬时节已正式开始，气温显著下降，降水量增多，水面结冰，北风卷地，万物冬藏。天气更加寒冷，河塘开始封冻，部分地区的昼夜温差可达十几度。

? 大雪的养生美食有什么?

◆ 冬瓜三鲜汤

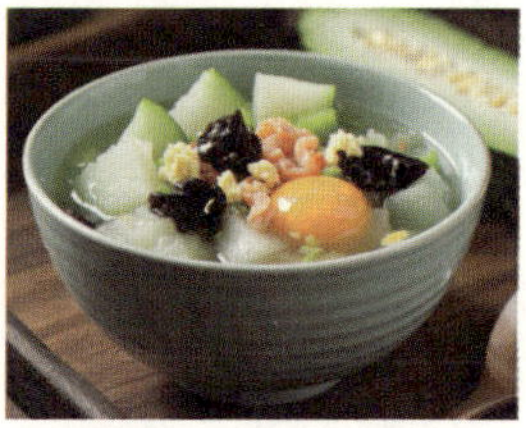

该汤由木耳、冬瓜、海米、鸡蛋组成，有生津除烦、清胃涤肠、滋补强身的功效。

◆ 核桃猪腰粥

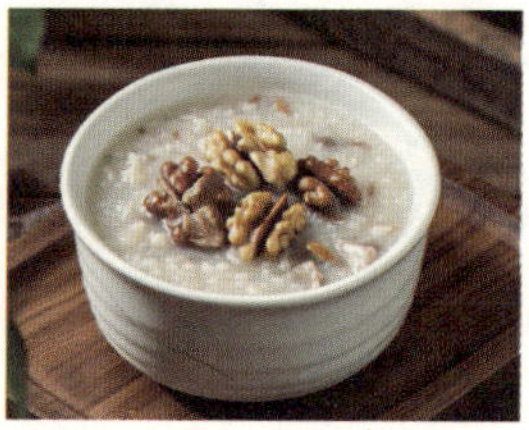

核桃仁可防止动脉硬化，降低胆固醇，经常食用可润肌肤、乌须发。

◆ 当归益气乳鸽盅

当归补血汤是古代医家李东垣所创造的一个方剂，由北芪和当归两味药组成，具有益气生血的功效，多用于治劳倦内伤、气血虚弱。鸽肉性平味咸，能滋肾益气、补血调经。经药汤烹制后，鸽肉更加鲜美，特别适合气血亏虚、月经量少的人士及大众人群食用。

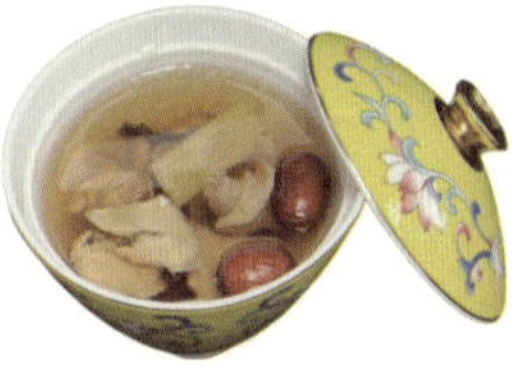

◆ 减重食谱

早餐：芹菜炒香干(芹菜 100 克，香干 50 克)，燕麦粥 50 克，酸奶 150 毫升，提供能量约 300 千卡。

午餐：辣椒炒鸡(土豆 50 克，鸡肉 80 克，辣椒 50 克)，白灼菜心 200 克，玉米饭 100 克，提供能量约 460 千卡。

晚餐：虾仁馄饨(虾仁 30 克，馄饨皮 5 个，猪肉 20 克)，青菜汤(青菜 50 克)，提供能量约 200 千卡。

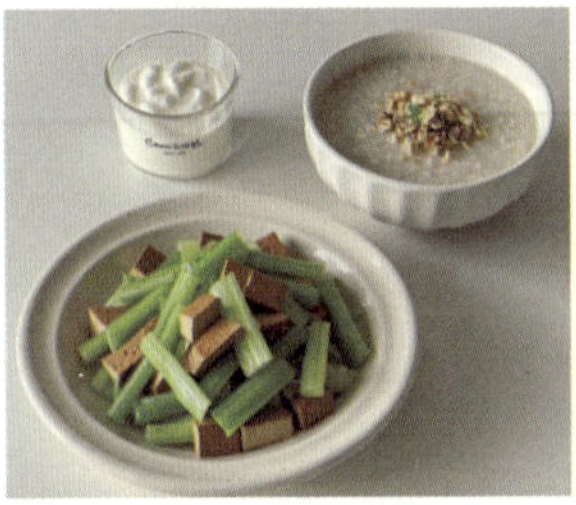

早餐

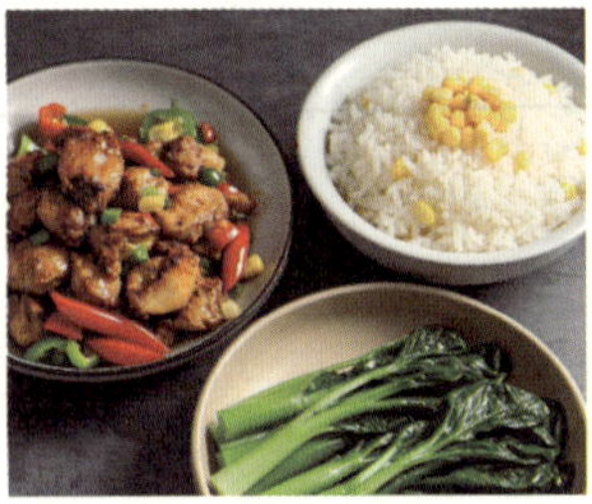

午餐

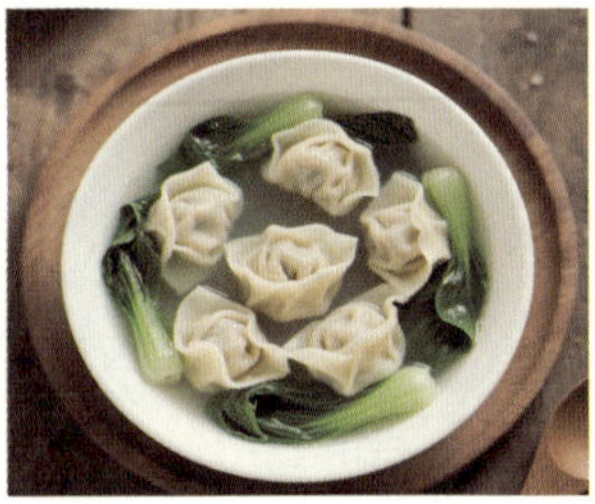

晚餐

4.冬至——冬至之后日初长，远在剑南思洛阳

冬至是冬季的第四个节气，于每年公历 12 月 21～23 日交节。冬至既是二十四节气中的一个重要节气，也是中国民间的传统祭祖节日。冬至是四时八节之一，被视为冬季的大节日，在古代民间有“冬至大如年”的说法。冬至是北半球一年中白昼最短、夜晚最长的一天。冬至标志着即将进入寒冷时节，也就是人们常说的“进九”和“数九寒天”了。

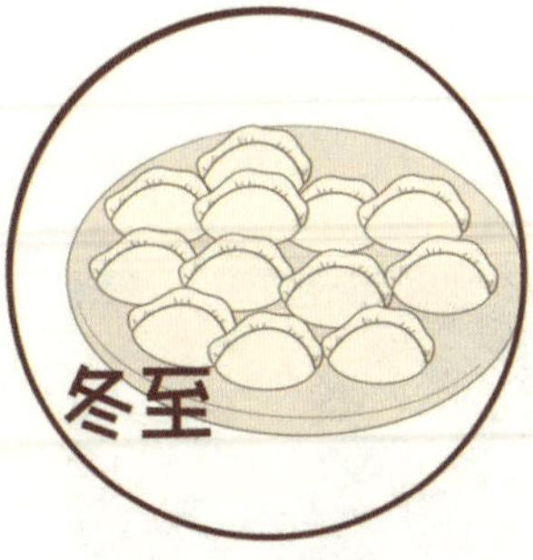

冬至的养生美食有什么?

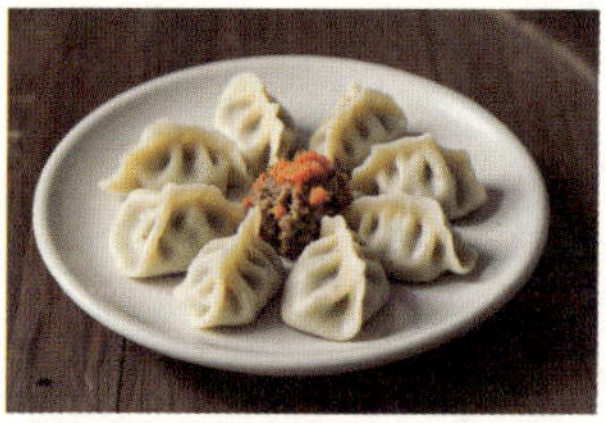

◆ 胡萝卜羊肉饺子

胡萝卜具有增强免疫力、降糖降脂、益肝明目、促进代谢、通便防癌等功效。羊肉则有补气养血、温中暖肾等功效。

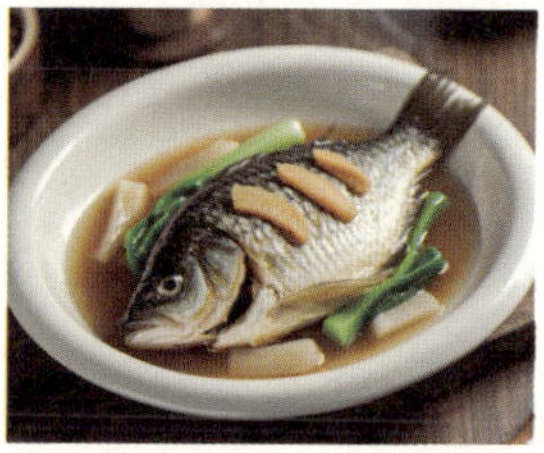

◆ 天麻蒸鲤鱼

该菜由鲤鱼、天麻、川芎、茯苓组成,可平肝息风,定惊止痛,行气活血,可防治虚火头痛、眼黑肢麻、神经衰弱、高血压头昏、因风寒湿引起的关节疼痛等症。

◆ 石斛陈皮老鸭盅

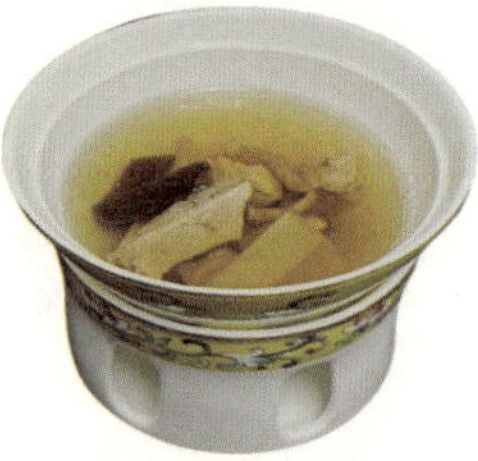

石斛、鸭子均为甘凉之品,有滋阴清热之效,同用功力倍增,故常见其相互搭配使用。生姜、鸭子同炒能减少鸭子的寒性。加入理气健脾的陈皮,可增强中焦运化之力,用滋阴之品而不碍脾胃。此汤特别适合平素易患口腔溃疡、大便干结、口干舌燥的人群食用。

◆ 减重食谱

早餐:韭菜鸡蛋水饺(韭菜 100 克,鸡蛋 1 个,饺子皮 6 个),热巧克力(可可含量 70%以上,150 毫升),提供能量约 350 千卡。

午餐:清蒸黄花鱼 150 克,清炒西蓝花 200 克,糙米饭 100 克,提供能量约 450 千卡。

晚餐:萝卜豆腐煲(豆腐 50 克,青萝卜 50 克),全麦饼 1 个(不加油),提供能量约 220 千卡。

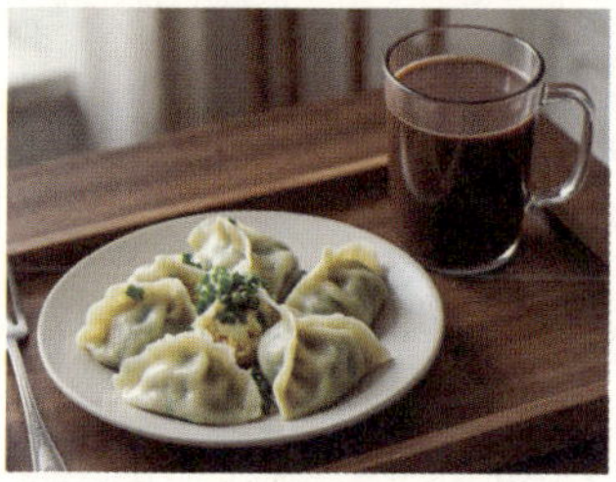

早餐

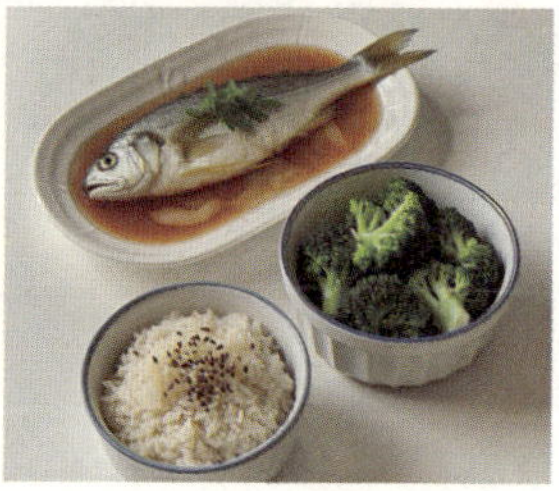

午餐

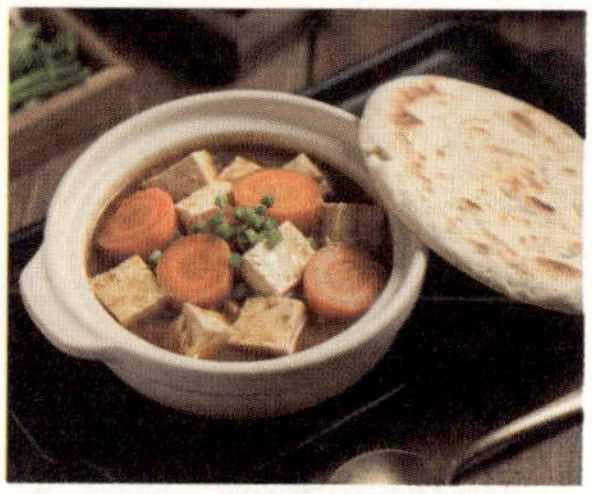

晚餐

5.小寒——小寒连大吕，欢鹊垒新巢

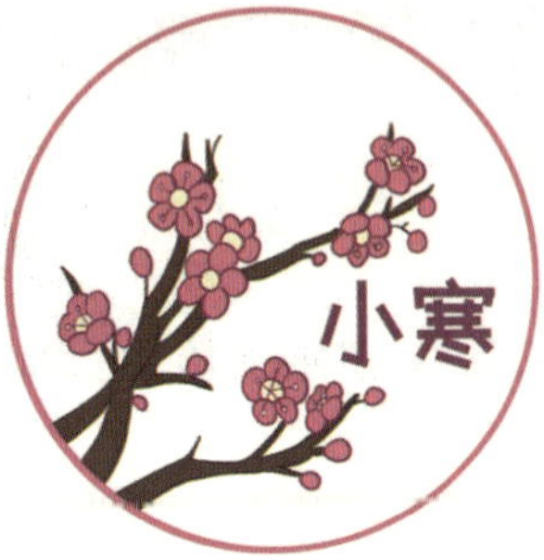

小寒，是冬季的第五个节气，于每年公历1月5日至7日交节。它与大寒、小暑、大暑及处暑一样，都是表示气温冷暖变化的节气。小寒的节气特点就是寒冷，但是却还没有冷到极致。民间有“小寒时处二三九，天寒地冻冷到抖”的俗语，小寒标志着开始进入一年中最寒冷的日子，也是人体阴阳相交的关键时期，俗称“三九”。

? 小寒的养生美食有什么？

◆ 当归生姜羊肉汤

该汤具有温中补虚，祛寒止痛之功效，主治寒疝腹中痛及胁痛里急者，以及产后腹中疞痛、腹中寒疝、虚劳不足者。

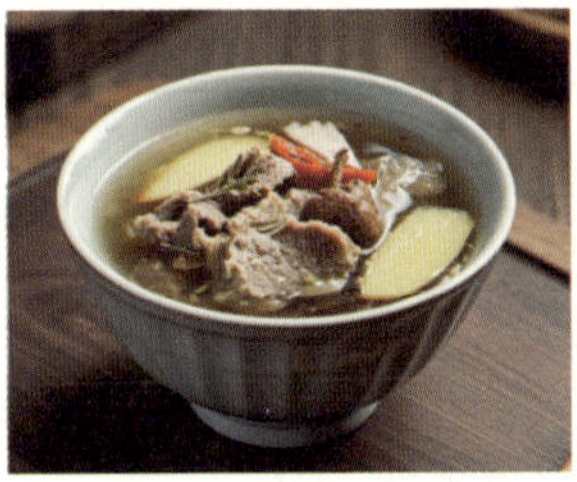

◆ 山药炖鸡汤

该汤有促进消化、温补脾胃、补肺止咳、益肾填精、补肾涩精、御寒补肾、美容养颜的功效。

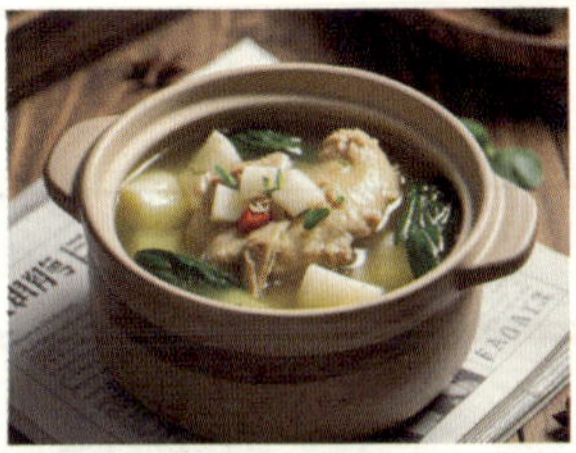

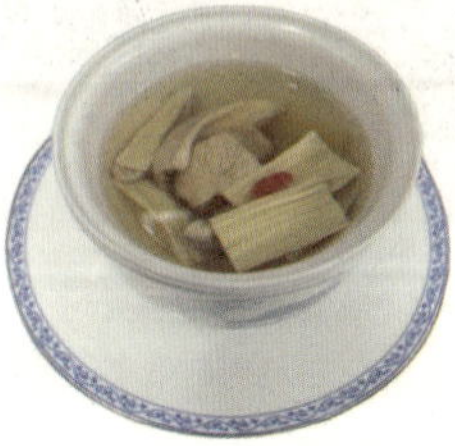

◆ 白胡椒煲猪肚汤

猪肚性温，适用于虚劳消瘦、胃寒食欲不振、脾虚泄泻及儿童疳积。胡椒辛温，温中散寒、醒脾开胃。生姜温中和胃。该汤品对心腹冷痛、肠鸣腹泻及胃寒所致的消化不良有很好的缓解作用。

◆ 减重食谱

早餐：蒜苗炒鸡蛋（蒜苗 100 克，鸡蛋 1 个），红薯粥（红薯 100 克，大米 50 克），橙子半个，提供能量约 300 千卡。

午餐：土豆烧牛肉（土豆 100 克，牛肉 50 克），清炒豌豆尖 150 克，黑米饭 100 克，提供能量约 470 千卡。

晚餐：胡萝卜玉米排骨汤（胡萝卜 30 克，玉米半根，排骨 30 克），蒸南瓜 100 克，提供能量约 230 千卡。

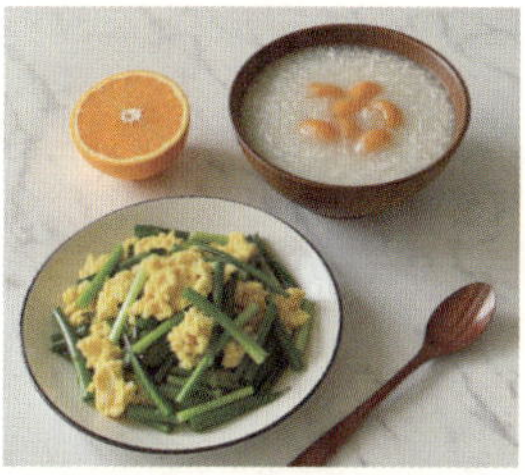

早餐

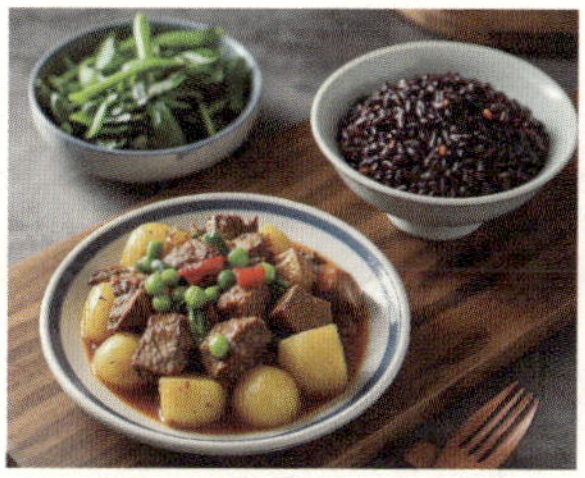

午餐

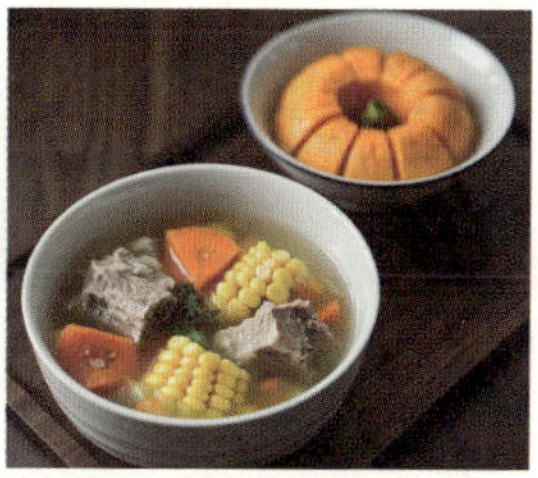

晚餐

6.大寒——大寒宜近火，无事莫开门

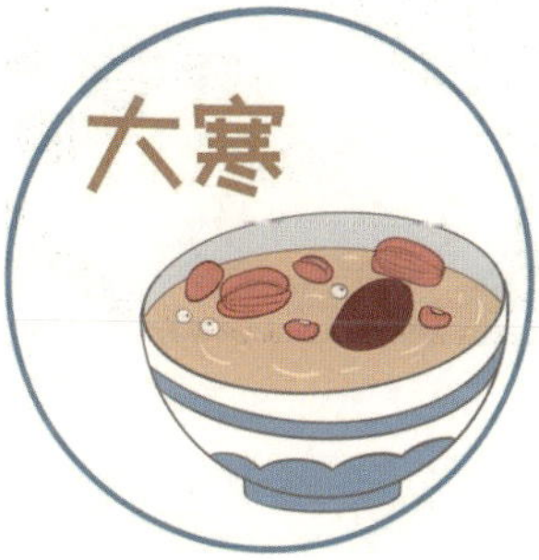

大寒是二十四节气中的最后一个节气，有“大寒迎年”的说法。大寒节气于每年公历 1 月 20 日至 21 日交节。大寒同小寒一样，也是表示天气寒冷程度的节气，表示天气寒冷到极致。大寒节气处在“三九”“四九”时段，此时寒潮南下频繁，是一年中最寒冷的时节。根据中国长期以来的气候记录，北方地区大寒时没有小寒时冷，但对于南方大部分地区来说，大寒是最冷的节气。

大寒的养生美食有什么？

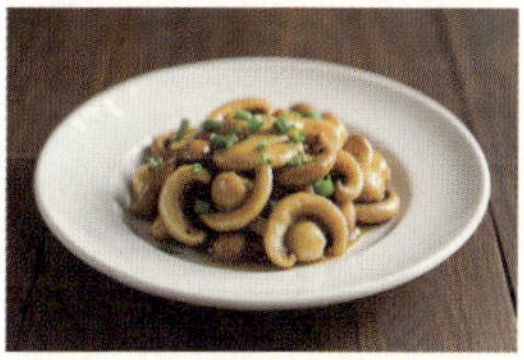

◆ 炒双菇

双孢菇中含有多种具有抗癌作用的成分，还可促进肠胃蠕动，缓解便秘，增强人体的免疫力。

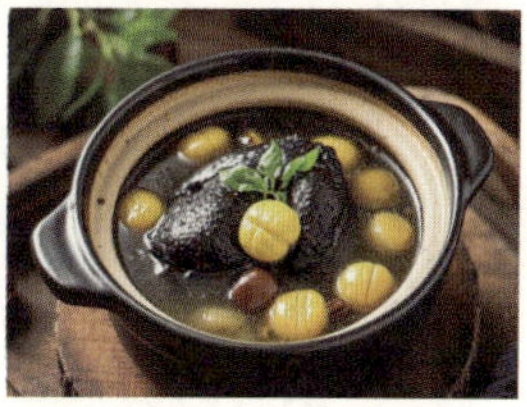

◆ 板栗乌鸡汤

该汤可以补肝肾，益气血，退虚热，减轻因肾虚引起的头晕耳鸣、易疲劳等。

◆ 莲藕章鱼排骨盅

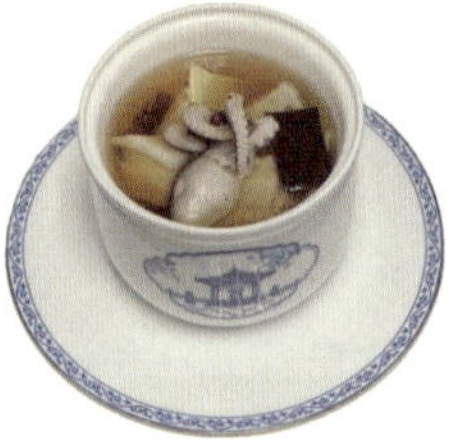

章鱼性平、味甘咸，具有益气养血、收敛生肌的功效。熟莲藕性温，补益脾胃、益血。赤小豆性平、味甘，健脾利湿。陈皮行气化湿。生姜温中和胃。整个汤品有温中、健脾、利湿的功效，对于虚寒湿重的人士尤其适合，也适用于雨天等潮湿天气的保健调理。不过，章鱼嘌呤含量较高，尿酸高的人士应少食。

◆ 减重食谱

早餐：包菜鸡蛋煎饼（包菜 100 克，鸡蛋 1 个，面粉 30 克），红枣豆浆（红枣 3 颗，豆浆 200 毫升），提供能量约 300 千卡。

午餐：辣椒炒牛里脊（牛里脊 100 克，辣椒 50 克），白灼菜心 200 克，玉米饭 100 克，提供能量约 460 千卡。

晚餐：虾仁馄饨（虾仁 30 克，馄饨皮 6 个，猪肉 20 克），海带汤（湿海带 100 克），提供能量约 200 千卡。

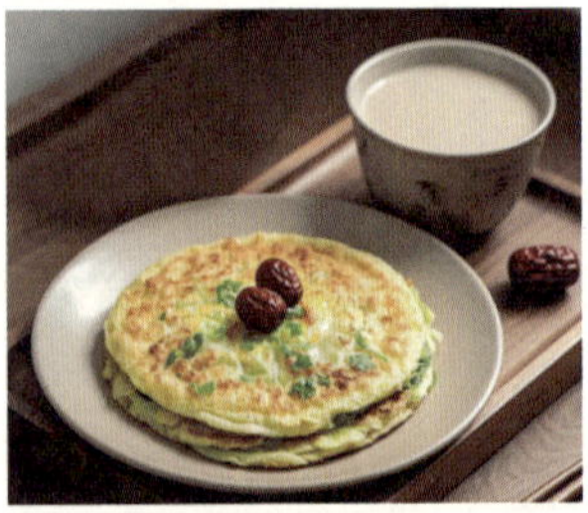

早餐

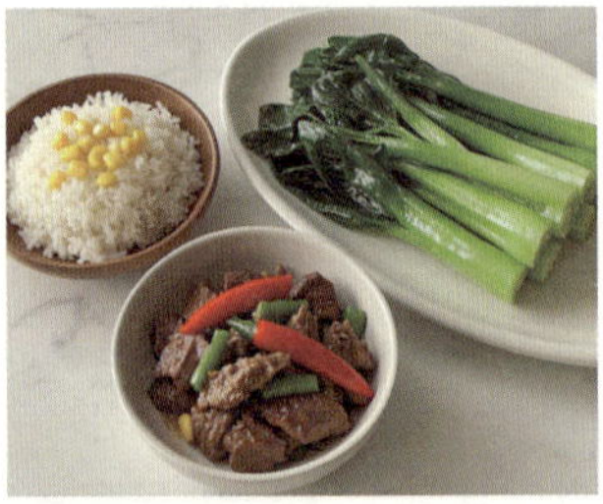

午餐

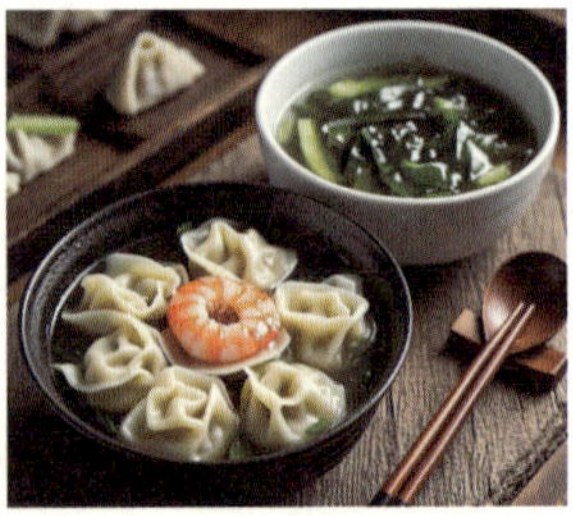

晚餐

（姜进庆　崔丹丹　厉丹阳　张苗苗）

适合冬季节气的特色瑜伽

1.适合立冬、小雪的特色瑜伽

在呼啸的北风中，我们感受到了初冬的寒意，立冬节气也就到来了。我国民间习惯以立冬为冬季的开始，到了 11 月 22 日或者 23 日开始就是小雪。立冬、小雪以后开始降雪，这个时候我们要注意保暖。同时，这个节气重点要保养手少阳三焦经，即协调脏腑合作的“总指挥”。《黄帝内经》里说：“三焦者，决渎之官，水道出焉。”意思就是“三焦”就像一个水道。对于人体来说，只有三焦经通畅，元气才能运行顺畅，废气才能及时排泄出来，人体才不会生病。三焦经分布在人体的两侧，分布于人体的心肝、肺、胆、肾、膀胱、小肠、大肠等部位，如同一扇门的门轴。

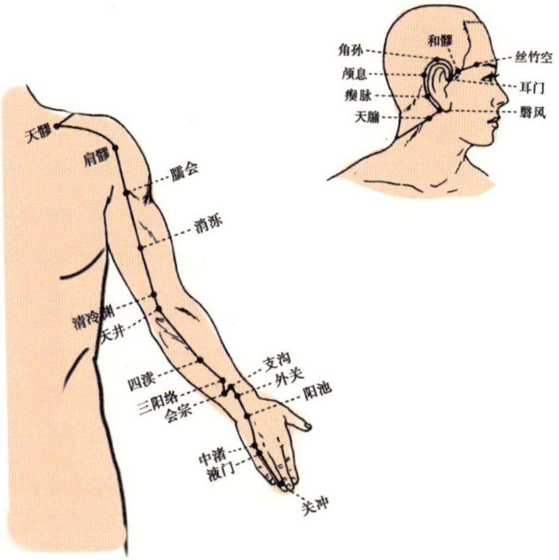

在这个节气可练习如下瑜伽动作，**或可以扫描本书最后附录中的二维码观看视频。**

◆ 坐立扭转

保持简易交叉坐，吸气时手臂侧平举，呼气时右手向后放在臀部的正后方，拇指点地，四指往外画圈，左手放在右侧膝盖上。吸气时延展脊柱，呼气时向后扭转，眼睛看向右肩的方向。左右两侧练习完了以后，将手掌搓热放在眼睛上，转动眼球。

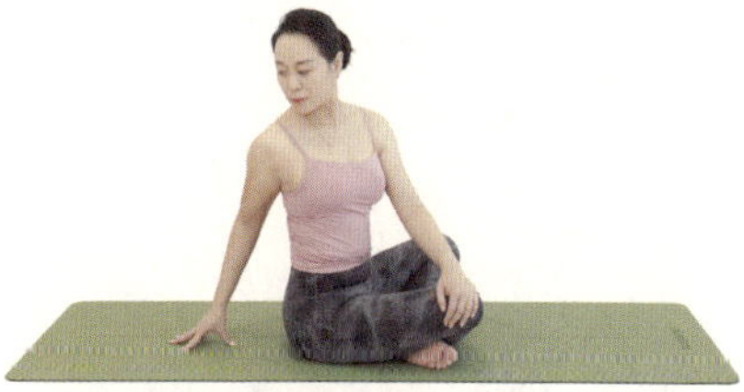

◆ 转躯触趾式

体式介绍：这是一个扭转类的动作，可以提高脊柱的灵活性，强化背部肌肉群，缓解肩背疼痛，促进肠蠕动，缓解便秘。

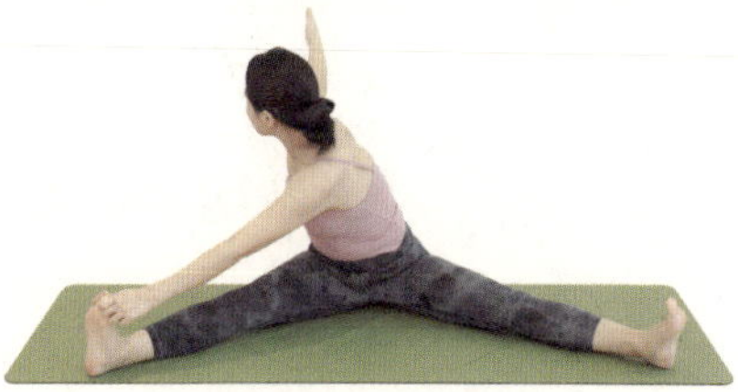

动作进入：坐在瑜伽垫或者床上，双腿向两侧充分打开，调整一下臀部的肌肉，两侧坐骨均匀压实地面，脚跟向远处蹬，感受大腿内侧的拉伸感，吸气时手臂向两侧侧平举，呼气时左手勾住左脚的大脚趾，左手臂带身体向后扭转，眼睛看向右手。保持 5 次深长的呼吸，吸气时还原，然后进入到另一侧的练习。

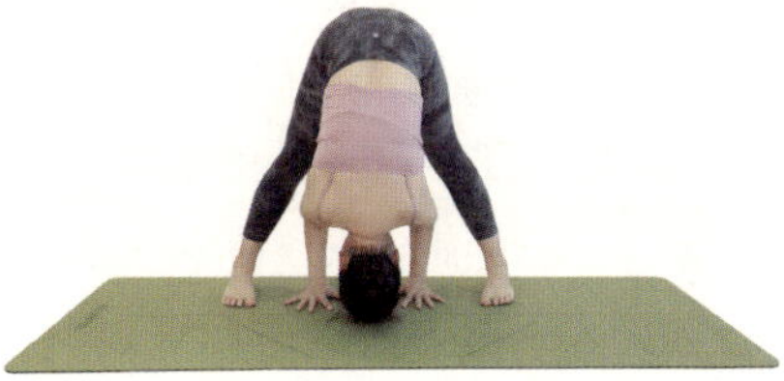

◆ 双角式 A

体式介绍：这是一个半倒置的体式，可以深度拉伸大腿的后侧，伸展背部，促进头面部血液循环，有排毒养颜的功效。

动作进入：山式站立，打开双脚至两倍肩宽，脚趾指向正前方，膝盖朝前，骨盆摆正。吸气时向上延展脊柱，呼气时从髋部折叠向下，落双手压实于双脚内侧，双手打开与肩同宽，手指和脚趾在一条线上。吸气时再次延展背部，呼气时屈手肘朝正后方，加深折叠，重心向前移到前脚掌，腹部靠近大腿，头颈放松，眼看正后方，保持 5 次深长呼吸。起身时先抬头弯曲膝盖，然后缓慢起身还原。

注意事项：脚的内外侧要均匀压实垫子，尽量使大腿能垂直于地面，感受大腿肌肉力量收紧，不要闭眼睛。头顶如果能触到地板，就缩小双脚之间的距离，让头悬空。

◆ 鸟王式

体式介绍：这个动作可以增加腿部的肌肉力量，建立平衡专注，拉伸手臂的外侧，美化身体线条。

动作进入：山式站好，双手掐腰，屈膝下蹲，重心放在左脚，抬右腿保持身体稳定后把右腿缠绕在左腿上。吸气时双手臂侧平举，左在上右在下，双大臂交叉，小臂缠绕，双手合掌，大拇指指向鼻尖，保持 5 次呼吸，或者尽量多待一会儿。呼吸时还原，进入到反方向的练习。

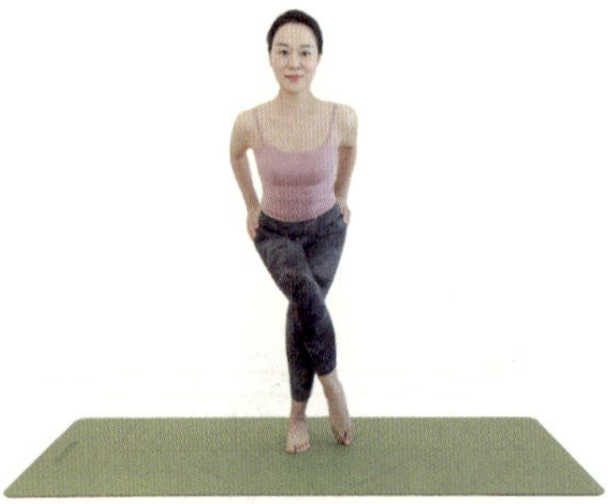

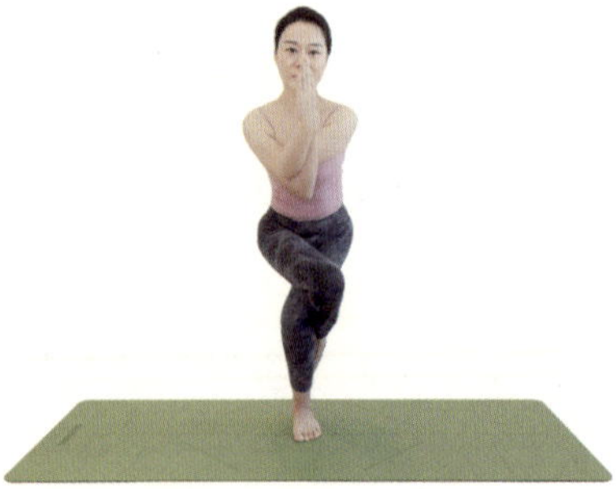

注意事项：保持膝盖朝前，臀部向后，膝盖不超过脚踝，支撑的脚抓地，注意力集中。对于无法完成标准动作者，可以选择双手扶髋，只做下肢练习。

◆ 侧角扭转式

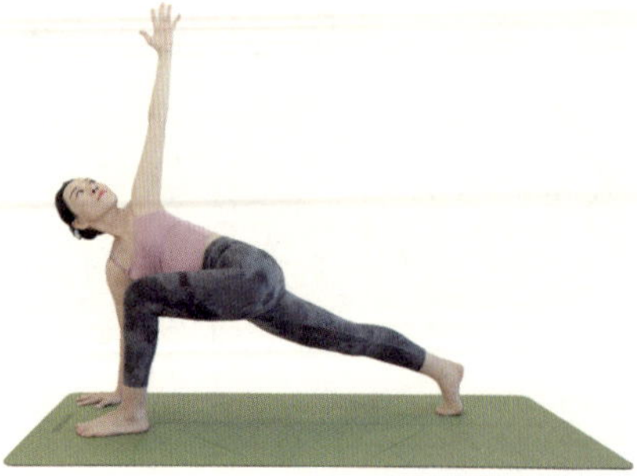

体式介绍：这是一个全身伸展类的体式，能够提高双腿、脊背以及肩关节的灵活度，促进胃肠蠕动，帮助消化。

动作进入：猫式跪姿，双手放在双肩的正下方，左脚向前落于左手的内侧，双手指尖点地，右腿蹬直，右手手掌在右肩的正下方并压实地面。吸气时延长身体，呼气时左手向上带动身体扭转，眼睛看向左手方向，保持 5 次呼吸，还原调整身体后进入反方向的练习。

注意事项：前面的腿屈膝 90°，膝盖在脚踝的正上方，注意脚的内侧要压实地面，膝盖朝向正前方。每一次吸气拉长身体，呼气扭转身体。

◆ 站立手抓大脚趾

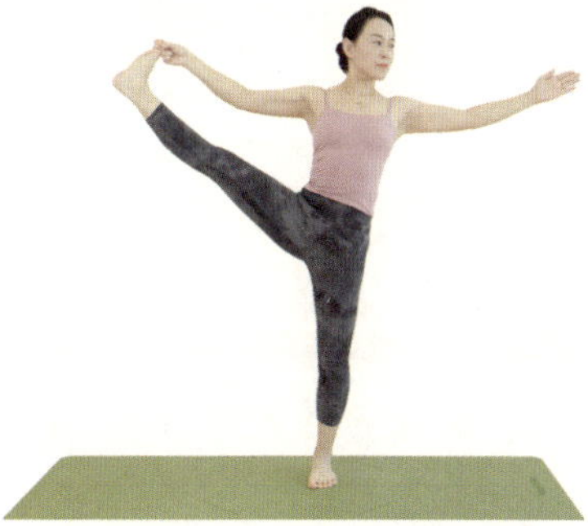

体式介绍：这是一个增加腿部力量和平衡的练习，可以美化腿部线条，提高大脑的专注度。

动作进入：山式站在瑜伽垫上，双手扶髋，重心移到左脚，曲右腿，右手抓住右脚的大脚趾。吸气时右腿蹬直向前，呼气时向右侧打开，身体完全稳定后，左手向左侧展开，眼看左手边，保持 5 次呼吸，然后还原，调整好以后进入到反方向的练习。

注意事项：如果无法完成这个体式，可以左手扶墙练习。练习过程中要保持骨盆中立位，双肩下沉，腹部内收。

◆ 战士三

体式介绍：这是一个力量和平衡的练习，既可以增加全身肌肉的力量，又能很好地建立身体的平衡性。

动作进入：山式站立在瑜伽垫上，双手十指交扣向上举高到头顶，伸出食指，指尖向上。吸气时左脚向后一步，脚趾尖点地，身体重心交到右脚上；呼气时左腿向上身体向下形成一条直线，左腿与地面平行，身体也与地面保持平行，眼睛看向地面，保持 3～5 次呼吸，然后换反方向练习。

注意事项：如果无法完成，可以双手扶住椅子或墙壁来练习，保持骨盆中立位，练习侧不要抬高，保持呼吸不憋气。

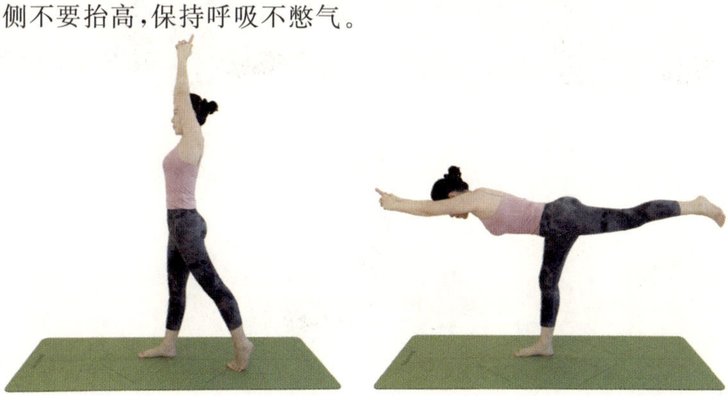

◆ 仰卧英雄式

体式介绍：这个动作可以拉伸大腿前侧，消除腿部疲劳，释放压力。

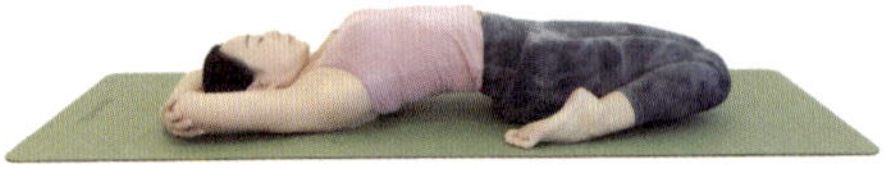

动作进入：跪立在瑜伽垫或者床上，两膝盖并在一起，双肩分开与肩宽，臀部坐在两脚中间的位置，慢慢向后躺，直至身体完全放在地面上，双手抱肘向上放到头的上方，闭上眼睛感受8～10次呼吸。

注意事项：臀部要坐实地面，若无法完成，可以考虑在臀部下方垫一条毯子。若有腰痛或脚背疼痛，可暂时不做这个动作。

◆ 仰卧上抬腿式

体式介绍：这是一个力量类的练习，反复练习可以紧实双腿和腰腹部，缓解双腿疲劳。

动作进入：仰卧在瑜伽垫上，双手掌心向下，放在身体的两侧，双腿并拢向上，垂直于地面，脚掌向上。注意力放在腰腹部，呼气时收紧肚子，双腿向前向下，吸气时收回到垂直状态。这是一个动态的练习，注意腰骶的位置不要离开地面。

注意事项：如果感到腰部不适，可以减小动作的幅度。重复练习时，双脚不需要落地。时刻关注腰椎的位置不发力，只是腹部发力。如果腰椎有痛感，可以先把双脚放在墙上来练习；如果腿不能伸直，可以借助伸展带来完成，也可以靠墙练习。

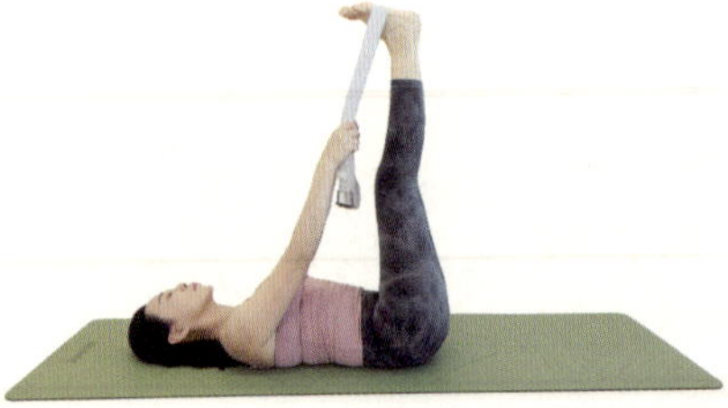

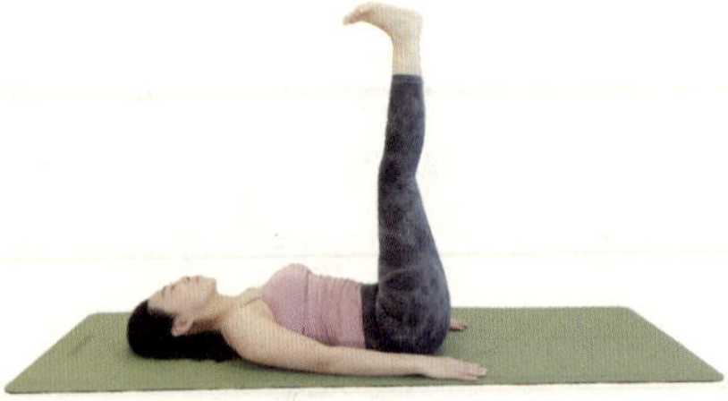

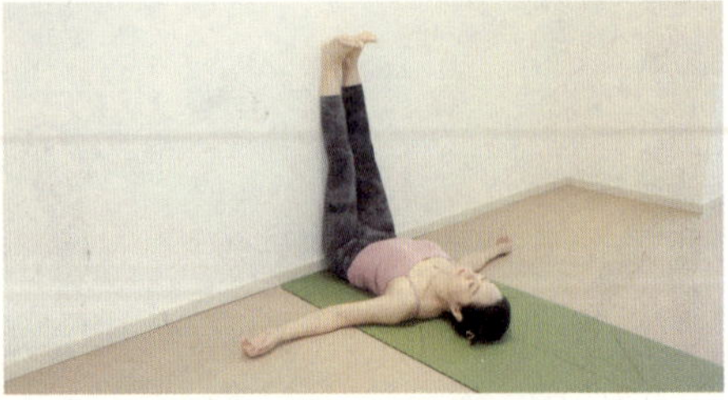

2.适合大雪、冬至的特色瑜伽

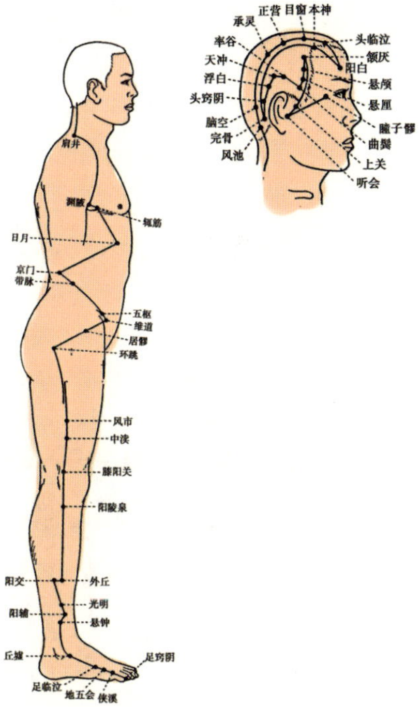

这个节气要养足少阳胆经。胆经是一条少血多气的经络，若堵塞，会使人出现大腿外侧肥胖、无法排毒等症状，所以经常疏通胆经、活络通气血非常重要。足少阳胆经是一条很长的经络，从足部延伸到头部，所涉及的部位非常广泛。

保养胆经的瑜伽练习如下，**或可以扫描本书最后附录中的二维码观看视频。**

◆ 单腿站立扭转式

体式介绍：这个动作不仅可以增加身体的平衡性，还能提高脊柱的灵活性，加强腿部、腰部以及背部的力量。

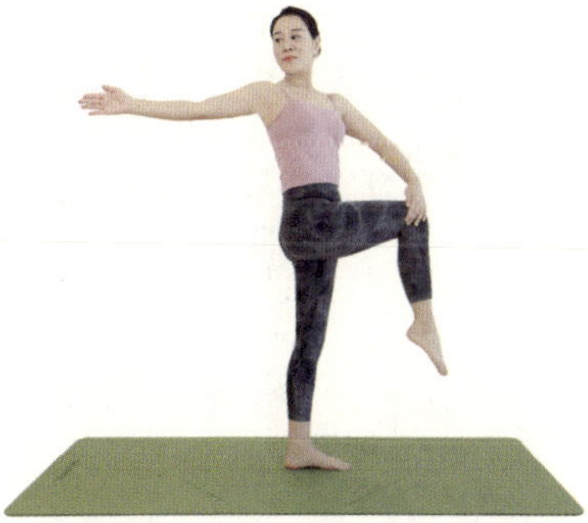

动作进入：山式站好，双手扶髋，重心移到左脚。吸气时抬右腿，使大腿平行于地面，小腿垂直于地面，脚趾尖指向地面；呼气时扭转向右，左手扶住右侧膝盖，右手向后打开，右臂平行于地面，眼睛看向右手，保持5次深长的呼吸，然后还原，调整好后进行反向练习。

注意事项：骨盆要始终保持稳定，双肩放松，肩膀下沉，支撑的腿注意微微弯曲，膝盖不要超伸。

◆ 三角伸展式

体式介绍：这个动作能够充分伸展双腿和背部，能够帮助打开胸腔的空间，提高身体的柔韧性。

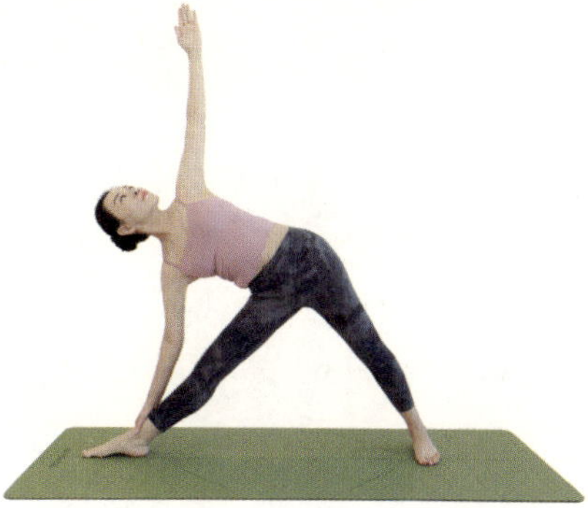

动作进入：山式站好。双脚分开自己的腿一腿长，两手分开侧平举，左脚内扣，右脚外转90°。吸气时右手引领身体平移

向右，呼气时右手落到右腿的小腿或脚踝处。左手臂向正上方伸展，眼睛看向左手手指的方向，颈椎不舒服时眼睛看地面或者向前看。

注意事项：双腿尽量伸直，头、背、臀要在一个平面上，双手手臂尽量在一条线上。

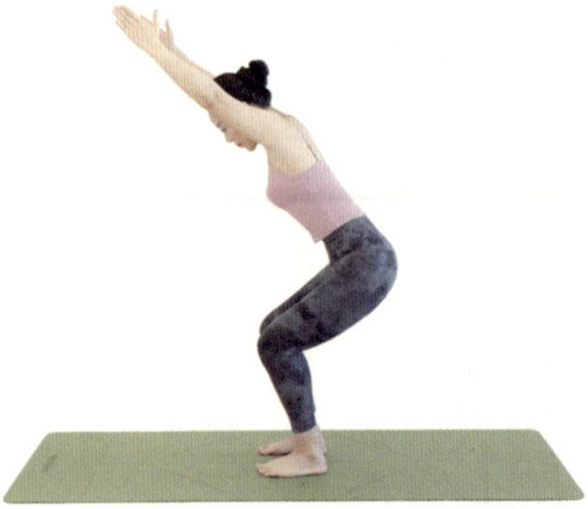

◆ 幻椅式

体式介绍：这个动作主要用来建立腿部力量，缓冲膝关节的压力。

动作进入：山式站好，打开两脚的宽度与肩同宽，双手放在骨盆的两侧，注意手肘向内夹紧。吸气时延展背部，呼气时屈膝缓慢下蹲，屁股向后，当大腿与地面形成一条直线时停下来。下一次吸气时手臂向上举高，大臂靠近耳朵，保持 3 次呼吸，吸气时站立起身。

注意事项：膝关节不要超过脚尖，膝盖始终在脚趾的正上方。刚开始练习时可以减小屈膝的幅度，也可以靠墙练习。

◆ 站立手抓大脚趾伸展式

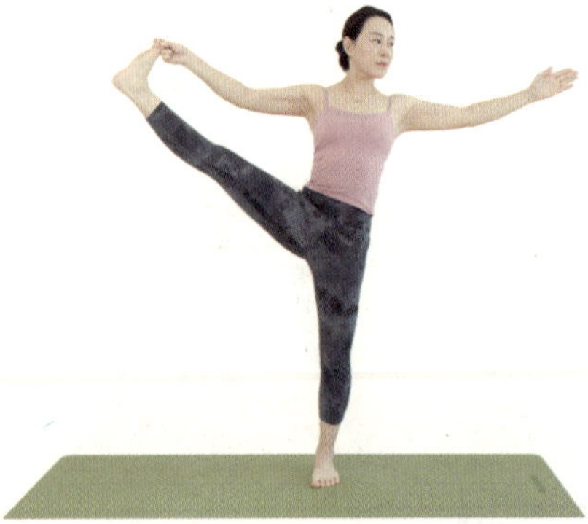

体式介绍：这是一个加强腿部力量和增加专注度的练习，可以美化腿部线条，紧致身材，协调身体的平衡，也能很好地增加大脑的专注度。

动作进入：站立在垫子上，身体的重心放到左脚上，弯曲右腿，右手勾住右脚的大脚趾。吸气时右腿向前伸直，腿后侧感到拉伸，呼气时右脚向右打开，右肩下沉，左手臂向左边伸展，眼睛看向左手方向，保持身体的平衡，保持 3～5 次呼吸，呼气时落下，然后换反方向练习。

注意事项：手和脚之间要有对抗的力，这种力量可以让很好地保持平衡。骨盆尽量保持水平位，肚脐和胸腔朝向正前方。支撑脚掌要踩实地面，膝盖要微微弯曲，双肩始终下沉。

◆ 门闩式

体式介绍：这是一个伸展类体式，可以增强脊柱与髋关节的灵活性，缓解背部僵硬，促进骨盆区域的血液循环。

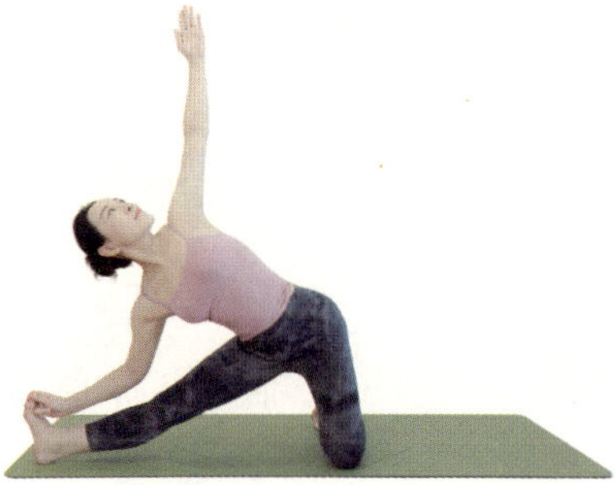

动作进入：跪立在垫子上，双手扶髋，右腿向右打开，脚尖向外，脚掌踩地，脚跟与右膝盖要一条直线，骨盆摆正，左大腿垂直于地面。吸气时双手侧平举，手掌心向下；呼气时背部向右下侧弯，右手轻搭于脚踝上，左手贴耳朵沿头顶方向伸展，保持 5 次呼吸，吸气时还原，然后换反方向练习。

注意事项：大腿肌肉要收紧，手不要用力向下压，力量集中在腰腹部。屁股不向后推，身体要保持在一个平面上。

◆ 侧板式

体式介绍：这个动作是一个增加力量的练习，能够增加全身的肌肉力量，增强关节的稳定性，紧致腰腹的效果尤其明显。

动作进入：跪立在瑜伽垫上，双手放在双肩的正下方，膝盖放在骨盆的正下方。吸气时双腿依次向后蹬直来到斜板式，呼气时重心放在左手，双脚倒向左侧，脚的内外缘压实垫子，胸腔扭转向右侧，右臂向上伸展，两条手臂在一条直线且垂直于地面，保持 5 次呼吸，呼气时换反方向练习。

注意事项：肘关节不要超伸，腰腹部核心要收紧，保持整个身体在一条斜线上。

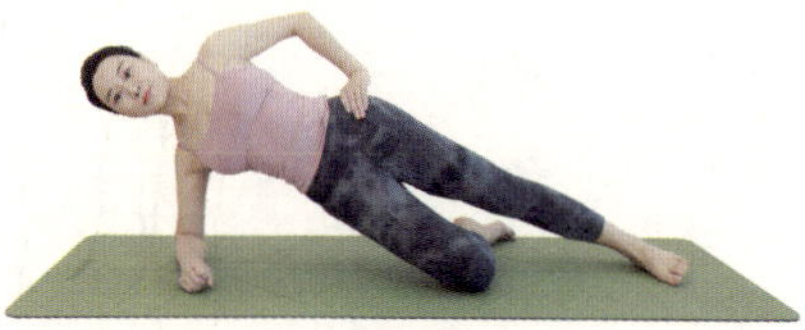

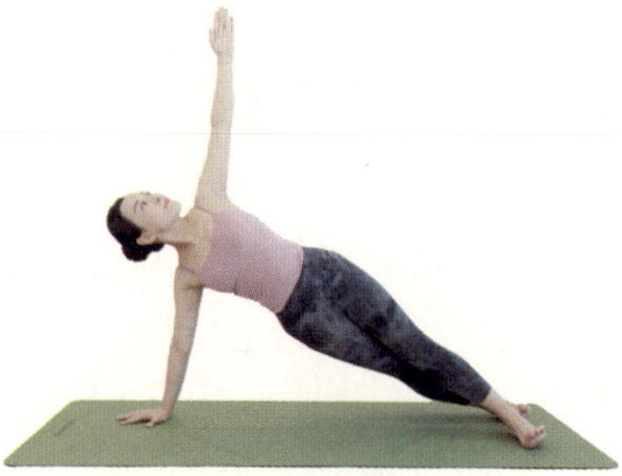

◆ 坐立单腿半莲花前屈

体式介绍：这个动作可以放松腿部肌肉，可以在塑造腿部线条的同时帮助美化腿部和后背的线条。

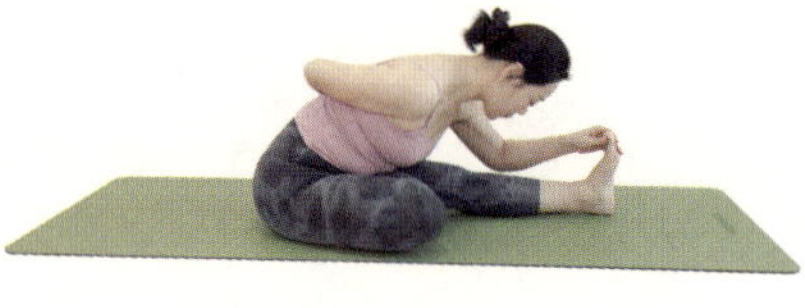

动作进入：坐立在瑜伽垫上，双腿向前伸直，弯曲右膝，右脚外侧放到左侧腹股沟的位置，右手绕过后背抓住右脚大脚趾。吸气时左手臂向上举高，伸展背部，

呼气时左手向前抓住左脚外侧，腹部、胸腔、额头依次向下贴在左腿上，保持8次呼吸，吸气时还原，调整好后进行反向的练习。

注意事项：两边的坐骨都要坐实在地面上，右手抓不到脚时可以放弃，或换成双手抓左脚。

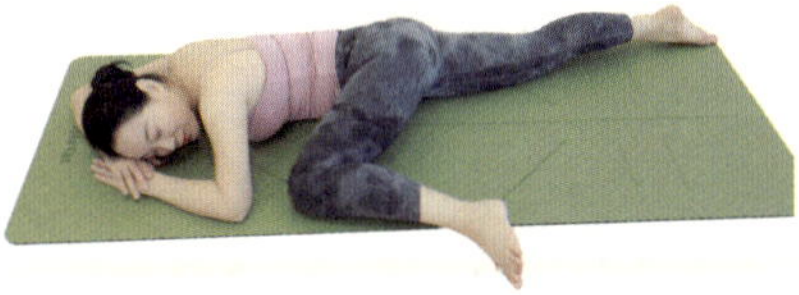

◆ 鱼戏式

体式介绍：这是一个非常舒服的动作，可以作为后弯练习后或者身体疲惫时的放松体式。

动作进入：趴在床上或者瑜伽垫子上，双腿并拢，脚背贴地，双手掌心向下交叠放在额头的下方，身体转向右侧，弯曲右膝靠近右手手肘，温和拉长身体的左侧，眼睛看向右手肘。拉长身体的左侧，保持一小段时间，然后换到另一侧练习。

3.适合小寒、大寒的特色瑜伽

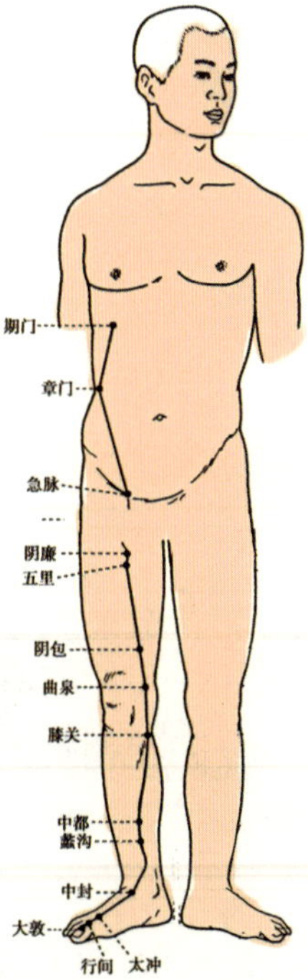

小寒是一年中较冷的节气，这时需要重点保养足厥阴肝经，俗话说“养肝就是养命”。在中医里，肝的功能主要有三个，分别是主疏泄、主藏血、主宗筋。

肝主疏泄，就是说如果肝经是通畅的，人就会感到愉悦。藏血指的是可以把人体暂时不用的血液储备在肝脏中。若肝脏出现问题，控制血的能力就会变差，造成人体的出血症，如经常鼻出血，或者有脑出血、视网膜出血、便血、胃出血等各种出血症，这都跟肝不摄血有关。宗筋就是指男性的生殖器。从肝经循行图上就可以看到，肝经绕着阴器转一周，阴器就是宗筋，所以，男性生殖方面的问题，都与肝经有密切的关系。

在小寒时可以多练以下瑜伽动作，**或扫描本书最后附录中的二维码观看视频。**

◆ 拜日式动作组合

(1)祈祷：山式站立，双手合十于胸前，闭上眼睛感受呼吸。

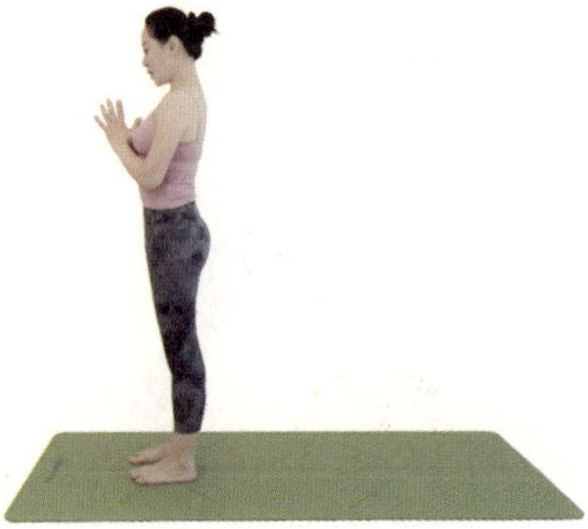

(2)展臂:吸气时双手向上举高,胸腔充分向上向后弯。

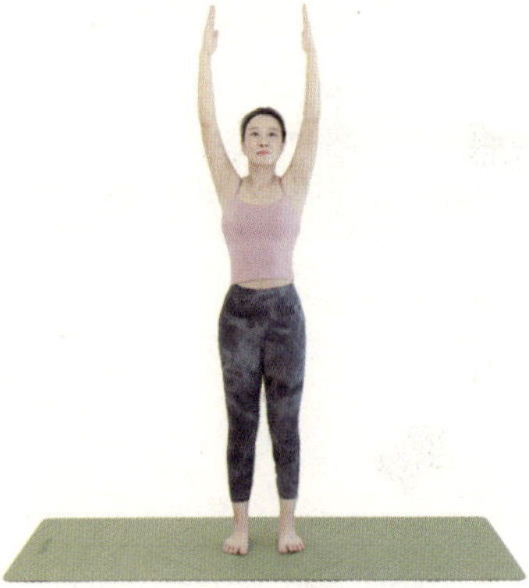

(3)前屈式:呼气时屈膝屈髋,腹部贴近大腿,双手落于脚的两侧,进入前屈式。

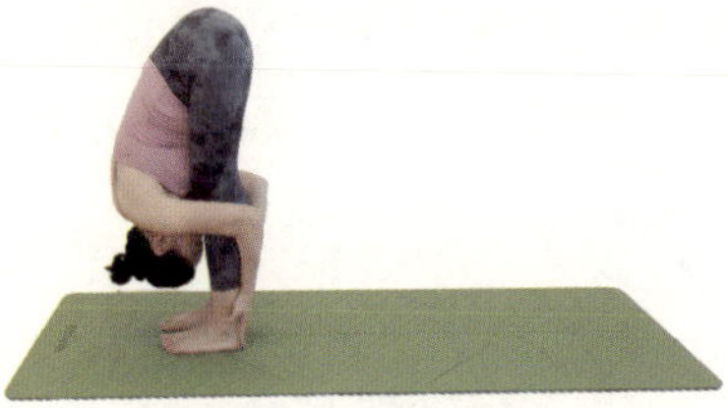

(4)骑马式:吸气时延展脊背,呼气时右脚向后撤一大步,右膝膝盖落地,脚趾指向正后方,再次吸气时双手向上举高,眼睛看向天花板。

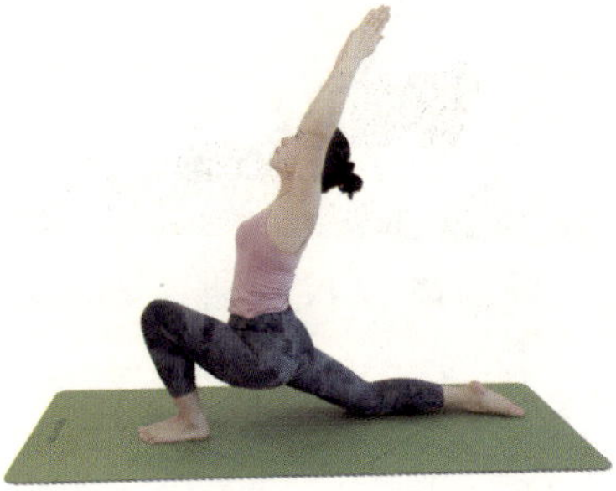

(5)斜板式：呼气时双手落在双肩的正下方，撤左脚向后一大步，双脚脚跟向后，头顶向前，收紧腹部来到斜板式，保持 5 次呼吸。

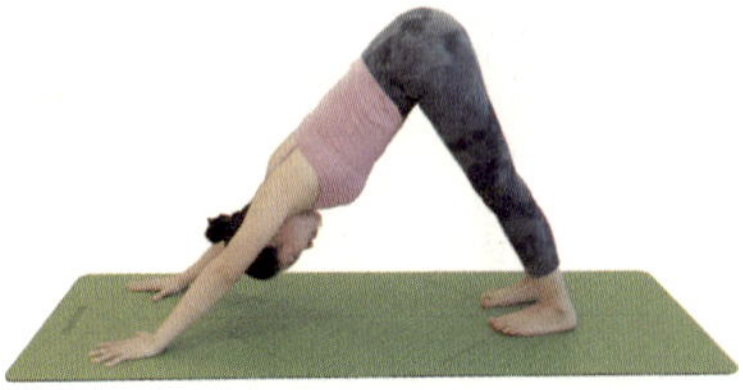

(6)八体投地式：呼气时屈膝，双膝落地，屈手臂，胸和下巴落在地板上，进入八体投地。

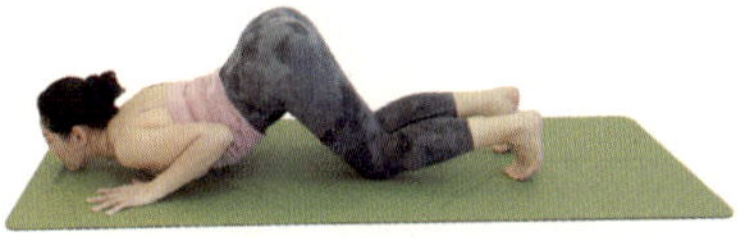

(7)上犬式：吸气时胸腔向上延展，手臂伸直，眼睛看向上方，进入上犬式。注意双腿打开与肩宽，脚背压实地面，拉长身体前侧。

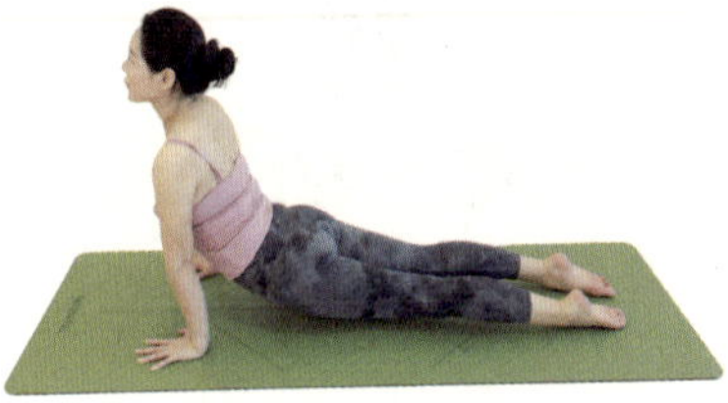

(8)下犬式：呼气时提臀向上，腋窝找向大腿，进入下犬式，保持 5 次深长的呼吸。注意双腿尽量伸直，侧腰拉长，保持腹部柔软，脖子放松，眼睛看向脚踝。

(9)骑马式：吸气抬右脚向上，呼气右脚落在右手内侧，屈左膝落地，手向上举高。

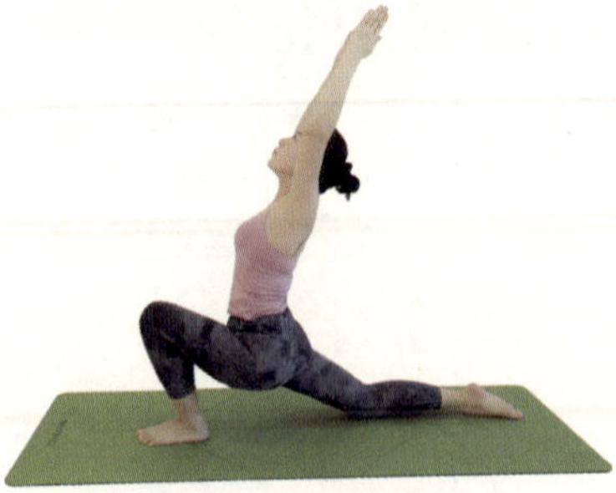

(10)前屈式：吸气时左腿向前一步，双脚在一条线上，继续吸气延展脊柱，呼气时前屈。

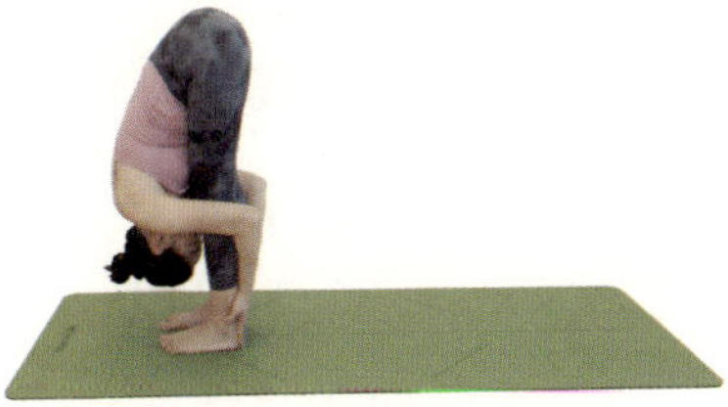

(11)展臂式:吸气起身向上进入展臂式。

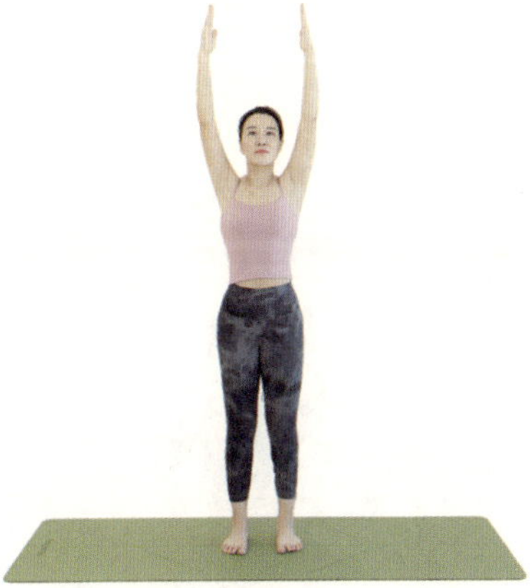

(12)祈祷式:呼气还原到祈祷式。

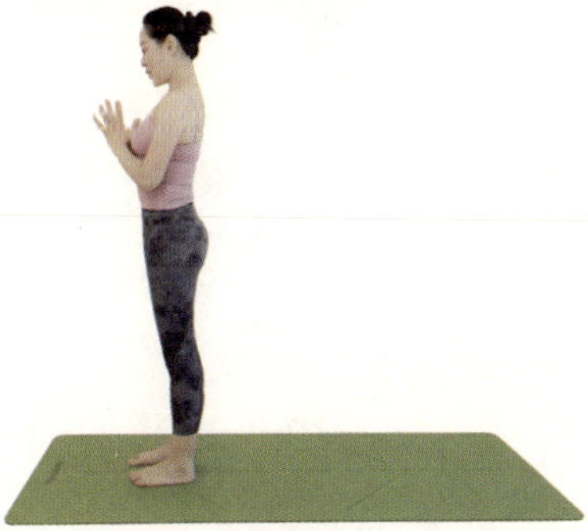

◆ 大休息术

完全放松自己,躺下来感受呼吸,大约 10 分钟。注意要保暖,如果家里不是地暖,可以在身子下面垫一层毛毯,注意保暖。

(宁夏)

冬季养生操

1.强心健体操

大家可以根据以下内容跟练，或扫描本书最后附录中的二维码观看视频。

第一节：交叉腿下蹲

双手叉腰，两脚开立，一条腿屈膝，一条腿后撤，慢慢下蹲，然后还原，再换另一侧。

膝盖与脚尖方向保持一致，下蹲时感受前侧腿臀大肌酸痛，前腿蹲至与地面持平。

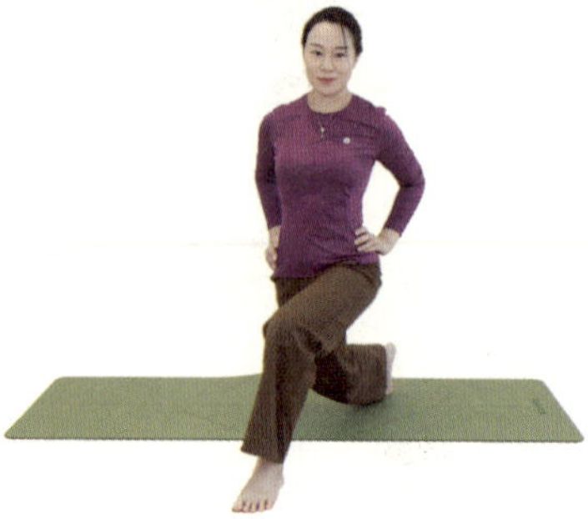

第二节：弓箭步转体

双脚自然站立于地面，向前迈出一条腿成弓步型，前侧腿的大腿和小腿约成 90°，脚尖朝向正前方，膝盖与脚尖方向一致；后脚脚尖点地，膝盖微曲，骨盆保持中立位，重心在身体中央。

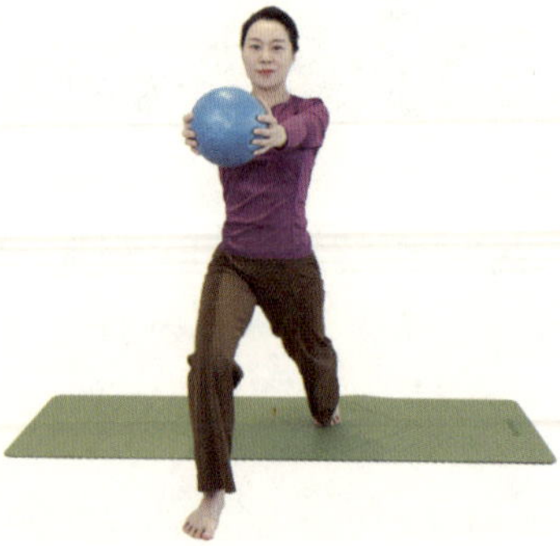

双手持一训练球向前侧腿方向水平转，然后返回起始状态。转时呼气，还原吸气。

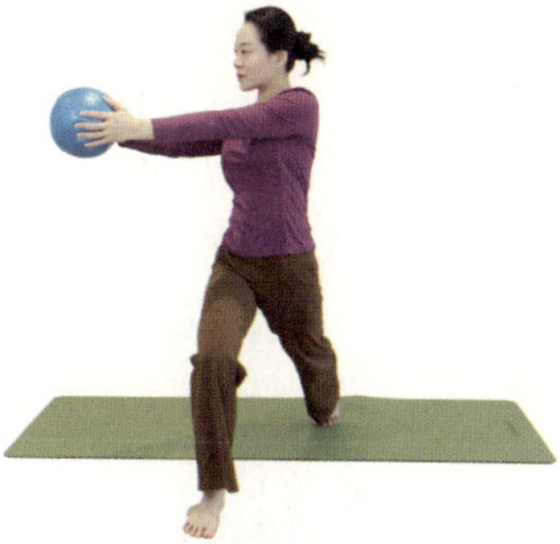

第三节:直膝踢腿

双手侧平举,一条腿膝盖伸直,沿脚尖方向向前踢出,支撑腿伸直,腰背立直,腹部收紧,踢腿时保持身体直立,不要晃动,脚不要砸地,感受大腿后侧拉伸感。

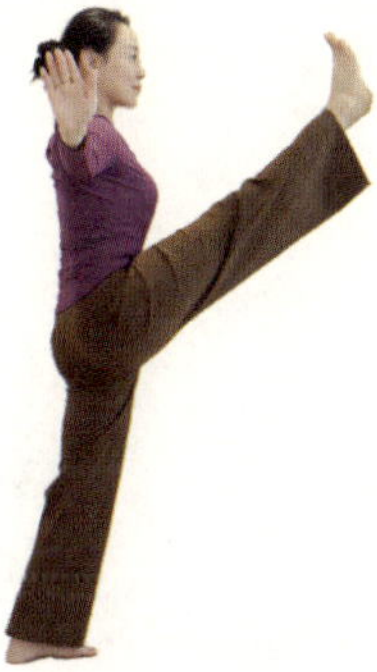

第四节:蹲起举球

两脚分开站立,脚尖朝向正前方,双手持球抱于胸前,挺胸抬头,肩膀下沉。吸气时蹲下,吐气时还原,还原时顺势双手举球过头顶,重心过渡于右腿,左脚直膝后伸,然后吸气还原,再做另一侧。

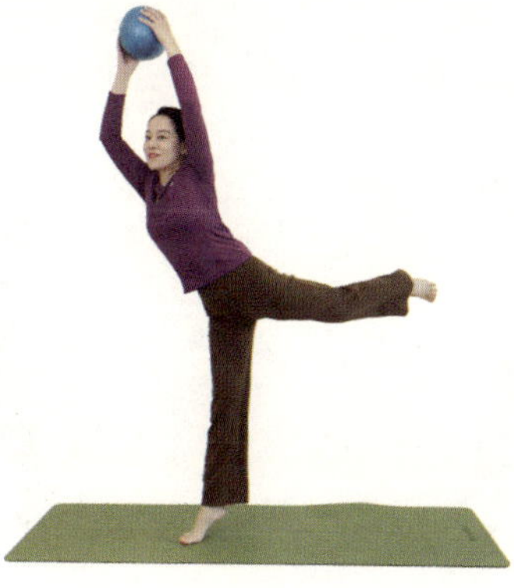

第五节：标准开合跳

双脚并拢，膝盖伸直，挺胸抬头收腹，双手掐腰，眼睛目视前方。发力时外旋向两侧跳出，重心在前脚掌，注意膝盖不超过脚尖，且膝盖与脚尖方向一致，然后回跳还原。跳时保持身体稳定，不要晃动。

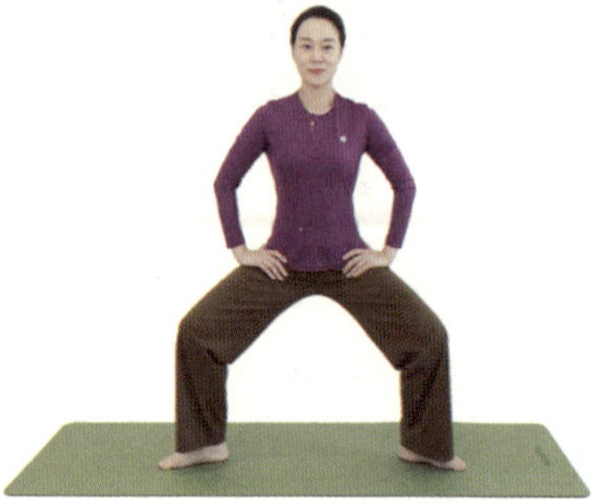

以上动作，每个动作做 10 次为一组，每组做 4～5 次，组间间歇时间为 30 秒，依次做完 5 个动作。

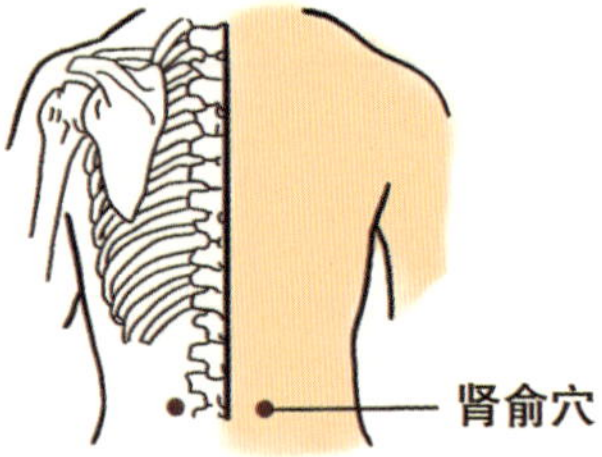

在腰部，第2腰椎棘突下，左右各旁开1.5寸处。

2.培元固肾操

培元固肾操是以传统中医经络为依据，结合现代解剖学改良而来，可疏经通络、益气活血、平衡阴阳。练习无需器械，不受场地局限，简单易学，节省时间，作用极其显著，**大家也可以扫描本书最后附录中的二维码观看视频。**

动作一：双掌摩腰法

身体自然站立，双脚分开。双手相互摩擦约 5 秒，之后两只手掌贴于背部的肾俞穴，将全身精力集中于肾俞处，双手掌向下来回摩擦 10～20 次，使局部有温热感，该动作重复 2～4 次。

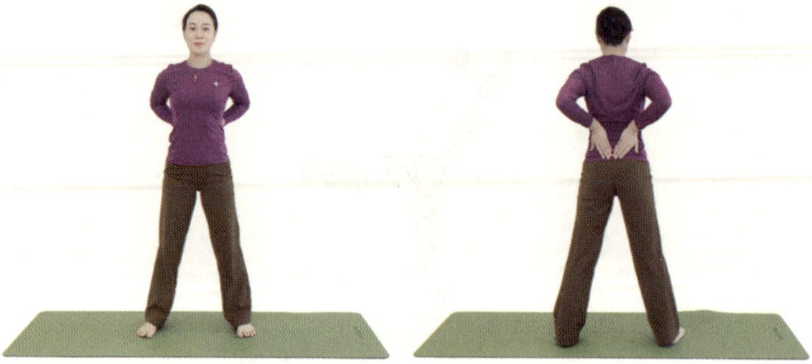

动作二：双手拍打法

双脚分开站立，与肩同宽。伸出左手，掌心朝上，右手以空心掌，沿上臂一直拍打至手指处。

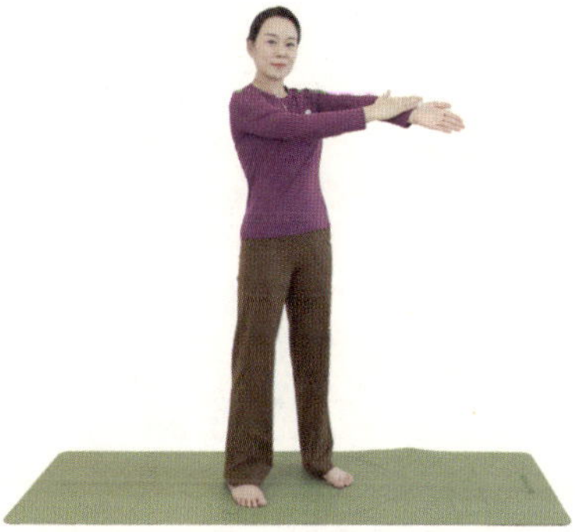

再将左手掌心朝下，右手沿左手掌心拍打至肩部。对侧同理。

然后空拳对于腰骶部，腰部逐渐弯曲，双掌沿双下肢一直拍打至踝关节处，再逐渐伸直腰部，双掌沿内侧拍打大腿内侧，该动作重复2～4次。

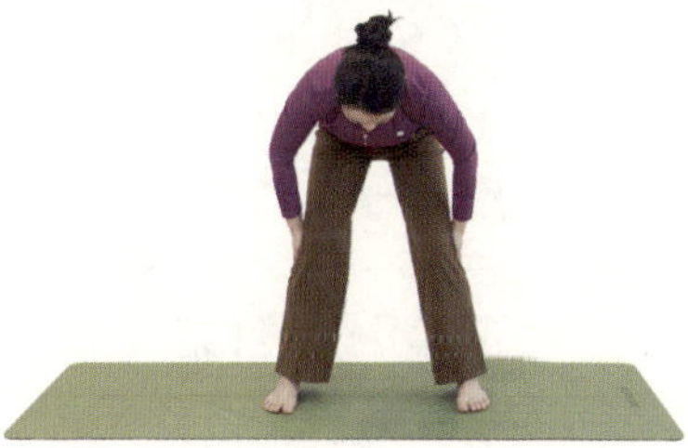

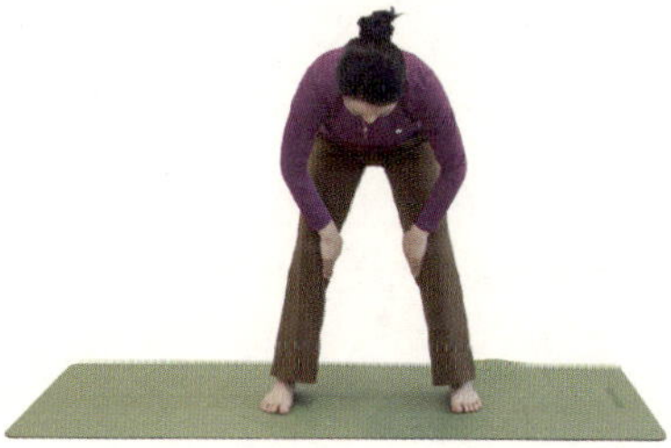

动作三：甩手拍打法

自然站立，双臂下垂，左手向前，右手向后，轻轻甩开，用手顺势拍打肚脐下的关元穴，另一只手拍打背部肾俞穴。

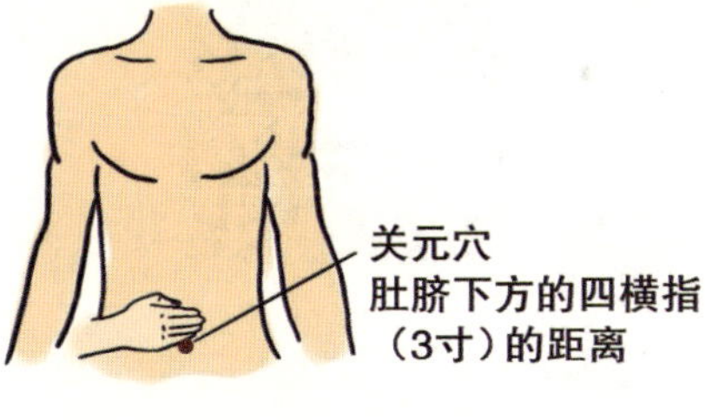

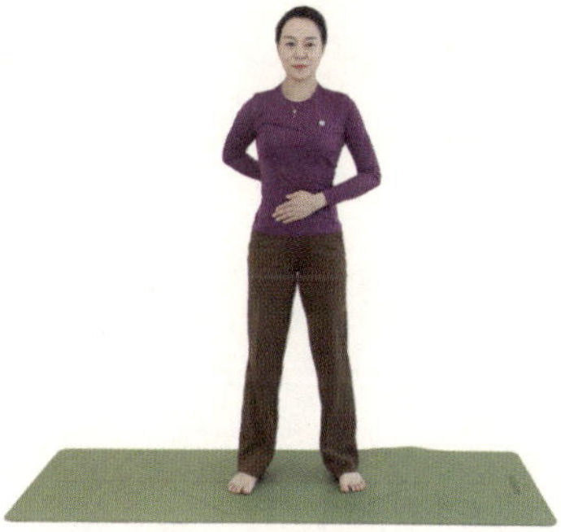

（王春蕾　赵凤仪）

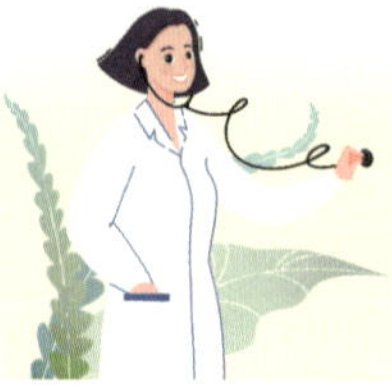

附录

附录一　二十四节气特色瑜伽视频

季节	节气	瑜伽视频二维码
春	立春、雨水	
	惊蛰、春分	
	清明、谷雨	

续表

季节	节气	瑜伽视频二维码
夏	立夏、小满	
	芒种、夏至	
	小暑、大暑	
秋	立秋、处暑	
	白露、秋分	
	寒露、霜降	

续表

季节	节气	瑜伽视频二维码
冬	立冬、小雪	
	大雪、冬至	
	小寒、大寒	

附录二　季节养生操

名称	养生操视频二维码
护肝保健	

续表

名称	养生操视频二维码
小周天	
坐式游泳健身操	
养肺经络拍打操	
强心健体操	
培元固肾操	

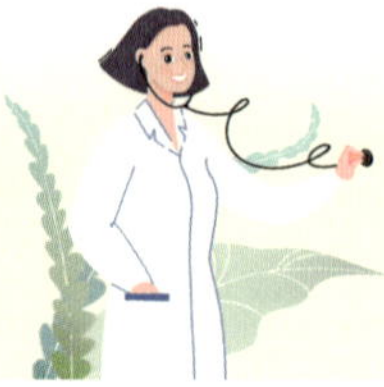

参考文献

1.白虹.图解二十四节气知识[M].北京:中国华侨出版,2018.

2.顾景范,杜寿玢,郭长江.临床营养学(第 10 版)[M]. 北京:科学出版社,2022.

3.郝建新, 丁艳蕊.中国药膳学[M]. 北京: 科学技术文献出版社,2007.

4.李乐之,路潜.外科护理学(第七版)[M].北京:人民卫生出版社,2021.

5.廖二元,袁凌青.内分泌代谢病(4 版)[M]. 北京:人民卫生出版社,2019.

6.叶胜雄, 赖贞吟, 詹弘毅. 0～10 岁小儿健康书[M]. 青岛: 青岛出版社,2015.

7.尤黎明,吴瑛.内科护理学(第七版)[M].北京:人民卫生出版社,2022.

8.张学军,郑捷.皮肤性病学(第 9 版)[M].北京:人民卫生出版社,2019.

9.中国营养学会.中国居民膳食指南(2022)[M]. 北京:人民卫生出版社,2022.

10.中国营养学会. 成人肥胖食养指南(2024 年版)[M]. 北京: 中国营养学会出版社, 2024.

11.丁新宇. 秋季养生的关键——养肺阴[J]. 家庭医学(下半月), 2024,(10): 40.

12.福棠儿童医学发展研究中心药学专业委员会,福棠儿童医学发展研究中心耳鼻咽喉头颈外科专业委员会,北京医学会临床药学分会. 儿童变应性鼻炎鼻用糖皮质激素规范使用专家共识[J]. 中华实用儿科临床杂志, 2023, 38

(11)：814-820.

13.高贵元，黄捷，刘丹，等. 抑郁症的发病机制及抗抑郁药物的研究进展[J]. 中国医药导报，2021，18(1)：52-55.

14.黄坚. 摆脱偏头痛找到诱因很重要[J]. 健康生活，2021，(2)：30-31.

15.黎信陵，周俊，张心悦，等. 浅议《经络腧穴学》和《针灸学》"十四五"规划教材经穴定位差异[J]. 针刺研究，2024，49(4)：434-440.

16.孟昭群. 认识胃肠型感冒注重及早预防[J]. 家庭医学，2023，(2)：18.

17.欧阳军. 秋季养生"润"当先[J]. 科学之友，2023，(9)：68-71.

18.宋承润，陈恩强.《细菌性痢疾诊疗方案(2023年版)》解读[J]. 中国抗生素杂志，2024，49(7)：743-748.

19.孙孟妍，于荣哉，张清明.《黄帝内经》四时养生理论在健康防护中的作用研究[J]. 智慧健康，2024，10(21)：124-126.

20.王碧辉. 冬季保健小常识[J]. 支部建设，2018，(36)：54.

21.王娇，马彦江，刘前进.《国家基本药物临床应用指南(2018版)》孕妇禁用中成药收载情况分析[J]. 亚太传统医药，2024，20(6)：243-246.

22.薛鸿浩，陆城华，徐向前，等. 季节性流行性感冒中医预防方案上海专家共识(2022年)[J]. 上海中医药杂志，2022，56(10)：13-15.

23.严雨花，张海荣."心梗"护理必备指南[J]. 祝您健康，2024，(8)：34-35.

24.张声生，韩英，孙增涛，等. 胃肠型感冒诊断与疗效评价专家共识[J]. 中国中西医结合消化杂志，2019，27(8)：563-565.

25.赵玉衡，王悦颖，陈丽娟，等. 2023年秋季我国气候异常特征及成因分析[J]. 气象，2024，50(4)：499-513.

26.赵元彬. 偏头痛的症状及治疗[J]. 世界最新医学信息文摘(连续型电子期刊)，2019，19(68)：198.

27.中华医学会内分泌学分会电解质紊乱学组. 低钠血症的中国专家共识[J]. 中华内分泌代谢杂志，2023，39(12)：999-1009.

28.钟颖丽，吕亚楠. 秋季防便秘小妙招[J]. 家庭医学(下半月)，2022，(10)：45.

29.HO KWO WEI DAVID, HAN SHIZHONG, NIELSEN JAKOB V, et al. Genomewide association study of seasonal affective disorder [J]. Transl Psychiatry, 2018, 8(1): 190.

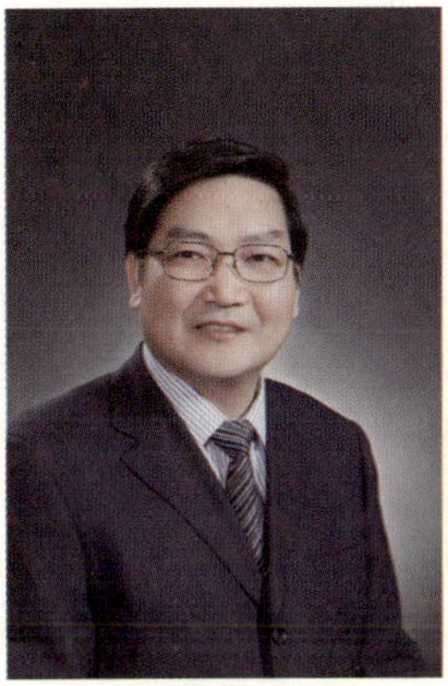

跋　健康科普——开启百姓健康之门的“金钥匙”

从医三十多年，每天面对那么多患者，我在工作之余常常思考，如何让人不生病、少生病，生病后早诊断、早治疗、早康复。这样既能使人少受病痛折磨，又能减少医疗费用，还能节约有限的医疗卫生资源。对广大医者而言，如此重任，责无旁贷。

《黄帝内经》说，上医治未病、中医治欲病、下医治已病。老子曾说：“为之于未有，治之于未乱。”这些都说明了疾病预防的重要性。

做医学科普有重要意义，是一件利国利民、惠及百姓的大事。在大健康时代，医者不仅要掌握精湛的医术，为患者治病，助患者康复，还应该积极投身健康科普事业，宣传和普及医学知识，引导大众重视疾病的预防，及早诊断和规范治疗。因此，近年来我逐步重视科普工作。

记得小时候，每每遇到科学上的困惑，我就去翻“十万个为什么”这套书，从中寻找答案。那么，百姓对身体健康产生疑问，有无探寻答案的去处？在多年的临床工作中，我常常碰到患者对疾病一知半解或存在误解的情况。我心里很清楚，患者就医之前往往会先上网搜索，可是网上的信息鱼龙混杂，不少内容缺乏科学性、权威性，患者被误导的情况时有发生。当患者遇到困惑时，能否从权威的医学科普书籍中找到答案？我曾广泛查阅，了解到有关医学科普方面的书籍虽然种类繁多，但良莠不齐，尤其成规模、成系统的丛书更是鲜见，于是，我萌发了编写本丛书的想法，并为这套书取名“医万个为什么——全民大健康医学科普丛书”,“医”与“一”同音,一语双关,“全民大健康”是我们共同的心愿和目标。

朝斯夕斯,念兹在兹。我多方征求相关专家意见,反复酝酿,最终达成一致意见,大家都认为很有必要编写一套权威的健康科普丛书,为百姓答疑解惑。一个时代,有一个时代的使命;一代医者,有一代医者的担当。历经一整年的精心策划和编写,“医万个为什么——全民大健康医学科普丛书”终于付梓了。大专家写小科普,这套书是齐鲁名医多年从医经历中答患者之问的精华集锦,是对百姓健康的守护,也是对开启百姓健康之门的无限敬意。

物有甘苦,尝之者识;道有夷险,履之者知。再伟大的科学家也有进行科普宣传的责任。“医万个为什么——全民大健康医学科普丛书”要做的就是为百姓答疑解惑、防病治病,让医学科普流行起来。

丛书编纂毫无疑问是个复杂的系统工程,自 2021 年提出构想后,可谓一呼百应,医学专家应者云集。仅仅不到一年的时间,我们集齐了近千名作者,不舍昼夜努力,撰写完成卷帙浩繁、数百万字的书稿,体现了齐鲁医者的大使命、大担当、大情怀。图书是集权威性、科普性、实用性以及趣味性为一体的医学科普精粹,对百姓健康来说极具实用价值,也是落实党的二十大报告“把保障人民健康放在优先发展的战略位置,完善人民健康促进政策”的医学创举。

在图书编写过程中,我们着力做到了以下两点:

一是邀请名医大家执笔。山东省研究型医院协会自成立起,就在学术交流、人才培养、科技创新、成果转化、服务政府和健康科普教育等方面做出了一定的成绩,尤其在健康科普方面积累了丰富经验,并打造了一支高水平的科普专家团队。本套丛书邀请的都是相关专业的名医作分册主编,高标准把关。由于医学专业术语晦涩难懂,如何做到深入浅出、通俗易懂,既能讲明医学知识又符合传播规律是摆在我们面前的难题。有些大专家学识渊博且有科普热情,不过用语太过专业;年轻医生熟悉互联网传播特点,但专业的深度有时候略显不足。所以我们采用“新老搭配”的方法,在内容和语言风格上下功夫,力求呈现在读者面前的内容“一看就懂,一学就会”。

二是创新传播形式。我们邀请专业人士高标准录制音频,把全书内容分章节以二维码的形式附在纸质图书上,以视听结合的方式呈现,为传统科普注入新鲜活力。二维码与纸质科普图书结合，让读者随时扫码即可聆听，又能最大限度拓展纸质科普书的内容维度，实现更广泛的科普，让“每个人是自己健康第一责任人”的宗旨践行得更实、更深入人心，无远弗届！

有鉴于此，我要以一位老医学工作者、医学科普拥趸者的身份衷心感谢和赞佩以专家学者为首的作者队伍的倾情付出。

还要特别感谢张运院士、宁光院士为本丛书撰文作序，并向为图书出版付出心力的编辑以及无数幕后人的耕耘和努力表示衷心感谢，向你们每一个人致敬！

念念不忘，必有回响。衷心希望“医万个为什么——全民大健康医学科普丛书”能为千家万户送去健康，惠及你我他，为健康中国建设助力。

山东省研究型医院协会会长　胡三元

2023 年 5 月

胡三元，医学博士，二级教授，主任医师。原山东大学齐鲁医院副院长、山东第一医科大学第一附属医院院长。现任山东大学齐鲁医院、山东第一医科大学第一附属医院普通外科学学术带头人，山东大学特聘教授、山东大学和山东第一医科大学博士研究生导师；山东省“泰山学者”特聘教授、卫生部和山东省有突出贡献中青年专家、山东省医学领军人才，享受国务院政府特殊津贴。

对中国腔镜技术在外科领域特别是肝胆胰脾外科中的创新应用与规范推广、“腹腔镜袖状胃切除术＋全程化管理”治疗肥胖症与 2 型糖尿病体系的建立和国产腔镜手术机器人的研发做出了突出贡献。荣获国家科技进步二等奖、中华医学科技奖一等奖、山东省科技进步一等奖等 10 余项科技奖励。

主要社会兼职：中国医师协会外科医师分会副会长；中华医学会外科学分会委员、腹腔镜内镜外科学组副组长；中华医学会肿瘤学分会委员；中国研究型医院学会微创外科学专业委员会主任委员；中国医药教育协会代谢病学专业委员会主任委员；中国医学装备协会智能装备技术分会会长；山东省医学会副会长、外科学分会主任委员；山东省医师协会腔镜外科医师分会主任委员；山东省研究型医院协会会长。